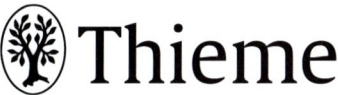

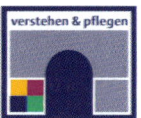 verstehen & pflegen

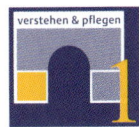

verstehen & pflegen

1

Grundlagen beruflicher Pflege

Herausgegeben von
Annette Lauber

unter Mitarbeit von
Petra Fickus
Astrid Hammer
Anja Heißenberg
Marion Kaster

130 Abbildungen
26 Tabellen

Georg Thieme Verlag
Stuttgart · New York

Fotografen

argum/Bert Bostelmann und Fritz Stockmeier, Frankfurt
Thomas Stephan, Munderkingen

Gestaltung und Layout

Arne Holzwarth, Büro für Gestaltung, Stuttgart

Illustrationen

Barbara Gay, Stuttgart
Christine Lackner-Hawighorst, Ittlingen

Comics
Regina Hartmann, Witten

Die Deutsche Bibliothek – CIP-Einheitsaufnahme

Lauber, Annette:
Grundlagen der beruflichen Pflege / Annette Lauber.
Unter Mitarb. von Petra Fickus ... – Stuttgart : Thieme, 2001
    (Verstehen & Pflegen ; Bd. 1)

© 2001 Georg Thieme Verlag
Rüdigerstraße 14, D-70469 Stuttgart

Unsere Homepage: http://www.thieme.de

Printed in Germany
Satz und Druck: Druckhaus Götz GmbH, Ludwigsburg

ISBN 3-13-127241-4   1 2 3 4 5 6

Wichtiger Hinweis

Wie jede Wissenschaft ist die Medizin ständigen Entwicklungen unterworfen. Forschung und klinische Erfahrung erweitern unsere Erkenntnisse, insbesondere was Behandlung und medikamentöse Therapie anbelangt. Soweit in diesem Werk eine Dosierung oder eine Applikation erwähnt wird, darf der Leser zwar darauf vertrauen, dass Autoren, Herausgeber und Verlag große Sorgfalt darauf verwandt haben, dass diese Angabe **dem Wissensstand bei Fertigstellung des Werkes** entspricht.
Für Angaben über Dosierungsanweisungen und Applikationsformen kann vom Verlag jedoch keine Gewähr übernommen werden. **Jeder Benutzer ist angehalten,** durch sorgfältige Prüfung der Beipackzettel der verwendeten Präparate und gegebenenfalls nach Konsultation eines Spezialisten festzustellen, ob die dort gegebene Empfehlung für Dosierungen oder die Beachtung von Kontraindikationen gegenüber der Angabe in diesem Buch abweicht. Eine solche Prüfung ist besonders wichtig bei selten verwendeten Präparaten oder solchen, die neu auf den Markt gebracht worden sind. **Jede Dosierung oder Applikation erfolgt auf eigene Gefahr des Benutzers.** Autoren und Verlag appellieren an jeden Benutzer, ihm etwa auffallende Ungenauigkeiten dem Verlag mitzuteilen.

Herausgeberin
Dipl. Pflegepädagogin (FH) Annette Lauber
Winterstraße. 39
55246 Mainz-Kostheim

Autorinnen
Dipl. Pflegepädagogin (FH) Petra Fickus
Elsa-Brandström-Straße 67
55124 Mainz

Dipl. Pflegepädagogin (FH) Astrid Hammer
Burgunderweg 16
55576 Sprendlingen

Dipl. Pflegepädagogin (FH) Anja Heißenberg
Theodor-Storm-Straße 6
63322 Rödermark

Dipl. Pflegewirtin (FH) Marion Kaster
Angstweg 29
53547 Dattenberg

Reihenvorwort

Liebe Leserin, lieber Leser,

Lehrbücher verfolgen im Allgemeinen das Ziel, wesentliche Lehr-/Lerninhalte eines Fachgebietes in strukturierter Form schriftlich zu dokumentieren und diese didaktisch sinnvoll und benutzerfreundlich aufzubereiten. Diese Grundsätze gelten selbstverständlich auch für die Lehrbuchreihe *verstehen & pflegen*. Darüber hinaus gibt es jedoch einige zusätzliche Aspekte, die die konzeptionelle Arbeit dieser Reihe maßgeblich beeinflusst haben und sich in der konkreten Umsetzung niederschlagen.

verstehen & pflegen liegt eine Konzeption zugrunde, bei der die einzelnen Bände einen speziellen inhaltlichen Schwerpunkt abhandeln, der entsprechend ausführlich und umfassend dargestellt ist.

Jeder Band ist als in sich abgeschlossenes Werk zu betrachten; die Bände sind jedoch inhaltlich aufeinander bezogen und bilden als Gesamtwerk einen wesentlichen Teil des Spektrums pflegerischer Tätigkeit ab.

Gesellschaftliche Entwicklungen und ein sich stark veränderndes pflegerisches Berufsfeld sowie beschränkte finanzielle Ressourcen im Gesundheitswesen und der Erkenntniszuwachs in der Pflegewissenschaft sind Bezugspunkte und Rahmenbedingungen für die pflegerische Berufsausübung – aber auch für die Ausbildung in den Pflegeberufen, die unumstritten das Fundament für berufliches Handeln und berufliche Entwicklung legt.

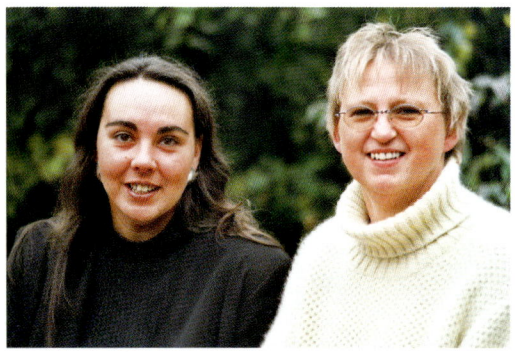

Unser Anliegen ist es, mit *verstehen & pflegen* einen Beitrag zu einer qualitativ hochwertigen Pflegeausbildung zu leisten, die Lernenden in der Pflege Wissen und Erkenntnisse vermittelt, mit dem sie ihren beruflichen Alltag nicht nur bewältigen, sondern auch aktiv mitgestalten können.

Nicht zuletzt aus diesen Überlegungen heraus verfolgen wir insgesamt einen integrativen Ansatz, der einerseits Gemeinsamkeiten und verbindende Elemente der Pflegeberufe Altenpflege, Kinderkrankenpflege und Krankenpflege aufzeigt, andererseits ihre jeweils spezifischen Elemente herausarbeitet. Wir sehen in dieser Vorgehensweise eine große Chance, vor dem Hintergrund eines sich stark verändernden Berufsfeldes, wechselseitiges Lernen der Pflegeberufe voneinander und gegenseitige Akzeptanz zum Wohl der Pflegeempfänger zu unterstützen.

Für Autorinnen, Autoren und Herausgeberinnen dieser Reihe waren diesbezügliche Diskussionen eine mit Herausforderungen verbundene, aber vor allem sehr bereichernde Lernerfahrung. Es ist uns ein Anliegen, diese Erfahrungen weiter zu geben, aber auch zu erweitern. Konstruktive Kritik ist aus diesem Grund ausdrücklich erwünscht.

verstehen & pflegen richtet sich in erster Linie an Lernende in den Pflegeberufen, d.h. an angehende Altenpflegerinnen und Altenpfleger, Kinderkrankenschwestern und Kinderkrankenpfleger sowie Krankenschwestern und Krankenpfleger. Nun wird berufliches Lernen zwar mit der Entscheidung für einen Beruf und dem Beginn der Berufsausbildung eingeleitet – aber es endet erfahrungsgemäß nicht mit dem Abschluss derselben.

Ebenso wie Lernen als kontinuierliche Entwicklung und lebenslanger Prozess betrachtet werden kann und muss, unterliegt auch Fachwissen ständiger Neruerung und Erweiterung.

Unser Bild der pflegerischen Berufsausübung ist das einer theoriegeleiteten Berufspraxis. Wir wünschen uns, mit dieser Lehrbuchreihe auch erfahrenen Pflegepersonen Impulse für ihre tägliche Arbeit mit pflegebedürftigen Menschen geben zu können.

Als wir vor geraumer Zeit die Gelegenheit bekamen, eine Lehrbuchreihe für die Pflege zu konzipieren, ahnten wir nicht, auf welches Abenteuer wir uns damit einlassen sollten. Allen, die dieses Abenteuer mit uns durchgestanden haben, sei an dieser Stelle herzlich gedankt. Die konstruktive und bereichernde Zusammenarbeit mit den Autorinnen und Autoren und die „tragende" Funktion unseres sozialen Umfeldes, haben uns während der Arbeit an der Reihe auch in schwierigen Phasen durchhalten lassen.

Danken möchten wir auch dem Georg Thieme Verlag für das uns entgegengebrachte Vertrauen, und den Mitarbeiterinnen und Mitarbeitern der Programmplanung Pflege, insbesondere der Programmleiterin, Frau Christine Grützner, die uns sowohl bei der Konzeption als auch bei der Realisierung unserer Vorstellungen großartig unterstützt hat.

Vorwort Band 1

Liebe Leserin, lieber Leser,

die Entscheidung für einen Beruf und der Beginn der Berufsausbildung markiert den Eintritt in das Berufsleben und damit den Beginn beruflichen Handelns. Eine der zentralen Aufgaben der Berufsausbildung ist es, Lernende beim Prozess der Entwicklung eines beruflichen Selbstverständnisses zu begleiten und die Erkenntnis anzubahnen, dass berufliches Handeln nicht in der persönlichen Beliebigkeit des Einzelnen verankert sein darf, sondern auf einem soliden theoretischen Fundament gründen muss.

Berufliches Handeln wird so zu theoriegeleitetem, begründeten Handeln, welches Berufsangehörige dabei unterstützt,

- ihren Beruf besser zu verstehen
- die damit verbundenen Herausforderungen zu bewältigen und
- ihren beruflichen Alltag aktiv mit zu gestalten.

Diese Anforderungen gelten für alle Berufsausbildungen gleichermaßen und somit auch für die Ausbildung in den Pflegeberufen.

Die in Band 1 dargestellten Grundlagen beruflicher Pflege leisten einen Beitrag zur Entwicklung eines beruflichen Selbstverständnisses als Pflegeperson und unterstützen die Einsicht in die Notwendigkeit der Einbindung pflegerischer Praxis in einen theoretischen Rahmen.

Wir strukturieren die Grundlagen beruflicher Pflege in drei thematische Schwerpunkte: **Teil I Pflege und Entwicklung** stellt die Charakteristika beruflicher Pflege und die für die Berufsausübung notwendigen Kompetenzen in das Zentrum der Betrachtung. Kenntnisse über die geschichtliche Entwicklung bzw. die Vergangenheit der Pflege tragen dazu bei, ihre gegenwärtige Situation besser zu verstehen und ermöglichen letztlich auch, die Zukunft der Pflege in eine gewünschte Richtung zu beeinflussen.

Teil II Pflege und Profession bietet einen praxis- und anwendungsorientierten Überblick über Kernthemen der Pflegewissenschaft. Die Vielzahl der Pflegetheorien spiegelt die Komplexität der Pflege

wider; die Auseinandersetzung mit ihnen trägt wesentlich zur Ausbildung eines Pflegeverständnisses bei. Pflegeforschung erschließt neues Pflegewissen, die so gewonnenen Erkenntnisse fließen in hohem Maße in die Pflegepraxis ein.

Die Anwendung des Pflegeprozesses als systematische Methode zur Problemlösung und der Einsatz einer am pflegebedürftigen Menschen ausgerichteten Arbeitsorganisation schaffen den Rahmen für pflegerisches Handeln, das sich unmittelbar an den Bedürfnissen und Fähigkeiten des pflegebedürftigen Menschen und seinen Bezugspersonen orientiert. Die Integration der Pflegediagnosen unterstützt die Entwicklung einer einheitlichen Sprache in der Pflege.

Teil III Pflege und Beziehung trägt der Tatsache Rechnung, dass zwischenmenschlichen Beziehungen in der Pflege ein hoher Stellenwert zukommt. Der Einsatz von Orientierungshilfen aus der Ethik und kommunikative Fähigkeiten unterstützen die erfolgreiche Gestaltung der pflegerischen Beziehung zwischen Pflegeperson und pflegebedürftigem Menschen, die sich wesentlich auf die Qualität der Pflege auswirkt.

Der integrativen Konzeption folgend, richtet sich Band 1 von *verstehen & pflegen* gleichermaßen an Lernende in den Berufen Altenpflege, Kinderkrankenpflege und Krankenpflege. Praxisbeispiele aus allen drei Berufsfeldern machen die Theorie für das konkrete pflegerische Handeln greifbar, verdeutlichen den Anwendungsbezug und ermöglichen einen Einblick in die Vielfalt pflegerischer Berufsaufgaben.

Allen, die zur Konzeption und Entstehung des Buches beigetragen haben, sei an dieser Stelle – auch im Namen der Autorinnen – herzlich für Geduld, Gelassenheit und gute Worte gedankt. Sie, liebe Leserinnen und Leser, bitten wir um konstruktive Rückmeldungen.

Annette Lauber

Inhalt

II Pflege und Profession

III Pflege und Beziehung

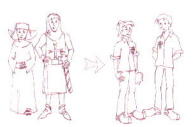 **I Pflege und Entwicklung**

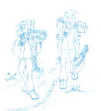 **II Pflege und Profession**

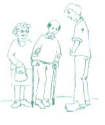 **III Pflege und Beziehung**

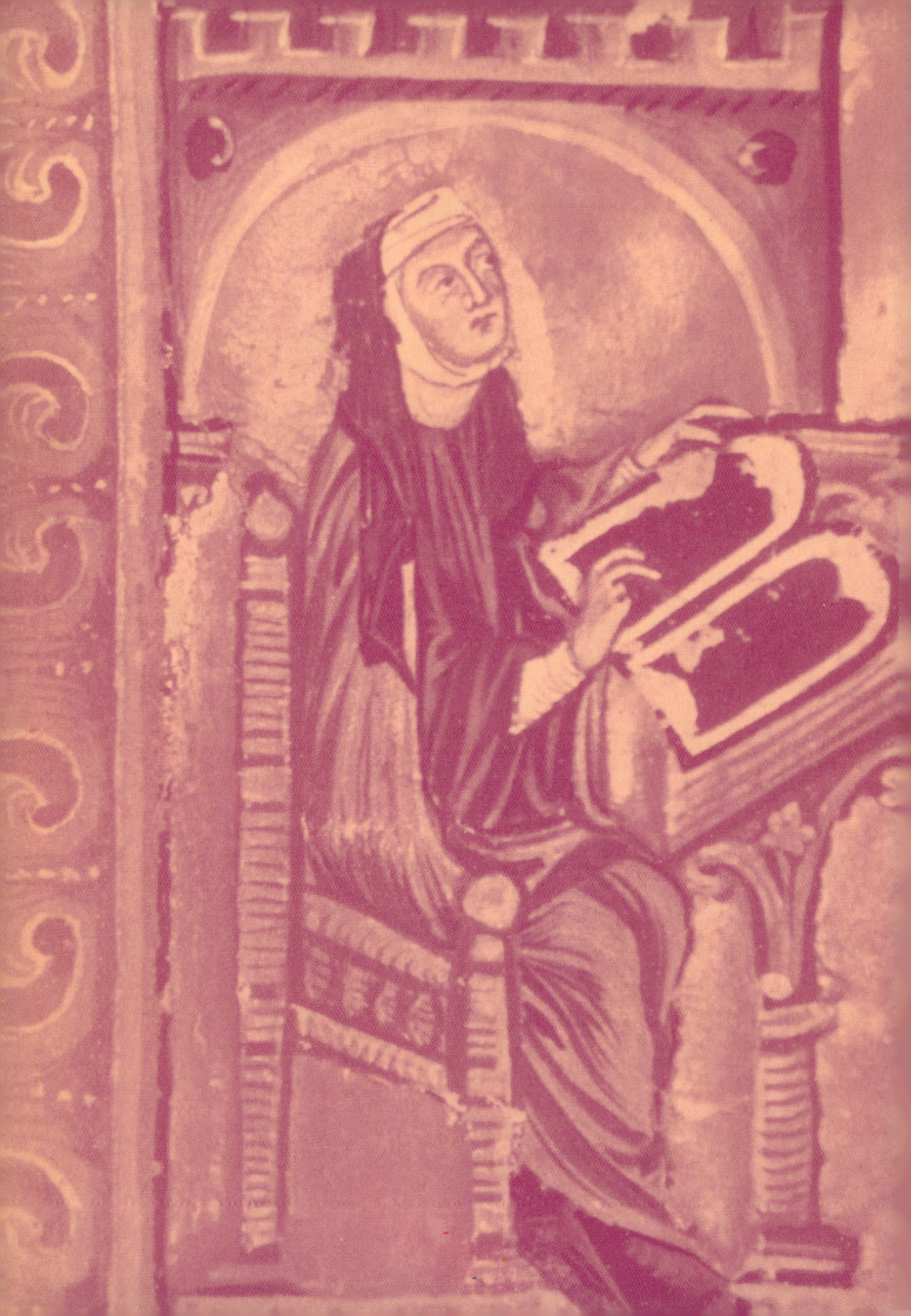

I   Pflege und Entwicklung

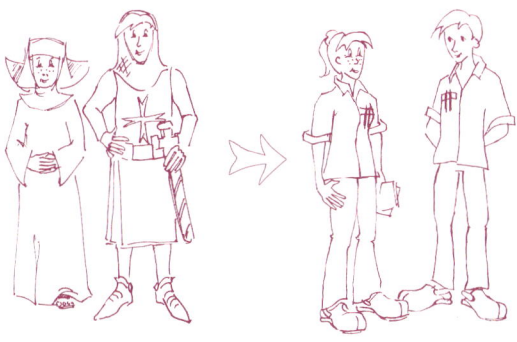

Das, was heute unter Pflege verstanden wird, ist zu einem großen Teil das Ergebnis historischer Prozesse und gesellschaftlicher Entwicklungen, die nicht nur ausschließlich die Pflege, sondern auch andere wissenschaftliche Disziplinen in hohem Maße beeinflusst haben. Für die Pflege und das Pflegeverständnis besonders relevant sind dabei Überlegungen zur Sichtweise des Menschen und die Auseinandersetzung mit zentralen Begriffen wie Gesundheit und Krankheit, da diese sich sowohl auf die Beziehung zum pflegebedürftigen Menschen als auch auf den Aufgabenbereich der Pflege ausgewirkt haben und noch immer auswirken.

Der Blick in die Geschichte der Pflege zeigt darüber hinaus, dass Pflegen eine elementare Tätigkeit von Menschen ist, die aber erst seit ca. 100 Jahren als eigenständiger Beruf mit einer dazugehörigen Ausbildung anerkannt wurde. Gleichzeitig zieht die berufliche Anerkennung der Pflege die Frage nach den für die Berufsausübung erforderlichen Kompetenzen nach sich, denn diese müssen in den Ausbildungen der Pflegeberufe vermittelt werden, um den Berufsangehörigen die Bewältigung des beruflichen Alltags zu ermöglichen. In den drei Kapiteln des ersten Teils dieses Buches werden grundsätzliche Überlegungen zur Pflege im Hinblick auf zentrale Themen wie Menschenbild, Gesundheit und Krankheit vorgestellt. Weiter werden die Geschichte der Pflege von den Anfängen der Menschheit bis zur aktuellen berufspolitischen Diskussion sowie die für die beruflich ausgeübte Pflege erforderlichen Kompetenzen der Pflegepersonen beleuchtet.

1 Leitbild und Pflege

Annette Lauber

Schlüsselbegriffe

▸ Berufsbild
▸ Menschenbild
▸ Patientenorientierte Pflege
▸ Umfassende Pflege
▸ Individuelle Pflege
▸ Gesundheit
▸ Krankheit

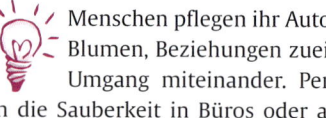

Einleitung

Berufliche Pflege ist auf pflegebedürftige Menschen ausgerichtet. Ihre Aufgabenbereiche und Tätigkeitsfelder werden zu einem wesentlichen Teil von dem zugrunde liegenden Menschenbild und dem Verständnis von Gesundheit und Krankheit beeinflusst. Beide unterliegen vielfältigen Einflüssen aus Geschichte, Kultur und Wissenschaft. Ebenso wie diese sich veränderten, hat sich auch die Sichtweise vom Pflegeberuf gewandelt.

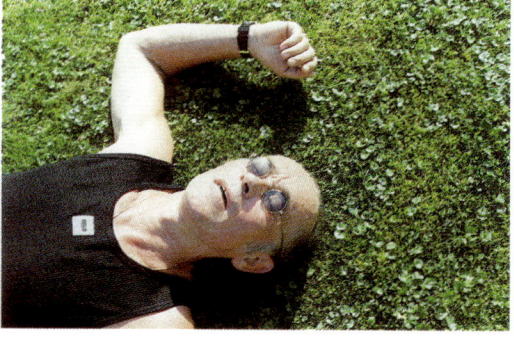

Für Angehörige der Pflegeberufe ist es deshalb wichtig, sich mit den grundlegenden Annahmen über den Menschen und mit den verschiedenen Betrachtungsweisen von Gesundheit und Krankheit auseinanderzusetzen, da sie sowohl die Pflegetheorie als auch die Pflegepraxis maßgeblich beeinflussen.

Das folgende Kapitel beschreibt grundlegende Aufgaben der Pflegeberufe und stellt Sichtweisen vom Menschen sowie den Wandel des Gesundheits- und Krankheitsverständnisses vor.

1.1 Pflege – Eine Begriffsbestimmung

Der Begriff „Pflege" bzw. „pflegen" wird in vielen Zusammenhängen gebraucht.

Menschen pflegen ihr Auto, ihre Schönheit, Blumen, Beziehungen zueinander und den Umgang miteinander. Personen, die sich um die Sauberkeit in Büros oder anderen Räumen kümmern, werden als Raumpfleger und Raumpflegerinnen bezeichnet.

Die Tätigkeit „pflegen" kann also als etwas gesehen werden, das selbstverständlich in den Alltag von Menschen integriert ist.

„Pflegen" bezieht sich in diesem Zusammenhang auf eine angemessene Behandlung von Gegenständen bzw. Objekten, damit diese z. B. schön aussehen und so dem menschlichen Empfinden von Ästhetik entsprechen; wachsen und sich entwickeln oder ein-

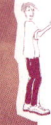

fach nur Freude bereiten. Etwas pfleglich behandeln ist immer auch Ausdruck einer gewissen Wertschätzung, die dem zu pflegenden Gegenstand entgegengebracht wird.

Entsprechend dem jeweils gepflegten Objekt nimmt die Pflege eine bestimmte konkrete Gestalt an, d. h. sie äußert sich in objektspezifischen Handlungen und Tätigkeiten, die die jeweilige Pflege ausmachen.

Bei der Blumenpflege ist dies z. B. die Zufuhr von ausreichend Wasser und Dünger; zur Autopflege gehört das Waschen und Polieren des Autos in regelmäßigen Abständen. Schönheitspflege kann u. a. in einer sorgfältigen Mani- und Pediküre bestehen und Beziehungen werden durch regelmäßige Telefonate oder wechselseitige Besuche gepflegt.

Die beruflich ausgeübte Pflege ist auf den pflegebedürftigen Menschen gerichtet. An ihm orientieren sich die auszuführenden Pflegehandlungen und Tätigkeiten der Pflegepersonen. Im Gegensatz zu den oben genannten Gegenständen wie Autos, Blumen etc. ist der Mensch als Subjekt, d. h. als Lebewesen mit einem eigenen Bewusstsein, jedoch ungleich komplexer. Er ist fähig zu empfinden, Gefühle zu haben und diese zu äußern, und über die physiologischen Bedürfnisse nach Nahrung, Luft und Flüssigkeit hinaus ist er u. a. angewiesen auf ein soziales Umfeld, in dem er Zuwendung, Nähe, Akzeptanz und Wertschätzung erfährt und wechselseitig austauscht.

Das, was der einzelne Mensch benötigt, um zu gedeihen und sein Menschsein zu entfalten, ist in höchstem Maße individuell. Dabei spielen Einflussfaktoren, wie z. B. das Alter, soziale Beziehungen, der kulturelle Hintergrund, ökonomische Verhältnisse etc., eine wichtige Rolle.

Hieraus ergeben sich für die Pflege von Menschen entsprechend individuelle Anforderungen, die die Pflege zu einem komplexen Feld machen und die die inhaltliche Bestimmung dessen, was zur Pflege von Menschen gehört, häufig erschweren. Ebenso wird eine einheitliche Begriffsbestimmung bzw. Definition von „Pflege" hierdurch kompliziert.

Eine zusätzliche Problematik ergibt sich aus der Tatsache, dass Pflege nicht nur von Angehörigen der Pflegeberufe, sog. professionell oder beruflich Pflegenden, ausgeübt wird, sondern auch von Personen, die keine pflegerische Berufsausbildung absolviert haben. Jeder kennt einfache Maßnahmen der Selbstpflege, wenn er Kopf- oder Zahnschmerzen verspürt oder eine Grippeinfektion auskuriert. Nicht immer werden hier beruflich Pflegende hinzugezogen.

Auch Eltern, die ihre kranken Kinder pflegen, oder erwachsene Männer und Frauen, die ihre pflegebedürftigen Eltern zuhause versorgen und betreuen, besitzen keine pflegerische Berufsausbildung. Die pflegerische Berufsausübung ist im Gegensatz zur Berufsbezeichnung von Krankenschwestern/-pflegern, Kinderkrankenschwestern/-pflegern, Altenpflegerinnen und Altenpflegern und Krankenpflegehelferinnen/-helfern, die im Krankenpflegegesetz bzw. in den Ländergesetzgebungen zur Altenpflegeausbildung geregelt ist, gesetzlich nicht geschützt. Daher können auch sog. „Laien", d. h. Personen ohne Pflegeausbildung pflegerisch tätig werden.

Demnach stellt sich die Frage, wozu Pflegepersonen eine Berufsausbildung benötigen, wenn doch auch Personen ohne Ausbildung pflegen dürfen bzw. welche Kennzeichen und Merkmale die Abgrenzung der beruflich ausgeübten Pflege von der nicht beruflich ausgeübten ermöglichen.

1.2 Berufsbild

Mit der Abgrenzung der beruflich bzw. professionell ausgeübten Pflege von der „Laienpflege" und der Erarbeitung spezifischer Aufgaben, Inhalte und Tätigkeiten der beruflich ausgeübten Pflege haben sich u. a. verschiedene pflegerische Berufsverbände beschäftigt. Sie haben hierzu Stellungnahmen und Richtlinien herausgegeben, die allesamt unter der Bezeichnung ▶ Berufsbild geführt werden.

Die Berufsbilder der Verbände enthalten genauere Aussagen über den Gegenstandsbereich der Pflege sowie den Verantwortungsbereich und die speziellen Aufgaben von professionellen Pflegepersonen.

Maßgebliche Berufsbilder sind von der Weltgesundheitsorganisation (World Health Organization – WHO) und dem Deutschen Berufsverband für Pflegeberufe (DBfK) verfasst worden. Die Weltgesundheitsorganisation (1980) beschreibt die beruflich ausgeübte Pflege, ihre Aufgaben und Funktionen wie folgt:

1. Grundlegende Annahmen

(1) Pflege ist eine grundlegende Tätigkeit des Menschen und in ihrer organisierten Form ein eigener Fachbereich des Gesundheitswesens.

(2) Die primäre Aufgabe der Pflege besteht darin, einzelnen und Gruppen (Familien, Gemeinden) behilflich zu sein, bei unterschiedlichem Gesundheitsstand eine optimale Funktionsfähigkeit zu bewahren. Dies bedeutet, dass die Disziplin pflegerische Funktionen erfüllt, die sich auf Gesundheit ebenso beziehen wie auf Krankheit und die sich von der Empfängnis bis zum Tode erstrecken. Wie die Medizin ist sie um die Erhaltung, Förderung und den Schutz der Gesundheit, die Betreuung von Kranken und die Sicherstellung der Rehabilitation bemüht. Sie befasst sich mit den psychosomatischen und psychosozialen Aspekten des Lebens in ihren Auswirkungen auf Gesundheit, Krankheit und Sterben.

(3) Pflege erfordert die Anwendung der für diese Disziplin spezifischen Einsichten, Kenntnisse und Fähigkeiten. Pflege ist sowohl eine Kunst als auch eine Wissenschaft und verwendet Kenntnisse und Techniken aus der Naturwissenschaft, den Sozialwissenschaften, der Medizin und Biologie und den Geisteswissenschaften.

(4) Die wichtigste Aufgabe der Pflegefachkraft (Schwester oder Pfleger) besteht in der unmittelbaren Betreuungsleistung für den einzelnen, die Familie oder die Gemeinschaft. Das Pflegepersonal gewinnt das zur Berufsausübung notwendige Verständnis, Wissen und die technischen Fertigkeiten zunächst durch eine formale theoretische und praktische Grundausbildung und später durch praktische Erfahrung und fortlaufende ergänzende und/oder höhere Ausbildung.

(5) Das Pflegepersonal arbeitet in Partnerschaft mit Angehörigen anderer Gesundheitsberufe; wenn verschiedene Disziplinen an der Bereitstellung von Gesundheitsdiensten beteiligt sind, sollten sich ihre Funktionen gegenseitig ergänzen; ihre Aufgaben sollten gemeinsam geplant und als eine integrierte Einheit, und nicht als eine Anzahl unzusammenhängender Tätigkeiten, angeboten werden,

(6) Im modernen Gesundheitswesen wird die Pflege häufig am besten von einem Pflegeteam gegeben, welche meist aus zwei oder mehr Kategorien von Arbeitskräften besteht. Diese zusammen bilden das Subsystem des Pflegepersonals, eine eigene Einheit innerhalb des Gesamtsystems des Gesundheitspersonals.

2. Die Funktionen des Pflegepersonals

Das Pflegepersonal ist verantwortlich für:

(1) Einschätzung der Pflegebedürfnisse des einzelnen, der Familie und der Gemeinde sowie Feststellung und Einschätzung der zur Deckung dieser Bedürfnisse zur Verfügung stehenden Ressourcen;

(2) Pflegeplanung und Durchführung der erforderlichen Pflegebetreuung;

(3) Auswertung der Resultate der Pflegemaßnahmen von den Standpunkten des Verbrauchers, des Pflegepersonals und der eingesetzten Ressourcen. Der Verbraucher und seine Familie sollten voll in allen Phasen der Pflege beteiligt sein.

Andere Funktionen schließen ein:

(1) Dokumentation des Pflegeprozesses;

(2) Feststellung von Gebieten für Forschung oder Spezialstudien, um Wissen und Kenntnisse zu vermehren und Fertigkeiten der Pflegepraxis und Ausbildung zu entwickeln oder zu verfeinern sowie Durchführung der einschlägigen Arbeiten;

(3) Ausbildung von Pflegepersonal;

(4) Beiträge zur Ausbildung sonstigen Gesundheitspersonals;

(5) Ständige eigene Weiterbildung;

(6) Mitarbeit an der Gesundheitserziehung der Öffentlichkeit;

(7) Zusammenarbeit mit anderen Dienstleistungsdisziplinen und mit dem Verbraucher und seiner Familie

Für die Pflegeberufe in Deutschland hat der Deutsche Berufsverband für Pflegeberufe (1993) ein Berufsbild erstellt. Dieses Berufsbild hat Gültigkeit für die Krankenpflege, Kinderkrankenpflege, Altenpflege und Krankenpflegehilfe. Hier werden der Berufsbegriff und die Aufgaben der beruflich tätigen Pflegepersonen folgendermaßen beschrieben:

Berufsbild

▪ Präambel

Zum Selbstverständnis eines Berufsstandes und zur Klärung der gemeinsamen Zielsetzung ist ein Berufsbild unerlässlich.

Mitglieder des Deutschen Berufsverbandes für Pflegeberufe (DBfK) haben diese Notwendigkeit seit langem erkannt und tragen ihr hiermit Rechnung.

Pflege erstreckt sich auf Gesunde und Kranke, bezieht also Gesundheitsvor- und -fürsorge sowie die Betreuung gesunder Hilfebedürftiger mit ein. Als Grundlage dient die international anerkannte Definition von Krankenpflege, wie sie vom Weltbund der Krankenschwestern und Krankenpfleger (ICN) und der Weltgesundheitsorganisation (WHO) formuliert wurde.

Es gehört zum beruflichen Selbstverständnis der Mitglieder im DBfK, dass sich Pflege an der Bedürftigkeit des Menschen orientiert, nicht an einzelnen Funktionen. *Der Mensch wird in seiner Ganzheit betreut.*

Aufgrund dieser Auffassung und der umfassenden Auslegung des Begriffes „Pflege" ist es möglich, ein gemeinsames Berufsbild für alle Pflegeberufe (Krankenschwester/-pfleger, Kinderkrankenschwester/-pfleger, Altenpflegerin/-pfleger, Krankenpflegehelferin/-helfer) zu erstellen.

▪ Berufsbegriff

Pflege ist Lebenshilfe und für die Gesellschaft notwendige Dienstleistung. Sie befasst sich mit gesunden und kranken Menschen aller Altersgruppen.

Pflege leistet Hilfen zur Erhaltung, Anpassung oder Wiederherstellung der physischen, psychischen und sozialen Funktionen und Aktivitäten des Lebens.

Pflege ist eine abgrenzbare Disziplin mit einem Gebiet von Wissen und Können, welches sie von anderen Fachgebieten des Gesundheitswesens unterscheidet.

Pflege ist als eigenständiger Beruf und selbständiger Teil der Gesundheitsdienstes für die Feststellung der Pflegebedürftigkeit, die Planung, Ausführung und Bewertung der Pflege zuständig und für die eigene Aus-, Fort- und Weiterbildung verantwortlich.

Pflege stützt sich in der Ausübung des Berufes und in der Forschung auf ihre eigene wissenschaftliche Basis und nützt dabei die Erkenntnisse und Methoden der Natur-, Geistes- und Sozialwissenschaften.

▪ Berufsaufgaben

Die wichtigste Aufgabe der Pflegenden besteht in der unmittelbaren Begleitung, Betreuung, Beratung und Versorgung von alten, behinderten, kranken und hilfebedürftigen Menschen und ihrer Angehörigen.

Die Leistungen werden für den einzelnen, die Familie und die Gesellschaft erbracht.

Die Aufgaben der Pflege im einzelnen sind:

- die körperlichen, geistigen, seelischen und sozialen Bedürfnisse, Möglichkeiten und Probleme der anvertrauten Menschen zu erkennen und zu beurteilen
- unter Einbeziehung dieses Wissens individuelle und ganzheitliche Pflege zu planen und durchzuführen, zu dokumentieren und auszuwerten
- bei der Eingliederung und Wiedereingliederung in den Lebensraum des Kranken und Behinderten mitzuwirken
- Gesunde und Kranke zu motivieren und anzuleiten, ihre Gesundheit zu erhalten oder wiederzuerlangen
- Menschen aller Altersstufen in ihrer letzten Lebensphase individuell zu begleiten und dem einzelnen ein würdiges Sterben zu ermöglichen
- zum Wohle des Kranken und Hilfebedürftigen mit ihm, seinen Angehörigen und anderen Berufsgruppen im Gesundheitswesen zusammenzuarbeiten
- alle an der Behandlung und Betreuung des Kranken und Hilfebedürftigen Beteiligten im Rahmen des eigenen Aufgaben- und Kompetenzbereiches zu unterstützen
- dem Pflege- und Hilfebedürftigen nach dem Grad seiner Pflegebedürftigkeit das entsprechend qualifizierte Pflegepersonal zuzuweisen
- an der Weiterentwicklung und Verbesserung von Pflegemethoden und Pflegetechniken zu arbeiten
- Erfahrungen, Fertigkeiten und Kenntnisse an den pflegerischen Nachwuchs weiterzugeben
- Hilfskräfte anzuleiten und zu überwachen
- die eigene Berufsgruppe aus-, fort- und weiterzubilden
- bei der Aus-, Fort- und Weiterbildung anderer Berufe im Gesundheitswesen mitzuwirken
- Pflegeforschung zu fördern, zu unterstützen, zu veranlassen und selbst durchzuführen.

Gemeinsame Hauptaussagen der Berufsbilder sind:

- Pflege ist ein eigenständiger Beruf des Gesundheitswesens, der einer Ausbildung bedarf und gegen Bezahlung ausgeübt wird.
- Pflege setzt am ganzen Menschen an. Sie ist sowohl auf kranke als auch auf gesunde Anteile des Menschen gerichtet, was den Bereich der Prävention und Rehabilitation einschließt, und berücksichtigt neben physischen auch psychische und soziale Aktivitäten und Funktionen eines Menschen.
- Pflege wird unter Einbezug eigener wissenschaftlicher Erkenntnisse und den Erkenntnissen wichtiger Bezugswissenschaften, wie z. B. der Medizin, Psychologie, Soziologie etc. ausgeübt.
- Angehörige der Pflegeberufe sind zuständig für die Einschätzung der Pflegebedürftigkeit eines Menschen sowie die Planung, Durchführung und Bewertung der Pflege.
- Pflege als Berufsstand ist verantwortlich für die Ausbildung von Pflegepersonal und für die eigene Weiterbildung.
- Die Ausübung der Pflege erfolgt in Zusammenarbeit mit anderen Berufen des Gesundheitswesens.

Diese Hauptaussagen ermöglichen zudem eine Abgrenzung der beruflichen Pflege von der nicht beruflich ausgeübten Pflege: Pflege darf nur dann berufsmäßig ausgeübt werden, wenn eine entsprechende pflegerische Berufsausbildung erfolgreich abgeschlossen wurde.

Im Gegensatz zur nicht beruflich ausgeübten erfolgt die beruflich ausgeübte Pflege gegen Bezahlung. Zur pflegerischen Berufsausübung gehören

Qualifikationen und Kompetenzen, die während der Ausbildung vermittelt werden (s. a. Kap. 3). Die Berufsausübung erfolgt auf der Basis von pflegespezifischen Kenntnissen, aber auch unter Einbezug der Erkenntnisse anderer Wissenschaftsdisziplinen, wie z. B. der Psychologie, Biologie, Soziologie, Pädagogik, Medizin etc., die auch als sog. Bezugswissenschaften der Pflege bezeichnet werden. Berufliche Pflege ist darüber hinaus nicht nur auf die kranken und körperlichen Anteile eines Menschen gerichtet, sondern schließt auch seine gesunden Anteile sowie psychische und soziale Komponenten ein.

Um dem Einbezug der gesunden Anteile pflegebedürftiger Menschen und der Ausweitung der Pflegeberufe auf den Bereich der Prävention und Rehabilitation, sowie der Betonung der Gemeinsamkeiten der verschiedenen Pflegeberufe auch im Sprachgebrauch Rechnung zu tragen, wird aktuell immer häufiger von „Pflege" anstelle von Krankenpflege oder Altenpflege gesprochen. „Pflegen" gilt als das verbindende Element der Pflegeberufe (**Abb. 1.1**).

Berufliche Pflege wird darüber hinaus zumeist in Institutionen des Gesundheitswesens ausgeübt. Auch dieser Aspekt unterscheidet sie von der Selbstpflege bzw. der Laienpflege, die in der Regel im häuslichen und privaten Bereich stattfindet. Zu den Einrichtungen des öffentlichen Gesundheitswesens gehören u. a.:

- Ambulante und stationäre Pflegeeinrichtungen, wie Krankenhäuser, Kinderkliniken, Sozialstationen, Alten- und Pflegeheime,

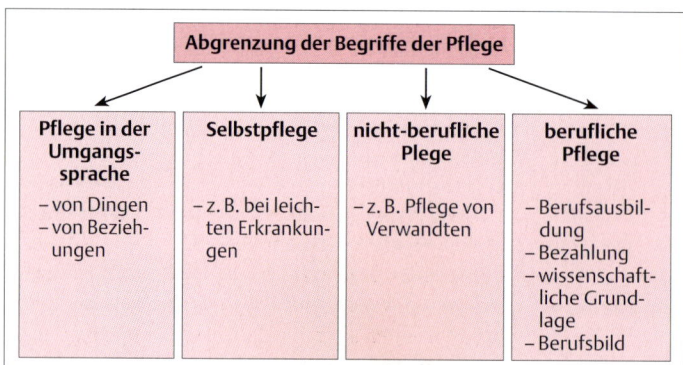

Abb. 1.1 Der Begriff „Pflege" wird fast inflationär verwendet. Es ist jedoch wichtig ihn abzugrenzen

- Fachkliniken, wie z.B. Psychiatrische Krankenhäuser, Neurologische Rehabilitationszentren oder Kurkliniken,
- Einrichtungen für körperlich und geistig behinderte Menschen.

Die beruflich ausgeübte Pflege zeichnet sich aus durch eine erfolgreich abgeschlossene pflegerische Berufsausbildung, in der die notwendigen Kompetenzen vermittelt wurden. Die Ausübung der Pflege erfolgt gegen Bezahlung und unter Einbezug pflegespezifischer sowie anderer Wissenschaftsdisziplinen. Berufliche Pflege ist nicht nur auf die kranken und körperlichen Anteile eines Menschen, sondern darüber hinaus auch auf seine psychischen und sozialen sowie gesunden Anteile gerichtet.

1.3 Definitionen der Pflege

Um die Pflege inhaltlich genauer zu bestimmen, haben eine Reihe von Pflegewissenschaftlerinnen und -wissenschaftlern ebenfalls Definitionen für „Pflege" verfasst. Eine der frühesten und bekanntesten Definitionen stammt aus dem Jahre 1960 von der amerikanischen Pflegetheoretikerin Virginia Henderson (1897 – 1996):

„Die einzigartige Aufgabe der Krankenpflege ist es, dem einzelnen, krank oder gesund, bei der Durchführung jener Tätigkeiten zu helfen, die zur Gesundheit oder Rekonvaleszenz (oder zu einem friedlichen Tod) beitragen, die er ohne Hilfe selbst durchführen würde, wenn er die dazu notwendige Kraft, den Willen oder das Wissen hätte. Dieses ist auf eine Weise zu tun, die dem Patienten die schnellstmögliche Wiedererlangung seiner Unabhängigkeit erlaubt" (zitiert nach Steppe 1990, S. 585).

Henderson beschreibt in ihrer Theorie 14 Grundbedürfnisse des Menschen, die gleichzeitig die Bereiche, in denen Pflege tätig wird, verdeutlichen:
„1. Normale Atmung,
2. Ausreichendes Essen und Trinken,
3. Beseitigung der Körperausscheidungen,
4. Bewegung und Beibehaltung wünschenswerter Haltung,
5. Schlaf und Ruhe,

6. Auswahl geeigneter Kleidung – Ankleiden und Auskleiden,
7. Aufrechterhaltung der Körpertemperatur im normalen Bereich durch Anpassung der Kleidung und Veränderung der Umwelt,
8. Sauberhalten des Körpers und seine gute Pflege sowie Schutz der Haut,
9. Vermeidung von Gefahren in der Umgebung und Vermeidung der Gefährdung anderer,
10. Kommunikation mit anderen durch Äußerung von Gefühlen, Bedürfnissen, Befürchtungen oder Meinungen,
11. Verehrung Gottes entsprechend dem eigenen Glauben,
12. Arbeit in einer Art und Weise, dass ein Gefühl für Erfolg sich einstellt,
13. Spielen oder an verschiedenen Formen der Erholung teilnehmen,
14. Lernen, entdecken oder Neugierde befriedigen, soweit dies zur normalen Entwicklung und Gesundheit führt, und Inanspruchnahme der verfügbaren Gesundheitseinrichtungen" (zitiert nach Steppe 1990, S. 585).

Sind Menschen aus irgendeinem Grund, beispielsweise durch eine Erkrankung oder Behinderung vorübergehend oder dauerhaft nicht in der Lage, die aufgeführten Bedürfnisse zu erfüllen, ist es die Aufgabe der Pflegepersonen, sie in diesen Bereichen zu unterstützen mit dem Ziel, sie schnellstmöglich wieder zur Unabhängigkeit zu befähigen.

Hendersons Definition der Pflege ist vom Weltbund der Krankenschwestern und -pfleger (ICN) übernommen worden.

Wie jede Definition ist auch die Definition der Pflege von Virginia Henderson abhängig von der jeweils zugrunde gelegten Perspektive, aus der ein Gegenstand – in diesem Fall die Pflege – betrachtet wird. Ihre Definition basiert auf der Annahme, dass Menschen Lebewesen mit spezifischen Bedürfnissen sind. Das Ziel der Pflege bzw. ihre Sichtweise von Gesundheit ist eng verbunden mit Unabhängigkeit in den genannten Bedürfnisbereichen.

Henderson war eine der ersten Pflegetheoretikerinnen. Sie hat ihre Definition von Pflege zu einer Zeit verfasst, als es noch nicht unbedingt üblich war, sich auf einer theoretischen Basis mit der Pflege auseinander zu setzen. Seit Mitte der 50er Jahre des 20. Jahrhunderts sind jedoch vor allem im angloamerikanischen Raum eine Reihe von Theorien über die Pflege und damit auch eine Vielzahl von Definitionen der Pflege entstanden. Allen gemeinsam ist, dass sie versuchen, den Handlungsbereich und das Wesentliche der Pflege in Worte zu fassen.

Die jeweilige Definition ist dabei immer eng im Zusammenhang mit dem persönlichen Hintergrund und der wissenschaftlichen Perspektive der Pflegetheoretikerinnen und Pflegetheoretiker zu sehen. Sie setzen jeweils unterschiedliche Schwerpunkte, z.B. auf die Bedürfnisse von Menschen, die Beziehung und Interaktion zwischen Pflegepersonen und pflegebedürftigen Menschen oder auch auf die Ergebnisse pflegerischer Interventionen.

Zu Beginn der theoretischen Auseinandersetzung mit „Pflege" herrschte die Überzeugung vor, dass es eine allgemeingültige Theorie und folglich auch eine allgemeingültige Definition von Pflege geben müsse.

 Heute ist dieser Gedanke aufgegeben worden zugunsten der Überzeugung, dass ein so vielfältiges und komplexes Gebiet wie die Pflege auch mehrere Theorien und Definitionen nebeneinander benötigt (s. a. Kap. 4).

Die eine, alle Aspekte der Pflege berücksichtigende Definition für Pflege gibt es demnach nicht.

Eng verbunden mit der Sichtweise bzw. der Definition der Pflege ist immer auch die zugrunde liegende Sichtweise vom Menschen, auf den die Pflege ausgerichtet ist sowie das vorherrschende Verständnis von Gesundheit und Krankheit.

Definition der Pflege:
- erste Definition 1960, seitdem viele verschiedene Definitionen nebeneinander,
- Definitionen sind abhängig vom Menschenbild sowie dem Verständnis von Gesundheit und Krankheit und den daraus abgeleiteten Pflegetheorien.

1.4 Bilder vom Menschen

Der Begriff ▸ *Menschenbild* wird wie folgt definiert:
Eine von bestimmten Fakten und Vorstellungen ausgehende bzw. in den Rahmen bestimmter, wissenschaftlicher oder weltanschaulicher Methoden oder Denksysteme gefügte Betrachtung oder Ab-

handlung über den Menschen (Brockhaus Enzyklopädie 1991, Band 5, S. 464).

 Ein Menschenbild beschreibt demzufolge u.a. die einer wissenschaftlichen Disziplin zugrunde gelegte Sichtweise vom Menschen.

 So betrachtet die Biologie den Menschen als einen biologischen, lebenden Organismus. Entsprechend ist sie auf die naturwissenschaftliche Forschung am Menschen ausgerichtet, während z.B. in der Psychologie die Erforschung des menschlichen Verhaltens und Erlebens zentral ist.

So ließe sich die Reihe weiter fortführen. Die innerhalb einer wissenschaftlichen Disziplin zugrunde liegende Sichtweise vom Menschen bestimmt u.a. den Bereich der Forschung und die hierbei angewendeten Methoden.

Da die Pflege sich am Menschen orientiert, muss auch gerade für die Pflegewissenschaft bzw. die verschiedenen Pflegetheorien das Menschenbild, auf dem sie gründen, beschrieben werden. Die Beschreibung des Menschenbildes ist einerseits wichtig für die Bestimmung der noch relativ jungen Pflegewissenschaft als wissenschaftliche Disziplin, da es maßgeblich den Gegenstand und die Methoden der Pflegeforschung bestimmt. Es hat jedoch auch Auswirkungen auf die konkret in der Praxis ausgeübten Tätigkeiten, die in den Aufgabenbereich der Pflegeberufe fallen.

 Das Menschenbild bestimmt maßgeblich die Ausrichtung sowohl innerhalb der Pflegewissenschaft als auch in der Pflegepraxis.

1.4.1 Kartesianisches Menschenbild
Lange Zeit hat sich die Pflege in ihrer Sichtweise vom Menschen stark an die Medizin angelehnt, was in erster Linie auf die enge Verzahnung der Pflege mit der Medizin zurückzuführen ist. Die Medizin etablierte sich Mitte des 19. Jahrhunderts endgültig als Naturwissenschaft und betrachtete den Menschen als von seinen anatomisch-physiologischen Funktionen bestimmt. Krankheit entsteht in diesem Verständnis als Fehlfunktion von einzelnen Körperteilen oder Organsystemen.

Diese Sichtweise vom Menschen wird vielfach auf den französischen Philosophen und Mathematiker

René Descartes (1596–1650) zurückgeführt, weshalb sie auch als Kartesianisches Menschenbild bezeichnet wird. Descartes war auf der Suche nach einem „unerschütterlichen Fundament", auf das sich „sichere Erkenntnis" gründen lässt.

„Geist" und „Materie" betrachtete er als zwei grundsätzlich verschiedene „Substanzen". Daraus folgerte er, dass der Körper des Menschen unabhängig von seinem Geist zu betrachten und zu untersuchen sei und umgekehrt. Diese „Zweiteilung" des Menschen wird auch als kartesianischer Dualismus bezeichnet.

Auf Descartes geht auch das Prinzip von Ursache und Wirkung, das sogenannte „Kausalitätsprinzip" zurück. Nach diesem Prinzip geschieht nichts ohne Ursache; Ursache und Wirkung sind aufeinander bezogen. Einerseits bleibt keine Ursache ohne Wirkung, andererseits gibt es keine Wirkung ohne Ursache, wodurch sich alle Phänomene auf einen Grund zurückführen lassen.

Diese mechanistische Sichtweise wurde in der Folge auf den Menschen übertragen: Der Mensch wurde als eine Art „Maschine" betrachtet, deren Mechanismus Störungen unterliegen kann, für die Ursachen zu suchen sind und die repariert werden können. Dabei sind die Ursachen für die Störungen und die „Reparatur" des Körpers prinzipiell ohne Berücksichtigung anderer Aspekte des Menschen, wie beispielsweise psychischer oder sozialer Anteile durchführbar.

Die mechanistische Sichtweise vom Menschen war lange Zeit richtungsweisend für die medizinische Tätigkeit und leitend für das Erkenntnisinteresse der Medizin. Der Mensch erscheint in diesem Verständnis als reine Ansammlung von Körperteilen und Organen.

Krankheit wird entsprechend als Funktionsstörung einzelner Körperteile betrachtet. Sie kann geheilt werden, indem die Ursache für die Organstörung herausgefunden und behoben wird. Medizin als Wissenschaft spezialisierte sich auf die Diagnose und Therapie von Krankheiten bzw. pathophysiologischer Abläufe im menschlichen Körper.

Das naturwissenschaftlich-mechanistische Menschenbild basiert auf dem Prinzip von Ursache und Wirkung und geht von einer dualistischen Betrachtungsweise des Menschen aus, bei der Körper und Geist als voneinander unabhängige Bereiche gesehen werden.

Dennoch wurden Stimmen innerhalb der Medizin laut, die sagten, dass diese mechanistische und reduktionistische Sichtweise vom Menschen für die Medizin nicht ausreiche, sondern ein erweiterter Ansatz zugrunde gelegt werden solle.

1.4.2 Menschenbild der psychosomatischen Medizin

Vertreter der Psychosomatik, eines Teilgebietes der Medizin, sind der Überzeugung, dass das medizinische Modell erweitert werden muss, da nicht nur körperliche Funktionsstörungen zu Erkrankungen führen können, sondern viele Krankheiten auch auf psychische und/oder soziale Ursachen zurückzuführen sind. Ist dies der Fall, kann die Überzeugung, dass Körper und Geist des Menschen zwei voneinander unabhängige Bereiche sind, nicht länger beibehalten werden, da dieses Modell psychische oder soziale Einwirkungen auf den Organismus eines Menschen nicht erklären kann

Im Rahmen der Psychosomatik wird davon ausgegangen, dass der Körper ein „lebendes System" ist. Dieser Ansatz basiert auf Erkenntnissen der sog. Systemtheorie, die von einer hierarchischen Ordnung ausgeht, bei der einfache Systeme (z. B. Zellen) Bestandteile komplexerer Systeme (z. B. von Geweben oder Organen) und diese wiederum in noch komplexeren Systemen (z. B. Organismen) eingegliedert sind. Bis hinauf zu sozialen Systemen können auf diese Weise Systemstufen identifiziert werden.

Die verschiedenen Stufen bzw. Ebenen eines solchen hierarchischen Systems stehen miteinander in Kontakt und tauschen Informationen aus. Auf diese Weise ist zu erklären, warum Veränderungen einer Systemstufe jeweils Auswirkungen auf andere Systemstufen haben und beispielsweise kritische Lebensereignisse auf der sozialen Systemstufe sich auf den Organismus eines Menschen auswirken können.

Systeme werden darüber hinaus als Einheiten gesehen, die sich nicht, bzw. nur unzureichend durch die Summe ihrer Teile beschreiben lassen. Mit dem Übergang von einfachen zu komplexeren Systemebenen (z. B. von einzelnen Organen zum Organismus) lassen sich Eigenschaften beobachten, die auf einer niedrigeren Stufe vorher nicht zu beobachten waren. Das Ganze wird so mehr als die Summe seiner Teile.

Das Menschenbild der psychosomatischen Medizin betrachtet den Menschen als lebendes System. Veränderungen innerhalb der einzelnen Systemebenen haben Auswirkungen auf andere Systemebenen, so stehen physische, psychische und soziale Systeme des Menschen in einer Wechselbeziehung.

1.4.3 Ganzheitliches Menschenbild

Wie bereits erwähnt, hat sich die Pflege in ihrer Sichtweise vom Menschen lange Zeit an die der Medizin angelehnt.

So wie das psychosomatische Konzept die strikte Trennung von Körper und Geist kritisiert und ein ganzheitliches Menschenbild entwirft, in dessen Rahmen der Mensch als lebendes System mit physischen, psychischen und sozialen Subsystemen betrachtet wird, beruft sich auch die Pflegewissenschaft auf Beschreibungen des Menschen, die die Betonung auf die Wechselwirkung und das Zusammenspiel von physischen, psychischen und sozialen Anteilen des Menschen legen und so ein „ganzheitliches" Menschenbild entwerfen (**Abb. 1.2**).

Diese Ansätze werden entsprechend unter dem Begriff „Ganzheitlichkeit" oder auch „Holismus" geordnet und bestimmen die aktuelle Diskussion in der Pflege wesentlich.

Der Begriff „Holismus" stammt aus dem Griechischen und bedeutet übersetzt so viel wie „Ganzheit". Er beschreibt eine philosophische Richtung, die alle Erscheinungen des Lebens aus einem ganzheitlichen Prinzip ableitet. Die deutsche Pflegewissenschaftlerin Claudia Bischoff definiert den Begriff „holistische Pflege" folgendermaßen:

„Unter „holistischer Pflege" sollten nur diejenigen Ansätze verstanden werden, die sich explizit auf die „Philosophie" des Holismus und dessen Weltbild berufen" (Bischoff 1996, S. 116).

Eine Pflegetheorie, die auf der holistischen Philosophie basiert, ist die „Wissenschaft vom unitären Menschen" der amerikanischen Pflegetheoretikerin Martha Rogers (s.a. Kap. 4.3.3). Mensch und Umwelt sind in ihrem Verständnis Energiefelder, die in einem ständigen Austausch stehen und so zu einem unteilbaren Ganzen werden.

Innerhalb der holistischen Ansätze werden auch die Selbstheilungskräfte eines Menschen für seinen Krankheitsprozess betont. Der Pflege selbst werden im Rahmen dieser Ansätze heilende Kräfte zugeschrieben und auch Konzepte wie therapeutische Berührung, Geistheilung und parapsychologische Elemente können im Rahmen der Pflege zum Einsatz kommen, da unter Bezug auf die holistische Perspektive keine Orientierung und Therapieform ausgeschlossen werden darf.

Im Gegensatz zum Holismus verzichtet die Ganzheitlichkeit auf die philosophisch-spirituelle Grundlegung des Holismus. Bischoff definiert den Begriff „ganzheitliche Pflege" wie folgt:

„Unter „ganzheitlicher Pflege" kann die wissenschaftlich fundierte, umfassende und individuelle Pflege eines Menschen verstanden werden, die unter beruflichen Bedingungen innerhalb eines institutionellen Rahmens und ohne ideologische Bindung stattfindet" (Bischoff 1996, S. 116).

Auch im Rahmen der Ganzheitlichkeit kommen alternative Therapieformen zum Einsatz, wie beispielsweise basale Stimulation, Massagen oder Fußreflexzonenmassage, deren Wirksamkeit sich aber im Vergleich zu denen des Holismus laut Bischoff begründet vermuten lässt.

Bei der Einbeziehung des pflegebedürftigen Menschen in die Pflege werden im Rahmen der Ganzheitlichkeit weniger seine Selbstheilungskräfte als vielmehr die Begleitung und Beratung betont, um ihn so zu Mitverantwortung zu befähigen.

Holistischen und ganzheitlichen Ansätzen ist gemeinsam, dass sie das krankheitsbezogene und auf körperliche Aspekte ausgerichtete bio-medizinische Modell erweitern, indem sie den Menschen als eine untrennbare Einheit von Körper, Geist und Seele be-

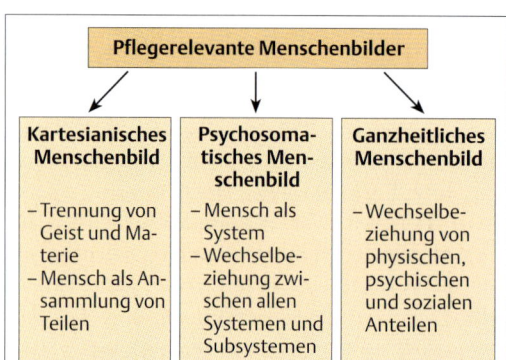

Abb. 1.2 Pflegerelevante Menschenbilder

trachten, die sich in einem Gleichgewicht befinden müssen.

Entsprechend müssen in eine Pflege, die auf dieser Sichtweise vom Menschen basiert, neben körperlichen auch psychosoziale und umweltbezogene Aspekte einbezogen werden.

Ist beispielsweise eine alleinerziehende Mutter aufgrund einer Appendizitis gezwungen, sich zur Operation in ein Krankenhaus zu begeben, ist es wahrscheinlich, dass sie sich Sorgen um ihre Kinder macht. Für sie ist damit nicht allein ihre körperliche Verfassung belastend, sondern auch die Trennung von ihren Kindern bzw. die Frage, wer sich während des Krankenhausaufenthaltes um ihre Kinder kümmern kann.

Eine allein auf die körperliche Situation ausgerichtete Pflege kann den Bedürfnissen dieser Frau nicht gerecht werden.

Ebenso ist es im Rahmen holistischer und ganzheitlicher Ansätze undenkbar, am pflegebedürftigen Menschen zu handeln, den Menschen also als passives Objekt zu betrachten. Beide Ansätze verlangen, dass der „ganze" Mensch in seine Pflege einbezogen wird, wodurch Pflegen zum Handeln mit dem pflegebedürftigen Menschen wird.

Ganzheitliche Ansätze betrachten den Menschen als Einheit von Körper, Geist und Seele. Bei der Pflege von Menschen müssen dementsprechend ihre physischen, psychischen und sozialen Anteile bzw. Bedürfnisse berücksichtigt werden.

Vor allem die ganzheitlichen Ansätze finden sich in nahezu allen Pflegetheorien in unterschiedlicher Ausprägung wieder. Dennoch werden sie von einigen Pflegewissenschaftlern auch kritisch betrachtet. Kritikpunkte sind u. a.:

- Die vorgesehene partnerschaftliche Beziehung zwischen Pflegeperson und pflegebedürftigem Menschen verlangt, dass sich beide als ganze Menschen in den Pflegeprozess einbringen. Dies ist im Rahmen einer beruflich ausgeübten Pflege nur schwer zu erreichen, da nur eine Annäherung an ein symmetrisches Verhältnis geschehen kann, letztlich aber immer ein gewisses asymmetrisches Verhältnis, nämlich das zwischen Helfer und hilfsbedürftigem Menschen bestehen bleibt.

Wenn, wie von den ganzheitlichen Ansätzen gefordert, ein absolut partnerschaftlichen Verhältnis zwischen Pflegeperson und pflegebedürftigem Menschen entstehen soll, setzt dies voraus, dass nicht nur Probleme und Bedürfnisse des zu Pflegenden zur Sprache kommen, sondern auch die der Pflegeperson, was aber den Abbau von Professionalität zur Folge hätte.

- Das Einbeziehen psychischer und sozialer Aspekte bzw. Bedürfnisse des pflegebedürftigen Menschen wird im Rahmen holistischer und ganzheitlicher Ansätze nicht nur als wichtig erachtet, sondern darüber hinaus mit einem Anspruch auf Absolutheit belegt. Hieraus ergibt sich eine absolute Zuständigkeit der Pflegepersonen für alle Bedürfnisse der zu Pflegenden, die in der beruflichen Pflege nicht eingelöst werden kann und strenggenommen auch zu einer permanenten Überforderung der Pflegepersonen führt.

- Auch der Anspruch, „ganzheitlich" wahrnehmen zu müssen, erweist sich in der Realität als nicht einlösbar. Menschliche Wahrnehmung unterliegt der Selektion, was zwangsläufig dazu führt, dass auch ganze Objekte und Subjekte in Teilen wahrgenommen werden.

Diese Totalität des ganzheitlichen Anspruchs, d. h. die Zuständigkeit der Pflegepersonen für alle körperlichen, psychischen und sozialen Bedürfnisse eines Menschen, und die Notwendigkeit eines absolut partnerschaftlichen Verhältnisses zwischen Pflegepersonen und pflegebedürftigen Menschen lässt sich nach Meinung vieler Pflegewissenschaftler in der Pflegepraxis nicht verwirklichen.

Unbestritten ist jedoch, dass die berufliche Pflege über die körperlichen Anteile und Bedürfnisse der zu Pflegenden hinausgeht und auch psychische und soziale Bedürfnisse eines Menschen berücksichtigt sowie sich in der Gestaltung der Beziehung zwischen Pflegepersonen und zu pflegenden Menschen an einem mehr partnerschaftlichen Verhältnis orientiert. Bezeichnungen für Pflege, die dieser Ausrichtung Rechnung tragen, sind vor allem „patientenorientierte", „umfassende" und „individuelle" Pflege.

Patientenorientierte Pflege

Die Bezeichnung ▸ *patientenorientierte Pflege* stellt den pflegebedürftigen Menschen in das Zentrum pflegerischer Handlungen. Zum Ausdruck kommt diese Ausrichtung in der Pflege u. a. in der pflegerischen Arbeitsorganisation, wenn Pflegesysteme wie „Bezugspflege" oder „primary nursing" eingesetzt werden. Hierbei steht nicht der reibungslose organisatorische Ablauf des Krankenhaus- oder Altenheimbetriebs im Mittelpunkt pflegerischer Aktivitäten, sondern der zu pflegende Mensch, an dem sich die Arbeitsorganisation orientiert (s. a. Kap. 8).

Patientenorientierung ist darüber hinaus jedoch nicht nur eine spezifische Aufgabe der Pflegeberufe: Gerade in den Institutionen des Gesundheitswesens sind alle an hauswirtschaftlicher Versorgung, Diagnostik, Pflege und Therapie beteiligte Berufsgruppen aufgefordert, ihre Arbeitsorganisation in Bezug auf die Orientierung am Patienten zu überdenken.

■ Umfassende Pflege

Die ▸ *umfassende Pflege* ist als Gegenstück zu sehen zur einseitig krankheitsbezogenen Sichtweise, die auf dem kartesianischen Menschenbild basiert und die lange Zeit auch in der Medizin bzw. in der Pflege üblich war. Bezeichnungen wie „die Galle in Zimmer 107" sind hier nicht länger haltbar, da der ganze Körper eines Menschen sowie emotionale Anteile und sein jeweiliges soziales Umfeld, beispielsweise Angehörige oder wichtige Bezugspersonen, in die Pflege einbezogen werden. Umfassende Pflege bedeutet den Einbezug physischer, psychischer und sozialer Anteile und Bedürfnisse der zu Pflegenden.

■ Individuelle Pflege

Der Begriff ▸ *individuelle Pflege* trägt der Ausrichtung pflegerischer Aktivitäten auf den konkreten, einzelnen Menschen Rechnung. Obwohl es grundsätzliche Regeln für einzelne pflegerische Handlungen gibt, müssen diese jeweils auf die individuelle Situation des zu pflegenden Menschen angepasst werden, d. h. es müssen vorhandene Fähigkeiten des zu Pflegenden, sog. Ressourcen, miteinbezogen werden.

Beispielsweise unterliegt die Vorgehensweise bei der Ganzkörperpflege im Bett prinzipiell bei allen Menschen denselben Regeln. Individuelle Pflege, d. h. an den Ressourcen des pflegebedürftigen Menschen orientierte Pflege verlangt jedoch, die Situation, Bedürfnisse und Fähigkeiten des jeweiligen pflegebedürftigen Menschen einzubeziehen.

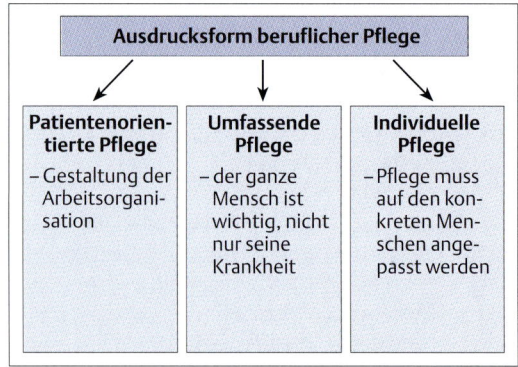

Abb. 1.3 Beschreibung pflegerischer Handlungen

Bei der Ganzkörperpflege im Bett kann sich dies darin zeigen, dass die Wassertemperatur individuell angepasst, eine spezielle Lagerung vorgenommen oder ein pflegebedürftiger Mensch nach einer Apoplexie mit Halbseitenlähmung des Körpers gemäß seinen verbliebenen Fähigkeiten einbezogen wird und z. B. die gelähmte Körperseite selbständig wäscht.

Die Ausrichtung der Pflege auf individuelle Probleme und Ressourcen pflegebedürftiger Menschen wird durch den Einsatz des Pflegeprozesses, einer Methode zur systematischen Erfassung des Pflegebedarfs und zur Problemlösung, unterstützt (s. a. Kap. 6).

Patientenorientierte, umfassende und individuelle Pflege sind Begriffe, die die Ausrichtung pflegerischer Handlungen auf den pflegebedürftigen Menschen beschreiben, dabei aber auf den Totalitätsanspruch der ganzheitlichen Ansätze verzichten (**Abb. 1.3**).

1.5 Gesundheit und Krankheit

Beschreibungen bzw. Definitionen der Pflege werden nicht nur von der gewählten wissenschaftlichen Perspektive und dem zugrunde gelegten Menschenbild beeinflusst, sondern auch von dem Gesundheits- und Krankheitsverständnis, auf dem sie basieren. Das Verständnis von ▸ *Gesundheit* und ▸ *Krankheit* hat Auswirkungen auf die Art und den Einsatz pflegerischer Aktivitäten, beispielsweise wenn es um Fragen geht wie „Wann ist Pflege notwendig?" „Wie haben Art und Umfang der pflegerischen Dienstleistung auszusehen?" Das Gesundheits- und Krankheitsverständnis beeinflusst folglich maßgeblich das Pflegeverständnis.

Gesundheit und Krankheit sind Begriffe, die in der Alltagssprache selbstverständlich benutzt werden. Gesundsein stellt in den westlichen Industrienationen einen hohen gesellschaftlichen Wert dar.

Dies kommt z. B. zum Ausdruck, wenn bei den Grüßen zum Jahreswechsel, zum Geburtstag oder auch bei relativ banalen Aktivitäten wie beispielsweise dem Niesen, „Gesundheit" gewünscht wird.

Dennoch ist eine allgemeingültige Definition von Gesundheit und Krankheit schwer zu formulieren bzw. zu finden. Das, was unter Gesundheit bzw. Krankheit verstanden wird, unterliegt geschichtlichen, kulturellen, wissenschaftstheoretischen und auch individuellen Einflüssen. Entsprechend hat die Sichtweise von Gesundheit und Krankheit im Laufe der Geschichte der Menschheit einen starken Wandel durchlaufen (s. a. Kap. 2).

1.5.1 Gesundheit und Krankheit im Altertum sowie im Mittelalter

In vor- und frühgeschichtlicher Zeit sowie in den frühen Hochkulturen China, Ägypten, Mesopotamien und Indien war die Betrachtungsweise von Krankheit stark von magisch-religiösen Vorstellungen geprägt. Krankheit wurde als „Strafe der Götter" betrachtet, die den menschlichen Körper in Form von Dämonen heimsuchen und auf diese Weise ihren Unwillen über menschliches Fehlverhalten zum Ausdruck bringen oder auch willkürlich bestrafen.

In der griechischen Antike begannen sich mit der Naturphilosophie erste vernunftbetonte Erklärungsversuche für die Entstehung von Gesundheit und Krankheit abzuzeichnen. Unter Gesundheit wurde in erster Linie das harmonische, ausgeglichene Leben im Einklang mit der Natur verstanden.

Ein Beispiel hierfür ist die sog. Elementenlehre, die den Elementen der Natur Wasser, Luft, Feuer und Erde die Eigenschaften feucht, trocken, warm und kalt zuordnete. Die ausgewogene Mischung in Zusammensetzung, Wirkung und Menge war gleichbedeutend mit Gesundheit; Abweichungen führten zur Krankheit.

Unter dem Einfluss des Christentums und im Zuge der Christianisierung wurde das Gesundheits- und Krankheitsverständnis wieder stärker in das religiöse Weltbild eingebunden. Vor allem im Mittelalter galt Gesundheit als Belohnung für Gottgefälligkeit, während Krankheit als Strafe für Sünden betrachtet wurde. Heilung erschien in diesem Verständnis als von Gott gegeben, der hierzu heilkundige Menschen als „Instrumente" einsetzte.

1.5.2 Naturwissenschaftlich-mechanistische Sichtweise

Ein Wandel dieser Sichtweise ergab sich vor allem durch das Zeitalter der Aufklärung und die naturwissenschaftliche Wende, die im 17. Jahrhundert mit Descartes ihren Ausgangspunkt hatte.

Die folgenden bahnbrechenden Erfolge der Medizin, beispielsweise Erkenntnisse der Bakteriologie, führten zur Entdeckung einer ganzen Reihe von krankheitsverursachenden Mikroorganismen, womit religiöse Erklärungsmodelle für Krankheit zugunsten der naturwissenschaftlichen Sichtweise immer mehr in den Hintergrund traten.

Krankheit musste immer weniger mit dem Einwirken Gottes erklärt werden, da sich auf einer wissenschaftlichen Basis beweisen ließ, dass hierfür in erster Linie Krankheitserreger verantwortlich waren. Krankheit wurde von der am Prinzip von Ursache und Wirkung orientierten, naturwissenschaftlich-mechanistischen Sichtweise entsprechend als Abweichung von der anatomisch-physiologischen Norm, von der „normalen" Funktion des Körpers betrachtet. Gesundheit war demzufolge das „Freisein", die Abwesenheit von Krankheit bzw. „das noch nicht Kranksein".

Die naturwissenschaftliche Sichtweise von Krankheit und Gesundheit lässt sich wesentlich anhand folgender Punkte charakterisieren:

- Ein stark organbezogenes bzw. vom Zustand des Körpers abhängiges Verständnis von Krankheit,
- Jede Krankheit hat eine spezifische Ursache und einen spezifischen Verlauf,
- Da Krankheit objektiv, d. h. unabhängig von der jeweils erkrankten Person bestimmbar war, wurden Krankheit und Gesundheit als statische, starre Zustände betrachtet,
- Es fand eine Verlagerung auf den Krankheitsbegriff statt, da Gesundheit nur im Zusammenhang mit Krankheit, nämlich als „Freisein von Krankheit", und damit negativ definiert wurde.

Diese Ausrichtung spiegelt sich bis heute im deutschen Gesundheitswesen wider.

 Nicht zuletzt deshalb wurden für die Pflegeberufe (mit Ausnahme des Altenpflegeberufs, für den erst seit 1967 eine gesetzliche Regelung existiert) die Bezeichnungen Krankenpflege, Kinderkrankenpflege und Krankenpflegehilfe gewählt. Andere Beispiele sind Krankenhaus, Krankengymnastik, Krankenkasse etc.

Die krankheitsbezogene Sichtweise hatte auch starken Einfluss auf die Aufgaben der Pflege als Beruf und die pflegerischen Tätigkeiten: Krankenpflege, Kinderkrankenpflege und Krankenpflegehilfe waren in der Berufsausübung in erster Linie auf die kranken Anteile pflegebedürftiger Menschen gerichtet. Die Notwendigkeit pflegerischer Tätigkeit war dann gegeben, wenn ein Mensch krank wurde und hatte vor allem die Pflege des kranken Körpers zum Gegenstand.

 Das auf der naturwissenschaftlich-mechanistischen Betrachtungsweise basierende Verständnis von Gesundheit und Krankheit war einseitig krankheitsorientiert und auf körperliche Störungen bezogen. Krankheit und Gesundheit sind fest zu bestimmende Zustände, bei denen einer den anderen ausschließt.

Entwicklung des Gesundheits- und Krankheitsbegriffes:
- Altertum: Krankheit als Strafe der Götter,
- griechische Antike: Gesundheit ist Harmonie, Balance der Elemente,

- christliche Sichtweise: Gesundheit ist Belohnung für Gottgefälligkeit,
- Neuzeit: Krankheit als Wirkung von Krankheitserregern (Ursache); Gesundheit ist die Abwesenheit von Krankheit.

1.5.3 Erweiterung des medizinischen Krankheitsmodells

Das medizinische Krankheitsmodell erfuhr vor allem durch die psychosomatischen Erklärungsmodelle für die Pathogenese, d. h. für die Entstehung von Krankheit, eine Erweiterung. Einer dieser Ansätze ist das sog. „Stress-Coping-Modell" (Belastungs-Bewältigungsmodell **Abb. 1.4**).

Nach diesem Modell sind nicht mehr nur körperliche Ursachen an der Entstehung von Krankheit beteiligt, sondern auch psychische und soziale Faktoren. Kritische Lebensereignisse, z. B. der Tod eines nahen Angehörigen, sowie arbeits- und berufsspezifische Belastungen wirken als Stressoren auf den Menschen ein. In Abhängigkeit von den individuellen Bewältigungsmöglichkeiten (Coping-Strategien) entscheidet sich, ob und in welcher Weise gesundheitliche Konsequenzen für den betroffenen Menschen entstehen.

Bei den Bewältigungsmöglichkeiten werden persönliche und kollektive Bewältigungsmöglichkeiten unterschieden. Zu den persönlichen Bewältigungsmöglichkeiten gehören u. a. psychische Fähigkeiten des betroffenen Menschen wie beispielsweise Selbstbewusstsein und Selbstvertrauen, die eine konstruktive Auseinandersetzung mit kritischen Ereignissen begünstigen.

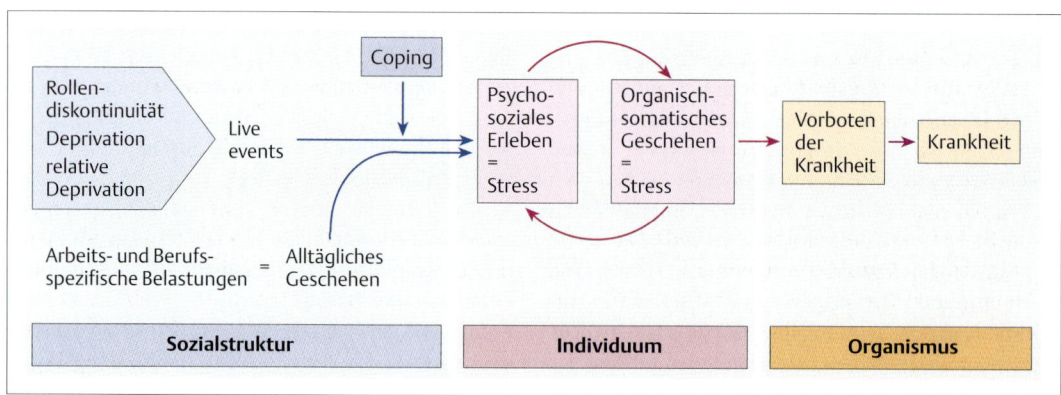

Abb. 1.4 Stress-Coping-Modell

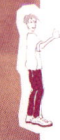

Kollektiven Bewältigungsmechanismen werden z. B. gute Beziehungen zu Freunden oder die Einbindung in soziale Gruppen zugeordnet. Auch sie können Unterstützung zur Bewältigung einer kritischen Situation geben.

Sind die Bewältigungsmöglichkeiten eines Menschen nicht ausreichend, können die Stressoren Stress im psychosozialen Erleben des Betroffenen auslösen, der sich wiederum auf das organisch-somatische Geschehen negativ auswirkt. Am Ende dieses Prozesses ergibt sich eine manifeste Erkrankung. Das Modell gibt eine Erklärung dafür, wie soziale und psychische Konflikte eine körperliche Erkrankung auslösen können.

Krankheit entsteht nach dem Stress-Coping-Modell folglich durch ein Ungleichgewicht zwischen auf den Menschen einwirkenden Stressoren einerseits und Bewältigungsmöglichkeiten des betroffenen Menschen andererseits.

1.5.4 Definition der Weltgesundheitsorganisation (WHO)

Gegen die starke Ausrichtung auf den Krankheitsbegriff und die einseitig auf körperliche Störungen ausgerichtete Betrachtungsweise des biomedizinischen Modells wandte sich bereits 1946 die Weltgesundheitsorganisation (WHO). In ihrer damals formulierten Definition heißt es:

„Gesundheit ist ein Zustand vollkommenen körperlichen, geistigen und sozialen Wohlbefindens und nicht allein das Fehlen von Krankheit und Gebrechen" (zitiert nach Schwartz et al. 1998, S. 10 f).

Damit wurde die stark naturwissenschaftliche Betrachtungsweise und krankheitsbezogene Sichtweise von Gesundheit und Krankheit entscheidend erweitert:

- Gesundheit wurde erstmals nicht nur als körperliche Gesundheit beschrieben. Die WHO-Definition bezieht auch die psychische und soziale Dimension des Menschen mit ein, wodurch gleichzeitig neben körperlichen auch psychische und soziale Faktoren zur Entstehung von Krankheit beitragen können.
- Gesundheit wurde nicht mehr nur allein durch objektive Faktoren bestimmt, sondern umfasste

mit der Formulierung „Wohlbefinden" auch das subjektive Erleben von Gesundheit bzw. Krankheit und ermöglichte so, Gesundheit und Krankheit als Kontinuum mit ineinander übergehenden, fließenden Übergängen zu betrachten.
- Die Sichtweise wandelte sich von einer krankheitsbezogenen zur gesundheitsbezogenen Perspektive: Gesundheit wurde hier unabhängig von Krankheit und in einer positiven Formulierung definiert.

Die Definition der Weltgesundheitsorganisation blieb nicht unumstritten. Kritisiert wurde vor allem, dass ein „Zustand vollkommenen körperlichen, geistigen und sozialen Wohlbefindens" angesichts der Lebenssituation der Mehrheit der Weltbevölkerung zu unrealistisch bzw. utopisch sei. Strenggenommen könne nach dieser Definition kaum ein Mensch als gesund gelten.

Dennoch setzte sie entscheidende Impulse für einen Wandel des Gesundheits- und Krankheitsverständnisses, das stärker gesundheitsbezogen, umfassend und das subjektive Erleben einbeziehend sein sollte. Die Prävention, d. h. das Vorbeugen und Verhindern von Krankheit sowie die Gesundheitsförderung, d. h. die Erhaltung und Entwicklung von Gesundheit erhielten einen hohen Stellenwert.

In der Pflege hat sich diese Entwicklung u. a. im Berufskodex des International Council of Nurses (ICN) von 1973 niedergeschlagen. Er beschreibt vier grundlegende Aufgabenbereiche für das berufliche Handeln von Pflegepersonen:

„Die Krankenschwester hat vier grundlegende Aufgaben: Gesundheit zu fördern, Krankheit zu verhüten, Gesundheit wiederherzustellen, Leiden zu lindern" (zitiert nach Arndt 1996, S. 141). Diese Aufgaben sind gegenüber dem einzelnen pflegebedürftigen Menschen, aber auch gegenüber sozialen Gruppen, z. B. der Familie und der Gesellschaft zu erbringen.

Auch im deutschen Krankenpflegegesetz von 1985 heißt es in § 4:

„Die Ausbildung für Krankenschwestern und Krankenpfleger und für Kinderkrankenschwestern und Kinderkrankenpfleger soll die Kenntnisse, Fähigkeiten und Fertigkeiten zur verantwortlichen Mitwirkung bei der Verhütung, Erkennung und Heilung von Krankheiten vermitteln (Ausbildungsziel)" (zitiert nach Kurtenbach, Golombek, Siebers 1992, S. 115). Dabei soll die Ausbildung u. a. gerichtet sein auf die „Anregung und Anleitung zu gesundheitsförderndem Verhalten".

Sowohl im Berufskodex des ICN von 1973 als auch im Krankenpflegegesetz von 1985 wird folglich die Gesundheitsförderung als Aufgabengebiet der beruflich Pflegenden verankert. Hierdurch werden neue Aufgaben an die Pflegepersonen herangetragen, beispielsweise die Beratung pflegebedürftiger Menschen hinsichtlich gesunder Ernährung.

Die Definition der WHO von 1946 führte zu einer verstärkten Ausrichtung auf den Begriff „Gesundheit", wodurch Prävention und Gesundheitsförderung einen höheren Stellenwert im Gesundheitswesen erhielten. Sie bezieht neben dem subjektiven Erleben auch die physische, psychische und soziale Dimension des Wohlbefindens ein.

1.5.5 Gesundheit und Krankheit als Kontinuum

Die Schwerpunktsetzung der WHO, weg von der Krankheit und hin zur Gesundheit, hat sich auch in den neueren Erklärungsmodellen zur Entstehung von Krankheit niedergeschlagen. Einer dieser Ansätze geht auf den amerikanischen Medizinsoziologen Aaron Antonovsky zurück, der 1987 sein Modell der „Salutogenese" vorstellte. Der Begriff „Salutogenese" stammt aus der griechischen Sprache und bedeutet übersetzt „Entstehung von Gesundheit".

Schon mit der Bezeichnung seines Ansatzes macht Antonovsky deutlich, dass es ihm mit seinem Modell nicht um die Erklärung der Entstehung von Krankheit, der Pathogenese, sondern um die Erklärung der Entstehung von Gesundheit, d. h. der Salutogenese geht.

Sowohl das biomedizinische Modell als auch die beschriebenen psychosomatischen Ansätze gehen der Frage nach: Wie entsteht Krankheit?

Antonovsky wählt eine grundlegend andere Perspektive, indem er sich auf die Frage konzentriert: Wie entsteht Gesundheit bzw. welche Faktoren sind daran beteiligt, dass ein Mensch seine Position auf dem Gesundheits-Krankheits-Kontinuum beibehalten bzw. an den Pol „Gesundheit" annähern kann?

Hier wird deutlich, dass Antonovsky Gesundheit und Krankheit nicht als zwei Zustände versteht, die sich gegenseitig ausschließen, wie es beispielsweise im biomedizinischen Modell der Fall ist. Er betrachtet Gesundheit und Krankheit als dynamischen Prozess, der zwischen den beiden Polen „sicher gesund" und „sicher krank" eine Reihe von ineinander übergehenden Zwischenbereichen aufweist.

Ebenso konzentriert sich sein Ansatz nicht auf „krank machende" Risikofaktoren, sondern auf „gesund machende" Bewältigungsmöglichkeiten, die er auch als Gesundheitsfaktoren oder „Copingressourcen" bezeichnet. Gesundheit und Krankheit sind das Ergebnis des Gleichgewichts bzw. Ungleichgewichts zwischen Risikofaktoren und Gesundheitsfaktoren (**Abb. 1.5**).

Die Gesundheitsfaktoren ergeben sich zu einem wesentlichen Teil aus der Lebensgeschichte eines Menschen und können sowohl körperlichen, als auch psychischen oder sozialen Ursprungs sein. In der Auseinandersetzung mit den Erfahrungen, die ein Mensch während seines Lebens macht, bildet sich sein sog. „Kohärenzsinn" aus.

Der Kohärenzsinn kann beschrieben werden als eine Art Zuversichtlichkeit oder Vertrauen eines Menschen darauf, dass Ereignisse im Lebenslauf erklärt, als Herausforderungen eine Auseinandersetzung wert sind und mit den zur Verfügung stehenden Ressourcen bewältigt werden können.

Antonovsky geht davon aus, dass je stärker der Kohärenzsinn eines Menschen entwickelt ist, desto weniger wird er Anforderungen an seine Person, Lebensereignisse etc. als Belastung bzw. Stressor oder spannungserzeugend empfinden, weil er das grundlegende Gefühl des Vertrauens hat, dass er durch eine Mobilisierung seiner Ressourcen auch diese Situationen gut meistern wird.

Entsprechend ist ein solcher Mensch eher in Richtung des Pols „Gesundheit" auf dem Gesundheits-Krankheits-Kontinuum einzuordnen.

Anders verhält es sich bei Menschen mit einem geringen Kohärenzsinn: Sie erleben neue Anforderungen eher als Überforderung und damit als negative Ereignisse. Sie können ihre Ressourcen nur zu einem geringen Teil mobilisieren, was dazu führt, dass die jeweilige Situation als Stress erlebt wird und die Tendenz eher in Richtung des Pols „Krankheit" geht.

Der salutogenetische Ansatz ist ein Erklärungsmodell für die Entstehung von Gesundheit. Gesundheit wird als Ergebnis des Gleichgewichtes zwischen Risikofaktoren und Gesundheitsfaktoren betrachtet. An der Aktivierung der Gesundheitsfaktoren ist im Rahmen dieses Modells maßgeblich der Kohärenzsinn eines Menschen be-

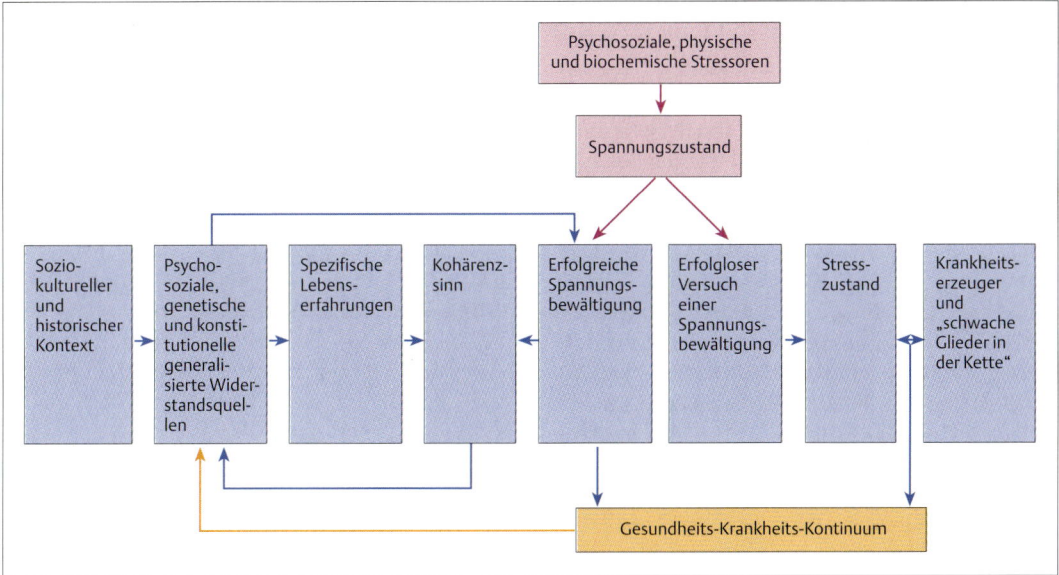

Abb. 1.5 Vereinfachte Darstellung der Gesundheitstheorie nach Antonovsky

teilt, der zur Aktivierung und Auswahl der geeigneten Ressourcen beiträgt.

Relevanz hat dieser Ansatz für die beruflich ausgeübte Pflege in erster Linie dadurch, dass er den Stellenwert der Ressourcen eines Menschen für seine Gesundheit verdeutlicht.

Dies verstärkt einerseits die Notwendigkeit, Ressourcen in die Pflege eines Menschen einzubeziehen, mit dem Ziel, zu seiner Gesundheit beizutragen. Andererseits wird durch den Einbezug der Ressourcen auch der pflegebedürftige Mensch selbst in die Pflege einbezogen, wodurch er lernt, selbst zu seiner Gesundheit beitragen zu können.

Auf diese Weise kann das Selbstbewusstsein des betroffenen Menschen gestärkt und somit indirekt auch zur Ausbildung eines höheren Kohärenzsinns beigetragen werden.

Gleichzeitig kann die Betrachtung von Gesundheit und Krankheit als Kontinuum und nicht als statische, starre Zustände für die Pflege wertvolle Impulse geben. In das Verständnis von Gesundheit und Krankheit geht auf diese Weise eine individuelle Komponente ein. Beide Begriffe werden so nicht mehr ausschließlich von der medizinischen Diagnose bestimmt, sondern vielmehr vom Erleben des betroffenen Menschen und seiner Einschätzung der Lebensqualität.

Pflegerisches Handeln erweitert sich so auf unterstützende Maßnahmen, die die Stärkung der eingeschränkten bzw. bedingten Gesundheit zum Ziel haben. Dies ist vor allem für Menschen von Bedeutung, die an einer chronischen Einschränkung ihrer Gesundheit leiden, wie z.B. Diabetes mellitus oder Asthma bronchiale.

Bei der Pflege dieser Menschen sind vor allem beratende Fähigkeiten der Pflegepersonen gefragt, beispielsweise in Bezug auf die spezielle Ernährung oder die sportlichen Aktivitäten, die zu einer hohen Lebensqualität auch bei einer dauerhaft eingeschränkten Gesundheit beitragen.

 Moderne Sicht von Gesundheit und Krankheit:

- Starke Betonung der Gesundheit: Prävention und Gesundheitsförderung als Teil der Pflege.
- Belastungs-Bewältigungsmodell: Gesundheit dann, wenn der Mensch das Vertrauen hat, auftretende Probleme bewältigen zu können.
- Aufgabe der Pflege: dieses Vertrauen zu fördern, indem der Mensch aktiv in seine Pflege einbezogen wird, er also selbst etwas für seine Gesundheit tun kann.

Fazit: Der Begriff „Pflegen" findet im Alltag vielfältige Verwendung. Daher ist es notwendig, die beruflich ausgeübte Pflege von den anderen Formen der Pflege klar abzugrenzen. Das wird maßgeblich durch die von verschiedenen pflegerischen Berufsverbänden verfassten Berufsbilder unterstützt.

Für den Begriff „Pflege" finden sich bei den verschiedenen Pflegetheoretikerinnen und -theoretikern zahlreiche Definitionen, die sowohl vom zugrunde gelegten Menschenbild als auch vom Gesundheits- und Krankheitsverständnis beeinflusst werden. Beide wirken sich sowohl auf die Pflegewissenschaft als auch auf die Pflegepraxis und das Pflegeverständnis aus.

Lange Zeit orientierte sich die Pflege am naturwissenschaftlich-mechanistischen Menschenbild und Gesundheits- und Krankheitsverständnis. Hier fand in den letzten Jahren ein Wandel statt, der dazu führt, dass neben der körperlichen auch die psychische und soziale Dimension des Menschen stärker berücksichtigt wird.

In der Pflege zeigt sich der Wandel des Menschenbildes in der Ausrichtung auf eine patientenorientierte, umfassende und individuelle Pflege des Menschen. Die Gesundheitsdefinition der WHO von 1946 zeigt eine deutliche Betonung des Gesundheitsbegriffs. Für die Pflegeberufe führte das zu einer Ausweitung des Aufgabenbereichs in Richtung Prävention und Gesundheitsförderung, was sich u. a. im Krankenpflegegesetz von 1985 niederschlägt.

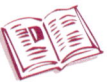

Adler, R. H., J. M. Herrmann, K. Köhle, O. W. Schonecke, Th. von Uexküll, W. Wesiack: Psychosomatische Medizin, 5. neubearb. u. erw. Aufl., Urban und Schwarzenberg, München 1996

Antonovsky, A.: Salutogenese. Zur Entmystifizierung der Gesundheit. dgvt (Deutsche Gesellschaft für Verhaltenstherapie)-Verlag, Tübingen 1997

Arndt, M.: Ethik denken. Maßstäbe zum Handeln in der Pflege. Thieme, Stuttgart 1996

Bischoff, C.: Zum Ganzheitsbegriff in der Pflege. In: Krüger, H., G. Piechotta, H. Remmers: Innovation der Pflege durch Pflegewissenschaft. Perspektiven und Positionen. Altera-Verlagsgesellschaft, Bremen 1996, S. 103 ff

Brockhaus Enzyklopädie, 19., völlig neu bearb. Aufl., F. A. Brockhaus, Mannheim 1991

Bundesausschuss der Länderarbeitsgemeinschaften der Lehrerinnen und Lehrer für Pflegeberufe (Hrsg.): Bildung und Pflege. Thieme, Stuttgart 1997

Deutscher Berufsverband für Pflegeberufe (Hrsg.): Berufsbild Krankenpflege, Kinderkrankenpflege, Altenpflege, Krankenpflegehilfe. Eschborn 1993

Eckhardt-Abdulla, R.: Pflege – Zum Begriff und seiner Bedeutung in Theorie und Forschung: Definitionen und Vergleich. Pflegezeitschrift 51 (1998) Beilage Dokumentation

Enke, H. et al.: Lehrbuch der Medizinischen Psychologie. Unterrichtsbuch für Studierende und Lehrende, 3., überarb. u. erw. Aufl., Urban und Schwarzenberg, München 1976

Fawcett, J.: Spezifische Theorien der Pflege im Überblick. Verlag Hans Huber, Bern 1999

Friesacher, H., A. Rux-Haase: Der Paradigmabegriff in der Pflegewissenschaft. Teil 1. Pflege 11 (1998) 15

Friesacher, H., A. Rux-Haase: Der Paradigmabegriff in der Pflegewissenschaft. Teil 2. Pflege 11 (1998) 61

Hurrelmann, K. (Hrsg.): Gesundheitswissenschaften. Springer-Verlag, Berlin 1999

Juchli, L.: Ganzheitliche Pflege. Vision oder Wirklichkeit. RECOM-Verlag, Basel 1990

Käppeli, Dr. S.: Was für eine Wissenschaft braucht die Pflege? Pflege 12 (1999) 153

Kampen, van N.: Die zwei Paradigmen der Pflege – Zur Klassifizierung amerikanischer Pflegemodelle. Pflege 2 (1997) 1

Krüger, H., G. Piechotta, H. Remmers: Innovation der Pflege durch Pflegewissenschaft. Perspektiven und Positionen. Altera-Verlagsgesellschaft, Bremen 1996

Kurrath-Lies, G.: Die Sicht vom Menschen bestimmt die Krankenpflege. Vom medizinischen zum ganzheitlichen Menschenbild. Die Schwester/Der Pfleger 30 (1991) 1085

Kurtenbach, H., G. Golombek, H. Siebers: Krankenpflegegesetz. Mit Ausbildungs- und Prüfungsverordnung für die Berufe in der Krankenpflege. Kommentar, 3. Aufl., Kohlhammer-Verlag, Berlin 1992

Landenberger, M. (Hrsg.): Pflegewissenschaft und Medizin. Synergie und Kooperation in Wissenschaft und Praxis. Drei Kastanien Verlag, Wittenberg 1997

Müller, E.: Pflegewissenschaft und Naturwissenschaften. Kritische Anmerkungen zu einem schwierigen Verhältnis als Ausgangspunkt zu seiner Neubestimmung. Pflege 12 (1999) 35

Pillen, A.: Theorieentwicklung in der Pflegewissenschaft. Pflege 10 (1997) 350

Projektgruppe Subjektive Gesundheits- und Krankheitskonzepte, Fachhochschule Frankfurt am Main (Hrsg.): Die Kunst der Patientenorientierten Pflege. POP-Art. Mabuse-Verlag, Frankfurt am Main 1997

Richter, D.: Ganzheitliche Pflege – Trauen die Pflegenden sich zuviel zu? Pflege 11 (1998) 255

Robert Bosch Stiftung (Hrsg.): Pflege braucht Eliten. Denkschrift zur Hochschulausbildung für Lehr- und Leitungskräfte in der Pflege. Bleicher, Gerlingen 1992

Robert Bosch Stiftung (Hrsg.): Pflegewissenschaft. Grundlegung für Lehre, Forschung und Praxis. Denkschrift. Bleicher, Gerlingen 1996

Rogers, M.: Theoretische Grundlagen der Pflege. Eine Einführung. Lambertus, Freiburg i.B. 1995

Rüller, H. (Hrsg.): 3000 Jahre Pflege. Von den ersten Schritten zum Pflegeprozess, 2., neubearb. Aufl, Prodos-Verlag, Brake 1995

Schwartz, F. W. et al.: Das Public Health Buch. Gesundheit und Gesundheitswesen. Urban und Schwarzenberg, München 1998

Seidl, E.: Pflege im Wandel, 2. Aufl, Verlag für medizinische Wissenschaften Wilhelm Maudrich, Wien 1993

Seidel, E. (Hrsg.): Betrifft: Pflegewissenschaft. Beiträge zum Selbstverständnis einer neuen Wissenschaftsdisziplin. Verlag Wilhelm Maudrich, Wien 1993

Steppe, H.: Pflegetheorien und ihre Bedeutung für die Praxis. Die Schwester/Der Pfleger 28 (1989) 255

Steppe, H.: Pflegemodelle in der Praxis. 2. Folge: Virginia Henderson. Die Schwester/Der Pfleger 29 (1990) 584

Uexküll, Th. von: Was weiß die Medizin vom Menschen? In: Rössner, H. (Hrsg.): Der ganze Mensch. Aspekte einer pragmatischen Anthropologie. dtv 1986

Uexküll, Th. von, W. Wesiack: Theorie der Humanmedizin. Grundlagen ärztlichen Denkens und Handelns, 2., durchgesehene Aufl., Urban und Schwarzenberg, München 1991

Weltgesundheitsorganisation (WHO) Europa (Hrsg.): Pflege im Aufbruch und Wandel. Stärkung des Pflege- und Hebammenwesens zur Unterstützung der „Gesundheit für alle". Quintessenz, MMV Medizin Verlag GmbH, München 1995

Weltgesundheitsorganisation (WHO) Regionalbüro für Europa: Ein Positionspapier zur Krankenpflege. 10. September 1980 (Euro/ Nurs/ 75.1 Rev.1)

2 Geschichte der Pflege

Marion Kaster

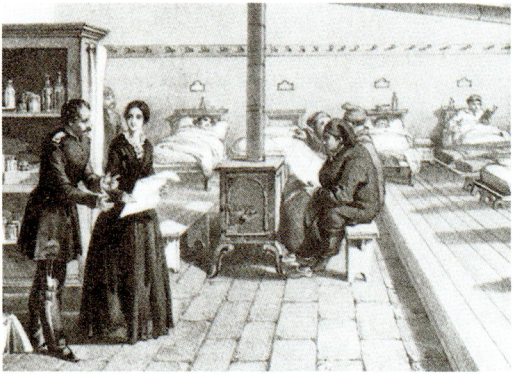

Schlüsselwörter:

▸ *Caritas*
▸ *Ordenspflege*
▸ *Mutterhaussystem*
▸ *Lohnwartesystem*
▸ *Freiberufliche Pflege*
▸ *Professionalisierung*

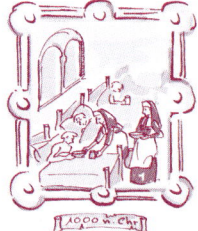

Einleitung

Fürsorge und die Bereitschaft, anderen in Notsituationen zu helfen, ist ein wichtiger Bestandteil menschlicher Gemeinschaften. Schon immer halfen die Menschen einander bei Verletzungen und Erkrankungen. Jedoch ist zwischen den einfachen, wissenschaftlich nicht fundierten Pflegehandlungen der frühen Menschheitsgeschichte und der Entstehung

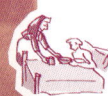

des Pflegeberufs, wie wir ihn heute kennen, nicht nur viel Zeit vergangen. Vielmehr ist das heutige Erscheinungsbild der Pflege das Ergebnis einer Reihe von geschichtlichen Entwicklungen und wird durch einen Blick in die Geschichte verständlicher.

Die historische Rückschau macht die Ursprünge des Berufs bewusst, zeigt Fehler und Fehlentwicklungen auf und kann so bei der heutige Suche nach einer berufspolitischen Perspektive unterstützend und korrigierend wirken.

Das folgende Kapitel beschreibt die Geschichte der Pflege von den Anfängen der Menschheit bis heute. Dabei werden entscheidende Etappen in der Entwicklung des Pflegeberufs und wichtige Persönlichkeiten der Pflege dargestellt.

2.1 Vor- und frühgeschichtliche Zeit

Mit dem Beginn des Lebens auf der Erde entstanden auch zugleich Krankheiten. Schon in der Trias (225 – 180 Mio. Jahre v. Chr.), als frühe Säugetierformen wie die Saurier die Erde belebten, weisen Funde Zeichen von Knocheneiterungen, Frakturen und Tumoren auf. Das dort aufgetretene instinktive Verhalten lässt sich auch heute noch bei Tieren beobachten, wenn sie z. B. ihre Wunden durch Lecken reinigen oder bei Verletzungen der Gliedmaßen eine Schonhaltung einnehmen.

Gegen Ende des Tertiär (70 – 2 Mio. Jahre v. Chr.) ist auch beim sich entwickelnden Menschen ein in erster Linie instinktgebundenes Verhalten festzustellen. Instinktiv wussten die Menschen, welche Handlungen ihnen Schaden zufügen und welche vorhandene Störungen lindern konnten. Es entwickelte sich ein Erfahrungswissen (Empirie), welches zunehmend in das Handeln einfloss. So kannten schon die Frühmenschen Pflanzen, die sie zur Heilung heranzogen und deren Inhaltsstoffe auch heute noch in Arzneimitteln Verwendung finden (z. B. Chinin).

Dass auch der Mensch schon in seiner Frühphase Krankheiten ausgesetzt war, kann man heute an zahlreichen altsteinzeitlichen Skeletten nachweisen. Diese zeigen Spuren von arthritischen Veränderungen oder Verletzungen. Die Entwicklung des Menschen war mit dem Homo sapiens sapiens (35 000 v. Chr. – heute) abgeschlossen. Zu dieser Zeit wurden bereits kunstvolle Steinwerkzeuge und Kunstwerke geschaffen.

Hinweise auf bereits damals stattgefundene Pflege gibt es zahlreiche. Besonderen Stellenwert erhält der Skelettfund von Fontenay-le-Marmion in Frankreich. Dieser weist deutliche Versteifungen der Wirbelsäule und des Bewegungsapparates auf, die erhebliche Bewegungsschwierigkeiten mit sich gebracht haben dürften, so dass hier auf jeden Fall eine pflegerische Betreuung stattgefunden haben muss. Die Paläoanthropologie, d. h. die auf fossile Funde gegründete Wissenschaft vom vorgeschichtlichen Menschen und seinen Vorgängern, geht davon aus, dass die Pflege durch die Angehörigen in den Familien stattgefunden hat.

Ein auf mehreren Kontinenten häufig gemachter Fund ist der trepanierte Schädel (**Abb. 2.1**).

Hier wurde ein Loch von mehreren Zentimeter Durchmesser in die Schädeldecke geschabt oder es wurde ein entsprechendes Knochenstück herausgeschnitten. Man erhoffte sich von diesem Eingriff, die bösen Geister oder Dämonen entweichen lassen zu können. Der trepanierte Schädel ist ein Hinweis auf die damals vorherrschende Auffassung, dass Krankheiten von Dämonen und bösen Geistern verursacht wurden. Daher waren vor allem die Medizinmänner und Schamanen für die Vertreibung der Dämonen und Geister und damit für das Beheben der Krankheiten im Sinne einer magischen religiösen Medizin und Pflege zuständig.

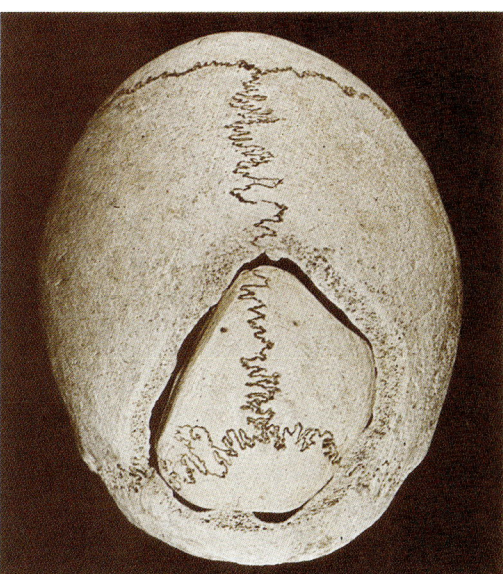

Abb. 2.1 Trepanierter Schädel aus der Nekropole von Loisy-en-Brie (spätes Neolithikum)

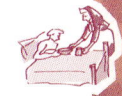

Die Pflege der frühen Menschen war geprägt durch Instinkt und Intuition und das sich im Laufe der Zeit hieraus entwickelnde Erfahrungswissen, die Empirie. Die Pflege hat vermutlich durch die Angehörigen der Kranken stattgefunden.

2.2 Archaische Hochkulturen

Die frühen Hochkulturen entstanden ca. 4000 v. Chr. durch die Verschmelzung vieler primitiver Kulturen. Der Grund hierfür war ein Klimawechsel, der zum Austrocknen großer Gebiete führte und in der Folge die Völker in die Flusstäler trieb. Es werden heute sieben frühe Hochkulturen beschrieben, wobei man den so genannten Flusskulturen einen besonderen Stellenwert zuweist: Dies waren die Hochkulturen von Ägypten, Mesopotamien, Indien und China.

Kennzeichnendes Merkmal der Hochkulturen war sowohl die Entwicklung der Schriftsprache als auch das Bestreben der Menschen, eine differenzierte Gesellschaft zu bilden, die durch Arbeitsteilung zugleich eine Schichtung der Bevölkerung mit sich brachte. Die Gleichberechtigung innerhalb der Naturvölker wurde hier durch Ober- und Unterschichten abgelöst.

Zum ersten Mal wurden heilkundliche Erkenntnisse schriftlich festgehalten. Sie hatten meist Maßnahmen der Hygiene zum Inhalt. Neben der Hygiene versuchten die Menschen bereits kleine chirurgische Eingriffe. Die Betreuung der Kranken war bestimmt durch das vorherrschende Krankheitsverständnis und fand meist durch die Angehörigen oder die betreuenden Ärzte statt.

2.2.1 Hochkultur Ägypten (3000 – 300 v. Chr.)
Die ägyptische Hochkultur entstand um das Jahr 3000 v. Chr. im Niltal. Von den Ägyptern ist bekannt, dass sie schon 2000 v. Chr. über ein umfangreiches medizinisches Wissen verfügten, welches man heute in zahlreichen Papyri nachlesen kann. Die Hygiene nahm einen großen Stellenwert ein und die Art der Lebensführung wurde als eine wichtige Voraussetzung für die Gesunderhaltung betrachtet. Es gab bereits Spezialisten unter den Ärzten, die z.B. im Bereich der Augenheilkunde, der Chirurgie und der Frauenheilkunde über ein beachtliches Wissen verfügten.

Zugleich wurden verschiedene Götter für heilkundliche Belange in Anspruch genommen. So wurde Imhotep als Gott der Heilkunst zum Vermittler zwischen Kranken, Arzt und Göttern eingesetzt. Er ist auf eine reale historische Persönlichkeit (Arzt, Baumeister und Berater des Pharao) von 2600 v. Chr. zurückzuführen.

Wer die Pflege nach chirurgischen Maßnahmen ausübte, die sich meist auf die Behandlung von Wunden und Skelettverletzungen beschränkte, ist nicht mit Sicherheit festzustellen. Wahrscheinlich waren es die Angehörigen und Nachbarn der Familien, die sich um die Kranken kümmerten. Einen Hinweis auf einen eigenen Pflegestand gibt es nicht.

2.2.2 Hochkultur Mesopotamien (um 1600 v. Chr.)
Mesopotamien, das Land zwischen den Flüssen Tigris im Osten und Euphrat im Westen, wurde ca. 1600 v. Chr. von Hammurabi, dem größten König Babylons, regiert. Er legte das älteste uns erhaltene Gesetzbuch vor. In Form der Keilschrift, welche die Assyrer und Babyloner von den Sumerern übernommen hatten, wurden die Rechte und Pflichten eines Jeden in eine Säule aus Diorit eingeschnitten. Diese 1902 in Susa ausgegrabene Säule macht Aussagen über Krankheiten und gibt dazu Handlungsanweisungen. Daneben macht sie Angaben zu der Stellung des Arztes und der Kranken innerhalb der Gesellschaft.

Die Heilkunde war sehr von der Religion geprägt. Krank wurde nur der, der unvorsichtig und ungehorsam gegen die Götter war. Aus diesem Grund waren Ärzte und Chirurgen Angehörige der Priesterklasse. Im Mittelpunkt stand nicht die Behandlung der Krankheiten, sondern die Versöhnung der Kranken mit den Göttern.

Speziell auf die Pflege ausgerichtete Texte liegen nicht vor, sie lassen sich lediglich aus den medizinischen Vorschriften herauslesen. Sicher ist nur, dass sich auch hier Praktisches und Magisches mischten. Die Pflege der Kranken wurde wahrscheinlich sowohl vom Arzt, als auch von den Angehörigen übernommen.

2.2.3 Hochkultur Indien (2000 v. Chr. – 800 v. Chr.)
Die Hochkultur Indiens, in den Flusslandschaften des Ganges und des Indus entstanden, war bereits um 2000 v. Chr. sehr weit entwickelt. Die hygienischen

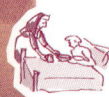

Einrichtungen hatten einen äußerst fortschrittlichen Stand erreicht. Es fanden sich in jedem Haus Wasseranlagen, Baderäume, Wasserklosetts und Abwassersysteme. Der Medizin und Pflege lagen auch hier religiöse, magische und empirische Vorstellungen zugrunde. Die vedische Medizin ging davon aus, dass Krankheiten als Strafe von den Göttern direkt oder über Dämonen gesandt wurden.

Einen großen Einfluss auf die Entwicklung von Medizin und Pflege hatte das Auftreten von Gautama Buddha (560 – 480 v. Chr.). Zu Buddhas Zeit soll Jivaka als erster Kinderarzt in Indien tätig gewesen sein. Buddha prägte entscheidend den Umgang mit den Kranken und das Verhalten derer, die die Pflege ausübten, entsprechend den „vier edlen Wahrheiten": Duldsamkeit, Gewaltlosigkeit, universale Barmherzigkeit und allgemeine menschliche Sittlichkeit. So lässt sich in der Ayurveda , dem heiligen Buch der altindischen Heilkunde nachlesen, dass der Pflegende „voller Hingebung an den Kranken, unterrichtet und geschickt in seiner Arbeit" und „klug und rein an Körper und Geist" sei (Wolff 1994, S. 22). Sollte die Medizin nicht mehr helfen können und der Kranke nur noch leiden, dann „soll man, wenn ein Rest des Lebens bleibt, durch pflegliche Behandlung mit Zuträglichem zu lindern suchen". Dies ist aus Inschriften bekannt, die aus dem 4. Jhd. v. Chr. stammen. Erstmals wurde damit die Pflege fest in den Heilplan integriert.

Zur Regierungszeit des buddhistischen Königs Ashoka (272 – 231 v. Chr.), wurden an Pilgerstraßen Aufnahmestationen für Kranke und Hinfällige errichtet. Wer die dort erforderliche Pflege ausgeübt hat, ist nicht sicher bekannt, allgemein wird davon ausgegangen, dass es Männer waren, die sich dieser Aufgabe annahmen.

2.2.4 Hochkultur China (um 3000 v. Chr.)

Auch die Heilkunde der Hochkultur Chinas, die an den Uferzonen des Hwangho und des Jangtsekiang entstand, war zunächst von religiösen, magischen und empirischen Anschauungen geprägt. Erkrankungen wurden auf die Einwirkung verstorbener Personen zurückgeführt. Im Weiteren entwickelte sich ein Krankheitsverständnis, welches auf einem eher naturwissenschaftlichen Verständnis, der Naturphilosophie, fußt:

Das Universum wird in die fünf Elemente Holz, Feuer, Erde, Metall und Wasser gegliedert. Den fünf Elementen wurden jeweils fünf Himmelsrichtungen, Jahreszeiten und Hauptorgane zugeordnet. Krankheit wurde als Disharmonie zwischen den fünf Hauptorganen verstanden. Schon früh entwickelte China zwei wichtige Behandlungsmethoden: Die seit dem 5. Jhd. belegte Akupunktur (Nadelstichtherapie) und die Moxibustion (Einbrennen von Brennkegeln), die noch heute angewandt werden.

Sehr früh gab es auch schon Hebammen und Chirurgen sowie Allgemeintherapeuten. Die Lehren von Konfuzius (550 v. Chr.), die auf dem bis 300 v. Chr. vorherrschenden Ahnenkult aufbauten, beinhalteten u. a. das Prinzip der Ehrfurcht vor den Eltern. Es verpflichtete die Kinder, ihre Eltern im Krankheitsfall zu pflegen. Es ist anzunehmen, dass die Angehörigen im Krankheitsfall die Pflege übernommen haben.

 Die Heilkunde der frühen Hochkulturen war noch immer überwiegend von magisch-religiösen Vorstellungen beeinflusst.. Parallel hierzu entwickelte sich ein umfangreiches medizinisches Wissen. Erst gegen Ende der frühen Hochkulturen setzte sich vermehrt eine naturphilosophisches Denkweise durch, die dann auch zur Trennung von Arzt- und Priesterberuf führte.

Krankheiten in den archaischen Hochkulturen:
- Krankheiten werden von Geistern und Dämonen verursacht,
- Heilungsprozess: Versöhnung mit den Göttern,
- Heilung wird von Priester, Schamanen und Medizinmännern durchgeführt,
- fundiertes Wissen auf einzelnen Gebieten, z. B. der Frauenheilkunde.

2.3 Antike

Die Antike bzw. das Altertum umfasst den Zeitraum von 800 v. Chr. bis 400/500 n. Chr.

 Vieles in unserem heutigen Sozialverhalten, in unserer Sprache, in Medizin und Pflege hat seine Wurzeln in der Antike. So kommt dieser Zeitspanne eine die Zeit überdauernde Bedeutung zu. Worte wie Anatomie, Psychologie, Ethik und Technik stammen aus dieser Epoche.

Mit dem Aufkommen des Christentums entwickelte sich die Idee der ▶ Caritas, der christlichen Nächsten-

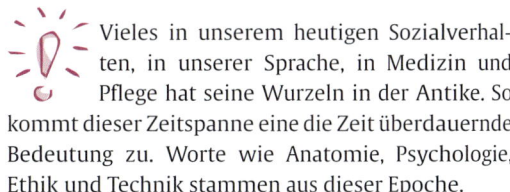

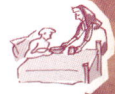

liebe, die die Pflege am Nächsten als Dienst an Gott ansieht.

2.3.1 Griechenland

Dass die in der Heilkunde Tätigen schon in der griechischen Antike ein hohes Ansehen genossen, lässt sich in den griechischen Heldengedichten nachlesen. So heißt es in einem Vers der Ilias, dem Epos von Homer: „Denn ein heilender Mann ist viele wert vor den anderen". Dies verdeutlicht das Verständnis von Gesundheit und Krankheit in der frühgriechischen Heilkunde. Gesundheit galt als ein hohes Ideal, welches zu erhalten oder wiederherzustellen war. Dabei war auch die griechische Medizin in den Anfängen der Antike noch stark von religiösen Vorstellungen durchsetzt. Im Mittelpunkt stand für die alten Griechen, die auch als „Hellenen" bezeichnet werden, die griechische Götterfamilie. Apollon, der Sohn des Göttervaters Zeus, galt als der Gott von Krankheit und Heilung. Er soll auch der Vater von Asklepios (lat.: Aeskulap) gewesen sein. Asklepios, der um 1260 v. Chr. in Thessalien geboren wurde, arbeitete als Arzt und wurde aufgrund zahlreicher Heilungen um 500 v. Chr. zum Gott der Heilkunst erhoben (**Abb. 2.2**).

 Sein Symbol, die um den Stab gewundene heilige Schlange, gilt noch heute als Kennzeichen des ärztlichen Berufes.

Nach den Lehren von Asklepios entwickelte sich um 500 v. Chr. die so genannte Tempelmedizin. Die Tempel entstanden an landschaftlichen schönen, mit milden Klima ausgestatteten Orten Griechenlands. Die in den Tempelanlagen Tätigen waren zunächst nur Priester, später auch Ärzte, die dafür Sorge trugen, dass nur reine Menschen den Tempel betraten. Sterbende und Gebärende wurden nicht aufgenommen, da man davon ausging, dass sie den Raum verunreinigten. Damit wurde der allgemeinen Auffassung entsprochen, dass unheilbar Kranke überhaupt nicht mehr behandelt werden sollten. Dies hing auch damit zusammen, dass die Pflege als eigenständiger Bereich und eine rein auf pflegerische Belange ausgerichtete Betreuung noch nicht existierten.

Die Therapie in den Asklepieien war der Tempelschlaf. Die Kranken verbrachten die Nacht im Hof des Tempels und erzählten am nächsten Morgen den Priestern ihren Traum. Die Priester deuteten die Träume und sprachen therapeutische Ratschläge aus.

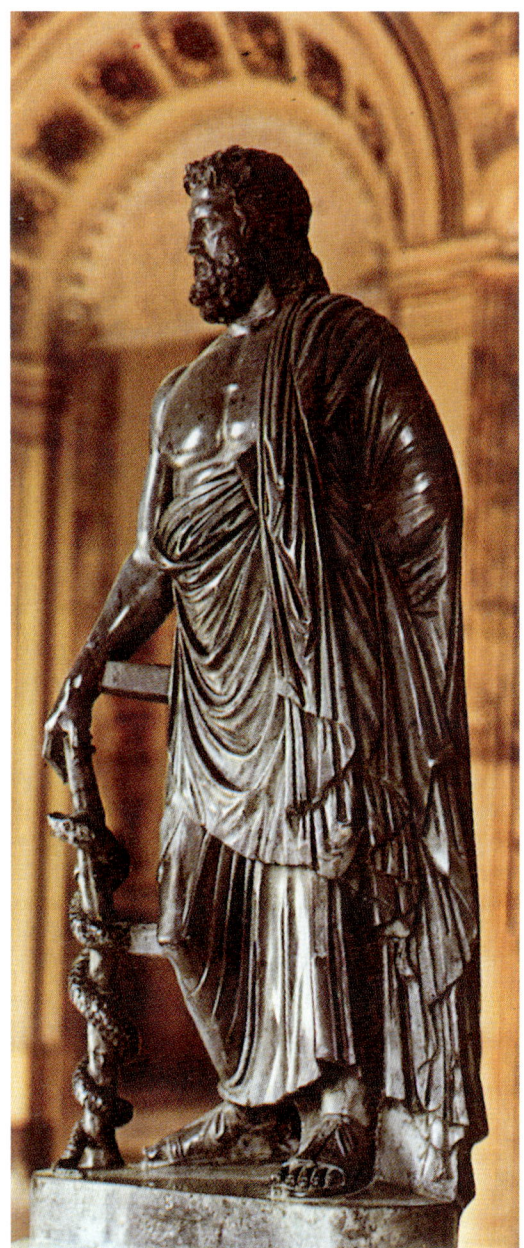

Abb. 2.2 Asklepios, der Gott der Heilkunst. Römische Statue

In Verbindung mit den Asklepiostempeln entstanden im Laufe der Zeit die Ärzteschulen oder Asklepiaden-Schulen. Beeinflusst von der insbesondere in Griechenland diskutierten Philosophie, veränderte sich innerhalb der Ärzteschulen das Verständnis von Krankheit und Heilung. Hatte sich die Heilbe-

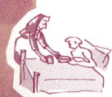

handlung bisher auf das gesammelte Erfahrungswissen (Empirie) gestützt, so versuchte man nun Krankheit und Heilung rational zu verstehen. Seit 700 v.Chr. tauchten mit den Naturphilosophen erste Versuche auf, Krankheit und Gesundheit auf einer natürlichen Grundlage, auf der Basis von Naturgesetzen, zu verstehen.

In der Fortführung dessen, was die Naturphilosophen begonnen hatten, entwickelte *Empedokles von Agrigent* (495–435 v.Chr.) die Elementenlehre (**Abb. 2.3**).

Innerhalb dieser Lehre stellen die vier gleichwertigen Elemente Feuer, Wasser, Luft und Erde die Bausteine der natürlichen Welt dar. Die Elementenlehre wurde zur Grundlage der Säftelehre oder Humoralpathologie, die das Verständnis vom menschlichen Körper, seiner Gesundheit und Krankheit bis ins 19.Jahrhundert hinein beeinflusste. Die körpereigenen Säfte Blut (haima), gelbe Galle (chole), schwarze Galle (melan chole) Schleim (phlegma) wurden als die vier Elemente des menschlichen Körpers be-

trachtet und mit den Qualitäten der Urelemente Warm, Trocken, Kalt und Feucht in Zusammenhang gesetzt sowie den wichtigsten Organen Herz, Leber, Milz und Gehirn zugeordnet. Gesundheit war dann gegeben, wenn sich die Körperelemente in Zusammensetzung, Wirkung und Quantität im richtigen Gleichgewicht befanden. Krankheit war dem gegenüber ein Zustand, in dem eine falsche Mischung der Säfte und ihrer Eigenschaften vorlag. Auf diese Weise erklärte man sich unter anderem die Depression, damals schon ein bekanntes Leiden, als ein Überwiegen der schwarzen Galle („Melancholie"). Das Bestreben der Natur sei es, das Gleichgewicht wieder herzustellen.

Die frühe griechische Naturphilosophie löste sich vom primitiven magischen, empirischen Denken und suchte nach Gesetzmäßigkeiten. Erklärungen für Krankheit und Gesundheit wurden erstmalig auf wissenschaftlichem Weg gesucht.

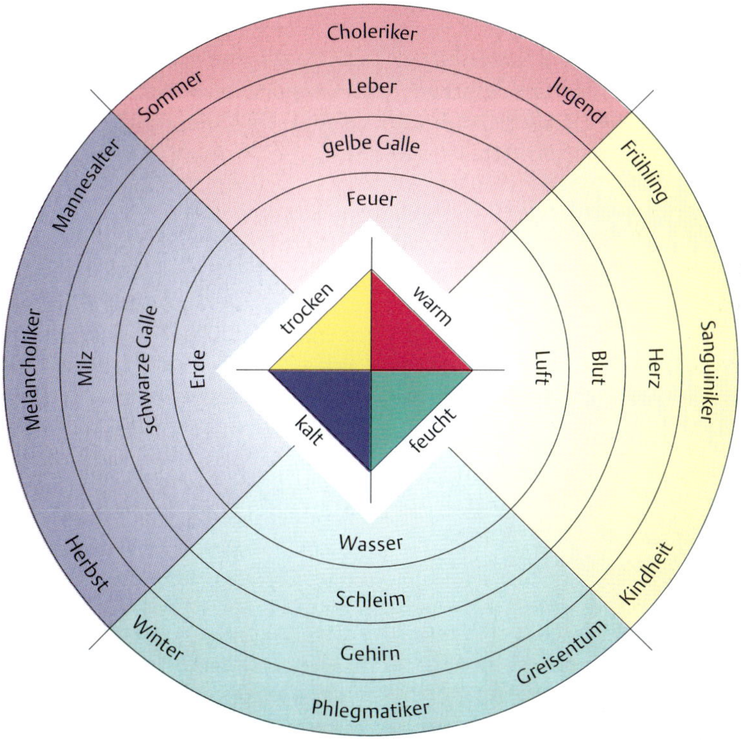

Abb. 2.3   Schema der griechischen Elemente- und Säftelehre

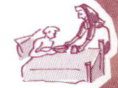

▪ Hippokratische Medizin (500–250 v. Chr.)

Der griechische Arzt *Hippokrates*, um 460 v. Chr. auf der Insel Kos geboren und um 377 v. Chr. in Thessalien gestorben, gelangte schon zu Lebzeiten zu einem hohen Ansehen und wird vielfach als der „Vater der Medizin" beschrieben (**Abb. 2.4**).

Er gehörte den Asklepiaden an und arbeitete als Wanderarzt; auf der griechischen Insel Kos errichtete er eine Medizinschule. Darüber hinaus hat er zahlreiche Schriften verfasst, die etwa 100 Jahre nach seinem Tod an der Schule von Alexandreia als „Corpus Hippocraticum" zusammengefasst wurden.

💡 An dieser Schriftensammlung kann man den Wandel von der bis dahin stark durch religiöse Traditionen, Magie und Empirie geprägten Medizin hin zu einer rationalen, auf naturwissenschaftlichen Grundlagen basierenden Medizin ablesen.

Heute gilt es nur bei fünf Schriften als gesichert, dass sie tatsächlich von Hippokrates stammen. Auch der hippokratische Eid, der die ethische Grundlage des Arztberufes festlegte, stammt wahrscheinlich nicht von Hippokrates selbst. Die hippokratische Medizin, auch als Humoralpathologie bezeichnet, beinhaltete die Notwendigkeit einer genauen und umfangreichen Krankenbeobachtung, die sowohl die Krankengeschichte als auch die Lebensbedingungen des Patienten umfasste, um so die Ursache der Krankheit zu erkennen. Dabei wurde nie ein einzelnes Organ, sondern immer der Mensch in seiner Ganzheit betrachtet. Auf den ganzen Menschen war auch die Therapie ausgerichtet, deren zentrales Element die Diätetik (griech.: Lehre von der vernünftigen Lebensweise) war. Hierunter verstand man die Einflussnahme auf die verschiedenen Lebensbedingungen oder die Regelung der Lebensordnung.

Folgende Lebensbedingungen wurden zum Hauptansatzpunkt der Therapie:

- Licht und Luft,
- Speise und Trank,
- Arbeit und Ruhe,
- Schlafen und Wachen,
- Ausscheidungen und Absonderungen,
- Anregungen des Gemüts.

Damit sollten in erster Linie die eigenen Kräfte der Patienten mobilisiert werden, um Wiederherstellung des Gleichgewichts und Heilung zu erreichen. Erst wenn die Diätetik nicht ans Ziel führte, wurden die wenigen damals bekannten Medikamente eingesetzt oder ein chirurgischer Eingriff vorgenommen. Die Anweisungen wurden entweder vom Arzt selbst oder von seinen Schülern erteilt, ebenso wurden die pflegerischen Maßnahmen von ihnen ausgeführt. Ungern wurde es gesehen, wenn sich Laien um die Patienten kümmerten, da der Arzt die Verantwortung für die Patienten trug.

Die Krankenbehandlung fand entweder in der Wohnung des Kranken oder in einem Raum im Hause des Arztes statt. Dieser mit Instrumenten und Heilmitteln eingerichtete Behandlungsraum wurde als Iatreion bezeichnet.

Bestand keine Hoffnung, den Kranken zu heilen, war es schlecht um ihn bestellt.

💡 In der griechischen Antike galt Gesundheit als ein hohes Ideal, sie stand für die Harmonie in der Physis und im sozialen Austausch. Krankheit bedeutete dementsprechend eine Dysharmonie. Kranke und Behinderte galten als sozial minderwertig und wurden nur dann gesellschaftlich geduldet, wenn eine Aussicht auf Besserung bestand. Chronisch Kranke und z. B. durch das Alter Geschwächte wurden isoliert und deklassiert.

2.3.2 Römisches Reich (753 v. Chr. – 476 n. Chr.)

Rom, der Sage nach um 753 v. Chr. gegründet, war zunächst lediglich eine kleine Siedlung. Die Ausweitung der Stadt zum römischen Weltreich ging rasch voran. Bis 264 v. Chr. wurde ganz Italien von den Römern beherrscht. Die Eroberung von Spanien, Nordafrika, Griechenland, Frankreich und Teilen von Deutschland folgte.

Parallel hierzu entwickelte sich eine Staatsidee, die ihren Niederschlag im Zwölftafelgesetz von 450 v. Chr. fand.

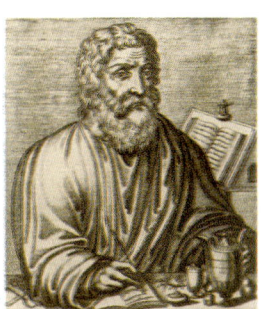

Abb. 2.4 Hippokrates. Imaginäres Portrait aus der Chronik Thévets, 16. Jhd.

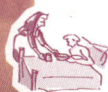

Hier wurden u.a. zahlreiche Vorschriften über hygienische Angelegenheiten festgehalten. Wasserleitungen, Abwassersysteme oder das Verbot der Totenverbrennung innerhalb der Stadt gehen auf dieses Gesetz zurück. Um 200 n. Chr. besaß Rom mit ungefähr 800 öffentlichen Bädern bereits einen hohen Stand der Gesundheitspflege.

Die Medizin der römischen Antike war zunächst ebenfalls noch stark von Magie, Religion und empirischen Kenntnissen geprägt. Mit der Ausbreitung des römischen Reiches nach Griechenland kamen um 300 v. Chr. griechische Sklaven, die mit medizinischen Kenntnissen ausgestattet waren. Später kamen auch freie griechische Ärzte nach Rom, sodass die griechische Heilkunde im römischen Reich verbreitet wurde.

Erste medizinische Schulen

Einer der freien griechischen Ärzte, der einen besonderen Einfluss ausübte, war *Asklepiades aus Bithynien* (um 126 – 56 v. Chr.). Ihm war es vor allem wichtig, dass schnell, angenehm und sicher geheilt wurde. Diät, Gymnastik, Bäder und Schwitzen sollten dieses Anliegen unterstützten. Aus Asklepiades Vorstellungen entwickelten sich schließlich in Rom mehrere medizinische Schulen:

Methodiker

Nach Ansicht der Methodiker bestand Krankheit entweder aus einem „status strictus", d. h. einem Zustand allgemeiner Spannung oder einem „status laxus", d. h. einem Zustand der Auflockerung und Erschlaffung des Körpergewebes. Damit standen die Methodiker der hippokratischen Medizin entgegen. Berühmtester Vertreter war der griechische Arzt *Soranus von Ephesos* (um 83 – 130 n. Chr.). In seinen Werken werden die Pflege- und Heilmaßnahmen von gut unterwiesenen Helfern ausgeführt. Die Pflegepersonen bezeichnete er als „ministri", was so viel wie Freund oder Unterstützer bedeutet. Soranus beschrieb auch Details über die Pflege von Neugeborenen.

Pneumatiker

Im Rahmen dieser Schule wurde das Pneuma (griech.: Hauch, Atem, Geist) als lebensspendendes Prinzip bezeichnet. Hierunter wurde eine Art Seele verstanden, die durch die Atmung immer wieder erneuert wird und in den einzelnen Körperteilen verschiedene Aufgaben übernimmt. Ein wichtiger Vertreter dieser Schule war *Aretaios aus Kappadokien* (um 150 n. Chr.).

Eklektiker

Die Eklektiker (griech.: auswählend, auslesend) wählten am Ende der Entwicklung der griechischen Medizin aus sämtlichen Schulen und Theorien des Altertums das Wichtigste aus und brachten es zur Anwendung. *Aulus Cornelius Celsus* (um 25 v. Chr. – um 50 n. Chr.), ein Vertreter der Eklektiker, hat acht Bücher zur Medizin hinterlassen. Sein erstes Buch umfasst eine breit angelegte Diätetik, die eng an die hippokratische Lehre angelehnt ist und zahlreiche allgemeine und spezielle pflegerische Maßnahmen enthält. Ein weiterer und zugleich der bedeutendste Eklektiker war *Galen aus Pergamon* (um 129 – 199), ein griechischer Arzt, der die Medizin bis ins 17. Jhd. hinein entscheidend beeinflusste.

Vorläufer der Krankenhäuser

Betreute der Arzt die Kranken in seinem Haus, so fand dies in seinem Behandlungsraum, der Taberna (lat.: Gasthaus) statt. Erkrankte Sklaven wurden in extra errichteten Krankengebäuden den Valetudinarien (Valetudo lat.: Gesundheit, subjektives Wohlbefinden) versorgt. Diese traf man vor allem auf den größeren Landgütern an.

Die Valetudinarien wurden zum Vorbild für die genauso genannten Militärlazarette, die an den Grenzen und Legionsstandorten des römischen Reiches entstanden. Hier waren vor allem Militärärzte und geschulte Helfer und Pfleger tätig. Darüber hinaus verfügte jeder römische Soldat über ein Minimum an Kenntnissen in der Ersten Hilfe.

Allein das Vorhandensein dieser Einrichtungen lässt jedoch nicht den Schluss zu, dass sie aus der Besorgnis der Gutsherren und Feldherren um das Wohlergehen ihrer Sklaven und Soldaten entstanden. Diese sollten schnellstmöglich wieder einsatzbereit sein, die Wiederherstellung der Arbeitskraft hatte oberste Priorität. Dementsprechend gab es noch keine Einrichtungen für chronisch Kranke und Sterbende.

Ausgehend von dem griechischen Arzt Asklepiades entwickelten sich in Rom drei verschiedene medizinische Schulen: die der Methodiker, der Eklektiker und die der Pneumatiker.

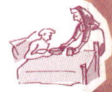

Galen und die Theorie der Blut- und Nährstoffverteilung

Galen aus Pergamon (Kleinasien) studierte Mathematik, Philosophie und Medizin. Zunächst wurde er in seiner Heimatstadt Gladiatorenarzt. Anschließend ging er nach Rom, wo er bald zu großem Ansehen gelangte, u. a. auch deshalb, weil er öffentlich Tierzergliederungen und Experimente an lebenden Tieren vornahm. Um 169 wurde er Leibarzt des römischen Kaisers Marc Aurel (Kaiser von 161 – 180). Galen verfasste zahlreiche Schriften, die insgesamt gesehen einen Spiegel des Wissens der Antike darstellen. Insbesondere seine Anatomie und Physiologie waren lange Zeit Grundstock der Medizin.

Eines seiner bekanntesten Experimente war die Durchtrennung des Nervus recurrens am lebenden Schwein. Die Folge war, dass das Schwein anschließend nicht mehr quiekte, womit bewiesen war, dass der Nervus reccurens die Kehlkopfmuskulatur mit Impulsen versorgte.

Galen erweiterte die Säftelehre der Hippokratiker und entwickelte seine eigene Theorie über die Blut- und Nährstoffverteilung im Körper, die bis ins 17. Jahrhundert Bestand haben sollte (**Abb. 2.5**).

Nach Galens Theorie werden die aufgenommenen Nährstoffe zunächst im Magen zu einem Speisebrei verdaut. Die wichtigsten Anteile gelangen von hier über die Pfortader in die Leber, in der sie durch eine besondere Kraft, das physische Pneuma, in Blut und Galle umgewandelt werden. Ein Teil gelangt nun in die Milz, hier entsteht die schwarze Galle, das Blut fließt von der Leber durch die Venen in die Peripherie des Körpers. Der Rest des Blutes erreicht die rechte Herzkammer und tritt von dort durch die Poren im Septum in die linke Herzhälfte. Ein geringer, ernährender Anteil fließt in die Lungen. Das eigentliche „Lebenspneuma" wird dem Blut im Herzen zugeführt, dieses verteilt auch die „eingepflanzte" Wärme über die Arterien im ganzen Körper.

Durch die Ausbreitung Roms nach Griechenland kam es zur Übernahme und Weiterentwicklung der griechischen Heilkunde im römischen Reich. Berühmtester Vertreter war Galen aus Pergamon, dessen Theorie über die Blut- und Nährstoffverteilung im menschlichen Körper, bis ins 17. Jahrhundert hinein Gültigkeit besitzen sollte.

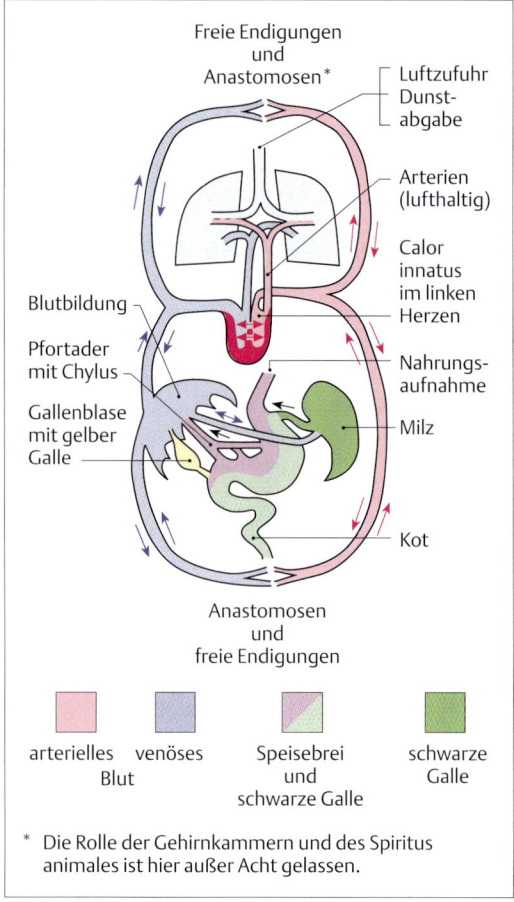

Abb. 2.5 Schema der Blut- und Nährstoffbewegung nach der Theorie von Galen

2.3.3 Christentum

Mit dem Leben von Jesus von Nazareth wurde gleichzeitig ein neues Zeitalter im Umgang mit Kranken eingeläutet, welches sich vor allem in der Pflege ausdrückte. Nach Jesus' Tod bildeten sich christliche Gemeinden, die nach seinen Lehren lebten. Ein besondere Verbundenheit innerhalb der Christen entstand dadurch, dass sie ihren Glauben verheimlichen mussten, nachdem Kaiser Nero 64 n. Chr. die Christenverfolgung ausgerufen hatte. Man traf sich heimlich in Höhlen und in unterirdischen Gewölben, den so genannten Katakomben.

Das Gebot der Caritas, der christlichen Nächstenliebe, war schon zum Zweck der Selbsterhaltung sinnvoll. Ausgeübte Nächstenliebe und Barmherzigkeit entsprachen zudem den Geboten, die man den

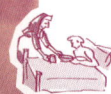

Texten der heiligen Schrift entnehmen konnte. Für die Christen bedeutete der Dienst am Nächsten zugleich Dienst an Gott.

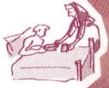 So kam es, dass erstmals in der Geschichte der Menschheit auch chronisch und unheilbar Kranke, Alte, Bettler – kurz alle die Hilfe benötigten – unterstützt und gepflegt wurden, auch wenn keine Aussicht auf Heilung und spätere Wiederaufnahme der Arbeit bestand. Auch zwischen Arm und Reich wurden keine Unterschiede gemacht.

Unter anderem kam es deshalb zu einer raschen Verbreitung des Christentums. Das vorbildliche Leben der Christen beeindruckte und motivierte zum Nachahmen.

Für die Urkirche entstand die Notwendigkeit, sich dieser caritativen Aufgabe auch organisatorisch zu stellen. Eine Folge hiervon war die Einrichtung des Diakonates für Frauen (diakonein, griech.: schlichtes Dienen). Sie waren hauptsächlich für die Taufe und Salbung der Bekehrten zuständig, erst an zweiter Stelle stand die Sorge um Kranke und Hilfsbedürftige. Obwohl sich anfänglich auch Männer an der Kranken- und Armenversorgung beteiligten, wurde hier der Grundstock für die Pflege als Frauenberuf gelegt.

Neben den Diakonissen durften sich auch Witwen und unverheiratete Frauen der Krankenbetreuung widmen. Die Diakonissin Phöbe wurde von Apostel Paulus in seinem Brief an die Römer (16,1 – 16,3) erwähnt: „Ich empfehle euch unsere Schwester Phöbe, die Dienerin der Gemeinde von Kenchreä: Nehmt sie im Nahmen des Herren auf, wie es Heilige tun sollen, und steht ihr in jeder Sache bei, in der sie euch braucht; sie selbst hat vielen, darunter auch mir, geholfen."

Zur Organisation der karitativen Pflichten wurde der Bischof eingesetzt. Die Pflege fand im Haus des Kranken selbst oder im Haus des Bischofs statt.

Nach seiner Bekehrung zum Christentum erließ Kaiser Konstantin (305 – 337) im Jahr 313 das Toleranzedikt von Mailand, welches das Christentum als Religion erlaubte. Nun konnten öffentliche Einrichtungen zur Aufnahme und Betreuung von Hilfsbedürftigen geschaffen werden.

Man kannte mehrere solcher Einrichtungen, die je nach ihrer Belegung unterschiedlich bezeichnet wurden. So nannte man das Haus für alte Menschen Gerokomeion, das Haus für Säuglinge Brephotropheion und das Haus für sozial Hilfsbedürftige und Kranke Xenodochion (gr.) bzw. Hospitalium (lat.). Im ersten ökumenischen Konzil, einer Versammlung von Bischöfen in Nikaea 325, machten sie es sich zur Auflage, in ihrer jeweiligen Diözese ein Xenodochion zu errichten. Dies wurde im 4. Konzil von Karthago (398) ausdrücklich wiederholt.

Die Xenodochien stellten noch keine Krankenhäuser im heutigen Sinne dar. Sie waren vielmehr Sozialasyle, wenngleich sie als Vorläufer des späteren christlichen Hospitalwesens zu betrachten sind. Die Mutter von Konstantin, Helena, soll das erste Xenodochion in Konstantinopel gestiftet haben. In Rom wurde das erste Xenodochion um 380 von der Patrizierin Fabiola gegründet, die Berichten zufolge die Kranken persönlich von der Straße mitnahm und pflegte.

Zunehmend waren es Frauen aus den oberen Schichten, die sich zur tätigen Nächstenliebe entschlossen. Die Worte Jesu Christi: „Was ihr dem Geringsten meiner Brüder getan habt, das habt ihr mir getan", wurden handlungsweisend.

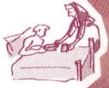 Das Christentum mit seinem Gebot der Nächstenliebe und der Barmherzigkeit sorgte dafür, dass man sich jetzt auch um chronisch und unheilbar Kranke kümmerte. Die Xenodochien, zur Betreuung der Hilfsbedürftigen, wurden zu Vorläufern der späteren Krankenhäuser.

2.4 Mittelalter (500 – 1500)

Die Zeit zwischen Antike und Renaissance wird als Mittelalter (500 – 1500) bezeichnet. Von besonderer Bedeutung war die Anerkennung des Christentums und mit ihm die zunehmende Bedeutung der Caritas. Diese führte zur Einrichung und zum Ausbau eines Hospitalwesens. In diese Zeit fallen auch erste Universitätsgründungen und die Etablierung der Medizin als Wissenschaft.

2.4.1 Klöster als Hospitäler und Bildungsstätten

Die Legalisierung des Christentums durch Kaiser Konstantin brachte die Ausbreitung des Christentums mit sich und führte im 5. Jhd. zur Gründung vieler Klöster. Die Klostergemeinschaften, in der mehrere Mönche unter der Leitung eines Abtes zusammenlebten, boten ideale Möglichkeiten zur Ausübung der christlichen Barmherzigkeit. Innerhalb dieser Klostergemeinschaften wurde das medizinische Wissen der Antike weiterentwickelt.

Mit den Klostergründungen, die meist auch über Klostergärten mit Heilpflanzen verfügten, entwickelten sich gleichzeitig Behandlungsstätten für Mönche, Wanderer und Arme. Aus diesem Grunde wird hier auch der Begriff Kloster- oder Mönchsmedizin verwendet.

▋ Benedikt von Nursia

Vor allem *Benedikt von Nursia* (480–543) setzte sich für die Fortentwicklung von Medizin und Krankenpflege ein. Er gründete auf dem Hügel Monte Cassino bei Neapel einen eigenen Orden, den Benediktinerorden, dessen Hauptanliegen die Ausübung der Caritas war. Grundlage der Lehre Benedikts war die hippokratisch-galenische Medizin. Im 36. Kapitel seiner Ordensregel, der „Regula Benedicti" legte er den Mönchen die Sorge für Kranke nahe:

„Für die Kranken muss man vor allem und über alles besorgt sein. Man soll ihnen dienen wie Christus selbst, dem man ja wirklich in ihnen dient. Denn Er hat gesagt: Ich war krank und ihr habt Mich besucht, und: Was ihr einem von diesen Geringsten getan habt, das habt ihr Mir getan." (Schipperges 1990, S. 34).

Die Betreuung der Kranken wurde damit zur „Abtsache". Dieser sollte es sich zum persönlichen Anliegen machen, dass die Kranken in keinem einzigen Punkt vernachlässigt wurden. Benedikt verfügte auch, dass jedes Kloster eine Unterkunft für kranke Pilger haben sollte. Darüber hinaus verfasste er einige Vorschriften, die sich mit den Krankenzellen, dem „Infirmarius" als Arzt und dem „Servitor" als Krankenwärter befassten.

Seine Ordensregel wurde über den eigenen Orden hinaus bis ins 12. Jhd. hinein zur Grundlage des gesamten abendländischen Mönchtums und zum Vorbild für die Ausübung von Medizin und Krankenpflege. Sie verpflichtete zu Armut, Demut und Ehelosigkeit, Gehorsam gegenüber dem Abt und vor allem unter dem Leitspruch „Ora et labora" (Bete und arbeite) zu praktischer Tätigkeit zum Nutzen des Klosters.

Auch von staatlicher Seite wurden die Orden verstärkt zur Krankenbetreuung aufgefordert.

> Die Klostermedizin des Mittelalters wurde in besonderer Weise durch Benedikt von Nursia beeinflusst. Er stellte eine die Jahrhunderte überdauernde Klosterregel auf, die die Betreuung der Kranken in den Mittelpunkt stellt.

▋ Heilkunde und Krankenpflege im Kloster um 800

Der erste Mönchspapst, *Gregor der Große* (590–604), verlangte, dass die Leitung der Xenodochien ganz in die Hände von Ordensleuten gelegt werden sollte.

> Im Aachener Konzil von 817 wurden Heilkunde und Krankenpflege als Aufgabe von Mönchen und Nonnen festgelegt. Mönche wurden in der Folge zu fachkundigen Gelehrten auf dem Gebiet der Heilkunde, was zur Vereinigung von Hospital und Kloster führte.

Auf diesem Weg entstanden nicht nur Klöster, sondern zugleich Stätten der Wissenschaften und in diesem Fall, insbesondere der Medizin. Neben der Krankenbetreuung im Sinne der Caritas, widmeten sich die Mönche zugleich dem Studium der theoretischen und praktischen Medizin.

Die Unterbringung der Kranken fand im Wesentlichen in vier Arten von mittelalterlichen Krankenherbergen innerhalb der Klosteranlage, statt:

1. Hospitale pauperum: Es diente der Aufnahme von Armen, Pilgern und Kranken.
2. Domus hospitium: Hier wurden vornehme Fremde, wie z.B. der Kaiser, der Landesfürst und fremde kirchliche Würdenträger aufgenommen.
3. Infirmarium: Das Infirmarium war das eigentliche Klosterspital zur Betreuung der Ordensangehörigen.
4. Leprosorium: Ein Gebäude, welches der Aufnahme und Absonderung von Infektionskranken diente.

Auf dem um 800 entworfenen Idealplan des Klosters von St. Gallen lassen sich die verschiedenen Gebäude und ihren unterschiedlichen Funktionen zur Versorgung der Pilger, Armen und Kranken besonders gut nachvollziehen, wenngleich das Kloster nie so erbaut wurde (**Abb. 2.6**).

Das Infirmarium, Apotheke, Aderlassraum, Wohnung des Arztes, Kräutergarten und zahlreiche hygienische Einrichtungen sollten dem Heil und der Heilung der Menschen zur Verfügung stehen. Das Hospitale pauperum selbst war dem eigentlichen

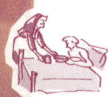

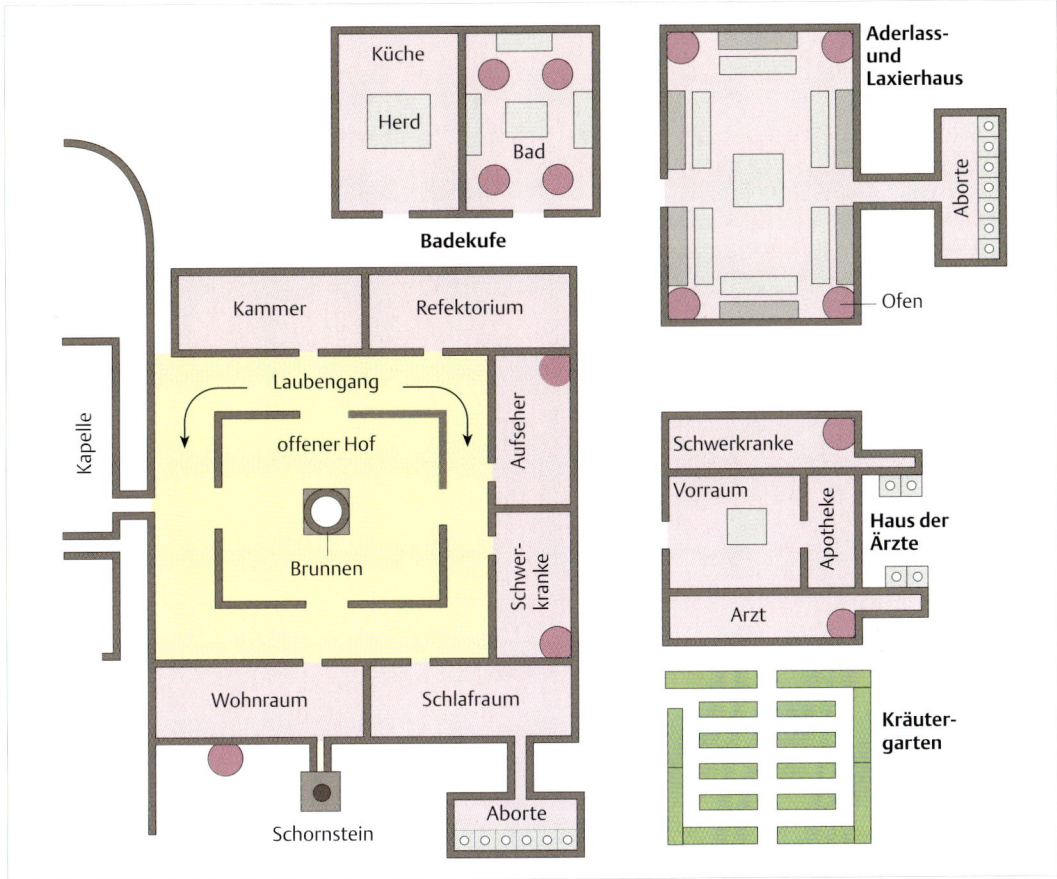

Abb. 2.6 Klosterplan von St. Gallen, um 850

Klosterbereich vorgelagert; hier konnten die Werke der Nächstenliebe und der Barmherzigkeit an Pilgern, Armen oder Kranken unter der Leitung des Klosterarztes direkt angewendet werden. Später wurde das Hospitale Pauperum als Pfortenspital oder Armenherberge bezeichnet.

Das Infirmarium, das eigentliche Klosterspital, welches den kranken, gebrechlichen und alten Mönchen vorbehalten war, lag um einen zentralen Innenhof.

Im Kloster von Cluny soll es ein Infirmarium mit einer Kapazität von 80 – 100 Betten gegeben haben. Die Betten waren in einem dreischiffigen Bauwerk untergebracht. Es gab Abwässerkanäle und Rauchabzug, Beleuchtungs- und Belüftungsanlagen und offene Feuerplätze, so dass es wohl das erste heizbare Großkrankenhaus im Abendland war.

Später entwickelte sich in den Städten und entlang der Pilgerstraßen eine zweite Form des Hospitals, die Langhausform. Das Besondere hieran war, dass sich Pflegesaal und Altar unter einem Dach befanden. Es waren lange, im Stil eines Kirchenschiffes errichtete Säle, an deren Stirnseite sich ein Altar oder eine Kapelle befand. Das bekannteste Hospital dieser Art war das Hôtel Dieu in Paris, welches 829 erstmals erwähnt wurde. Noch heute befinden sich Anlagen dieser Bauart über ganz Europa verteilt, z. B. im französischen Tonnerre (**Abb. 2.7**) oder in Deutschland das Heilig-Geist-Hospital in Lübeck.

Ausgehend vom Aachener Konzil 817 wurde die Verantwortlichkeit gegenüber den Kranken immer mehr in die Hände der Ordensgemeinschaften gelegt. Die Folge war ein Klosterbau, der sich an den Notwendigkeiten der Krankenbetreuung orientierte.

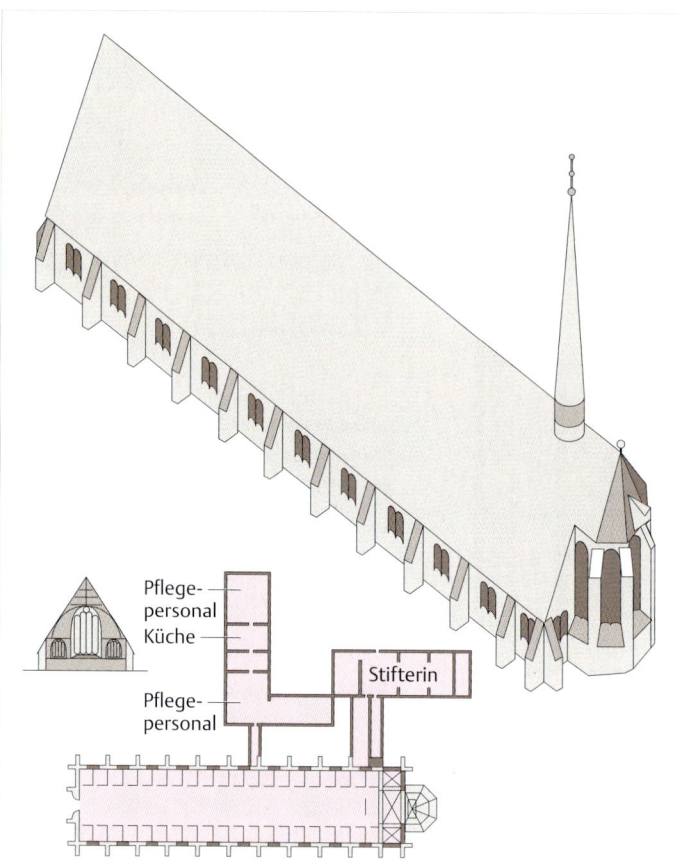

Abb. 2.7 Hotel du Saint-Esprit in Tonnerre, gegründet 1293

Behandlung und Pflege im frühmittelalterlichen, christlichen Hospital waren eher bescheiden und vor allem auf die geistliche Betreuung ausgerichtet, da es sich mehr um Sozialasyle als um Krankenhäuser handelte.

Krankheit war neben Hinfälligkeit und Hilfslosigkeit nur ein Motiv zur Aufnahme. Ärzte wurden allenfalls als Berater hinzugezogen und die pflegerischen Verrichtungen orientierten sich vorrangig an der diätetischen Leitlinie des benediktinischen Lebensstiles. Im Mittelpunkt stand die Anwendung der Heilkräuter, die durch Therapiemethoden wie z.B. Aderlass, Schröpfen und Umgang mit dem Glüheisen ergänzt wurden.

Die Klostermedizin selbst stand vor allem den Angehörigen der Ordensgemeinschaft zur Verfügung. In geringerem Umfang konnte die Bevölkerung der näheren Umgebung die Klostermedizin in Anspruch nehmen. In der Regel waren es jedoch die herkömm-

lichen Heilberufe, wie Hebammen, Bader und Chirurgen, die der Bevölkerung zur Seite standen.

Im Spätmittelalter entwickelte sich die Behandlung der Kranken weiter (**Abb. 2.8**). Die Abbildung zeigt einen spätmittelalterlichen Krankensaal, in dem links eine Amputation durchgeführt wird, während auf der rechten Seite der Darstellung zu erkennen ist, dass einem anderen Kranken ein chirurgischer Eingriff am Kopf durchgeführt wird.

▌ Hildegard von Bingen

Innerhalb der Klostermedizin erlangte die Äbtissin des Benediktiner-Klosters auf dem Rupertsberg bei Bingen, *Hildegard von Bingen* (1098–1179), eine besondere Bedeutung (**Abb. 2.9**).

Hildegard hinterließ ein umfangreiches schriftstellerisches Werk, überwiegend von visionärem Charakter. Drei große Werke sind aus Hildegards Visionen entstanden: die Glaubenskunde, die Lebens-

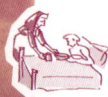

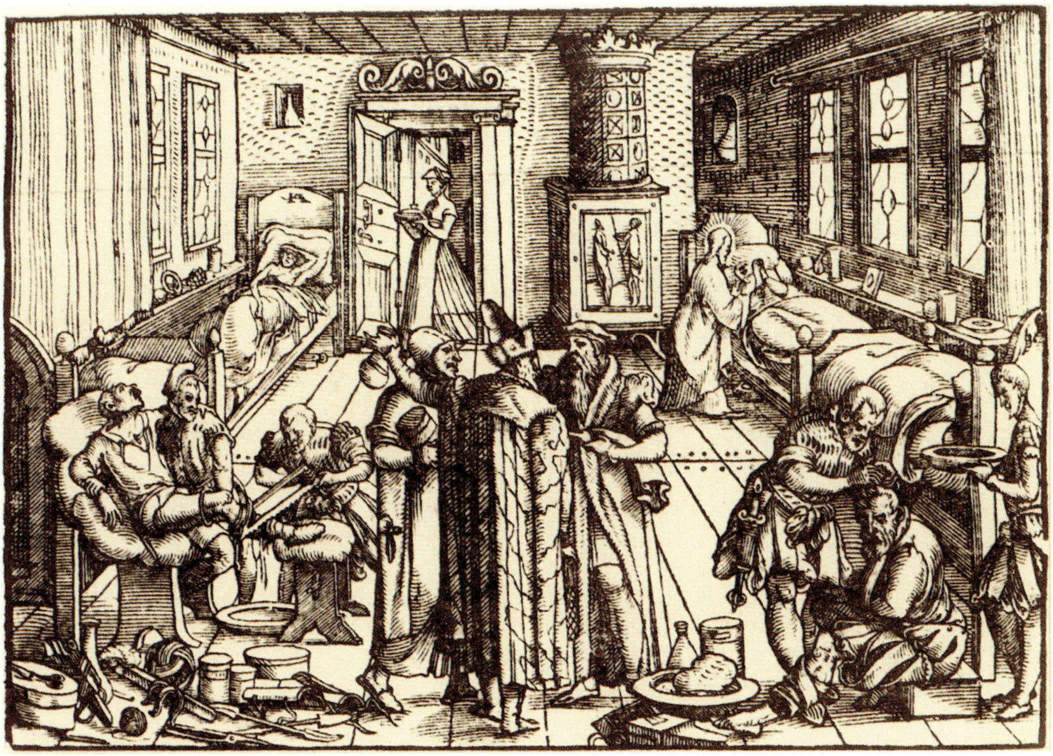

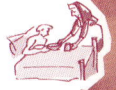

Abb. 2.8 Darstellung von verschiedenen Operationsszenen in einem spätmittelalterlichen Krankensaal

kunde und die Weltenkunde. Die Bände „Physica" (die Natur) und „Causae et curae" (Ursachen und Behandlung von Krankheiten) stellen demgegenüber eine Sammlung volkskundlicher, naturkundlicher und medizinisch-pflegerischer Schriften dar. Neben ihrer Tätigkeit als Äbtissin des Klosters arbeitete Hildegard von Bingen als Ärztin. Das führte dazu, dass neben Pilgern auch Kranke kamen, die ihren Ruf als Wunderheilerin verbreiteten.

Spezielle Pflegemaßnahmen stellte Hildegard keine auf. Dies war auch gar nicht nötig, beruhte doch ihr Handeln auf dem Grundsatz: „Pflege das Leben, wo du es triffst." Besondere Bedeutung in der Betreuung der Kranken kommt der „discretio" zu. Damit ist die hilfreiche Umsicht, die Vorsicht, und die Vorsorge gemeint.

Hildegard von Bingen war eine der letzten großen Vertreterinnen der Klostermedizin des Mittelalters. Schon zu ihren Lebzeiten veränderten sich die Wissenschaften und die Medizin, da sie sich in Richtung der Naturwissenschaften orientierten.

▌ **Paracelsus, der Begründer einer neuen Heilmittellehre**

Gegen Ende des Mittelalters wurde *Philippus Aureolus Theophrastus Bombastus von Hohenheim* (1493–1541), genannt Paracelsus, geboren (**Abb. 2.10**).

Als Arzt und Schriftsteller wanderte er durch Europa, reformierte die damals erstarrte Medizin und wurde zu einem der bedeutendsten Ärzte der Medizingeschiche. Um als Arzt fähig zu sein, musste man nach seiner Auffassung die Natur studieren. Darüber hinaus machte er sich das Wissen der Bader, Bauern und Handwerker zunutze. Die Erkenntnisse von Paracelsus widerlegten die Elementen- und Säftelehre von Hippokrates und Galen und stellten einen Versuch dar, die Krankheiten nach ihren Ursachen einzuteilen.

Seine Heilkunde beruhte im Wesentlichen auf den folgenden Grundlagen:
- Philosophie,
- Astronomie,
- Chemie und
- Tugend.

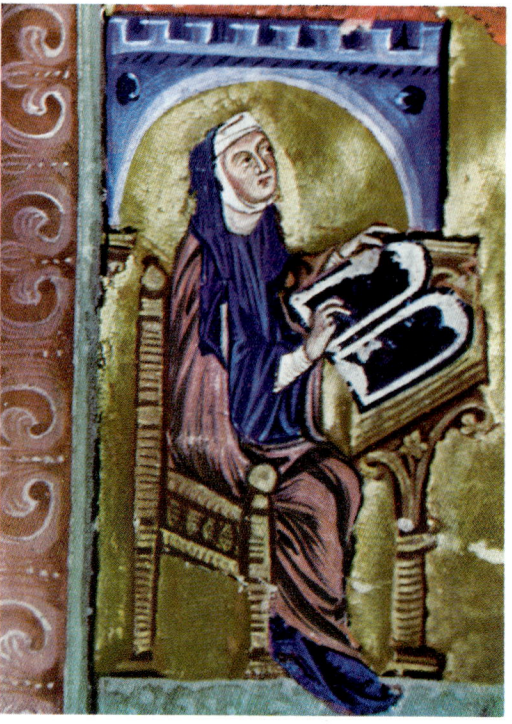

Abb. 2.9 Hl. Hildegard von Bingen

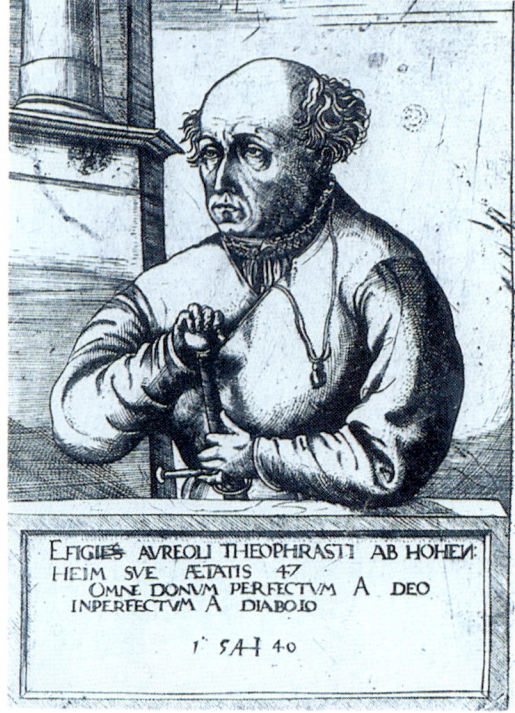

Abb. 2.10 Philippus Aureoleus Theophrastus Bombastus von Hohenheim, genannt Paracelsus

In der Chemie übte er den größten Einfluss auf die Medizin seiner Zeit aus:

Auf der Suche nach neuen Arzneimitteln experimentierte er und schuf den inzwischen klassisch gewordenen Satz: „Allein die Dosis macht, dass ein Ding kein Gift sei".

Für Paracelsus war die Pflege dann gefordert, wenn der Arzt seine Mittel verausgabt hat. Die Pflege ist es dann, die „sein joch und bürd auf ihren rucken nehmen soll", denn: „da ist nicht mehr, als der pure, lautere Mensch" (Seidler 1993, S. 117). Paracelsus vertritt hier noch den christlichen Pflegegedanken und markiert zugleich den Übergang in eine neue Epoche.

Bedeutende Persönlichkeiten der Klostermedizin im Mittelalter:

- Benedikt von Nursia, um 500,
- Hildegard von Bingen, um 1100,
- Paracelsus, um 1500.

2.4.2 Aufwertung der Medizin durch Universitätsgründungen

Seit Beginn des Mittelalters wurden die vorhandenen griechischen Texte ins Lateinische übersetzt, so dass sich die hippokratisch-galenische Denkweise verbreitete. *Aurelius Cassiodorus* (490–583), Mönch und Kanzler Kaiser Theoderichs des Großen, gründete 550 das Kloster „Vivarium", eine Art Mönchsakademie zur Förderung der Wissenschaften. Hier beschäftigte man sich u. a. mit den Inhalten der Medizin. Um den Kranken möglichst optimal zu helfen, sollte der Arzt ausgebildet werden. Cassiodorus entwickelte eine Art Lehrplan, der sich vor allem auf Übersetzungen aus der griechischen Medizin stützte und Kenntnisse über Natur und Kräuter zum Inhalt hatte.

Auch Bischof *Isidor von Sevilla* (556–636) setzte sich mit dem weiteren Ausbau der Wissenschaften auseinander. Er legte in 20 Büchern eine zeitgenössische Enzyklopädie vor, in der es in dreizehn Kapiteln um die Medizin ging, seiner Meinung nach die vornehmste aller Wissenschaften. Die Medizin wurde

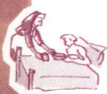

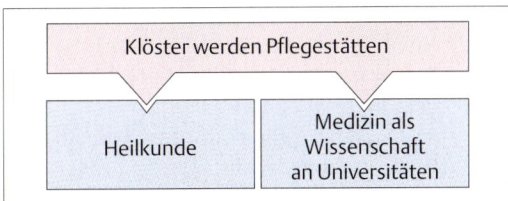

Abb. 2.11 Entwicklung der Medizin

Tab. 2.1 Edikt von Clermont, 1130: Einschränkung der Pflegeaufgaben der Mönche führt zu Übernahme der Pflege durch die Hospitaliterorden

Geistliche Orden	Ritterorden	Weltliche Orden	Beginen
Christliche Caritas	Ritter der Kreuzzüge	Laienvereinigung Bettelorden	Frauenorden ohne Gelübde
– Augustiner – Zisterzienser – Cluniazenser	– Johanniterorden (später Malteser) – Deutscher Orden – Lazariter	– Franziskaner – Dominikaner – Graue Schwestern (Dritter Orden)	

immer bedeutender im Bereich der Wissenschaften; dies führte zu einem Ausbau medizinischer Zentren und zu einer neuen Form der Bildungsstätte, den so genannten Universitäten. Hier wurde übersetzt, aber auch gelehrt (**Abb. 2.11**).

In Europa entstanden aus den Klosterschulen zahlreiche Universitäten, so z. B. in Bologna, Heidelberg, Montpellier, Oxfort, Padua und Paris. In einigen Universitäten wurde der Medizin ein besonderer Stellenwert eingeräumt, so z. B. in Montpellier.

> Die meisten Medizinwissenschaftler waren Geistliche, diese durften jedoch keine blutigen Eingriffe vornehmen. Das Konzil von Tours (1163) hatte dies mit der Entscheidung „Die Kirche vergießt kein Blut" festgelegt, die Bestätigung hierfür kam durch das Laterankonzil von 1215. In der Folge führte dies zu dem Stand der handwerklichen Chirurgen, den Badern. Waren chirurgische Eingriffe notwendig, so wandten sich die Mediziner an sie. Teilweise hatte diese Trennung bis gegen Ende des 18. Jahrhunderts Bestand.

2.4.3 Pflege durch die Hospitaliterorden

Das Edikt von Clermont (1130, **Tab. 2.1**) führte zu einer Einschränkung der Mönchsmedizin. Die Mönche wurden u. a. auf den Vorrang der geistlichen Pflichten gegenüber der Medizin hingewiesen. Die Aufgabe der Pflegetätigkeit, die sogenannte ▶ Ordenspflege, ging auf drei großen Gruppen der Ordensbewegungen über: die geistlichen Orden, die Ritterorden und die weltlichen Orden. Aufgrund ihrer Tätigkeit wurden sie auch als „Hospitaliter" bezeichnet.

1140 wurde für die Ausübung der Medizin ein Staatsexamen vorgeschrieben. Frauen waren anfänglich noch zum Studium zugelassen, die Approbation war jedoch verboten, womit gleichzeitig der Ausschluss aus der Medizin beschlossen war.

■ Geistliche Orden

Klösterliche Gemeinschaften, die streng nach den benediktinischen Gelübden Armut, Keuschheit und Gehorsam lebten, wie z. B. die Orden der Augustiner, der Zisterzienser und der Cluniazenser, widmeten sich auf der Basis der christlichen Caritas, wenngleich nicht in erster Linie, der Krankenfürsorge. Die weiblichen Zweige der Orden, die sich der Kranken annahmen, taten dies in einem größeren Umfang. So ist bekannt, dass die Patienten im Hôtel-Dieu in Paris seit dem 13. Jahrhundert der Pflege der Augustinerinnen anvertraut wurden.

■ Ritterorden

Zwischen dem 11. und dem 13. Jahrhundert fanden zahlreiche Kreuzzüge statt, die zum einen Pilgerfahrten zu den heiligen Stätten in Palästina waren und zum anderen der Verteidigung des christlichen Glaubens gegen die islamischen Türken dienten, die 1071 Jerusalem erobert hatten. Von kirchlicher Seite betrachtete man diese Kriege als heilig, gerecht und gottgefällig. Dem gegenüber standen die Taten der Kreuzritter. Auf dem Weg zum Orient wurde geplündert und geraubt.

Im Jahr 1099 gelang für einige Jahre die Rückeroberung Jerusalems. Die Versuche, das Heilige Land komplett zurück zu erobern, wurden erst 1291 endgültig aufgegeben. Das Handeln der Kreuzritter eskalierte: Männer, Frauen und Kinder wurden abgeschlachtet; die Heiligtümer der Juden und Moslems wurden geplündert und zerstört.

In Zusammenhang mit den Kreuzzügen entstanden die so genannten Ritterorden. Ein Teil der Orden wirkte aktiv an den Kämpfen mit, ein anderer Teil

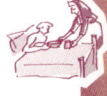

nahm den Dienst an den Armen, Kranken und Reisenden auf.

Der bekannteste Ritterorden ist der Johanniterorden. Er entstand in Jerusalem aus der Gemeinschaft der „Brüder des Hospitals vom heiligen Johannes". Im 13. Jahrhundert verfügte der Johanniterorden bereits über 4000 Ordensniederlassungen und übte in zahlreichen Hospitälern, z. B. in Jerusalem pflegerischen Dienst aus. Nach 1291 nannten sich die Johanniter Malteser.

Ursächlich hierfür war die Vertreibung der Johanniter aus dem Orient auf die Insel Malta. Zwei weitere wichtige Orden waren der Deutsche Orden bzw. die Deutschritter und die Lazariter.

Die Deutschritter waren zunächst in Jerusalem und später im östlichen Teil Deutschlands tätig. Die drei ersten Gelübde des Ordens machten den Stellenwert der Pflege deutlich: „dem Kranken zu dienen, die Kirche zu schützen und gehorsam zu sein" (Seidler 1993, S. 106). Dennoch war die eigentliche Aktivität der Deutschritter eher politischer Natur. Nachdem sie aus dem heiligen Land vertrieben waren, widmeten sie sich der Christianisierung der Preußen und unterhielten von 1226 – 1410 einen souveränen Ordensstaat. Nach einer Niederlage gegen die Polen 1140 verlor der Orden rasch an Einfluss und Bedeutung.

Ein kleiner Ritterorden stellte im 11. Jahrhundert der „Orden der Lazarus-Ritter" auch die Lazariten genannt, dar. Sie widmeten sich in erster Linie der Pflege Aussätziger. Einige Angehörige des Ordens waren selbst Aussätzige und nur diese konnten auch Ordens-Großmeister werden. Wenngleich der Orden nie den Stellenwert der großen Ritterorden erlangen konnte, verbreitete er sich in ganz Europa und widmete sich neben der Aussätzigenpflege auch anderen Pflegeaufgaben. Der Orden ging später im Orden der Johanniter und der Karmeliter auf.

▮ Weltliche Orden

Hierbei handelte es sich ursprünglich um Laienvereinigungen, die sich zu caritativem Dienst zusammenschlossen. Sie stellten sich unter den Schutz der Kirche und legten die Gelübde Armut, Keuschheit und Gehorsam ab, waren aber keine ursprünglich kirchliche Einrichtung. Für die Krankenpflege von besonderer Bedeutung waren die Bettelorden, zu denen die Franziskaner und Dominikaner zählen und die sich im 13. Jahrhundert vor allem in den großen Städten niederließen. Die Ordensangehörigen lebten ohne Besitz und waren auf die Almosen der Bevölkerung angewiesen.

Die Franziskaner gehen auf ihren Gründer, den 1228 heilig gesprochenen *Franz von Assisi* (1182 – 1226), zurück. Zunächst waren sie lediglich eine Vereinigung von Weltleuten, die im Geiste von Franz lebten. Franz, der anfänglich als Bußprediger in Erscheinung trat, legte 1210 seinen Gleichgesinnten eine Ordensregel vor, die vor allem die Befolgung des Armutsgelübdes, den unbedingten Gehorsam gegen die Obern und das demütige Dienen für Kranke und Elende vorschrieb. 1223 erhielt der Orden der „Minderen Brüder", wie Franz von Assisi ihn nannte, die förmliche päpstliche Bestätigung. Für die Krankenpflege war vor allem der von Franz von Assisi gegründete Dritte Orden, dessen Mitglieder als Tertiären bezeichnet wurden, von Bedeutung. Deren Aufgabe bestand in erster Linie in der Pflege der Kranken.

Zunächst waren in den Gemeinschaften beide Geschlechter vertreten, später kam es zu getrennten Kongregationen. Im späten Mittelalter wurden die Schwestern des dritten Ordens auch als graue Schwestern bezeichnet. Sie legten weniger Gelübde ab und lebten auch nicht in Klöstern, sondern in ihrer bisherigen Umgebung. Einige bedeutende Persönlichkeiten stammen aus den Reihen der Tertiären, z. B. *Elisabeth von Thüringen* (1207 – 1231), die 1235 heilig gesprochen wurde. Sie übte im Umkreis der Wartburg auf aufopfernde Weise Armen- und Krankenpflege aus. Nachdem sie dem Dritten Orden beigetreten war, widmete sie sich in einem von ihr gegründeten Hospital ausschließlich der Krankenpflege und wurde nach ihrem Tode zur Schutzheiligen der Grauen Schwestern ernannt.

Eine weitere wichtige Persönlichkeit aus den Reihen der Tertiären war *Katharina von Siena* (1347 – 1380). Sie pflegte Pestkranke und gewann als theologische Schriftstellerin ein hohes Ansehen.

Der Dominikanerorden wurde von *Dominikus aus Calaroga* (1170 – 1221) in Spanien gegründet. Wie schon bei den Franziskanern waren es auch hier die weiblichen Ordensangehörigen, die sich der Pflege widmeten.

Im späten Mittelalter nahmen sich vor allem die weiblichen Angehörigen des Franziskanerordens und des Dominikanerordens der Krankenpflege an.

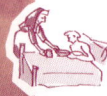

Beginen

Gegen Ende des 12. Jahrhunderts kam es im belgischen Brabant, wahrscheinlich durch den belgischen Priester Lambert la Bèghe, zur Gründung einer neuen Pflegegemeinschaft, die sich deutlich von den bestehenden unterschied. Zahlreiche Kriege und die Kreuzzüge hatten für einen Frauenüberschuss gesorgt. Die zurückgebliebenen Witwen und Jungfrauen schlossen sich zu Gemeinschaften zusammen und lebten in kleinen Siedlungen, den Beginenhöfen. Ohne an irgendein Ordensgelübde gebunden zu sein, konnten sie jederzeit aus der Gemeinschaft austreten. Diese Unabhängigkeit führte in der Folge dazu, dass sich die Beginen – sie wurden auch als Beguinen oder Begharden bezeichnet – in Belgien, den Niederlanden und Deutschland eines großen Zustroms erfreuten und sich verbreiteten.

Neben der Armen- und Krankenfürsorge widmeten sie sich auch sozialen Aufgaben. Ihre Unabhängigkeit von der Geistlichkeit und ihre scharfe Kritik an deren Vorgehen führte dazu, dass sie auf dem Wiener Konzil von 1311 öffentlich der Ketzerei beschuldigt wurden: „Sie seien nichtsnützige Schmarotzer und taugten zu nichts anderem, als bei Prozessionen und Beerdigungen zu beten, wofür sie dann bezahlt wurden" (Möller 1994, S. 22). Die Bemühungen der Kirche, die Gemeinschaft der Beginen aufzuheben, sowie Ungehorsam und Müßiggang ihrer Mitglieder führten im 15. Jahrhundert zu ihrem Untergang.

2.4.4 Seuchen

Ein große Herausforderung des Mittelalters stellten vor allem in den Städten die regelmäßig auftretenden Seuchen dar. Lepra, Typhus, Syphilis sowie Cholera und andere Krankheiten wie Pocken, Epilepsie, Krätze und Tuberkulose führten immer wieder zu Problemen. Die Pest, auch als der schwarze Tod bezeichnet, ging als furchtbarste aller Seuchen in die Geschichte der Menschheit ein. Schon im frühen Mittelalter hatte eine erste große Pestwelle Europa erreicht und zum Tode von Tausenden von Menschen geführt. Im Spätmittelalter (1347 – 1532) brach die Pest ein zweites Mal über Europa herein und tötete etwa ein Drittel der Bevölkerung. Die Zahl der Pestopfer wird heute auf 25 Millionen geschätzt.

Die Medizin war machtlos. In erster Linie wurden hygienische Maßnahmen von der Bevölkerung ergriffen. Die Einrichtung von „Pesthospitälern", Grenzsperren, Anzeigepflicht und Isolierung der Kranken sowie die Verbrennung aller Gegenstände aus der Umgebung des Kranken, die nicht abseifbar waren, sollten vor einer Übertragung schützen. Die Pestärzte schützten sich mit Schutzkleid und Schnabel (**Abb. 2.12**).

Der Erreger der Pest war noch nicht bekannt, aber dass die Ratten eine besondere Rolle bei der Übertragung inne hatten, wurde dennoch erkannt und so wurden erste Maßnahmen gegen die Rattenplage ergriffen. Trotz dieser und der seuchenhygienischen Maßnahmen konnten keine eigentlichen Erfolge in der Pestbekämpfung erzielt werden.

> Mit dem Massensterben und den psychosozialen Folgen der Angst kam es zu einem starken Verfall der bisherigen gesellschaftlichen und sittlichen Bindungen. Im so genannten Judenschlag drückt sich dies besonders stark aus.

Die Juden waren einerseits gesellschaftlich begrüßt, anderseits aber als religiöse Minderheit verhasst und wurden als Verursacher der Pest bezichtigt. Man warf ihnen vor, die Pest durch die Vergiftung der

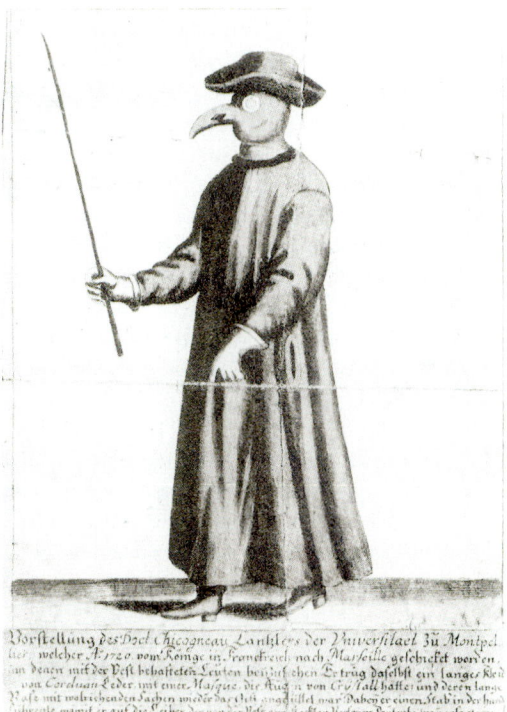

Vorstellung des Doct Chicogneau Lankler der Vniversitaet zu Montpellier welcher Ao 1720 vom Konige in Frankreich nach Marseille geschicket worden...

Abb. 2.12 Schutzkleidung eines Pestarztes

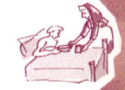

Brunnen hervorgerufen zu haben, was die Juden am Genfer See auch unter der Folter gestanden. In der Folge kam es zum „Judenbrand" in zahlreichen deutschen und schweizer Städten, bei dem die Juden zusammengetrieben, erschlagen und verbrannt wurden.

Erst mit der Entdeckung des Pesterregers durch den schweizer Bakteriologen A. Yersin (1863–1943) und S. Kitasato konnten systematische, wirksame Maßnahmen zur Bekämpfung der Pest ergriffen werden.

Neben der Pest forderte die Lepra, auch Aussatz genannt, viele Opfer. Die Leprakranken wurden in so genannten Leprosorien untergebracht. Diese lagen außerhalb der Stadt und dienten zur Isolierung der Leprakranken. Die Aussätzigen waren verpflichtet in der Öffentlichkeit mittels einer Klapper auf sich aufmerksam zu machen. Die Angst vor Ansteckung war sehr groß, da die Krankheit unheilbar war.

2.4.5 Hexenverfolgung

Ein düsteres Kapitel im späten Mittelalter stellt die Folterung und Verbrennung der als Hexen verfolgten Frauen dar. Als Hexen galten Frauen, denen man vorwarf, im Dienste widergöttlicher Mächte (Dämonen oder Teufel) zu stehen. Aus diesem Verbund heraus sollten sie übermenschliche Fähigkeiten besitzen. Trotz aller neuen Erkenntnisse über Natur, Erde glaubten die Menschen noch an Hexen.

Was anfänglich als „Hexenglaube" begann und vom Christentum zunächst lediglich als heidnisch verdammt wurde, entartete nach der Reformation im Späten Mittelalter als „Hexenwahn". Zehntausende fielen der Folter und dem Scheiterhaufen zum Opfer (**Abb. 2.13**).

Über mehr als vier Jahrhunderte wurden die Hexen in Deutschland, England, Italien und anderen Ländern Europas verfolgt.

Etwa 85 % der Hingerichteten, deren Zahlen bis in die Millionen geschätzt werden, waren Frauen. „Die Hexenverfolgungen waren gut organisierte Feldzüge, initiiert, finanziert und durchgeführt von Kirche und Staat" (Ehrenreich 1988, S. 13).

Grundlage für die Hexenjäger war der Malleus Maleficarum oder Hexenhammer, der 1484 von Heinrich Institoris und Jacob Sprenger, beide päpstliche Inquisitoren, in Köln veröffentlicht wurde. Der Hexen-

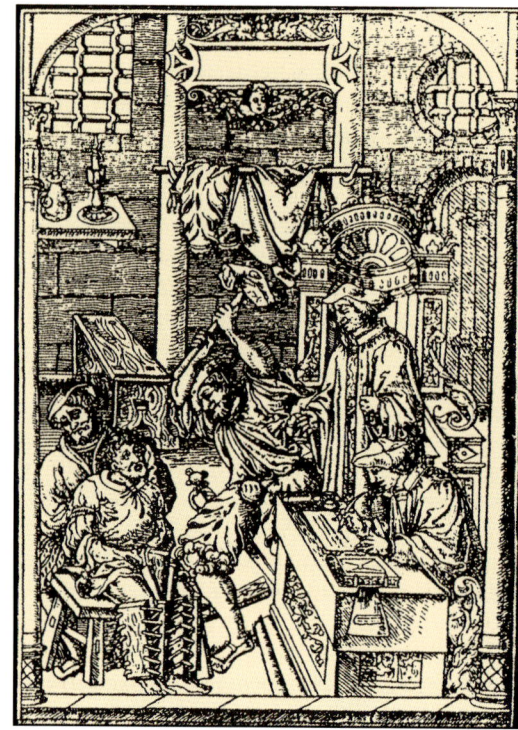

Abb. 2.13 Folterung durch Beinschraube und Aufzeichnung des Geständnisses, Paris, 1541

hammer beschrieb Methoden und Mittel zur Überführung und Bekämpfung von Hexen.

▍ Begründungen für die Hexenverfolgung

Im Wesentlichen waren es drei Punkte, die zur Anklage herangezogen wurden: Erstens wurden die Hexen aller möglichen, gegen die Männer begangenen Sexualverbrechen bezichtigt. Zweitens warf man ihnen vor, dass sie sich organisiert hätten und drittens wurde ihnen angelastet, sie verfügten über magische Kräfte, mittels derer sie auf die Gesundheit sowohl positiv wie negativ einwirkten. Eine heilkundige Frau, die half und heilte, konnte demnach also der Hexerei beschuldigt werden. Ein englischer Hexenjäger formulierte dies wie folgt: „Denn dies müssen wir immer im Gedächtnis halten, dass wir unter Hexen nicht nur jene verstehen, die töten und quälen, sondern alle Wahrsager, Zauberer, Gaukler, alle Magier, die gemeinhin weise Männer und weise Frauen genannt werden (…) und dazu rechnen wir alle guten Hexen, die nicht Schaden, sondern Gutes tun, die nicht verderben und vernichten, sondern retten und

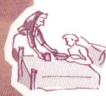

bewahren. (…). Es wäre tausendmal besser um dieses Land bestellt, wenn alle Hexen, aber besonders die wohltätigen Hexen, den Tod erlitten" (Ehrenreich 1988, S. 18). Gerade jene heilkundigen Frauen waren es aber, die Kenntnisse über Heilmittel hatten und an die sich das arme Bauernvolk wenden konnte.

Die Kirche, die fest an den Teufel glaubte, meinte ihn in den heilkundigen, weisen Bauernfrauen wirken zu sehen. Im Verständnis der Geistlichen konnte Heilung nur durch Gottes Kraft und durch Ärzte und Priester stattfinden. Das Studium, welches i.d.R. den Männern vorbehalten war, umfasste in erster Linie philosophische und theologische Inhalte. Häufig kam der erste Kontakt mit Kranken erst nach Beendigung des Studiums zustande und die Behandlung fußte weniger auf wissenschaftlichen Erkenntnissen, als auf Beschwörungen und abergläubischen Bräuchen.

Demgegenüber verfügten heilkundige Frauen über umfassende Kenntnisse der Anatomie, Kräuter und Drogen. Paracelsus gestand ebenfalls, dass er von einer Zauberin alles gelernt habe, was er wisse.

Die Spannungen zwischen der Ärzteschaft und den heilkundigen Frauen verstärkten sich zusätzlich dadurch, dass die Ärzte im Rahmen der Hexenprozesse zur Urteilsfindung herangezogen wurden. Grundsätzlich war man sich einig, dass nur studierte Männer die Heilkunst ausüben durften. Maßte sich eine nichtstudierte Frau an zu heilen, so war klar, dass sie eine Hexe war und verbrannt werden musste. Am stärksten waren die Hebammen betroffen, die z. B. in Köln nahezu ausgerottet wurden.

Im Rahmen der Hexenverfolgung und -verbrennung wurden Tausende von heilkundigen Frauen umgebracht und damit auch gleichzeitig ihr umfangreiches Wissen über Diagnose, Therapie und die Pflege von kranken Menschen vernichtet.

▌ Beendigung der Hexenverfolgung

Die Hexenprozesse nahmen ein solches Ausmaß an, dass es selbst den Kirchen zu viel wurde. Inzwischen fielen auch kirchliche Würdenträger und andere Persönlichkeiten den Prozessen zum Opfer. Auch vor Kindern und Säuglingen wurde nicht Halt gemacht. Ein Jesuit war es, der den ersten durchschlagenden Erfolg im Kampf gegen den Hexenwahn erzielte. *Friedrich Spee von Langenfeld* (1591 – 1635), Priester und Theologieprofessor, arbeitete lange Zeit als Beichtvater der zum Verbrennungstod verurteilten Hexen. Seine Erlebnisse fasste er in einer Schrift, der Cautio criminalis seu de processibus contra sagas liber (Vorsicht im Strafprozess) zusammen. Spee, der nicht eine der Hexen für schuldig befinden konnte, löste durch seine Schrift zahlreiche Diskussionen aus und war selbst etlichen Anfeindungen ausgesetzt. Dennoch führte seine Schrift in der Folge dazu, dass die Anzahl der Hexenprozesse abnahm.

2.4.6 Kinderheilkunde

Das Klima innerhalb der Familien, die damals noch als „Haus" oder „Geschlecht" bezeichnet wurden, war ausgesprochen gefühlsbetont, dennoch war während des ganzen Mittelalters die Kindersterblichkeit erschreckend hoch. Schätzungen gehen davon aus, dass über die Hälfte aller lebend geborener Kinder schon im Kleinkindalter starben. Für die Aufnahme nicht ehelich geborener Kinder entstanden im Mittelalter die so genannten Findelhäuser. In Mailand wurde von Erzbischof Dattheus 787 das erste Findelhaus eingerichtet. Das erste deutsche Findelhaus entstand erst 1368 in Nürnberg. Die jedoch katastrophalen hygienischen Zustände in den Häusern und der meist schlechte Ernährungszustand der Kinder führte zu einer Sterblichkeit von fast 90 %.

Gegen Ende des Mittelalters, im Jahr 1452, trat die älteste deutsche Hebammenordnung in Kraft. In ihr wurde eine mehrjährige Ausbildung mit Examen verlangt.

Schon bald nach der Erfindung des Buchdrucks erschienen in kurzer Reihenfolge drei Abhandlungen über Kinderkrankheiten. Es waren die Lehrbücher von *P. Bagellari* (1472), von *C. Roeland* (1485) und dem ersten in deutscher Sprache gedruckten Buch von *B. Metlinger* (1473). Das älteste Hebammenlehrbuch, dem Ausführungen über Pflege, Ernährung und Krankheiten bei Neugeborenen angefügt waren, erschien 1513 und stammte von *Eucharius Rhodion* (gestorben 1526), einem Stadtarzt in Worms.

2.4.7 Altersfürsorge

Eine organisierte Altersfürsorge gab es im Mittelalter nicht. Meist herrschte die Auffassung vor, dass im Alter die Hinfälligkeiten zunahmen, Alter und Krankheit galten oft als identisch. Alter wurde als eine Last angesehen, die Hilfe erforderlich machte und derer sich die Gemeinden annehmen mussten. Auf der an-

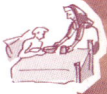

deren Seite wurde der alternde Mensch geschätzt und fand allgemeine Anerkennung sowie öffentliche Zuwendung.

Für Männer boten die Klöster einen Ort der Geborgenheit, an welchem älter werdende Mönche, abdankende Herrscher, aber auch Heimatlose und unheilbar Kranke unterschlüpfen konnten. Für alte Frauen waren es fromme Stiftungen oder die Wohngemeinschaften der Beginen, die Hilfe anboten. Im späten Mittelalter wurden Gesundheitsregeln für alternde Menschen formuliert, in denen für drei verschiedene Perioden des Alters entsprechende prophylaktische und therapeutische Maßnahmen, vor allem Richtlinien für Diätetik und Hygiene vorgeschlagen wurden.

Probleme des Mittelalters:

- Seuchen: Pest fordert 25 Millionen Opfer,
- hohe Kindersterblichkeit: erste Hebammenordnung 1452,
- Hexenverfolgung: 400 Jahre Verfolgung von vorwiegend heilkundlichen Frauen führt zu Vernichtung des heilkundlich-medizinischen Wissens.

2.4.8 Arabische Heilkunde

Hatte sich das Christentum bis zum Anfang des Mittelalters bereits über viele Länder verbreitet, begannen die Ursprünge des Islam erst im Jahr 610. Zu dieser Zeit hörte der fromme Kaufmann *Muhammed* (570–632) zum ersten Male die Stimme des Erzengels Gabriel auf dem Berg Hira nahe der Stadt Mekka. Ihm wurde befohlen, die Offenbarung Gottes anzuhören, zu bewahren und weiterzugeben. Fortan predigte er, was die Stimme des Engels ihm offenbart hatte. Seine Offenbarungen wurden von seinen Anhängern auswendig gelernt und später in schriftlicher Form niedergelegt. Es entstand der Koran, was wörtlich übersetzt „Das Nachgesagte" heißt, der u.a. Grundlage für Staats- und Lebensführung und die religiöse Haltung wurde.

Die Zeitrechnung des Islam begann am 15. Februar 622, als Mohammed und seine Anhänger nach Medina zogen. So kommt es, dass die islamische Zeitrechnung im Jahr 2000 n. Chr. das Jahr 1378 schreibt.

Die Heilkunde erfuhr durch den Koran eine besondere Aufwertung, denn nach dem Prophetenwort gelten Theologie und Medizin als deren wichtigste Bestandteile.

Die arabische Heilkunde übernahm die griechische und entwickelte sie weiter. Texte von Hippokrates und Galen, sowie den Philosophen Aristoteles und Platon wurden ins Arabische übersetzt. Der arabischen Heilkunde ging es vor allem um die Ausgewogenheit von Theorie und Praxis.

Die wichtigsten Vertreter der arabischen Medizin waren *Rhazes* (850–923) und *Avicenna* (980–1037). Während Rhazes als Praktiker und Kliniker Bedeutung erlangte, war Avicenna Logiker und Systematiker.

Rhazes verfasste neben medizinischen Abhandlungen, die seinen wissenschaftlichen Ruhm begründeten, auch philosophische und mathematische Schriften. Im Mittelpunkt seiner Schriften stand die therapeutische Praxis. Einzelschriften von Rhazes befassten sich u. a. mit Kinderkrankheiten und gaben spezielle pflegerische Maßnahmen, die bei solchen Krankheiten anzuwenden seien. Er war zudem der erste Arzt, der ein Buch ausschließlich Kinderkrankheiten widmete.

Avicenna wirkte als Arzt, Staatsmann und Schriftsteller (**Abb. 2.14**).

Sein wichtigstes Werk ist der „Qanun fit – tibb", der Kanon der Medizin. Es handelte sich um 5 Bücher, die in etlichen Unterabschnitten eine systematische Darstellung der kompletten theoretischen und praktischen Medizin, der Chirurgie, Arzneimittellehre und Toxikologie beinhalteten.

Avicenna trug in dem Kanon sowohl die Werke anderer Autoren als auch seine eigenen Erfahrungen und Theorien zusammen. Der Kanon wurde zur Grundlage aller mittelalterlichen Hochschulen und findet

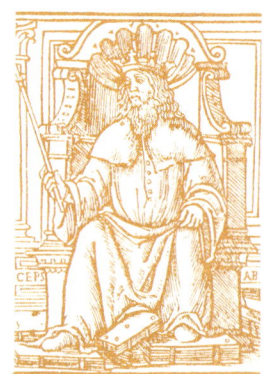

Abb. 2.14 Avicenna während einer Lehrveranstaltung

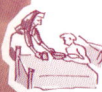

zum Teil auch heute noch in der praktischen Medizin im Orient Anwendung.

Mit dem Koran wurde die Wohltätigkeit zum Gesetz erhoben. Benötigt der Kranke etwas, so muss man es ihm verschaffen. Anfänglich waren die Moscheen, ähnlich den Xenodochien, ein Zufluchtsort für Hilfebedürftige aller Art, d.h. Pilger, Arme und Kranke. Auf der Grundlage des Korans und der Heilkunde entwickelte sich ein Hospital- und Pflegegedanke, der von vermögenden Kalifen und Fürsten unterstützt wurde. Die ersten Kalifen errichteten bereits 707 in Damaskus ein Hospital. Ein 873 in Kairo an eine Moschee angegliedertes Hospital verfügte bereits über eine Apotheke, eine Ambulanz und Bäder. Im 13. Jahrhundert gab es im arabischen Orient über 34 Hospitäler. Aufgrund der in der Literatur beschriebenen Pflegeleistungen geht man von einer großen Anzahl angeleiteter Hilfskräfte aus, die jedoch nicht explizit erwähnt wurden.

Sowohl die Pflege als auch die Heilkunde änderten sich im Mittelalter entscheidend. Durch die Öffnung der Universitäten wurde die Medizin gegenüber der Pflege aufgewertet. Von besonderer Bedeutung für die Pflege war die Ausgestaltung des Hospital- und Pflegegedankens durch die christlich orientierten Ordensgemeinschaften.

2.5 Neuzeit

Den Neuanfang charakterisierende Ereignisse waren die Entdeckung von Amerika, Renaissance, Humanismus, Reformation und der Frühkapitalismus durch die Fugger. Erschüttert wurde das alte Europa in der frühen Neuzeit durch Kriege, Hunger und Seuchen.

Der Augustinermönch *Martin Luther* (1483–1546) löste die Glaubensspaltung mit protestantischer Reformation und katholischer Gegenreformation aus. Im Jahr 1525 kam es in Deutschland zum Bauernkrieg, dem zehntausende Bauern zum Opfer fielen und der die Bauern weiterhin zum harten, elenden Leben in Unfreiheit verurteilte.

Der Dreißigjährige Krieg (1618–1648), der zunächst als Machtkampf zwischen der evangelischen und der katholischen Fürstenpartei in Deutschland begann, endete als europäischer Machtkampf und kostete allein in Deutschland mindestens 6 Millionen Menschen das Leben und hinterließ ein zerstör-

tes und entvölkertes Land. Der Handel, der vielen Städten zum Wohlstand verholfen hatten, war fast vollständig zusammengebrochen. Es fehlten Arbeitskräfte und Arbeitsmöglichkeiten.

2.5.1 Neue Organisationsformen in der Pflege

Die Reformation hatte ihre Spuren auch in den Klöstern hinterlassen. In den Ländern, die sich zur Reformation bekannten, wurden die Klöster zweckentfremdet. Die Ordensleute verließen sie und die Klöster wurden zu Irrenhäusern, Gefängnissen oder Armenhäusern.

In den nördlich gelegenen protestantischen Ländern kam es daher zu einem Mangel an Pflegepersonen. Eine neue Organisationsform wurde notwendig, um die Personallücken zu füllen.

▍ Lohnwartesystem

In vielen Städten entstand das ▶ *Lohnwartesystem*. Gegen Lohn wurde hier von Wärtern und Wärterinnen der Dienst an Kranken ausgeführt. Unter Lohn wurde damals ein Naturallohn verstanden, d.h. die Wärter erhielten Unterkunft, Kost und ein Bett im Krankensaal. Die Caritas, die christliche Nächstenliebe, die ehemals die Motivation für die Ausübung der Pflege gewesen war, drohte unterzugehen. Hinzu kam, dass das Lohnwartpersonal häufig aus den unteren Bevölkerungsschichten kam. Die meisten konnten weder lesen noch schreiben und häufig fielen sie zudem durch Unzuverlässigkeit, Vernachlässigung der Kranken und Unehrlichkeit auf. Anders das Lohnwartpersonal aus den Baderfamilien, das zuverlässig und sorgfältig seine Arbeit verrichtete.

Erst die Gründung neuer katholischer Pflegeorden führte zu einer Verbesserung in der Versorgung der Kranken. Maßgeblichen Anteil daran hatten der von Juan de Dios (Johannes von Gott) im 16. Jahrhundert gegründete Orden der barmherzigen Brüder und der von Vinzenz von Paul gegründete Orden der barmherzigen Schwestern bzw. Orden der Vinzentinerinnen.

▍ Juan de Dios und der Orden der barmherzigen Brüder

Der Portugiese *Juan de Ciudad* (1495–1550), später als Juan de Dios oder Johannes von Gott heilig gesprochen, gründete 1540 im spanischen Granada ein Hospital sowie eine Vereinigung von Weltleuten, die sich der caritativen und pflegerischen Betreuung der Kranken widmete. Anfänglich arbeitete seine kleine

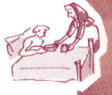

Vereinigung ohne Satzung, doch bereits 1586 nannte sie sich mit päpstlicher Genehmigung Orden der Barmherzigen Brüder. Die Verbreitung über ganz Europa ging rasch vonstatten. Der Orden wurde zum Symbol der christlichen Krankenpflege. Neben den drei Gelübden Armut, Gehorsam und Ehelosigkeit wurde als viertes Gelübde das der Hospitalität abgelegt, womit sich die Brüder zum unentgeltlichen Krankendienst sowie zum ausschließlichen Wirken als Krankenpfleger verpflichteten. Im bayrischen Neuburg an der Donau wurde von 1623 bis 1626 mit dem St.-Wolfgang-Hospital das erste Hospital der Barmherzigen Brüder auf deutschem Boden gebaut. Im Unterschied zu den städtischen Hospitälern, die mehr Sozialasylen glichen, nahmen die Barmherzigen Brüder in ihren Häusern überwiegend Kranke auf, allerdings ausschließlich Männer. Bereits 1658 wurden in Neuburg Krankenprotokolle eingeführt, die sowohl Inhalte der Krankengeschichten als auch der Pflege dokumentierten.

Juan de Dios gilt in der katholischen Kirche noch immer als Schutzpatron der Krankenhäuser, der Kranken und des Pflegepersonals.

▌ Vincenz von Paul und der Orden der Vinzentinerinnen

Im Bereich der weiblichen Krankenpflege kam es zu grundsätzlich Neuem durch den später heilig gesprochenen Franzosen *Vinzenz von Paul* (1581 – 1660).

Vincenz von Paul (**Abb. 2.15**) studierte zunächst Theologie in Toulouse. Während einer Pfarrvertretungszeit in Châtillon-les-Dombes wurde ihm die vernachlässigte Armen- und Krankenfürsorge bewusst, woraufhin er die Confrérie de la Charité, eine weibliche Caritasbruderschaft, gründete. Nach drei Monaten der Prüfung erhielt die Gruppe feste Re-

geln. Nun konnten sich Frauen, gleich ob verheiratet, verwitwet oder unverheiratet, der Gemeinschaft anschließen.

 In erster Linie ging es darum, den Kranken Speisen zu überbringen, in der häuslichen Pflege Unterstützung anzubieten und die Kranken seelisch zu unterstützen.

In vielen Gemeinden wurde der Gedanke einer caritativen Frauenvereinigung übernommen.

Als Vinzenz von Paul 1621 nach Paris zurückkehrte, gründete er auf Anregung von Mme. Goussalt die Gesellschaft der „Dames de la Charité", zu der vornehmlich höher gestellte Damen gehörten. Mme. Goussault und die anderen Damen halfen im Hôtel Dieu den Augustinerinnen und wurden von Vinzenz beraten. Ihre Tätigkeit dehnte sich aus auf die Gefangenenfürsorge, die Betreuung sittlich gefährdeter Mädchen sowie auf die Beaufsichtigung eines Hospizes für alte Ehepaare.

Gesellschaftliche Verpflichtungen, Angst vor Ansteckung oder der Einspruch der Ehemänner führten dazu, dass die Frauen zunehmend Dienstboten zu den Fürsorgediensten schickten. Da diese aber oft unzuverlässig waren, stellte Vincenz von Paul junge, dienstwillige, gläubige und kräftige Mädchen vom Land ein, die zunächst bei den Damen wohnten, wo sie in die Arbeit eingeführt wurden.

Die Zahl der Mädchen nahm so zu, dass eine systematische Ausbildung notwendig wurde. Eine seiner engsten Anhängerinnen, *Madame le Gras* übernahm die Betreuung der Mädchen. Am 29. Nov. 1633 bezog sie mit einigen jungen Mädchen in Paris ein kleines Haus, welches zur Wiege eines neuen Ordens werden sollte: des Ordens der Barmherzigen Schwestern auch Vinzentinerinnen genannt.

Vinzenz ging es vor allem darum, dass seine Schwestern zur praktischen Arbeit am Krankenbett ausgebildet wurden. Gelübde, Klausur und mehrere Andachten täglich schienen hierbei eher im Wege zu stehen. In der weltlichen Tracht der einfachen Bauersfrau sollten die Schwestern auftreten und ihre Arbeit verrichten (**Abb. 2.16**).

Dennoch wurden bereits am 26. März 1634 feste Regeln aufgestellt, die jedoch nicht mit denen der traditionellen, strengen kirchlichen Gemeinschaften zu vergleichen waren. Ebenso stellten die Gelübde, die auf ein Jahr befristet waren, keine eigentliche religiöse Weihe einer Ordensfrau dar.

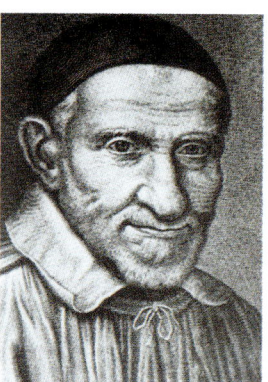

Abb. 2.15 Vinzenz von Paul

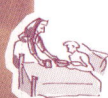

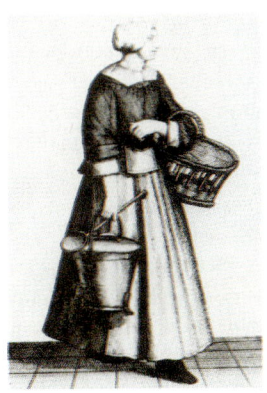

Abb. 2.16 Gewand der Barmherzigen Schwestern in der ersten Zeit um 1635

Einen besonderen Stellenwert erhielt die fachliche Ausbildung der Schwestern. Sie mussten Lesen, Schreiben und Rechnen lernen, wurden mit den Grundregeln praktischer pflegerischer Tätigkeit vertraut gemacht und durften zur Ader lassen und schröpfen. Von Vinzenz von Paul hörten sie Vorträge über die ethischen Grundsätze der Krankenpflege.

▮ **Mutterhaussystem**
Der gute Ruf der Schwesternschaft verbreitete sich über die Grenzen von Paris hinaus. Es kam zu zahlreichen Neugründungen, die zugleich eine wesentliche Neuerung, das so genannte ▶ *Mutterhaussystem*, mit sich brachten. Vom Mutterhaus aus konnten die Schwestern dorthin entsandt werden, wo sie benötigt wurden. So forderte im Jahr 1639 das Hospital von Angers zur Übernahme der kompletten Pflege des Hauses eine Gruppe von barmherzigen Schwestern an.

Madame le Gras nahm dies zum Anlass, für ihre Schwestern einen Vertrag abzuschließen. Der Vertrag, der zum Vorbild für alle weiteren Mutterhausverträge oder Gestellungsverträge wurde, legte das Verhältnis zwischen den Schwestern, Hospital und Mutterhaus fest. Die Verträge sahen vor, dass die Schwestern in ihrer Arbeit der Leitung des Spitals unterstellt waren und dass sie die ärztlichen Anordnungen gehorsam auszuführen hatten. Für Unterkunft und Verpflegung war das Spital zuständig. Darüber hinaus hatte das Hospital die Würde und Autorität der Schwestern zu achten, dies bedeutete u. a., dass die Schwestern nicht öffentlich getadelt werden durften. In allen administrativen, disziplinaren und religiösen Angelegenheiten unterstanden die Schwestern weiterhin dem Mutterhaus in Paris. Das Mutterhaus hatte zudem das Recht, die Schwestern jederzeit abzuberufen und auszutauschen.

In der Folge breitete sich die Ordensgemeinschaft auch aufgrund ihres guten Rufes immer weiter aus. So forderte u. a. die Königin von Polen barmherzige Schwestern nach Warschau an und sogar in Kanada wurden Schwestern ansässig. Als Madame Le Gras starb, waren bereits 350 Schwestern an 70 Arbeitsplätzen in Frankreich und Polen eingesetzt.

Der Orden wurde 1655 vom Papst als Krankenpflegorden anerkannt. Vinzenz von Paul betreute den Orden weiterhin und leitete die Kriegsfürsorge in Lothringen und anderen Kriegsgebieten. Des Weiteren war er an der Organisation transportabler Volksküchen für Arme sowie an der Gründung von Hospitälern beteiligt.

 Der durch die Reformation bedingte Mangel an pflegenden Ordensleuten wurde durch das Lohnwartesystem und die Ordensgründungen von Juan de Dios und Vinzenz von Paul zumindest teilweise aufgefangen.

▮ **Andere Pflegegemeinschaften**
In der Nachfolge von Vinzenz von Paul gründeten sich weitere Pflegegemeinschaften, deren Struktur und Aufgabenstellung denen der Vinzentinerinnen ähnlich war. Hierzu zählt u. a. die vom Abt von Estival Epiphan Loanys 1652 gegründete Schwesternschaft der Borromäerinnen. Der Namenspatron *Karl Borromaeus* (1538 – 1584) hatte sich, neben seiner Arbeit als Erzbischof und Gegner der Inquisition, insbesondere für die Pestkranken eingesetzt. Er ließ aus eigenen Mitteln Pestlazarette errichten und engagierte sich persönlich in der Krankenpflege. Die Angehörigen der Pflegegemeinschaften erlernten vorrangig diätetische Pflegeregeln, während die praktische Pflegeausübung weiter erschwert wurde.

Weitere Pflegegemeinschaften:
- Juan de Dios:
  - Orden der barmherzigen Brüder,
  - von 1530,
  - unentgeltlicher Krankendienst von und an Männern.
- Vinzenz von Paul:
  - Orden der Vinzentinerinnen,
  - um 1620,
  - Mädchen, die im Mutterhaussystem vertraglich geschützt sind,

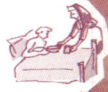

– gute Ausbildung,
– weltweit erfolgreich.

- Borromäerinnen:
  – Schwesternschaft,
  – von 1625,
  – Arbeit mit Pestkranken.

2.5.2 Krise der Krankenpflege im 18. Jhd.

Das 18. Jahrhundert, auch als das Zeitalter der Aufklärung bezeichnet, schloss schließlich die Neuzeit ab. Charakteristisch für die Zeit der Aufklärung war der Glaube an die Vernunftstruktur der Welt, der Glaube an die Wissenschaft und den Fortschritt der menschlichen Kultur sowie die Überzeugung von der natürlichen Freiheit, Gleichheit und Güte aller Menschen. Die Betrachtung aller Probleme unter Einbeziehung der Vernunft förderte die Weiterentwicklung der Naturwissenschaften und führte zu etlichen Entdeckungen, wie z.B. der Atome Wasserstoff (Cavendish 1766), Stickstoff (Rutherford 1772) und Sauerstoff (Scheele 1772) sowie der Erfindung des Quecksilberthermometers (Fahrenheit 1718), dessen Gradeinteilug u.a. von Celsius 1742 festgelegt wurden.

Anfang bis Mitte des 18. Jahrhunderts waren die Hospitäler noch immer von Hilfsbedürftigen aller Art hoffnungslos überfüllt. Die hygienischen Verhältnisse waren entsprechend katastrophal. Eine geordnete Pflege konnte vor diesem Hintergrund nicht stattfinden. Das Niveau des pflegenden Standes sank kontinuierlich, zumal immer häufiger Lohnwärter allenfalls Aufseherdienste erfüllten und selbst die Pflegeorden nur noch lernunfähigen Pflegenachwuchs anbieten konnten.

In der zweiten Hälfte des 18. Jahrhunderts spitzen sich die politischen und sozialen Verhältnisse zu und führten auch innerhalb der Heilkunde zu Veränderungen:

Wandel des Hospitals zum Krankenhaus

Waren in der ersten Hälfte des 18. Jahrhunderts die Hospitäler noch immer von Hilfsbedürftigen aller Art belegt, sollten Ende des 18. Jahrhunderts nur noch Kranke aufgenommen werden, die geheilt und deren Krankheiten erforscht wurden. Die Mediziner, bisher nur Ratgeber, zogen als forschende, lehrende und praktizierende Gruppe in das Krankenhaus ein. Die Zahl der Krankenhausplätze blieb dennoch weit hinter dem bestehenden Bedarf zurück, so dass eine permanente Überbelegung die Pflegebedingungen enorm erschwerte.

Veränderte Sozialstruktur der Patienten

Der Wandel der Hospitäler zum Krankenhaus lockte nun verstärkt die reichen Bürger, Patrizier oder Adeligen an. Der gebildete Klinikarzt hatte dem Leibarzt des Fürsten gegenüber an Renommee gewonnen.

Mangel an Pflegepersonal

Die wenigen vorhandenen Pflegepersonen waren nicht für die neue Situation ausgebildet. Es kam durchaus vor, dass Ärzte keine Kranken aufnahmen, wenn zu deren Betreuung keine ausgebildete Wärterin zur Verfügung stand. Jedoch bildeten selbst die Pflegegemeinschaften qualitativ und quantitativ nur ungenügend aus.

In der zweiten Hälfte des 18. Jahrhunderts zeigte sich eine Krise in der Krankenpflege. Diese wurde verursacht durch einen höheren Anspruch an die Heilkunde auf der einen Seite und einen Mangel an qualifiziertem Pflegepersonal auf der anderen Seite.

Franz Anton Mai und die erste Krankenwärterschule

Dem Heidelberger Professor der Geburtshilfe *Franz Anton Mai* (1742–1814) gelang es zumindest in Ansätzen, die Pflege in den Hospitälern zu verbessern (**Abb. 2.17**).

Er stellte fest, dass eine mangelhafte Pflege nicht nur die Genesung behinderte, sondern sogar zum Tode führen konnte. Andererseits konnte eine gute Pflege einen Beitrag dazu leisten, die verlorene Gesundheit wiederherzustellen. Mai beschloss daher, eine Krankenwärterschule zu errichten. Nach seinen Plänen wurde am 15. April 1782 eine „öffentliche

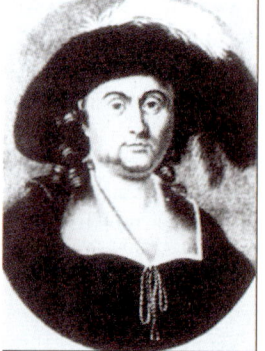

Abb. 2.17 Franz Anton Mai

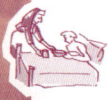

Schule zur Erziehung wohl unterrichteter Krankenwärter" und damit die erste deutsche Krankenpflegeschule ins Leben gerufen. Darüber hinaus veröffentlichte er ein Lehrbuch mit vielen nützlichen Vorschriften und Erkenntnissen. Die Ausbildung an der Schule dauerte drei Monate und endete mit einer Prüfung. Im Sommersemester 1797 hielt Franz Mai eine Vorlesung über „Krankenwärterlehre" an der Universität Heidelberg. Ein Jahr später forderte Mai, die Krankenwärterlehre an den Universitäten einzuführen. Im Jahr 1801 eröffnete er gemeinsam mit der Universität Heidelberg eine „Schule für Gesundheits- und Krankenwärterlehre weiblicher Zöglinge". Die Idee war es, heranwachsenden Mädchen Kenntnisse in der Gesundheitslehre zu vermitteln. Nach erfolgreichem Schulbesuch sollten sie in die berufsmäßige Krankenpflege wechseln.

Der Heidelberger Professor Franz Anton Mai erkannte die Notwendigkeit einer Ausbildung für die Pflegenden und eröffnete 1782 die erste deutsche Krankenpflegeschule in Heidelberg.

Sowohl die Krankenwärterschule als auch Mais Planung für den Unterricht an der Universität wurden abgelehnt. So wurde die Krankenwärterschule von seinen Kollegen als „Pfuscherschule" verurteilt und schließlich 1806, nachdem Mai Heidelberg verlassen hatte, wieder geschlossen.

Dennoch nahmen sich immer mehr Ärzte der Schulung der Krankenwärter an, so z. B. auch der Berliner Charité-Arzt *Johann Friedrich Dieffenbach* (1792–1847), der 1832 die „Anleitung zur Krankenwartung" schrieb und vorübergehend die Leitung der Krankenwärterschule inne hatte.

Schriftliche Belehrungen der Pflegekräfte kannte man schon länger. Bereits im Jahre 1661 war in Lübeck ein kleines Buch mit dem Titel: „Die KranckenWärterin" erschienen. Der Rostocker Arzt *Georg Detharding* (1645–1712) hatte im Jahr 1679 das Buch „Der unterwiesene Kranckenwärter" veröffentlicht. Das „Handbuch zur Krankenpflege oder Entwurf derjenigen Kenntnisse, welche zum Dienst bey Kranken, Kindbetterinnen, neu geborenen Kindern usw. erforderlich sind" stellte eine Übersetzung aus dem Französischen dar und wurde 1796 in Straßburg von J. F. Carrière gedruckt. Außerdem erschienen im 18. Jahrhundert einige wissenschaftliche Abhandlungen, die sich mit der technischen Verbesserung von Krankenpflegemitteln, vor allem dem Krankenbett mit verstellbarem Kopf- und Fußteil und dem Krankenstuhl beschäftigten.

 Pflege im 18. Jhd.:
- Ärzte erkennen die Notwendigkeit einer qualifizierten Ausbildung,
- erste Krankenwärterschule gegründet durch: F. A. Mai, 1801.

2.5.3 Hospitalwesen in der Neuzeit

Die Hospitäler des 16. und 17. Jahrhunderts hatten sich im Vergleich zu vorangegangenen Jahrhunderten kaum verändert. Sie wurden außerhalb der Stadt errichtet und verfügten noch immer über große Krankensäle mit Altar oder Kapelle. Dominierten im Mittelalter noch die Hallenbauten, so begann sich die Idee der Kreuzhalle, mit mehreren Gebäudenkomplexen durchzusetzen. In kreuzförmig angeordneten Sälen waren die Frauen und Männer getrennt untergebracht. In der Kreuzmitte war der Altar aufgestellt. Die Hospitäler waren in den meisten Fällen überfüllt und es herrschten völlig unzureichende hygienische Verhältnisse. Es war durchaus üblich, dass Patienten postoperativ neben Kranken mit Infektionen lagen. In den Krankensälen stank es nach Eiter, Fieberschweiß und Exkrementen. Für zwei Hilfsbedürftige stand jeweils ein Bett zur Verfügung.

Die Hospitäler der großen Städte, wie z. B. das Hôtel-Dieu in Paris, zählte mitsamt seiner Filiale mehrere tausend Insassen. Katastrophale hygienische Bedingungen und eine von schlecht ausgebildeten Pflegenden ausgeführte Pflege, führten zu einer Mortalität von 20 bis 25 Prozent in den Jahren 1721–1773. Als Ursache hierfür wurde das so genannte Hospitalfieber genannt, hervorgerufen durch zu viele Menschen auf geringem Raum sowie die mangelnde Lüftung und Beseitigung des Abfalls.

▮ Erste Verbesserungen der Pflege

Nach dem Brand des Hôtel-Dieu wurden neue Maßstäbe für die Krankenhausarchitektur gesetzt. Es wurden dezentral gelegene Pavillonkrankenhäuser geplant, d. h. mehrere kleinere Krankenhäuser sollten nebeneinander errichtet werden, um verbesserte hygienische Bedingungen zu garantieren.

Die Arbeitsbedingungen für die Pflegenden waren ebenfalls alles andere als gut. Auch sie litten erheblich unter den hygienischen Bedingungen, den

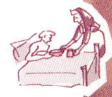

vielen Todesfällen und konnten den vielen Tausend Patienten weder quantitativ noch qualitativ gerecht werden. Eine Neugestaltung des Krankenhauswesens wirkte sich auch positiv auf das Arbeitsumfeld der Pflegenden aus. Das von Joseph II. 1784 in Wien errichtete allgemeine Krankenhaus sollte wegweisend werden für die Umgestaltung des Hospitalwesens zum Krankenhauswesens. Es verfügte über 2000 Betten, die auf eine Krankenabteilung, ein Siechenhaus, ein Findelhaus sowie einen Gebärbau und einen Narrenturm verteilt waren.

In Deutschland hatte für viele kleinere Häuser das um 1787 in Bamberg errichtete städtische Krankenhaus Vorbildcharakter. Es war ausschließlich für heilbare Kranke bestimmt. Viele ältere Hospitalanlagen wurden Ende des 18. Jahrhunderts umgewandelt und nahmen künftig nur noch Kranke auf. Die verbliebenen Hospitäler wurden zu Alten- und Pflegeheimen. Nach und nach trennte man auch die Kranken nach verschiedenen Krankheitsarten und verbesserte die Inneneinrichtungen.

Schon im 16. Jahrhundert hatte man psychiatrischer Kliniken eingerichtet, damals als „Tollhäuser" und „Irrenspitäler" bezeichnet. Die Möglichkeiten psychisch Kranken zu helfen waren jedoch äußerst gering und die Hilflosigkeit fand ihren Ausdruck in zum Teil erschreckenden Verhaltensweisen. So wurden Irre z. B. gegen Entgelt Besuchern vorgezeigt.

Katastrophale hygienische Verhältnisse, überfüllte Krankenhäuser und eine beängstigend hohe Mortalität waren die Ursache für eine Neugestaltung der Krankenhäuser: Zum erstem Mal wurden einzelne Krankenabteilungen räumlich und in der Belegung der Kranken unterschieden. Außerdem verbesserte man die hygienischen Zustände.

2.5.4 Medizin als Naturwissenschaft

Im 16. und 17. Jahrhundert kam es zu zahlreichen neuen Erkenntnissen in vielen Bereichen der Medizin, so z. B. in der Anatomie, die den Fortschritt der Medizin vorantreiben sollten. Andreas Vesalius oder *Vesal* (1514 – 1564) begründete eine neue Lehre der Anatomie, indem er Forschung aufgrund exakter Beobachtungen betrieb. Schon im Alter von 23 Jahren erwarb sich Vesalius den Professorentitel für Anatomie an der Universität von Padua. Im Jahr 1543 veröffentliche er ein später berühmt gewordenes Anatomielehrbuch mit über 300 Abbildungen unter dem Titel „Vom Bau des menschlichen Körpers in sieben Büchern" (De humani corporis fabrica libri septem). **Abbildung 2.18** zeigt die Fünfte Muskeltafel aus diesem Anatomielehrbuch.

Durch die von ihm durchgeführten Sektionen konnte er einige Irrtümer Galens beseitigen. Anerkennung fand er für seine Entdeckungen jedoch nicht. Vesalius verließ schließlich die Universität, gab die Forschung auf und arbeitete als Hofarzt und Chirurg am spanischen Königshof.

Dem Feldchirurgen *Amroise Paré* (1510 – 1590) verdankte die praktische Medizin wichtige Hinweise zur Wundbehandlung. Schussverletzungen verschloss er auf dem Feld mit einem Glüheisen oder siedendem Holunderöl, bis ihm eines Tages das Öl ausging und er statt dessen eine Salbe aus Eigelb, Rosenöl und Terpentin auftrug. Entgegen aller Erwartungen sahen diese Wunden am nächsten Tag wesentlich besser aus als alle anderen, was dazu führte, dass die bisherige Wundbehandlung zugunsten dieser neuen Methode aufgegeben wurde. Später unterband er Gefäße, statt sie mit Glüheisen oder Holunderöl zu verschließen.

Paré verfügte zudem über großes operatives Geschick und obwohl er keinerlei Lateinkenntnisse hatte, übernahmen ihn die Elitechirurgen des Kollegiums von St. Cosme und ermöglichten so seinen Aufstieg zum „Vater der Chirurgie".

Das 17. Jahrhundert setzte den Anfang der modernen Physiologie. Mit dem Nachweis des Blutkreislaufes machte der Engländer *William Harvey* (1578 – 1657) eine der bedeutendsten Entdeckungen. Bis zu dieser Zeit galt noch immer Galens Theorie der Blut- und Nährstoffverteilung. Belege hierfür hatte man jedoch nie finden können. Harvey suchte in

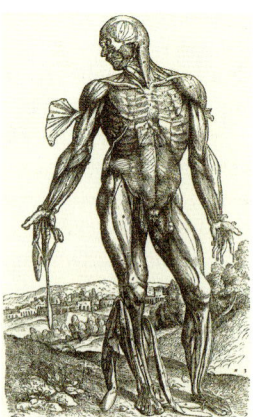

Abb. 2.18 Andreas Vesal: De humani corporis fabrica libri septem. Basel 1543

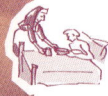

neuen Ansätzen nach der Grundlage von Herzschlag und Puls. 1628 fasste er seine Erkenntnisse in dem Buch „De motu cordis" (über die Bewegung des Herzens) zusammen. Seine Erkenntnisse wurden zunächst nicht anerkannt und selbst in seiner Praxis machte er sich unbeliebt, so dass er sich schließlich als Hofarzt beim englischen König verdingte; dort beendete er auch seine Laufbahn.

Harveys Modell des Blutkreislaufs ließ die Frage offen, wie das Blut von den Arterien in die Venen gelangen sollte. Diesen letzten, noch fehlenden Aspekt konnte der italienische Anatom *Marcello Malpighi* (1628 – 1694) klären. Er entdeckte, unterstützt durch das gerade von Galilei erfundene Mikroskop, im Gekröse des Frosches die Kapillaren und gilt als Begründer der mikroskopischen Anatomie.

 Harvey und Malpighi wiesen den Blukreislauf nach und lösten damit Galens Theorie der Blut- und Nährstoffverteilung ab.

■ **Theorie der Gesundheit und Krankheit**
Die Aufklärung machte vor der Medizin des 18. Jahrhunderts nicht halt. Dies zeigte sich darin, dass die Medizin sich nun auch Aufgaben der Krankheitsvorbeugung, der so genannten „Gesundheitspflege" zuwandte. Es kam zu zahlreichen öffentlichen Gesundheitsbelehrungen, die in Einzelschriften, Flugblätteraktionen, Vortragsreihen usw. an die Bevölkerung gerichtet wurden. Sehr wirkungsvoll waren die Maßnahmen nicht, führten aber dennoch zu einer Bewusstseinsänderung innerhalb der Medizin. Währenddessen hatten sich die wissenschaftlichen Erkenntnisse der Heilkunde ständig weiterentwickelt. Es wurden etliche theoretische Versuche unternommen, das Wesen der Krankheit zu erklären. Nach *Friedrich Hoffmann* (1660 – 1742) entstanden Krankheiten durch Tonusverlust bzw. spastische Zustände der Körperfasern und Gefäße. Seiner Meinung nach sollte der Arzt darauf achten, dass die normalen Spannungs- bzw. Strömungsverhältnisse aufrecht gehalten wurden. Neben Hoffmann waren es u.a. der Schweizer *Albrecht von Haller* (1708 – 1777) und der Engländer *William Cullen* (1710 – 1790), die sich ebenfalls dieser Thematik widmeten.

Neben diesen Versuchen der Krankheitserklärungen kam es zu einer entscheidenden Wende im Bereich der Grundlagenmedizin. Der Anatom *Giovanni Battista Morgagni* (1682 – 1771) führte Anatomie und klinische Beobachtung zusammen. Auf der Grundla-

ge der von ihm durchgeführten ca. 700 Sektionen veröffentlichte er ein fünfbändiges Werk: „De sedibus et causis morborum", („Über den Sitz und die Ursachen der Krankheiten"). Morgagnis Erkenntnisse widersprachen den noch immer vorherrschenden Theorien der alten Humoralpathologie. Er versuchte, die an den Leichen festgestellten Organveränderungen in einen ursächlichen Zusammenhang zu dem Krankheitsbild zu bringen. Seiner Meinung nach wurde die Krankheit durch das betroffene Organ und seine anatomischen Veränderungen bestimmt.

Als der große klinische Lehrer ging der Holländer *Herman Boerhaave* (1668 – 1738) in die Geschichte ein. Er unterrichtete direkt am Krankenbett und legte die Grundlage für die heute übliche klinische Untersuchung (Anamnese, Status, Diagnose, Prognose, Therapie).

Der österreichische Arzt *Leopold Auenbrugger* (1722 – 1809) entdeckte das Perkussionsverfahren, d.h. das Erkennen von Krankheiten durch Beklopfen der Körperoberfläche. Er stellte 1760 seine Entdeckung in dem Buch „Neue Erfindung zum Erkennen verborgener Krankheiten durch Beklopfen der Brusthöhle" vor.

Die Chirurgie hatte sich in den vorangegangenen beiden Jahrhunderten instrumentell und in den Operationstechniken stetig weiterentwickelt. Nach wie vor war die Chirurgie eine von der Medizin getrennte Disziplin, die als Handwerk an eigenen Chirurgieschulen gelehrt wurde. Der deutsche Arzt *Lorenz Heister* (1638 – 1758) ergriff als einer der ersten den Beruf des Chirurgen und verknüpfte die technischen Fertigkeiten mit anatomischen, physiologischen sowie pathologischen Grundlagen. Die französische Revolution war es schließlich, die durch ein Gesetz vom 4. Dez. 1794 die Trennung von Chirurgie und Medizin aufhob und damit die Vereinigung der beiden Fächer in ganz Europa in die Wege leitete.

 Medizinische Erkenntnisse und Entdeckungen der Neuzeit:
- Anatomie, 1543,
- Verbesserung der Wundbehandlung, 1550,
- Verbesserung der Chirurgie, 1550,
- Entdeckung des Blutkreislaufs, 1628,
- mikroskopische Anatomie, Entdeckung der Kapillaren, 1650,
- klinische Untersuchungsschritte, ca. 1700,
- Perkussionsverfahren, 1760,
- Vereinigung von Medizin und Chirurgie, 1794.

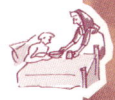

Syphilis, die Seuche der Neuzeit

Trotz aller Erfolge, die die Medizin zu verzeichnen hatte, war auch sie beim Auftreten neuer Seuchen häufig überfordert. Ein Beispiel hierfür ist die Syphilis, die zu Beginn der Neuzeit auftrat und kaum in den Griff zu bekommen war.

Die bisher unbekannte Krankheit wurde Anfang des 16. Jahrhunderts beschrieben und sorgte lange Zeit für problematische Verhältnisse in den Hospitälern, da die Patienten nicht starben, sondern chronisch krank wurden. Es war die Syphilis, die damals auch als spanische Lustseuche oder Franzosenkrankheit bezeichnet wurde, da sie nach der französischen Belagerung Neapels 1495 in ganz Europa auftauchte.

Nach Entdeckung der Ansteckungsquelle (die Syphilis wird durch Treponema pallidum fast stets unmittelbar beim Geschlechtskontakt übertragen) wurden erste seuchenhygienische Maßnahmen ergriffen, um eine weitere Verbreitung zu vermeiden. So wurde u. a. die Tradition der öffentlichen Badestuben aufgegeben. Die erkrankten Patienten wurden zu chronischen Behandlungs- und Pflegefällen, die die Hospitäler und Aussätzigenhäuser füllten. Therapeutisch versuchte man sich über Schmierkuren mit Quecksilber zu helfen, was häufig zur Vergiftung des Erkrankten führte.

Heute ist die Syphilis immer noch eine gefährliche, chronisch verlaufende Geschlechtskrankheit.

Die Syphilis wurde als persönliche Schuld oder Strafe der Erkrankten gesehen, da diese genau an jenem Körperteil erkrankten, mit dem sie sich versündigt hatten. Dies führte zu einer weiteren gesellschaftlichen Tabuisierung der Genitalsphäre und verstärkte die Theorie vom selbstverschuldeten Leiden.

2.5.5 Beginn der Kinderheilkunde

Die Situation des Kindes zu Beginn des 18. Jhd. war nicht einfach. Die Geburtenrate war hoch, jedoch die Wochenbettsterblichkeit ebenso. So stellte die „Encyclopédie francaise" für die Mitte des 18. Jahrhunderts fest, dass ein Viertel der Kinder bereits im ersten Jahr starb, in den zwei ersten Lebensjahren ein Drittel und bis zum dritten Jahr mindestens die Hälfte der Kinder.

Für die Heilkunde erwuchsen aus dieser Situation neue Aufgaben, zumal sich in Philosophie und Pädagogik eine Umbewertung des Kindesalters vorbereitet hatte. Rousseau erkannte die Kinder als erzie-

hungsfähige Glieder der Gemeinschaft an. Der Staat sah sich veranlasst mit Unterstützung der Medizin und eines anwachsenden sozialen Netzes sich vor allem der armen, ausgesetzten und kranken Kinder anzunehmen und sich um deren Überleben zu bemühen. Vor diesem Hintergrund wurden die kranken Kinder zum Gegenstand intensiver ärztlicher Anstrengungen. Ein besonderes Anliegen der Aufklärung war es, mit Unterstützung der Medizin vor allem die Kindersterblichkeit zu senken, um den Kindern dann eine vernünftige Erziehung zu ermöglichen.

Entdeckung der Schutzimpfung

Der erste echte Fortschritt wurde mit der Einführung der Pockenimpfung erzielt.

Der englische Landarzt *Edward Jenner* (1749 – 1823) erkannte durch die Arbeit in seiner Praxis, dass Melkerinnen, die sich während ihrer Arbeit mit Kuhpocken infiziert hatten, später gegen die Menschenpocken immun waren. Hieraus schloss er, dass eine Infektion mit Kuhpocken einen Schutz vor Menschenpocken bildete.

Jenner impfte daraufhin einen achtjährigen Jungen erst mit Kuh- und dann mit Menschenpocken, ohne dass dieser erkrankte. Als er 1798 diesen Fall veröffentlichte, war dies zugleich der Beginn der aktiven Schutzimpfung. In Deutschland kam es 1874 im Rahmen des Reichsimpfgesetzes zur gesetzlichen Impfpflicht gegen Pocken.

Kinderkrankenhäuser

Das Bestreben die Kindersterblichkeit zu senken, ließ das Konzept der Ambulatorieren entstehen, wonach die Kinder in ihrer Umgebung belassen und dort medizinisch und pflegerisch betreut wurden. Der englische Arzt *G. Armstrong* gründete 1769 die erste Poliklinik für Kinder in London. Der Wiener Arzt *Mastalier* errichtete 1787 das erste „öffentliche Kinderkrankeninstitut". In Deutschland entstand 1793 in Breslau das „Institut für arme, kranke Kinder". In Paris eröffnete man 1802 das erste Kinderkrankenhaus, das Hospital „des enfants malades". In Berlin gab es bereits 1843 zwei Kinderkrankenhäuser.

Die Entwicklung in der medizinischen und pflegerischen Betreuung kranker Kinder zeigte sich auch in der Literatur. So schrieb der schwedische Arzt *Nils Rosen von Rosenstein* (1706 – 1773) ein umfassendes Lehrbuch der Kinderheilkunde und von 1784 – 90

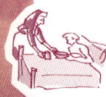

verfasste der Engländer *Michael Underwood* (1737–1820) ein pädiatrisches Standardwerk, welches weit über England hinaus Anerkennung fand. Bis zum Ende des 18. Jahrhunderts ging es in der kinderheilkundlichen Literatur in erster Linie um präventive Maßnahmen, mit denen vermieden werden sollte, dass die schwache kindliche Physis irgendwie in Gefahr kam. Zahlreiche Hinweise, wie vorzugehen sei, wurden deshalb an die gerichtet, die sich um die kranken und hinfälligen Kinder bemühten: die Mutter, Amme oder der Pädagoge.

Die Neuzeit zeichnet sich zum einen durch einen extremen Mangel an qualifizierten Pflegepersonen aus. Zum anderen führen die medizinischen Erkenntnisse zu einer verstärkten Nachfrage nach medizinisch-pflegerischer Versorgung.

2.6 Das 19. Jahrhundert

Das 19. Jahrhundert wurde ganz entscheidend von der Industrialisierung beeinflusst, die ihren Anfang mit der Erfindung der Dampfmaschine durch *James Watt* (1769) nahm. Im Gegensatz zu England setzte sich die Industrialisierung in Deutschland nur langsam durch. Zur Industriellen Revolution kam es durch die Zunahme der technischen Erfindungen, der verbesserten Hygiene und Gesundheitsvorsorge, der wachsenden Nahrungsmittelproduktion und der stetig ansteigenden Bevölkerungszahl.

Vor 1848 lebte die Mehrzahl der Lohnarbeiter noch auf dem Land; das änderte sich in der zweiten Hälfte des Jahrhunderts. Es kam zur so genannten Landflucht, die Menschen suchten Arbeit in der Stadt. Unter unmenschlichen Bedingungen wurden die Arbeiter dem Takt der Maschine unterworfen. Täglich waren 16 bis 17 Stunden Arbeit zu leisten für so geringe Löhne, dass Frauen und Kinder ebenfalls in die Fabrik gehen mussten, um das Existenzminimum der Familie zu sichern.

In beengten Wohnverhältnissen hausten die Familien und konnten sich mit ihren Einkünften knapp am Leben halten. Fehlende Hygiene und eine unzureichende Ernährung förderten Seuchen und die Entstehung von Krankheiten, die schlimme soziale und existenzielle Folgen hatte, da keine finanziellen Rücklagen gebildet werden konnten.

Als Antwort auf die daraus entstehende soziale Krise wurde Ende des 19. Jahrhunderts die Sozialversicherung eingeführt, die in drei Gesetzen ihren Ausdruck fand: 1883 kam es zur Verabschiedung des Krankenversicherungsgesetzes, 1884 zum Unfallversicherungsgesetz, 1889 zum Gesetz betreffend der Invaliditäts- und Altersversicherung.

Die veränderten Rahmenbedingungen blieben nicht ohne Einfluss auf die Pflege in den Krankenhäusern. Bedingt durch die Industrialisierung kam es zu einem Bevölkerungswachstum mit einer parallel verlaufenden Zunahme der Arbeiterschicht. Im Krankheitsfall waren die Arbeiter auf die Hilfe des Krankenhauses angewiesen, da die familiären Bindungen schwächer wurden.

2.6.1 Konfessionelle und weltliche, freiberufliche Pflege

Anfang des 19. Jahrhunderts stand es ziemlich schlecht um das Ansehen der Krankenpflege. Ohne jegliche Fachkenntnis konnte jeder der wollte, die Krankenpflege ausüben. Von den Krankenhäusern wurde das gern in Anspruch genommen. Dementsprechend unzureichend war die Pflege. Recht anschaulich beschrieb *Johann Friedrich Dieffenbach* (1792–1847) in seinem Buch „Anleitung zur Krankenwartung" von 1832 die Situation der Pflege:

Anleitung zur Krankenwartung

„§ 3 Es ist ein wahrer Jammer anzusehen, welche Menschen man als Krankenwärter und Wärterinnen anstellt. Jeder Alte, Versoffene, Triefäugige, Blinde, Taube, Lahme, Krumme, Abgelebte, jeder, der zu nichts in der Welt mehr taugt, ist dennoch nach Meinung der Leute zum Wärter gut genug. (…) So ist denn dieser schöne, edle Beruf in Verruf gekommen. Man suche Krankenwärter und welcher Auswurf der Menschheit sammelt sich da und wie wenig ehrbare, brave, tüchtige Menschen…" (Möller 1994, S. 57).

Hier war eine Neuorganisation notwendig, denn weder die Ordenspflege, noch die im Lohnwartsystem Beschäftigten konnten quantitativ und qualitativ den steigenden Anforderungen gerecht werden. Es kam zur Gründung von zahlreichen konfessionellen und weltlichen Krankenpflegevereinigungen, die versuchten, sich den Problemen zu stellen. Die Differen-

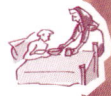

zen zwischen den religiösen und weltlichen Mutterhausverbänden und der ▶ *freiberuflichen Pflege* verschärften sich indes: Während die Angehörigen der freiberuflichen Krankenpflege diese als Beruf sahen, der eine qualifizierte Ausbildung zur Grundlage haben und eine entsprechende Bezahlung beinhalten sollte, herrschte bei den Mutterhausverbänden die Auffassung vor, dass die Krankenpflege in erster Linie als ein mehr oder weniger unentgeltlicher Dienst zu verstehen war. Aus diesen unterschiedlichen Positionen heraus konnte sich kaum ein berufliches Selbstverständnis entwickeln. Steppe (1990) beschreibt drei Ursachen die im 19. Jahrhundert von großer Bedeutung für die weitere Entwicklung waren:

1. Arbeitsteilung zwischen Pflege und Medizin und damit zugleich die geschlechtsspezifische Arbeitsteilung zwischen Frauen und Männern: Mit der Etablierung der Medizin als Naturwissenschaft benötigten die Ärzte ein ihnen untergeordnetes Personal, welches die Arbeiten abnahm, die eher als unwissenschaftlich betrachtet wurden, wie z.B. Kommunikation und Fürsorge. Hinzu kam, dass gerade die bürgerlichen Frauen eine Betätigung suchten, in denen sie ihre weiblichen Fähigkeiten voll zur Entfaltung bringen konnten. Die Pflege wurde als der Beruf für die bürgerliche Frau erkannt.
2. Durchdringung auch der freiberuflichen Pflege mit den ethischen Werten des unentgeltlichen Liebesdienstes: Motiviert von der christlichen Nächstenliebe gingen die bürgerlichen Frauen in die Pflege und übertrugen ihre Vorstellungen auch auf die freiberufliche Pflege.
3. Zuordnung der Pflege zu den bürgerlichen Berufen und damit als Beruf für die bürgerlichen Frauen: Die bürgerliche Frau in der Pflege lehnte zugleich alle Bestrebungen der Arbeiterbewegung ab, den Arbeitsalltag erträglich zu gestalten.

In vier Organisationsformen, der katholischen Ordenspflege, der evangelischen Diakonie, den weltlichen Mutterhausverbänden und der freiberuflichen Krankenpflege versuchte man eine Veränderung der Situation herbeizuführen.

> Eine als desolat zu beschreibende Krankenpflege, inhaltlich zerrissen, stand am Anfang des 19. Jahrhunderts und konnte den neuen Anforderungen weder qualitativ noch quantitativ gerecht werden.

▌ Katholische Ordenspflege

Die katholische ▶ *Ordenspflege* bildete im frühen 19. Jahrhundert den Anfang der organisierten Krankenpflege. Die Säkularisation in Frankreich hatte zur Folge, dass die Klöster dort Ende des 18. Jahrhunderts fast alle aufgelöst wurden. Die ausfallenden Arbeitskräfte der Barmherzigen Schwestern im Bereich der Krankenpflege waren jedoch nicht zu ersetzen. Schon 1802 wurden die „Filles de la Charité" wieder zur Ausübung der Armen- und Krankenpflege zugelassen.

In Deutschland waren Anfang des 19. Jahrhundert drei weibliche katholische Pflegeorden von Bedeutung, die alle in der Tradition der Barmherzigen Schwestern standen. Ihnen war die Ausübung der Krankenpflege als christliche Liebestätigkeit gemeinsam:

▌ Borromäerinnen

Seit 1811 sandte das Mutterhaus von Nancy Borromäerinnen in Krankenhäuser des französisch beeinflussten Rheinlandes, damit sie dort ihre Unterstützung in der Krankenpflege anböten. In Trier wurde 1849 ein eigenes Provinzialmutterhaus der Borromäerinnen gegründet. Die meist aus der bürgerlichen Klasse stammenden Mädchen mussten eine festgelegte Summe als Einlage mitbringen.

Die Arbeiten in der Pflege erlernten die Mädchen von geübten älteren Schwestern. An eine drei Monate dauernde Probezeit schloss sich das Noviziat an. Nur etwa 25% der Bewerberinnen legte schließlich das Gelübde ab und wurde in den Orden aufgenommen.

▌ Clemensschwestern

Die Genossenschaft wurde 1808 in Münster von Bischof Clemens August Freiherrn Droste zu Vischering (1773 – 1845) gegründet und widmete sich neben der Krankenpflege der Erziehung von Waisen und der Betreuung von Strafgefangenen. Eine Ausbildung in der Pflege erhielten die Schwestern nicht, die Kenntnisse wurden durch das praktische Tun auf Station erlernt.

▌ Vinzentinerinnen

Sie gründeten 1823 ein Mutterhaus in Straßburg und trugen zu einer verbesserten pflegerischen Versorgung in Hessen, Bayern und Österreich bei (**Abb. 2.19**).

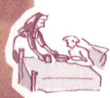

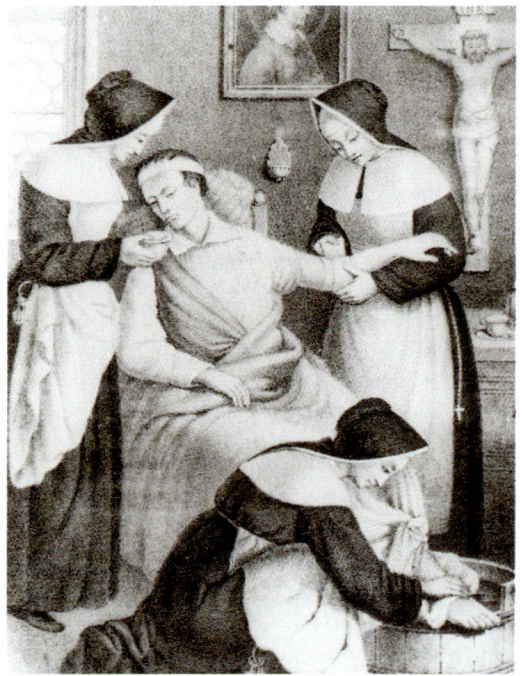

Abb. 2.19 Barmherzige Schwestern (Vinzentinerinnen) vom Mutterhaus Nancy in der Tracht von Trier und Koblenz

Es folgten weitere Mutterhausgründungen in Fulda, Paderborn und Hildesheim. Auch hier mussten die aufgenommenen jungen Frauen aus gutem Hause stammen und eine Mitgift bringen. Nach Ablauf von Postulat und Noviziat wurden die Gelübde und die Verpflichtung zur Armen- und Krankenfürsorge abgelegt. Die Vinzentinerinnen erfuhren Unterstützung durch König Ludwig I., es kam zu Neugründungen in München (1832) und zahlreichen anderen Städten.

Die pflegenden Ordensschwestern standen nach wie vor in der Tradition der alten kirchlichen Pflegegemeinschaften. Die tätige Nächstenliebe (▶ *Caritas*) und die selbstlose Hingabe der Schwestern an den Dienst am Kranken stellten das Fundament der Arbeit dar und beruhten auf den ehemals gesetzten Grundlagen. Einen Unterricht erfuhren die Schwestern über ältere Mitschwestern am praktischen Beispiel. Der Gebrauch von Lehrbüchern lässt sich nur selten nachweisen. Der gute Ruf der traditionellen katholischen Ordenspflege war auch unter der evangelischen Bevölkerung weit verbreitet und machte die Unterschiede zum Lohnwärtertum deutlich.

▌ Theodor Fliedner und die evangelische Diakonie

Die Bemühungen, die katholische Ordenspflege wieder aufleben zu lassen, blieben nicht ohne Einfluss auf die protestantisch besiedelten Räume. Das positive katholische Vorbild sollte Nachahmer unter den Protestanten finden. Deren Bemühungen basierten, wie schon in den katholischen Kreisen, auf der allgemeinen Kritik an der Krankenpflege, dass diese keine Nähe mehr zu der christlichen Nächstenliebe habe. Die wichtigsten Vertreter waren Amalie Sieveking, Johann Daniel Neigebaur, Freiherr vom Stein, Johannes Evangelista Gossner und vor allem Theodor Fliedner.

Amalie Sieveking (1794–1859) gründete 1831 unter dem Eindruck einer Choleraepidemie einen „Weiblichen Verein für Armen- und Krankenpflege". Ziel war es, mit Unterstützung gebildeter Frauen die Hauspflege zu reaktivieren.

Theodor Fliedner (1800–1864) hatte entscheidenden Einfluss auf die Krankenpflege des 19. Jahrhunderts (**Abb. 2.20**).

Fliedner erkannte, dass eine Verbesserung der bisher unzulänglichen pflegerischen Versorgung der Kranken notwendig war. Die Tatsache, dass ein großer Bedarf an besserem Pflegepersonal bestand, wurde von Fliedner mit dem Gedanken der Diakonie verknüpft. Er begann seine Bemühungen mit der Gründung des „Evangelischen Vereins für christliche Krankenpflege in der Rheinprovinz und Westfalen" im Jahr 1836. In Kaiserswerth kaufte er ein Haus und bezog es am 13. Oktober 1836 mit 33 Kranken und 4 Pflegerinnen.

Fliedner ging es vor allem um die armen Menschen unter den Kranken. Sie sollten sowohl im Krankenhaus als auch in ihren Wohnungen gepflegt werden. Die Pflege sollte von weiblichen Diakonissen ausgeübt werden. Als Diakonissen wurden neben den Frauen aus eher ländlichen Gegenden vor al-

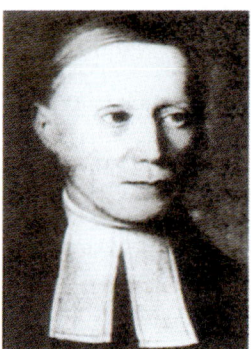

Abb. 2.20 Theodor Fliedner (1800–1864). Bildnis von O. Mengelberg ca. 1857

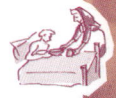

lem auch bürgerliche Frauen gewonnen. Die Frauen verpflichteten sich auf der eingesetzten Stelle zu dienen, als Gegenleistung wurden sie auf Lebenszeit versorgt. Insbesondere für viele bürgerliche Frauen schien es attraktiv zu sein, im Geist des frühchristlichen Diakoniegedankens unter Führung und Versorgung des Mutterhauses in der Öffentlichkeit tätig zu sein, so dass die Zahl der Diakonissen schnell anstieg.

Nach Fliedner galt es die Ausbildung der Diakonissen zu fördern, denn seiner Meinung nach konnten nur ausgebildete Krankenschwestern eine gute Pflege ausüben. Als Vorbild für die Organisation dienten die Barmherzigen Schwestern. So übernahm er u.a. den Gedanken des Mutterhauses. Die Unterrichtung der Schwestern sollte durch einen Arzt erfolgen, der sowohl praktische als auch theoretische Anweisungen zu geben hatte. Die Schwestern sollten bewusst als Helferin des Arztes ausgebildet werden.

Ergänzt wurde der Unterricht durch seine Frau *Friederike Fliedner* (1800–1842) und durch die erste Diakonisse Gertrud Reichardt, die eine erfahrene Pflegerin war. Das von Johann Friedrich Dieffenbach verfasste Buch „Anleitung zur Krankenwartung" wurde dem Unterricht zugrunde gelegt.

Die Verbindung des Diakoniegedankens mit der Ausübung der Krankenpflege brachte so manche Probleme mit sich. Ging es Fliedner, dem Theologen, vor allem darum, dass der Krankendienst als kirchliches Amt von frommen Frauen ausgeführt wurde, so war seine Frau Friederike anderer Auffassung. Sie sah vor allem die freiwillige Bereitschaft der Frauen, die sich zum Krankendienst meldeten. Diese waren jedoch häufig nicht der geistlichen Verantwortung einer Diakonisse gewachsen.

So kam es, dass tüchtige Krankenpflegerinnen aufgenommen wurden, die jedoch nicht die Voraussetzung zum Diakonissenamt mitbrachten und umgekehrt.

Die Entwicklung des Diakonissenvereins ist eng verknüpft mit dem Engagement von Friederike Fliedner, die sich unermüdlich für das Anliegen ihres Mannes einsetzte.

Die Verpflichtung der unverheirateten Frauen, sich für fünf Jahre im Diakonissenverein zu engagieren, verschaffte ihnen das Recht, unangefochten in der Öffentlichkeit einem Beruf nachzugehen. Die Frauen erhielten freie Dienstkleidung und ein festes Gehalt.

Hinzu kamen freie Kost und Wohnung, Medikamente und ärztliche Behandlung, Versorgung bei Dienstunfähigkeit und Alter und weitere Vorteile, so dass ein Eintritt in die Diakonissenanstalt für die meisten Pflegerinnen mit einer Standeserhöhung verbunden war.

Die zweite Frau Fliedners, *Caroline Bertheau* (1811–1892) unterstützte ihn ebenfalls in seiner Arbeit und wurde nach der Heirat mit Fliedner Vorsteherin der wachsenden Diakonissenanstalt. Nach Fliedners Tod führte sie sein Werk fort.

Fliedners Vorstellungen von der Krankenpflege und dem Leben der Diakonissen waren tief in dem frühchristlichen Diakoniegedanken verwurzelt. Die Diakonisse dient in ihrer Pflege dem Herrn selbst, die Arbeit am Kranken ist Arbeit am Reich Gottes. So unterrichte Fliedner abends u.a. in Bibelkunde, Glaubenslehre und Ethik der Krankenpflege. Fliedner schuf mit seiner Konzeption die Voraussetzung für die Krankenpflege als dem bürgerlichen Frauenberuf schlechthin.

Die Diakonissen verbreiteten sich rasch über ganz Deutschland und gründeten schon bald Häuser in fast allen europäischen Ländern, dem Balkan, Russland, Nordafrika usw.

Die Historikerin Anna Sticker, die ein Buch über das Ehepaar Fliedner geschrieben hat, bezeichnete den 13. Okt. 1836, den Tag an dem das Diakonissenmutterhaus in Kaiserswerth eröffnet wurde, als den Beginn der neuzeitlichen Krankenpflege.

Die Bemühungen der konfessionellen Verbände wurden allerdings nicht ausschließlich positiv aufgenommen. So sprach der Mediziner Virchow diesen die Existenzberechtigung ab, weil seiner Meinung nach jede kirchliche Aufgabe eines Pflegenden verhindere, dass die Pflege rein sachlich angesehen werden konnte. Die Kritik änderte jedoch nichts daran, dass nach wie vor ein großer Mangel an Pflegekräften bestand, dem auch die bestehenden Alternativen, wie das Lohnwärtertum, nicht gerecht werden konnten.

■ **Weltliche Mutterhausverbände/ Frauenvereine**

Für die Entstehung neuer Organisationsformen der Pflege waren nicht zuletzt die zahlreichen Kriege mitverantwortlich. In Deutschland entstanden z.B. die Frauenvereine im Zusammenhang mit den Kriegen Befreiung von der napoleonischen Herrschaft. Der Einsatz der Frauen in den Befreiungskriegen wurde als vorbildlich für eine soziale Betätigung der Frau betrachtet. Die Frauen wurden zur Unterstüt-

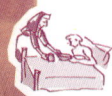

zung der verwundeten und erkrankten Krieger und zur Linderung des im Lande verbreiteten Notstandes eingesetzt. Eine Woche nachdem der preußische König, Friedrich Wilhelm III., einen Aufruf an sein Volk gerichtet hatte, unterzeichneten neun deutsche Prinzessinnen einen „Aufruf an die Frauen im preußischen Staate". Sie gaben hierin die Gründung eines „Frauen-Vereins zum Wohle des Vaterlandes" bekannt. Die Resonanz war groß, es bildeten sich rasch an vielen Orten vaterländische Frauenvereine. Aufgabe der Frauenvereine war, wie von den Prinzessinnen vorgeschlagen, die unmittelbare Hilfeleistung zur Unterstützung des nationalen Befreiungskrieges. Die meisten Vereine nannten in ihren Satzungen neben der Pflege und Versorgung der kranken und verwundeten Soldaten, die den eigentlichen Zweck der Vereine begründeten, Aufgaben wie die Beschaffung von Sanitätsmitteln, die Haus- und Altenpflege und den Einsatz bei außerordentlichen Notfällen.

Nach den Freiheitskriegen gewannen die Ziele der Frauenbewegung in Deutschland, z.B. die Forderung nach sozialer und kultureller Gleichstellung der Frau, wieder an Bedeutung. Es waren jedoch nicht viele Frauenvereine, die nach den Befreiungskriegen noch bestanden, so dass ihre Bedeutung vor allem in ihrer Funktion als auslösendes Moment für das Engagement der Frauen in der sozialpflegerischen Arbeit liegt.

Die vaterländischen Frauenvereine und die anlässlich zahlreicher Kriege neu entstandenen Krankenpflegeorganistionen waren in ihren Zielsetzungen weitgehend identisch. Die Motive reichten von der selbstlosen Hilfsbereitschaft bis hin zu dem Ziel, ein pflegerisch gut betreutes Heer zu haben.

Pflege in der 1. Hälfte des 19. Jhd.:
- kein berufliches Selbstverständnis, da:
  - Arbeitsteilung zwischen männlicher Medizin und untergeordneter weiblicher Pflege,
  - Pflege als christlicher Liebesdienst,
  - Pflege als bürgerlicher Beruf, keine Identifikation mit der Arbeiterbewegung.
- Zweige der Pflege:
  - katholische Ordenspflege: Borromäerinnen, Clemensschwestern, Vinzentinerinnen,
  - evangelische Pflege: Theodor Fliedner (weibliche Diakonissen als Pflegerinnen),

- weltliche Mutterhausverbände: Frauenvereine zur Pflege, vor allem im Krieg.

■ **Agnes Karll und die freiberufliche Krankenpflege**
Gegen Ende des 19. Jahrhunderts kam es erneut zu einem Mangel an Pflegekräften, der u.a. auch durch die Verabschiedung des Krankenversicherungsgesetzes im Jahr 1883 ausgelöst wurde. Nun waren auch solche Bevölkerungsschichten im Krankenhaus anzutreffen, die sich vorher einen Krankenhausaufenthalt nicht leisten konnten. Die Anzahl der Krankenhäuser und der Krankenhausbetten stieg in den folgenden Jahren von 100 000 im Jahr 1877 auf 260 000 im Jahr 1900.

Fast alle in der Krankenpflege tätigen Schwestern waren an ein Mutterhaus gebunden. Die konfessionellen Schwestern, Rotkreuzschwestern sowie viele weltliche, bürgerliche Schwestern hatten als Organisationsform das Mutterhaussystem übernommen und orientierten sich an den christlich motivierten Werten in der Ausübung der Krankenpflege. Die nichtkonfessionell gebundenen, in der Pflege tätigen Schwestern wurden vielfach als „wilde Schwestern" tituliert. Man warf ihnen unehrenhafte Motive, vor allem im Umgang mit Männern, vor. J. Stangenberger schrieb 1901: „nur den weltlichen Schwestern, den so genannten „wilden" ... ist der ganze männliche Körper schrankenlos preisgegeben, und sie machen von dieser Lizenz den ausgiebigsten Gebrauch ... Angesichts dieser Zustände kann man nicht dringend genug an Eltern und Erzieher die Mahnung richten: Hütet Eure Pflegebefohlenen! Hütet Eure Töchter vor der Krankenpflege, und können sie wirklich dem inneren Drange nicht widerstehen, so gebt nicht zu, dass sie in eine andere als religiöse Schwesterngemeinschaft eintreten..." (Möller 1994, S. 96). Es herrschte zudem die Überzeugung vor, dass nur Mutterhausschwestern eine reine, moralisch einwandfreie Gesinnung haben konnten. Beruflich ausgeübte Pflegetätigkeit ohne Einbindung in christliche Ethik galt als verwerflich.

Nach dem Verständnis der konfessionellen Verbände und des Roten Kreuzes war die Krankenpflege vor allem als „Liebestätigkeit" zu verstehen und bedurfte selbstverständlich keiner Bezahlung. Bisher schlossen die Krankenhäuser mit den Mutterhäusern Verträge ab, in denen die finanziellen Inhalte geregelt waren. Danach erhielten die Schwestern allenfalls ein Taschengeld sowie freie Unterkunft und Verpflegung.

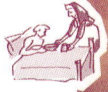

Die nicht gebundenen, freiberuflichen Schwestern arbeiteten vielfach in der Privatpflege und hatten zumeist unter katastrophalen Arbeitsbedingungen zu leiden. Die Arbeitszeiten betrugen oft 15 Stunden und mehr, es gab keine entsprechenden Erholungszeiten und für den Krankheits- oder Rentenfall keine Absicherung. Hinzu kam eine absolut unzureichende Bezahlung und völlige Arbeitsüberlastung. Der oft zweifelhafte Ruf der Schwestern war auch darauf zurückführen, dass sie häufig nur wenig oder gar nicht ausgebildet waren. Eine ehemalige Rotkreuzangehörige war es schließlich, die auf die Missstände aufmerksam machte und Veränderungen herbeiführen wollte.

Agnes Karll (1868 – 1927), in Embsen in der Lüneburger Heide geboren, besuchte bis zur 8. Klasse die Schule und trat anschließend in eine Privatschule für Erzieherinnen und Privatlehrerinnen ein. Bis zu ihrem 19. Lebensjahr arbeitete sie als Hauslehrerin auf einem mecklenburgischen Gutshof. Nachdem zwei ihrer Geschwister sehr früh gestorben waren und sie von der Arbeit einer Schwester während einer Diphtherieepidemie auf dem Lande erfahren hatte, wuchs in ihr der Wunsch, in die Krankenpflege zu gehen. Sie trat im August 1887 ins Rotkreuzmutterhaus „Clementinenstift" in Hannover ein und absolvierte dort zunächst eine Probezeit von sechs Monaten (**Abb. 2.21**).

Nach dieser Zeit, in der sie von den älteren Schwestern angelernt wurde und während der sie häufig unter der Heftigkeit und den Quälereien der Oberin zu leiden hatte, verpflichtete sie sich zu den üblichen drei Dienstjahren, in denen sie ein geringes Taschengeld erhielt, welches bei weitem nicht ausreichte, um den inzwischen in Not geratenen Vater finanziell zu unterstützen.

Nach den drei Jahren, die ihr deutlich die Missstände in der Krankenpflege vor Augen führten, wechselte sie aus dem Mutterhausverband in die ▶ *freiberufliche Pflege*, um in Berlin als Privatpflegerin zu arbeiten. Hier erfuhr sie zum einen Diskriminierung durch die Mutterhausverbände und zum anderen die Ausbeutung durch die Besitzerinnen der privaten Schwesternheime, in Form von katastrophalen Arbeitsbedingungen und der auch hier ungenügenden Bezahlung. In den zehn Jahren, die sie in der Privatpflege verbrachte, arbeitete sie sich an den Rand des körperlichen Ruins.

Agnes Karll stand mit ihren Erfahrungen nicht allein und fand bald Mitstreiterinnen, die sich mit ihr

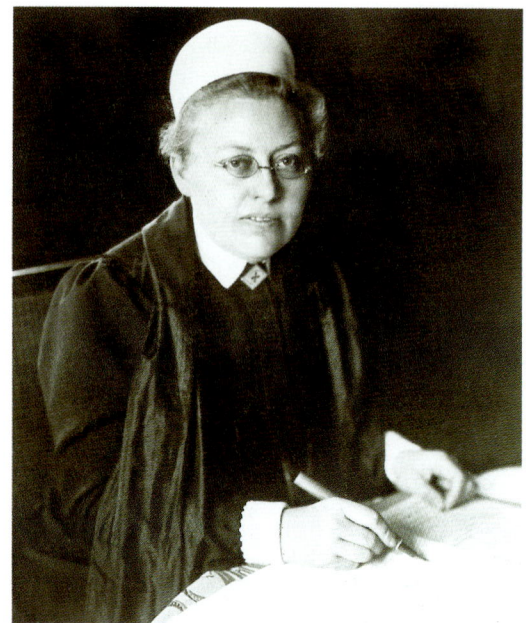

Abb. 2.21 Agnes Karll. Fotografie aus dem Jahre 1912

für bessere Arbeitsbedingungen einsetzten. Ziel sollte es sein, die Krankenpflege zu einem nicht gesundheitsgefährdenden, gesellschaftlich anerkannten und selbständigen Frauenberuf zu machen. Am 11. Januar 1903 kam es zur Gründungsversammlung der „Berufsorganisation der Krankenpflegerinnen Deutschlands (B.O.K.D. oder B.O.)", nachdem Agnes Karll hierfür die Satzung entworfen hatte. Die Berufsorganisation bot ihren Mitgliedern, die alle eine ausreichende Berufsausbildung und mindestens dreijährige Berufserfahrung vorweisen mussten, die Vermittlung eines Arbeitsplatzes an, wobei die Selbständigkeit im Vertragsabschluss gewährleistet wurde. Damit wurde die Bindung an ein Mutterhaus aufgegeben. Der Beitrag zur Organisation war gering, das Gehalt stand den Schwestern frei zur Verfügung. Darüber hinaus stand die B.O.K.D. ihren Mitgliedern in Arbeits- und Rechtsfragen zur Seite. Das Verbandsabzeichen stellte das Lazaruskreuz da und es wurde eine Verbandstracht eingeführt.

Um die Mitglieder besser informieren und vor allem auch um Aufklärungs-, Bildungs- und Erziehungsarbeit leisten zu können, erschien am 5. Oktober 1905 die erste Ausgabe der „Mitteilungen an unsere Schwestern", die im Januar 1906 von der Zeitschrift „Unterm Lazaruskreuz" abgelöst wurde (**Abb. 2.22**).

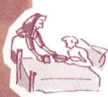

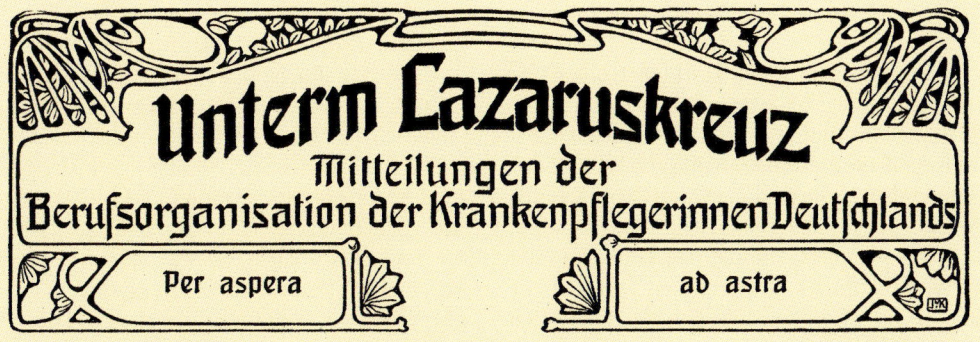

Unterm Lazaruskreuz
Mitteilungen der
Berufsorganisation der Krankenpflegerinnen Deutschlands

Per aspera — Ich dien' — ad astra

Berlin, 1. Januar 1906 Jahrgang I, Nr. 1

Unsere Zeitung.

Die Vorverhandlungen für unser Blatt sind dem Abschluß nahe. Dasselbe bringt 7 Seiten Text und kostet 3 Mk. jährlich für jede Schwester. Vielleicht sind wir mit der Zeit sogar im Stande, den Preis herabzusetzen oder den Umfang zu vergrößern, je nachdem das Bedürfnis zum Ausdruck kommt. Wir hoffen den Inhalt so anregend wie möglich gestalten zu können, wenn uns vorläufig auch noch die Mittel fehlen, um wissenschaftliche Aufsätze zu bezahlen. Da uns der Inhalt des „British und des American Journal of Nursing" rückhaltlos zur Verfügung gestellt ist, werden wir immerhin ausreichend Stoff aus dem beruflichen Leben haben und hoffen, daß auch unsere Schwestern sich bald zu eigenen Beiträgen entschließen. Um aber ein Blatt in diesem Umfange so billig herzu-

stellen und vor allen Dingen, um auch direkte, regelmäßige Fühlung mit allen unsern Schwestern zu haben, muß das Blatt von jeder Einzelnen, auch von den passiven Schwestern gehalten werden. Es giebt in unserm großen Kreise (z. Z. 587 aktive, 120 passive Schwestern) wohl nur eine sehr kleine Anzahl, denen es pekuniär unmöglich ist, 3 Mk. für unser Blatt zu zahlen. Von vornherein von der Zahlung sind befreit: 1) unsere Gemeindeschwestern, deren Gehalt 300 Mk. nicht übersteigt; 2) die Schülerinnen, so lange sie nicht 10 Mk. monatliches Taschengeld haben, und 3) alle kranken und alten Schwestern, die nicht berufstätig sein können. Der Betrag ist am 1. Januar 06 mit dem Jahresbeitrag im Voraus zu zahlen.

Mitteilungen an unsere Schwestern, 10/1905

Unsere Ziele.

Als im letzten Jahrhundert der überraschend schnelle Aufschwung der Industrie alle Lebens= und Arbeitsverhältnisse verschob, wurde das Leben der Frau davon in der weitgehendsten Weise beeinflußt und umgestaltet. Bis dahin hatten ihre Hände einen sehr großen Teil der täglichen Lebensbedürfnisse aus den Urbestandteilen gefertigt, sie hatte Seife gekocht, Lichte gezogen, aus Flachs und Wolle den Faden gesponnen, die Stoffe gewebt, die Gewänder genäht; ihr Leben war reichlich ausgefüllt durch die Sorge für die täglichen Bedürfnisse der Familie. Neben der Hausfrau war Platz genug im Hause für unverheiratete weibliche Verwandte und heranwachsende Töchter. Die Großmütter und Tanten waren sehr willkommene Hilfen bei den vielen Arbeiten, die auch die Vorsorge für die Ernährung in weit größerem Maße brachte, als man das heute allgemein kennt, denn damals mußte jeder Haushalt selber backen, schlachten und die Vorräte an Obst und Gemüse für die Aufbewahrung vorbereiten. Mit überraschender Schnelligkeit verdrängte die Maschine überall die Frauenhand, drängte die Frauen des vierten Standes aus dem Hause in die Fabrik, machte eine große Zahl Frauen der Mittelstände überflüssig, unglücklich und unbefriedigt. Nicht Vorwitz der Frauen schuf die Frauenbewegung, wie man so lange gerne behauptete, sondern die völlige Umwandlung aller Lebensverhältnisse! Allmählich entwickelte sich der Ausgleich, fand auch die Frau der Mittelstände ihre Berufsarbeit. Heute ist es schon eher das Selbstverständliche, daß auch das heranwachsende Mädchen, ebenso wie der Knabe, sich mit der Frage des zukünftigen Berufs

beschäftigt. Leider ist es noch nicht so selbstverständlich, daß auch der Vater in seinen Berechnungen die nötigen Mittel für die berufliche Vorbildung der Tochter vorsieht, wie das für den Sohn von jeher geschah. Und da Deutschland als armes Land trotz alles steigenden Wohlstands und Luxus, sehr reich an Familien ist, die tatsächlich kaum über die Mittel verfügen, allen ihren Kindern gute Berufsbildung mitgeben zu können, mußten nur zu oft die Mädchen möglichst früh aus dem Hause, um sich anderen nützlich zu machen, für den eigenen Unterhalt zu sorgen und keine Ansprüche an Zuschüsse aus dem Elternhause zu stellen, oft genug sogar noch die Familie zu unterstützen, damit wenigstens die Knaben die nötige Ausbildung erhalten konnten.

Natürlich wandte sich die Neigung der Frauen zuerst den der Häuslichkeit am nächsten liegenden Berufen zu. Und in welchem Hause hätte es nicht einmal Kranke zu pflegen gegeben! Hatte in vergangenen Zeiten die Krankenpflegerin nur Glied einer Wohltätigkeitsinstitution sein können, so gestalteten allmählich die Wandlungen der Verhältnisse die Pflegetätigkeit zu einem Beruf. In den religiösen Organisationen setzte man die Absicht, sich **für das ganze Leben** dem Dienste der Menschheit zu widmen, voraus. Das Mädchen vertauschte für alle Zeit das Elternhaus mit dem Kloster oder Diakonissenhaus, das dauernd ihre Versorgung übernahm. In diesen Institutionen war die Krankenpflege nicht Hauptaufgabe für alle Glieder, sondern nur ein Zweig der charitativen Arbeit, von beruflicher Auffassung mit allen Konsequenzen konnte also keine Rede sein. Die Entwickelung der ärzt-

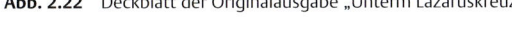

Abb. 2.22 Deckblatt der Originalausgabe „Unterm Lazaruskreuz"

Ein Anliegen der Berufsorganisation und Agnes Karlls war es, für die Krankenpflege eine sachgemäße dreijährige Ausbildung mit gesetzlicher Verankerung und staatlicher Prüfung einzufordern. Erst 1957 kam es schließlich zu einer dreijährigen Ausbildung. Die Bemühungen der Berufsorganisation hatten nur teilweise Erfolg: Am 1. Juni 1907 trat in Preußen das erste Krankenpflegegesetz in Kraft, das allerdings lediglich eine einjährige Ausbildung vorsah. Damit wurde die Krankenpflege zugleich als staatlich anerkannter Beruf per Gesetz geregelt und ermöglichte den Frauen die wirtschaftliche Unabhängigkeit. Der deutsche Berufsverband trat 1904 dem von der englischen Oberin Bedford-Fenwick im Jahr 1899 gegründeten „International Council of Nurses" (ICN), dem Weltbund der Krankenpflegerinnen, bei. Agnes Karll war von 1909 – 1912 Präsidentin des ICN. Der ICN tagt seitdem alle vier Jahre und umfasst die nationalen Berufsverbände aus fast allen Kulturstaaten. Nach ihrer Präsidentschaft im ICN hielt Agnes Karll im Wintersemester 1912 an der Frauenhochschule in Leipzig in einem von ihr initiierten Fortbildungskurs für Krankenschwestern Vorträge über die Geschichte der Krankenpflege. Am 12. Februar 1927 starb Agnes Karll an einem Krebsleiden. Der Berufsverband musste 1933 seine Arbeit zunächst teilweise einschränken, um sie 1938 vollständig aufzugeben. Nach Kriegsende wurde der Verband unter dem Namen seiner Gründerin „Agnes-Karll-Verband" neu aufgebaut und 1973 nach dem Zusammenschluss mit mehreren Verbänden zum „Deutschen Berufsverband für Krankenpflege" (DBfK) umbenannt.

Agnes Karll, die Mitbegründerin der ersten deutschen Berufsorganisation für Krankenpflege, hatte sich zum Ziel gesetzt, die Krankenpflege zu einem nicht gesundheitsgefährdenden, gesellschaftlich anerkannten, selbständigen Frauenberuf zu machen. Am 1. Juni 1907 trat in Preußen das erste deutsche Krankenpflegegesetz in Kraft.

Agnes Karll und die freiberufliche Pflege:
- 11. Januar 1903: Gründungsversammlung der Berufsorganisation der Krankenpflegerinnen Deutschlands (B.O.K.D.):
  - Vermittlung eines Arbeitsplatzes,
  - keine Bindung an Mutterhäuser, sondern Selbständigkeit der Pflegerinnen,
  - Informationen über Arbeits- und Rechtsfragen.

- Januar 1906: Erscheinen einer eigenen Zeitschrift „Unterm Lazaruskreuz".
- 1. Juni 1907: erstes Krankenpflegegesetz:
  - Krankenpflege als staatlich anerkannter Beruf,
  - wirtschaftliche Unabhängigkeit der Frauen.
- 1912: Agnes Karll hält Fortbildungskurs für Krankenschwestern an der Frauenhochschule Leipzig.

2.6.2 Nightingale-Bewegung und das Rote Kreuz

Außerhalb Deutschlands entstanden im 19. Jahrhundert zwei Bewegungen, die sich auf die weitere Entwicklung der Krankenpflege auswirkten. In England war es Florence Nightingale, die als erste Pflegetheoretikerin gilt und eine Ausbildung für die in der Pflege tätigen Personen forderte, und in Frankreich gründete Henry Dunant das Rote Kreuz.

Florence Nightingale

Florence Nightingale (1820 – 1910) stammte aus einer wohlhabenden englischen Familie und wurde auf einer Italienreise ihrer Eltern in der italienischen Stadt Florenz, die ihr den Vornamen gab, geboren (**Abb. 2.23**).

Florence erhielt standesgemäß eine ausgezeichnete höhere Schulbildung und konnte auf den zahlreichen Reisen mit ihren Eltern ihre umfangreichen Fremdsprachenkenntnisse festigen. Schon früh wurde es ihr zu einem Bedürfnis, sich caritativen Anliegen und hier vor allem der Krankenpflege zu widmen. Für eine junge Dame aus höheren Kreisen war dies aber nicht standesgemäß, so dass es ihre Eltern verboten. Dies hinderte sie jedoch nicht daran, sich über mehrere Jahre hinweg mit Publikationen des In- und Auslandes über Krankenhauswesen und Krankenpflege zu beschäftigen.

Auf der Rückreise von einer Ägyptenreise nutzte sie im Jahr 1850 die Gelegenheit zu einem Besuch der Diakonissenanstalt in Kaiserswerth. Die Arbeit der Diakonissen, vor allem aber deren geistige Haltung, beeindruckte sie sehr. Die praktische pflegerische Arbeit wurde ihrer Meinung nach nicht gleichwertig geschult. Im Jahr darauf kehrte sie für drei Monate, während der Kur ihrer Schwester in Karlsbad, nach Kaiserswerth zurück und nahm an der praktischen Ausbildung teil, wobei sie später stets von Kaiserswerth als ihrer geistigen Heimat sprach. 1853 ging Florence Nightingale für einige Woche nach Paris, um am Maison de la Providence die praktische Krankenpflege der katholischen Barmherzigen Schwestern kennen zu lernen. Nach London zurückgekehrt,

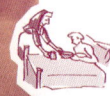

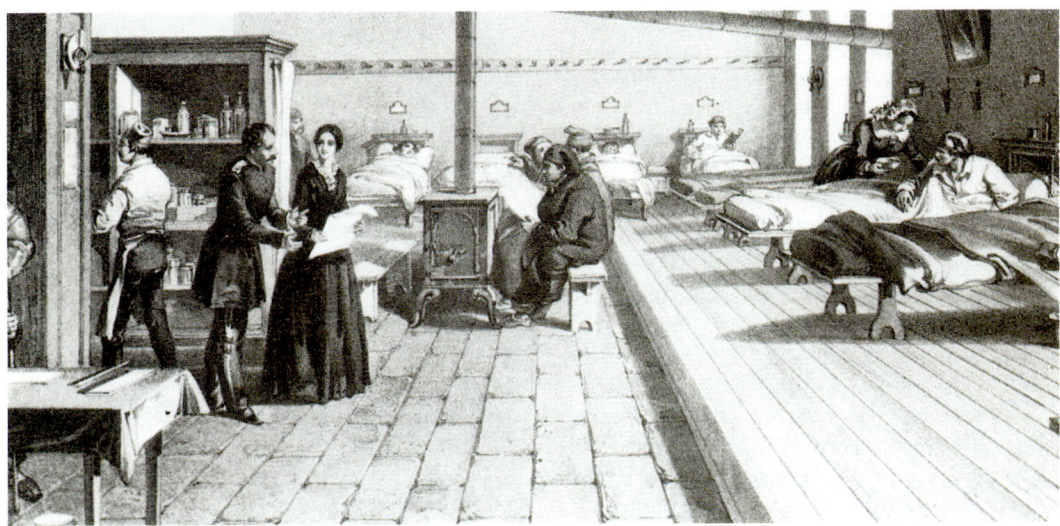

Abb. 2.23   Florence Nightingale in einem Feldlazarett während des Kjrimkrieges (1854–1856)

übernahm sie die Leitung eines Pflegeheims für invalide Gouvernanten. Ein Jahr lange übte sie diese Tätigkeit aus, bis sie der Ruf des Kriegsministers erreichte, sich der im Krimkrieg verwundeten Landsleute anzunehmen.

1854 hatten Großbritannien, Frankreich und die Türkei gemeinsam Russland den Krieg erklärt. Schon bald nach Kriegsbeginn gelangten Berichte von grauenvollen Verhältnissen in den englischen Lazaretten an die Öffentlichkeit. Sie waren schließlich der Auslöser für die Bitte des Kriegsministers an Florence Nightingale, sich im Krimkrieg einzusetzen.

Im November 1854 kam Florence Nightingale mit einer Gruppe von 38 Schwestern, hiervon 18 Barmherzigen Schwestern und 20 Pflegerinnen, in Skutari (Istanbul) in der Türkei an und fand hier katastrophale hygienische Verhältnisse vor. Es waren weder Wasser und Seife, noch Handtücher vorhanden.

Florence Nightingale übernahm die Leitung des Pflegedienstes und blieb bis zum 7. August 1856 in Skutari. Ihre Bemühungen und ihr unermüdlicher Einsatz ließen sie schon bald zum „Engel des Krimkrieges" oder zur „lady with the lamp" werden. Letztere Bezeichnung wurde ihr zuteil, weil sie nachts auf den Schlachtfeldern mit einer Lampe nach Verwundeten suchte. Unermüdlich setzte sie sich mit ihren Helferinnen für verbesserte Verhältnisse in den Lazaretten

ein und sorgte dafür, dass die Sterblichkeitsrate von 42 % auf 2,2 % sank.

Während ihres zwei Jahre andauernden Einsatzes, verbesserte sie die praktische Kriegskrankenpflege und erprobte eine grundlegende Umgestaltung des englischen Militärsanitätswesens innerhalb des Lazarettbetriebes. Auf 830 Seiten fasste sie ihre Vorschläge zusammen und leitete zugleich theoretische Verallgemeinerungen für Krankenhauswesen und Krankenpflege im zivilen Leben ab. Mit den zwei Veröffentlichungen „Notes on nursing" (Die Pflege bei Kranken und Gesunden) und „Hints on hospitals" (Bemerkungen über Hospitäler) leistete sie einen wichtigen Beitrag zur weiteren Entwicklung der Krankenpflege und kann so als erste Pflegetheoretikerin der Neuzeit bezeichnet werden.

Im Jahr 1860 nahm sie sich ihres wichtigsten Anliegens an: Die Krankenpflege sollte zu einem gut ausgebildeten und öffentlich anerkannten Beruf werden. Die Grundlage hierfür sollte der 1855 errichtete Nightingale-Fond sein, der sich aus Spenden von britischen Offizieren und Soldaten zusammensetzte, die dank Florence eine verbesserte Lazarettpflege erfahren hatten. Am 4. Juni 1860 wurde am St. Thomas-Hospital in London eine nach den Vorstellungen von Florence Nightingale organisierte Krankenpflegeschule angegliedert. Die Schule wurde von der Stiftung finanziert und war deshalb auch unabhängig vom Krankenhaus, welches die praktische Ausbildung gewährleistete. Die Schule begann mit 15 Schü-

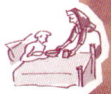

lerinnen, die eine einjährige Ausbildung erhielten, nebenbei als Hilfspflegerinnen im Krankenhaus arbeiteten und dann für zwei weitere Fortbildungsjahre verpflichtet wurden. Die Ausbildung vermittelte einen im internationalen Vergleich einmalig hohen Anteil an theoretischem Wissen.

Zwei wesentliche Inhalte führten durch die Ausbildung zu einer Reform der Krankenpflege. So wurde einerseits die Krankenpflege auf den sozialen Stand eines erlernten Berufes gehoben und andererseits erhielt die Frau innerhalb der Gesellschaft die Möglichkeit eine öffentlich anerkannte Ausbildung zu erhalten. Das Nightingale-System, also die vom Krankenhaus unabhängige und ihm nur zu Ausbildungszwecken angegliederte Krankenpflegeschule, fand bald Verbreitung in den englischen Kolonien, in Amerika und in den skandinavischen Ländern. Lediglich in Deutschland fand ihre Ausbildungsorganisation keine Anerkennung und dementsprechend keine Verbreitung: Hier blieb es beim *Mutterhaussystem*. Florence Nightingale arbeitete in den Jahren bis zu ihrem Tod an vielen Problemen der öffentlichen Gesundheitspflege und des Hospitalwesens. Ihr Geburtstag, der 12. Mai, wird seit 1967 vom ICN als der Tag der Krankenpflege gefeiert.

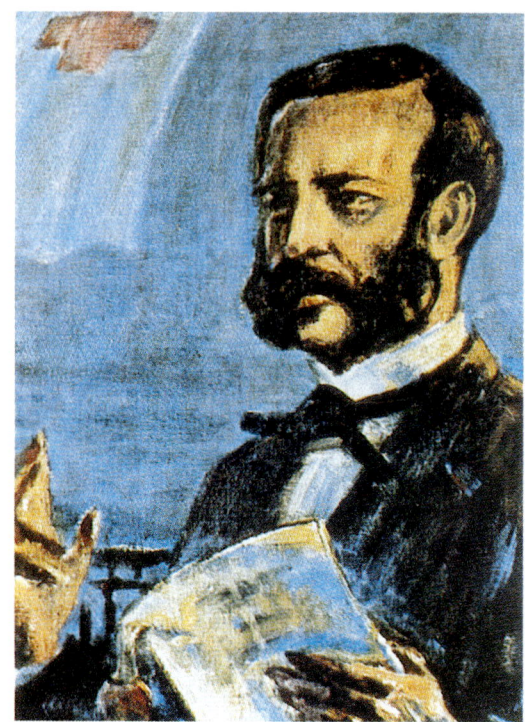

Abb. 2.24   Jean Henri Dunant (1828 – 1910) im Jahre 1863

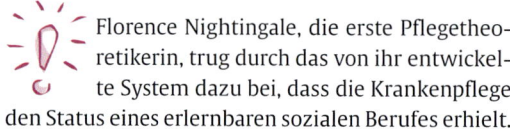 Florence Nightingale, die erste Pflegetheoretikerin, trug durch das von ihr entwickelte System dazu bei, dass die Krankenpflege den Status eines erlernbaren sozialen Berufes erhielt.

Dunant und das Rote Kreuz

Neben Florence Nightingale war es vor allem *Jean Henri Dunant* (1828 – 1910) der Veränderungen für die Krankenpflege herbeiführte (**Abb. 2.24**).

Dunant, ein Schweizer Bankier, wurde auf einer Italienreise Augenzeuge der Schlacht bei Solferino, die zwischen Frankreich und Sardinien gegen Österreich stattfand. Am 24. Juni 1859 gab es bei Solferino 40 000 gefallene und verwundete Soldaten. Dunant erlebte die ungenügende ärztliche und pflegerische Versorgung der Verwundeten auf dem Schlachtfeld und organisierte daraufhin spontan eine freiwillige Hilfsaktion der Einwohner aus den umliegenden Ortschaften.

Drei Jahre später fasste er seine Erinnerungen an diese Aktion und an die Schrecken der verletzten und sterbenden Soldaten, in einer Broschüre unter dem Titel „Un souvenir de Solferino" (Eine Erinnerung an Solferino) zusammen. Er verband damit zugleich ein

ihm wichtig gewordenes Anliegen, wonach in allen Ländern Freiwilligen-Vereine zu gründen seien, in denen ausgebildete Helfer in der Lage wären, zu Kriegszeiten den Militärsanitätsdienst zu unterstützen, um damit ähnliche Missstände in künftigen Kriegen zu vermeiden.

Seine Vorschläge stellte er der in Genf seit 1810 tätigen Wohlfahrtsorganisation, der Schweizerischen Gemeinnützigen Gesellschaft, vor und fand starke Befürworter seiner Idee. Die Gesellschaft gründete eine Kommission, die sich wiederum aus Privatpersonen mehrerer europäischer Länder zusammensetzte. Im Oktober 1863 fand eine erste internationale Konferenz statt, die allgemein als Gründungsakt des Roten Kreuzes gilt. Am 22. August 1864 unterzeichneten in einer zweiten Konferenz, Bevollmächtigte von zwölf Staaten die erste Genfer Konvention. Hier wurde vor allem die Neutralität der Feldlazarette und der sich dort aufhaltenden Verwundeten, Kranken sowie des militärischen Pflegepersonals und der zivilen Hilfskräfte vereinbart. Zum allgemein verbindlichen Schutzzeichen wurde das Rote Kreuz im weißen Feld, die Flagge der Schweiz mit umgekehrten Farben.

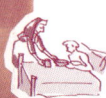

Einem Internationalen Komitee vom Roten Kreuz mit Sitz in Genf wurde die Verbindung zwischen den verschiedenen europäischen Staaten aufgetragen. Dunant trat, nachdem er einen wirtschaftlichen Konkurs als Bankier erleiden musste, für einige Jahre aus der Öffentlichkeit und aus der Führung der Rotkreuzbewegung zurück.

Im Jahre 1895 wurde er durch mehrere Zeitungsartikel wieder in das öffentliche Bewusstsein gerückt und erhielt in den folgenden Jahren viele Ehrungen, deren Höhepunkt die Verleihung des ersten Friedensnobelpreises im Jahr 1901 war.

Die Weiterentwicklung der Rot-Kreuz-Idee hatte auch Auswirkungen auf die Krankenpflege in Friedenszeiten. So fanden die sich verbreitenden Rotkreuzgesellschaften Unterstützung und Anhänger unter den männlichen Hilfskräften, aber auch von schon bestehenden oder entstehenden Frauenvereinen, die sich dann häufig „Frauenvereine unter dem Rothen Kreuz" nannten. Der von der Großherzogin Luise von Baden (1838–1923) geschaffene „Badische Frauenverein" wurde 1866 vom Internationalen Komitee als erste nationale Rotkreuzorganisation anerkannt.

Während sich in Deutschland die Übernahme des ▶ Mutterhaussystems für die Rot-Kreuz-Schwestern nach katholischem oder evangelischem Vorbild durchsetzte, entwickelten sich die Rotkreuzschwesternschaften in anderen europäischen und außereuropäischen Ländern in jeweils unterschiedlichen Organisations- und Ausbildungsformen. Mit der Übernahme des Mutterhaussystems blieb es dabei, dass die Berufsausübung in Deutschland vor allem als caritative Tätigkeit auf religiöser Grundlage verstanden wurde. Im deutsch-französischen Krieg von 1870/71 waren zahlreiche Frauenvereine des Roten Kreuzes im Einsatz und betreuten die verwundeten und kranken Soldaten. Der „Verband der Deutschen Frauenhilfs- und Pflegevereine", in dem sich die verschiedenen Vereine zusammenschlossen, legte im August 1871 die Aufgaben für Kriegs- und Friedenszeiten fest. So sollte in Friedenszeiten vor allem Sorge für die Förderung und Hebung der Krankenpflege getragen werden. In Kriegszeiten hingegen sollten die Vereine an der Betreuung der im Felde Verletzten und Erkrankten und an der Unterstützung der dort tätigen Einrichtungen teilnehmen. Bis zum Ende des

Jahrhunderts wurden von den Frauenvereinen in 25 deutschen Städten Ausbildungskrankenhäuser für die Rot-Kreuz-Krankenschwestern eingerichtet. Die Ausbildung in den Häusern war vor allem von der ethischen Erziehung geprägt, während die eher praktisch orientierten Inhalte vor allem auf kriegschirurgische Assistenzleistung ausgerichtet waren. Theoretische Kenntnisse wurden nur in geringem Umfang vermittelt, weil die führenden Persönlichkeiten des Roten Kreuzes der Meinung waren, dass zu viel Theorie eine Vernachlässigung der praktischen Arbeit nach sich ziehen und zu einem Verlust der zum Beruf gehörenden Bescheidenheit führen würde.

Jean Henri Dunant, der Begründer des Roten Kreuzes, beeinflusste durch seine Arbeit die Krankenpflege in Kriegs- wie in Friedenszeiten. Auch für ihn stand die Ausübung der Krankenpflege im Kontext christlicher Nächstenliebe.

 Wichtige Persönlichkeiten in der Krankenpflege des 19. Jhd.:
- Agnes Karll: erste Berufsorganisation der freien Krankenpflege 1902:
  - fundierte Ausbildung,
  - erträgliche Arbeitsbedingungen,
  - Bezahlung.
- Florence Nightingale:
  - Kriegserfahrung führt zur Einführung von Feldlazaretten,
  - Ausbildung in Krankenhäusern, 1855,
  - erste Krankenpflegeschule, 1860.
- Henry Dunant:
  - Kriegserfahrung führt zur Gründung des Roten Kreuzes, 1863,
  - freie Helfer,
  - Neutralität,
  - erste Genfer Konvention, 1864.

2.6.3 Medizin

Die Entwicklung der Medizin im 19. Jahrhundert war vor allem eine Orientierung hin zu den Naturwissenschaften, auf deren Grundlage ein neues Gesundheits- und Krankheitsverständnis entwickelt werden sollte.

Die verschiedene Schulen in der Medizin – die von Wien und Paris waren die bekanntesten – führten zu zahlreichen Fortschritten. An der Pariser Schule erfand *René Théophile Hyacinthe Laënnec*

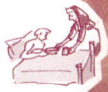

(1871 – 1826) das Stethoskop, in Wien wurden die Methoden der Auskultation und Perkussion vertieft und in Deutschland setzte der Arzt *Samuel Hahnemann* (1755 – 1843) die Anfänge der Homöopathie.

Die Anwendung von Physik, Chemie und den anderen Naturwissenschaften in der Medizin führte letztlich dazu, dass sich die Medizin selbst zur Naturwissenschaft erklärte.

Ein entscheidendes Ereignis, welches sowohl Theorie als auch Praxis prägen sollte, war die Zellularpathologie von *Rudolf Virchow* (1821 – 1902). Virchow, der in der zweiten Hälfte des Jahrhunderts als Weltautoriät auf allen Gebieten der Medizin galt, entwickelte eine Theorie, wonach die Zelle das letzte Formelement alles Lebendigen ist und das sowohl im Gesunden als auch im Kranken.

Bekräftigt wurde Virchows Theorie durch die Bakteriologie. Hier war es *Louis Pasteur* (1822 – 1895), der nachwies, dass man durch Erhitzen der Flüssigkeiten (Pasteurisieren) Mikroorganismen abtöten und deren Zersetzung verhindern konnte. *Ignaz Semmelweis* (1818 – 1865) gelang es 1847 das Kindbettfieber einzudämmen, indem er nachwies, dass durch einfaches Händewaschen mit Chlorlösung die Keimübertragung verhindert werden konnte. Der praktische Arzt *Robert Koch* (1843 – 1910) setzte den eigentlichen Anfang der wissenschaftlichen Bakteriologie, indem er den Nachweis führte, dass der Milzbrand bei Mensch und Tier von ein und dem selben Erreger hervorgerufen wird. Koch entdeckte darüber hinaus 1882 den Tuberkulosebazillus und 1883 den Choleraerreger.

In den verschiedenen Disziplinen der Medizin wurden weitere Entdeckungen gemacht. So wurde bereits 1846 die erste Operation in Narkose vollzogen. Operationen in der Bauch- und Brusthöhle sowie im Gehirn konnten erstmals durchgeführt werden. *Wilhelm Konrad Röntgen* (1845 – 1923) entdeckte 1895 Strahlen, die Weichteile durchdringen konnten und Photographien des knöchernen Skeletts möglich machten. Die Entwicklung der Inneren Medizin führte dazu, dass sich auch die Krankenhäuser weiterentwickelten. Bis Mitte des Jahrhunderts war die Sterblichkeit noch sehr hoch, jedoch konnte sie auf Grund der neuen Krankheitslehre und den entsprechenden Maßnahmen drastisch reduziert werden. Die Patienten wurden nach ihren Erkrankungen getrennt untergebracht und Asepsis und veränderte Ernährung verbesserten die Pflege und die operative Nachbehandlung erheblich.

Die Entwicklung der Medizin hin zur Naturwissenschaft führte jedoch auch dazu, dass die stark krankheits- und organzentrierte Betrachtungsweise sowie die Diagnosestellung im Labor vom Patienten weg führten. Um die medizinischen Erfolge sicherzustellen, musste die Krankenpflege jetzt Emotionalität und Mitmenschlichkeit übernehmen und sich vor allem der Medizin weiterhin unterordnen.

▪ Kinderheilkunde

Trotz der Fortschritte der Medizin war die Kinder- und Säuglingssterblichkeit immer noch nicht wesentlich gesunken. In Deutschland starben von 1871 bis 1880 von 100 lebend geborenen Kindern 23,4 im ersten Lebensjahr. Größere Kinder wurden häufig in den Kohlebergwerken eingesetzt und mussten bis zu 14 Stunden arbeiten. Wegen der Gesundheitsschäden, die man bei der Musterung männlicher Jugendlicher feststellte, wurde 1839 von der preußischen Regierung ein „Regulativ über die Beschäftigung jugendlicher Arbeiter in Fabriken" erlassen. Nun durften Kinder unter neun Jahren nicht mehr in der Fabrik arbeiten und Jugendliche unter sechzehn Jahren maximal 10 Stunden täglich.

Aufgrund der hohen Säuglingssterblichkeit weigerten sich die Krankenhäuser anfänglich, kranke Kinder unter einem Jahr aufzunehmen. Eine erste, wenn auch noch ungenügende Senkung der Kindersterblichkeit, wurde durch die Erfolge der Bakteriologie, z. B. durch Semmelweis erreicht. Die Ausbreitung der Kinderkrankenhäuser ging nur langsam voran, meist entstanden sie in den Großstädten. In Europa gab es 1850 dreißig Kinderkliniken. Die ersten „Kinderwärterinnen" zur Pflege kranker Kinder wurden in Wien ausgebildet. In Fliedners Diakonissenanstalt in Kaiserswerth wurde die Pflege kranker Kinder unterrichtet. In Dresden erbaute man 1897 das erste Säuglingsheim auf Anregung des Kinderarztes Arthur Schloßmann, der zugleich die erste deutsche „Pflegeschule für Säuglings- und Kinderpflegerinnen" gründete.

Arthur Schloßmann (1867 – 1932) gab 1906 gemeinsam mit M. v. Pfaundler (1872 – 1947) das mehrbändige „Handbuch der Kinderheilkunde" heraus, welches für Jahrzehnte das Standardwerk der Pädiatrie blieb. Das Fach Pädiatrie wurde 1894, in der Ernennung von Otto Heubner als Ordinarius an der Berliner Charité als selbständiges Spezialfach anerkannt.

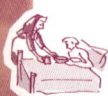

2.7 Das 20. Jahrhundert

Im auslaufenden 19. und im beginnenden 20. Jahrhundert stellte das deutsche Kaiserreich, eine der größten und stärksten Industrienationen in Europa dar. Der erste Weltkrieg von 1914–1918 mit seinen großen Verlusten führte dazu, dass das deutsche Kaiserreich von 1871 von einer demokratischen Republik abgelöst wurde. Die Weimarer Republik begann verheißungsvoll und hatte in den goldenen zwanziger Jahren von 1924–1929 ihre erfolgreichste Zeit. Sie wurde schließlich durch die Benennung von Adolf Hitler zum Reichskanzler abgelöst. Mit Beginn der nationalsozialistischen Regierungsübernahme im Jahr 1933 wurde eine 12 Jahre dauernde Schreckensherrschaft eingeläutet. Die Verfolgung und Ausrottung der Juden und der politischen Gegner führte in ihrer Perversion zu Bau und Einsatz der Konzentrationslager.

Mit dem Ausbruch des zweiten Weltkrieges begann Deutschland mit der Eroberung weiter Teile Europas. Der Krieg tötete Millionen von Menschen und legte Deutschland vielerorts in Schutt und Asche. Nach 1945 begann die Zeit des Wiederaufbaus in Deutschland.

Aus den drei westlichen Besatzungszonen entstand 1949 die „Bundesrepublik Deutschland", aus der sowjetischen Besatzungszone die „Deutsche Demokratische Republik" (DDR). Während der Westen sich wirtschaftlich rasch erholte, vollzog sich im Osten der wirtschaftliche Niedergang.

1989 kam es nach dem sich ausbreitenden Widerstand gegen das DDR-Regime zur Öffnung der deutsch-deutschen Grenze und zur Wiedervereinigung Deutschlands am 3. Oktober 1990.

Pflege und Medizin entwickelten sich unterschiedlich in den beiden deutschen Staaten. Im Zusammenhang mit der DDR soll hier nur auf die Ausbildung der Krankenpflege eingegangen werden.

2.7.1 1. Weltkrieg und Weimarer Republik

Die Lebensumstände bis zum 1. Weltkrieg waren alles andere als gesund. Die tägliche Arbeitszeit betrug noch immer 10–11 Stunden, sechs Tagen in der Woche. Urlaub war selten und aufgrund der geringen Löhne mussten alle Familienangehörige zur Existenzsicherung beitragen. Jedoch waren die Löhne der Frauen häufig bei gleicher Arbeit um ein Fünffaches geringer, als die Löhne der Männer. Mit Ausbruch des 1. Weltkrieges am 1. August 1914 wurde der Arbeits-schutz für Kinder, Jugendliche und Frauen aufgegeben. Die Verknappung der Lebensmittel und die Hungersnot von 1916/17 schwächten die Menschen und eine Grippeepidemie forderte 1918 weitere Tausende von Opfern. Der Krieg und seine Folgen führten zum Verlust von fast 6 300 000 Menschen. Mit einer neuen Verfassung entstand 1919 die so genannte Weimarer Republik. Eine erste Bewährungsprobe der neuen demokratischen Regierung stellte die Inflation dar, der man 1923 mit einer Währungsreform begegnete. Es folgten die Jahre des wirtschaftlichen Aufschwungs, die 1929 durch den weltweiten Börsenkrach ihr Ende fanden. Die folgende Weltwirtschaftskrise führte in Deutschland zur Massenarbeitslosigkeit und zum Aufschwung der Partei, die Besserung versprach und dann so viel Elend bringen sollte: die 1919 gegründete Nationalsozialistische Deutsche Arbeiterpartei (NSDAP). Deren „Führer" Adolf Hitler (1889–1945) wurde am 30. Januar 1933 vom Reichspräsidenten Paul von Hindenburg zum Reichskanzler ernannt.

▋ Pflege im 1. Weltkrieg und in der Weimarer Republik

Mit dem Ausbruch des 1. Weltkrieges sahen sich alle Pflegekräfte, gleich ob in den Mutterhausverbänden oder in der freiberuflichen Pflege dazu verpflichtet im Krieg ihre Arbeitskraft zur Verfügung zu stellen. Dies entsprach der nationalen Begeisterung, die mit dem ersten Weltkrieg aufgekommen war. In erster Linie waren aber die Schwestern des Roten Kreuzes, in der Kriegskrankenpflege aktiv. Sie errichteten nun u.a. Verbandplätze, Kriegslazarette im Frontgebiet und Reservelazarette.

Die Begeisterung war zu Beginn des Krieges so groß, dass sich Tausende unausgebildeter Frauen und Mädchen, die häufig aus den Frauenvereinen stammten, dem Roten Kreuz zu freiwilligen Hilfsleistungen zur Verfügung stellten. Insgesamt erhielt das Rote Kreuz einen großen Zulauf während dieser Zeit, während die freiberufliche Krankenpflege die allergrößten Schwierigkeiten hatte, in der Kriegskrankenpflege zum Einsatz zu kommen.

Arbeitslos gewordene Privatpflegerinnen wurden nur dann zum Kriegsdienst eingestellt, wenn sie auf eine Bezahlung verzichteten. Aufgrund der zurückgegangenen Nachfrage in der Haus- und Krankenhauspflege stellte dies für die freiberuflichen Schwestern eine Bedrohung ihrer Existenz dar. Deshalb ließen sich viele freiberufliche deutsche Kran-

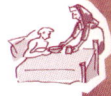

kenpflegerinnen in österreichischen Lazaretten einsetzen und erhielten dort neben Kost und Logis ein Taschengeld.

Auch nach Kriegsende, als Tausende von Schwestern arbeitslos waren, änderte sich nichts an den grundsätzlichen Positionen der Pflegeorganisationen. Es gab noch immer keine einheitliche staatliche Regelung in der Ausbildung der Pflegekräfte. Die 1907 in Preußen eingeführte einjährige Ausbildung mit fakultativer Prüfung am Ende sollte 1921 von einer zweijährigen Ausbildung mit abschließender staatlicher Prüfung abgelöst werden. Dieses Vorhaben scheiterte erneut an der Kritik der Mutterhausverbände, die in der Krankenpflege immer noch vor allem einen „Liebesdienst" sahen. Die eher technischen Handgriffe und Fähigkeiten waren für sie nachgeordnet und mussten von daher nicht in einem solchem Umfang geschult werden. Lediglich die Länder Preußen und Hamburg übernahmen die zweijährige Ausbildung, wobei die Prüfung auf Freiwilligkeit beruhte.

Nach 1921 durften sich dann alle geprüften Frauen als Krankenschwester bezeichnen. Dieser Titel war bisher den Mutterhausverbänden vorbehalten. Die Ausbildung der Säuglingspflegerinnen, die ein Jahr dauerte und mindestens 200 theoretische Unterrichtsstunden umfasste, wurde erst 1917 anerkannt. In der Weimarer Republik wurde 1923 eine neue Vorschrift über die Prüfung von Säuglings- und Kinderpflegerinnen erlassen, die zugleich die Dauer der Ausbildung auf zwei Jahre erhöhte.

Eine reichseinheitliche Ausbildungsregelung kam am 20. März 1930. Hier erfolgte eine Unterscheidung zwischen der Säuglings- und Kleinkinderpflegerin, die für die Versorgung gesunder Kinder und der Säuglings- und Kleinkinderschwester, die für die Versorgung kranker Kinder zuständig war.

 Über die Kriegskrankenpflege im ersten Weltkrieg erhielt das Rote Kreuz in Deutschland einen großen Zulauf. Die freiberuflichen Schwestern wurden nicht eingesetzt und gingen in Österreich in die Lazarette.

■ Arbeitszeit in der Weimarer Republik

Die Weimarer Republik (1918 – 1933) setzte als eine ihrer ersten Amtshandlungen im November 1918 schon lange geforderte sozialpolitische Reformen um. Es wurde der Achtstundentag eingeführt, der ein Jahr später auf die Angestellten und somit auch auf die angestellten Pflegekräfte ausgedehnt wurde. Ausgenommen waren die Schwestern, die den Mutterhäusern angehörten.

Die Arbeitszeitverkürzung führte zu einem Ausbruch der Entrüstung der Krankenhausträger, Chefärzte, Mutterhäuser und der meisten Krankenpflegeverbände.

Selbst Agnes Karll, die selbst lange unter unwürdigen Arbeitsbedingungen zu leiden hatte, schrieb 1919 hierzu folgendes: "Wir Stiefkinder der Sozialpolitik müssen energisch und zielbewusst eine Neuordnung unserer ganzen Berufsverhältnisse für das gesamte Deutschland fordern, sobald die Instanzen ersichtlich sind, an die wir uns mit diesen Forderungen zu wenden haben. Jetzt in der Überstürzung und dem Chaos des Augenblicks den Achtstundentag zu verlangen und unvernünftige Geldforderungen zu stellen, wie das in der Privatpflege der Großstädte geschieht, ist unseres Berufes unwürdig" (Steppe 1993, S. 41).

Eine anonyme Schwester schreibt in der Zeitschrift des Berufsverbandes B.O.K.D. „Unterm Lazaruskreuz": „Jede Schwester, welche es mit ihrem Beruf ernst meint, wird gegen den Achtstundentag sein und zwar aus zwei Gründen: Erstens, weil es für die Kranken unerträglich ist, sich immer wieder an andere Schwestern gewöhnen zu müssen und zweitens, weil man dem Geist vom 9. November keine Zugeständnisse machen will" (Steppe 1993, S. 41).

Der Mediziner Goebell äußerte sich 1919 wie folgt: „Ich muss es für einen traurigen Rückschritt erklären, wenn in den Krankenanstalten der Achtstundentag eingeführt wird. Damit geht das erhebende Moment der Aufopferung verloren." (Steppe 1988, S. 14).

Lediglich die „Sanitätswarte", die Zeitschrift der Gewerkschaften, forderte dazu auf, die tägliche Arbeitszeit auf acht Stunden zu reduzieren. Das allgemeine Entsetzen über die geplante Arbeitszeitreduzierung führte dazu, dass sich etwa 80 Vertreter der verschiedenen Interessengruppen im Reichsarbeitsministerium zusammensetzten. Daraus entstand eine Arbeitsgruppe aus 15 Personen, die einen neuen Entwurf für die Regelung der Arbeitszeit entwerfen sollte. Innerhalb des Ausschusses wurde der Achtstundentag mit neun gegen sechs Stimmen definitiv abgelehnt.

Es folgte 1924 die „Verordnung über die Arbeitszeit in Krankenpflegeanstalten", die eine tägliche Ar-

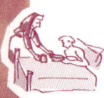

beitszeit von bis zu 10 Stunden täglich und bis zu 60 Stunden wöchentlich festlegte.

Rückblickend lässt sich dennoch festhalten, dass die Weimarer Republik der Pflege wichtige berufliche Errungenschaften brachte, wie z. B. Tarifverträge, Unfallversicherung, Arbeitszeitregelungen (bis 1924 gab es keinerlei Arbeitszeitbegrenzungen) usw., brachte. Die Organisation der Krankenpflege blieb weiterhin unübersichtlich und in viele Gruppierungen zersplittert. So gab es die nach wie vor nach dem Mutterhausprinzip organisierten katholischen und evangelischen Vereinigungen, die weltlichen Genossenschaften, hier vor allem das Rote Kreuz, aber auch städtische Schwesternschaften und andere Verbände, sowie als dritte große Gruppe, die freiberufliche Krankenpflege, zu der sowohl gewerkschaftlich organisierte, als auch nicht organisierte Pflegekräfte zählten.

Die Vorstellung, wie eine gute Schwester zu sein habe, lässt sich in zahlreichen Schriftstücken nachlesen. So stand in einem Büchlein zur Berufserziehung und Berufsethik von 1911: „Mit ihrer eigenen Gesundheit darf die Schwester nicht aus Egoismus oder Verzärtelung ängstlich sein oder übertrieben auf sie achten. Sie muss mit ihren Pflegebefohlenen weich, mit sich selbst hart sein, sobald es sich um das Ertragen körperlicher Störungen handelt." (Möller 1994, S. 121).

Noch detaillierter beschreibt das „Handbuch für Krankenpflege", von A. Blum 1917 in Wien erschienen, die erforderlichen Eigenschaften: "... Selbstlosigkeit, Folgsamkeit, Ordnungs- und Wahrheitsliebe, ...," ... „Sie ist die unentbehrliche und geschätzte Hilfskraft des behandelnden Arztes" ... „Er muss von seiner Pflegerin verlangen, dass sie seine Verfügungen kritiklos und unbedenklich durchführt" ... „Für die Pflegerin ist der Besuch des Arztes, die ärztliche Visite, das Hauptereignis des Tages" (Möller 1994, S. 121).

Die Vorstellung von dem, was die Krankenpflege zu leisten hatte, war demnach alles andere als klar definiert und vor allem strikt dem Arzt untergeordnet. Gerade dieser Aspekt, diese bedingungslose Unterordnung unter den Arzt, führte dann auch zu den Greueltaten, die Pflegekräfte in der Zeit der nationalsozialistischen Diktatur teilweise begingen.

In der Weimarer Republik präsentiert sich die Krankenpflege berufspolitisch zersplittert, mit fehlendem Selbstverständnis, den Ärzten untergeordnet und der Tradition der selbstlosen Tätigkeit verbunden.

Medizin im 1. Weltkrieg und in der Weimarer Republik

Die Motivation beim ersten Weltkrieg mit dabei zu sein, war für viele Lehrende und Lernende in der Medizin groß. In den Kriegsjahren waren die Ärzte in den Lazaretten mit zahlreichen praktischen Aufgaben beschäftigt. Wundversorgung, unzählige Amputationen und Operationen führten zu einer verbesserten Operationstechnik. Darüber hinaus waren die Mediziner, hier vor allem die Infektions- und Ernährungswissenschaften, durch die Epidemien und die Folgen des Hungers gefordert.

Die Kinderheilkunde erhielt ebenfalls durch den 1. Weltkrieg einen ersten Auftrieb, der allerdings seltsam motiviert war. In der Angst, dass die Besten gefallen seien, galt es jetzt besonders auf die Kinder zu achten. Auf einer „Kriegstagung" in Leipzig wurde daher festgestellt: „Mehr als je heißt es unser Sondergebiet zu pflegen und die Bedeutung der Kinderheilkunde zu betonen, denn von ihr soll die Wiederaufforstung des deutschen Volksbestandes beeinflusst werden, damit wir über die schweren Wunden hinwegkommen, die der Krieg uns schlägt" (Seidler 1993, S. 220).

Zwischen 1919 und 1921 wurden an 14 deutschen Hochschulen zum ersten Mal Lehrstühle für Kinderheilkunde eingerichtet. Die geistige Haltung hinter diesen Maßnahmen wurde schon vor dem 1. Weltkrieg in dem zum wissenschaftlichen Allgemeingut gewordenen Programm der Eugenik und der Rassenhygiene von Francis Galton deutlich.

Nach den Kriegsverlusten kam es schon bald zu der rassenhygienischen Forderung, dass nicht jedem das Recht zugestanden werden sollte, sich fortzupflanzen. Um Kosten einzusparen, sollte auf die Existenz „nutzloser Lebensträger" verzichtet werden. Die Schrift „Die Freigabe der Vernichtung lebensunwerten Lebens. Ihr Maß und ihre Form", von dem Strafrechtler Bindung und dem Psychiater Hoche, verschärfte die Diskussion. Die Schrift entfachte eine Diskussion der Euthanasie in der Weimarer Republik, zu der sich sowohl Mediziner als auch Juristen, Philosophen und Ökonomen äußerten. Hier wurde auch den Nationalsozialisten der Boden für ihr rassistisches Programm vorbereitet.

Während der Weimarer Republik kam es unterdessen zu einer verstärkten strukturellen und inhaltlichen Neuorientierung innerhalb der Medizin. Die Wechselbeziehungen zu den anderen Naturwissenschaften wurden intensiviert und führten zu Fort-

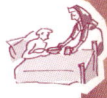

schritten in der biochemischen Stoffwechselforschung, der Entwicklungsphysiologie sowie der physikalisch-diagnostischen und therapeutischen Methoden. Immer häufiger wurde nun auch bei Klinikneubauten auf die Errichtung von Laboratorien geachtet.

Die Probleme im Bereich der Hygiene führten zur Einrichtung von Gesundheitsämtern und Beratungs- und Fürsorgestellen u. a. für Schwangere, Säuglinge und Tuberkulosekranke.

 Pflege im 1. Weltkrieg und in der Weimarer Republik:

- Schwestern des Roten Kreuzes als kostenlose Pflegerinnen für den Einsatz im Krieg,
- Situation der freiberuflichen Pflegerinnen kritisch durch Arbeitslosigkeit und geringe Bezahlung,
- Diskussion über berufliche Rahmenbedingungen (Arbeitszeit, Bezahlung),
- Arbeitsbereich der Pflege unklar, strikte Unterordnung unter Anweisung des Arztes.

2.7.2 Nationalsozialismus und 2. Weltkrieg

Mit der Ernennung Adolf Hitlers zum Reichskanzler am 30. Januar 1933, begann der Nationalsozialismus in Deutschland. Das Ermächtigungsgesetz vom 24. März 1933 gab Hitler die Möglichkeit, das gesamte öffentliche Leben, Justiz, Wirtschaft und Kultur nach und nach unter die Kontrolle des mit der Partei gleichgesetzten Staates zu bringen.

Die Länder wurden gleichgeschaltet und verloren damit ihre Eigenständigkeit. Gewerkschaften und alle Parteien außer der NSDAP wurden verboten. An der Spitze der NSDAP stand die Reichsleitung der Partei mit dem Führer.

Durch die enorme Kriegsrüstung und den Bau von Reichsautobahnen wurde die Arbeitslosigkeit beseitigt und damit gelang es, viele abseits stehende Menschen zu begeistern.

Es folgten die planmäßige Vernichtung der Juden, die fast sechs Millionen Juden des europäischen Judentums das Leben kostete, sowie die Auslöschung „unwerten" Lebens durch die Euthanasie.

Die Annexions-, Unterdrückung- und Vernichtungspolitik gipfelte im Zweiten Weltkrieg (1939–1945), in dem in den Jahren 1939 und 1940 nacheinander Polen, Dänemark, Norwegen, Niederlande, Belgien und Frankreich unterworfen wurden. Mit der Kriegserklärung an die USA wurde zugleich die Wende im 2. Weltkrieg eingeleitet.

Die Invasion der westlichen alliierten Truppen im Juni 1944 führten am 8. Mai 1945 zur bedingungslosen Kapitulation des Deutschen Reichs. Mit dem Zusammenbruch Deutschlands wurde dem Nationalsozialismus ein Ende gesetzt.

▌ Neuorganisation der Krankenpflege

Schon kurze Zeit nach der Machtübernahme begann der nationalsozialistische Staat, das Bildungssystem und die Berufe nach den eigenen Vorstellungen auszurichten. Davon betroffen war auch die Ausbildung und Organisation der Krankenpflege. Die verschiedenen Schwesternverbände wurden zusammengeschlossen, der Beruf insgesamt aufgewertet.

Pflegekräfte waren in den Jahren 1933–1945 in der Gemeindpflege und in Krankenhäusern tätig, sie waren aber auch am Kriegsdienst, in den Konzentrationslagern und an der Euthanasie beteiligt.

Zunächst wurde versucht die bestehende berufspolitische Zersplitterung mit einer Neuorganisation der Krankenpflege zu beheben. Ziel einer neuen Organisation sollte die Vereinheitlichung und Bündelung der einzelnen Berufsverbände und die inhaltliche Angleichung sein. Hiermit beabsichtigte man vor allem, die kirchliche Verbände zu verdrängen, da man bei ihnen den größten Widerstand gegen die nationalsozialistische Ziele vermutete.

Gleichzeitig sollte der Einfluss der Verbände die nationalsozialistische Ziele vertraten gesteigert werden. Verantwortlich für die Neuordnung wurde Erich Hilgenfeldt, der Mitglied des Sachverständigenbeirates für Volksgesundheit und Leiter der nationalsozialistischen Volkswohlfahrt (NSV) war, die die einflussreichste Organisation des Gesundheitswesens darstellte. Zunächst wurden Reichsfachschaften gegründet, die die berufsständigen und berufsfachlichen Interessen vertreten sollten.

Darüber hinaus wurde das Amt für *Volkswohlfahrt* beauftragt, eine eigene NS-Schwesternschaft zu bilden, die zugleich Parteiorganisation der NSDAP sein sollte. Die meisten freien Schwestern wurden hier vereinigt und erhielten einen besseren Lohn sowie bessere Arbeits- und Ausbildungsbedingungen.

> Die NS-Schwestern sollten die Elite der deutschen Schwestern darstellen und wurden vor allem in der Gemeindpflege eingesetzt, da man annahm, dass sie dort den größten ideologischen Einfluss ausüben könnten. Sie wurden aufgrund ihrer braunen Berufskleidung auch als „braune Schwestern" bezeichnet.

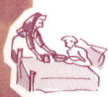

Voraussetzung für die Aufnahme in die Ausbildung der NS-Schwesternschaft war ein Ariernachweis sowie die Teilnahme im weiblichen Arbeitsdienst, ein Jahr in der Landwirtschaft oder im Haushalt sowie Kenntnisse in der Wochen-, Säuglings- oder der allgemeinen Krankenpflege.

Nach ihrer Ausbildung legte die NS-Schwester folgenden Eid ab: „Ich schwöre Adolf Hitler, meinem Führer, unverbrüchliche Treue und Gehorsam. Ich verpflichte mich, an jedem Platz, an den ich gestellt werde, meine Berufsaufgaben als nationalsozialistische Schwester treu und gewissenhaft im Dienst der Volksgemeinschaft zu erfüllen, so wahr mir Gott helfe." (Bundesarchiv Koblenz, NS 37/1039)

Die verbliebenen freien Schwestern wurden im Oktober 1936 im „Reichsbund der freien Schwestern und Pflegerinnen" zusammengeführt. Damit waren im „Fachausschuss für Schwesternwesen" die bekannten fünf großen Gruppen der Schwesternverbände vertreten:

1. die NS-Schwesternschaft („Braune Schwestern"),
2. der Reichsbund freier Schwestern und Pflegerinnen („Blaue Schwestern"),
3. die Schwesternschaft des Deutschen Roten Kreuzes,
4. die Diakoniegemeinschaft,
5. der *Caritas*verband.

Die nationalsozialistische Volkswohlfahrt (NSV) wurde zum führenden Spitzenverband der fünf Krankenpflegeverbände.

Obwohl die NS-Schwestern bevorzugt und umfangreiche Werbekampagnen in die Wege geleitet wurden, gelang es nicht, sie zu der zahlenmäßig stärksten Gruppe zu machen. So waren 1939 lediglich 9,2 % der Schwestern in der NS-Schwesternschaft organisiert. Im April 1942 wurde der Reichsbund freier Schwestern und Pflegerinnen mit der NS-Schwesternschaft im „NS-Reichsbund deutscher Schwestern" zusammengefasst, so dass es keinen Unterschied mehr zwischen „braunen" und „blauen" Schwestern gab.

Das eigentliche Ziel, die Gleichschaltung der verschiedenen Verbände, konnte jedoch trotz der straffen und vereinheitlichten Organisation nie erreicht werden.

▌ Ausbildungordnung im Nationalsozialismus

Die Ausbildung der NS-Schwestern dauerte zunächst zwei Jahre, die sie in einem Internat verbrachten. Die Freizeit diente der weltanschaulichen Grundschulung. Mit der Zeit wurden insgesamt 175 NS-Krankenpflegeschulen und 10 Säuglingsschulen errichtet, in denen NS-Schwestern ausgebildet wurden.

Am 28. September 1938 trat das „Gesetz zur Ordnung der Krankenpflege" in Kraft und regelte damit erstmals die Krankenpflegeausbildung reichseinheitlich. Bis dahin hatte die preußische Ausbildungsordnung von 1921 gegolten, die immer mehr verändert und schließlich abgelöst wurde. Die Ausbildungsdauer wurde von bisher zwei auf eineinhalb Jahre verkürzt, da der Bedarf an Schwestern bei einer zweijährigen Ausbildung nicht mehr gedeckt werden konnte. Erst 1943 wurde die Ausbildung wieder auf 2 Jahre verlängert.

Die Ausbildungsinhalte, in § 8 geregelt, sahen vor allem praktische Inhalte vor. Die 200 theoretischen Stunden waren mindestens zur Hälfte von Ärzten zu erteilen. Fächer der Erb- und Rassenkunde erfuhren eine Aufwertung und sollten der Krankenschwester eine Hilfestellung sein, wenn es darum ging, zwischen „Wert" und „Unwert" eines Menschen zu unterscheiden. Die hier ausgebildeten Krankenschwestern hatten vor allem Träger der nationalsozialistischen Ideologie zu sein.

Die Ausbildung endete mit der staatlichen Krankenpflegeprüfung und war mit der Erlaubnis zur Berufsausübung verbunden, denn § 1 legte fest, dass nur solche Personen die Krankenpflege ausüben können, die die Erlaubnis dazu hatten. In Kraft getreten ist diese Berufsschutzklausel jedoch nicht.

Schon ab 1930 wurde aus den Säuglings- und Kleinkinderpflegerinnen die Säuglings- und Kleinkinderschwestern. Aufgrund verschiedener Vorschriften wurde die Ausbildung reichseinheitlich geregelt und belief sich weiterhin auf zwei Jahre.

Orientiert am Gesetz zur Ordnung der Krankenpflege, wurde am 5. November 1939 eine Rechtsverordnung über die berufsmäßige Ausübung der Säuglings- und Kinderpflege und der Errichtung entsprechender Schulen erlassen.

▌ Aufgabenfelder der Krankenpflege im Nationalsozialismus

Nach Steppe (1993) gehörten zu den wichtigsten Aufgaben der Krankenpflege im Nationalsozialismus die Volksgesundheitspflege, die Krankenhauspflege, die krankenpflegerische Versorgung des Parteiapparates, die Kriegskrankenpflege, die Krankenpflege in den eroberten Gebieten und die Beteiligung an den Programmen zur Euthanasie.

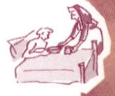

Unter Volksgesundheitspflege wurde die Arbeit der Fürsorge- und Gemeindeschwestern verstanden, die Aufgaben in der Beratung, Aufsicht und Erziehung der Bevölkerung übernahmen.

Es waren vor allem NS-Schwestern, die sich dieser Aufgaben annahmen, da dies auch zugleich der größte und wichtigste Bereich der Krankenpflege war, denn schließlich ging es hier um die Gesunderhaltung des Deutschen Volkes. Hinzu kam, dass die NS-Schwestern gleichzeitig die vom Staat gewünschte Kontrolle und Aufsicht der Bevölkerung ausüben konnten.

Die Krankenhauspflege blieb unverändert zentrales Arbeitsfeld der Krankenpflege. Überwiegend waren hier die Schwestern der übrigen Verbände anzutreffen. Die krankenpflegerische Versorgung des Parteiapparats wurde ausschließlich von NS-Schwestern wahrgenommen. Diese waren in der Hitlerjugend, in der Waffen-SS, in Lazaretten, Konzentrationslagern und Arbeitslagern anzutreffen.

In der Kriegskrankenpflege waren von Anfang an Schwestern aller Verbände, vor allem jedoch Rotkreuzschwestern im Einsatz. Man kann davon ausgehen, dass die Krankenpflege im Zweiten Weltkrieg in der Hand des Deutschen Roten Kreuzes lag, „das sich zum willfährigen Handlanger der Wehrmacht und damit des NS-Staates gemacht hatte" (Steppe 1993, S. 134).

Mit der Krankenpflege in den eroberten Gebieten sollte deutsches und nationalsozialistisches Gedankengut verbreitet werden und die gesundheitliche Betreuung im Sinne der Eroberer sichergestellt werden.

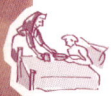 Die Beteiligung an „Euthanasieprogrammen" und an den „Menschenversuchen" sollte als schrecklichstes „Arbeitsgebiet" der deutschen Krankenpflege in die Geschichte eingehen. Dieses Kapitel pflegerischer Vergangenheit ist nur in Teilen aufgearbeitet und dementsprechend lückenhaft.

Es bleibt dennoch festzuhalten, dass die Pflege „als ausführendes Organ an allen Umsetzungsphasen der systematischen Vernichtung beteiligt war" (Steppe 1993, S. 137) und sich dabei zugleich der Illusion hingab, ihrem humanitären Berufsethos treu geblieben zu sein. Schwestern wie Pfleger waren während der Vergasungsaktionen in den Heilanstalten und in der Phase der „wilden Euthanasie", von November 1941 bis Juni 1943, anzutreffen. Während der Vergasungsaktionen wurden von Januar 1940 bis August 1941 in

sechs Anstalten nacheinander über 70.000 meldepflichtige Menschen getötet. Meldepflichtig waren sämtliche Patienten, die:

- an Schizophrenie, Epilepsie, senilen Erkrankungen, Paralyse u.a. Lueserkrankungen, Schwachsinn jeder Ursache, Enzephalitis, Huntington und anderen neurologischen Erkrankungen litten,
- sich seit mindestens fünf Jahren ununterbrochen in Anstalten befanden,
- als kriminelle Geisteskranke verwahrt wurden,
- nicht die deutsche Staatsangehörigkeit besaßen oder nicht deutschen oder artverwandten Blutes waren.

Im Rahmen der „wilden Euthanasie" waren häufig die Pflegekräfte allein tätig – auf Anordnung der Ärzte. Durch Nahrungsentzug, Spritzen mit Luft oder durch Medikamentengabe wurde getötet.

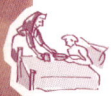 Auf der Suche nach Erklärungen für dieses Verhalten kann man die Begründung häufig in einem von Unterwürfigkeit und Gehorsam geprägten Berufsverständnis finden.

In den verschiedenen Prozessakten gaben Krankenschwestern folgende Aussagen zu Protokoll:

Aussagen von Krankenschwestern

„Ich habe die Tötungen als Unrecht empfunden, so etwas durfte nicht geschehen. Die geschilderte Tätigkeit habe ich deshalb ausgeführt, weil ich es als meine Pflicht angesehen habe, ich denke, weil es mir meine Vorgesetzten so gesagt haben" (Aussage Erna E., zitiert nach Steppe 1993, S. 164). „Durch die langjährige Tätigkeit als Pflegerin, praktisch von meiner Jugend auf, war ich zu unbedingtem Gehorsam erzogen und Disziplin und Gehorsam waren oberstes Gebot in Pflegerinnenkreisen. Wir alle und so auch ich fassten die Anordnungen der Ärzte, der Oberpflegerinnen und Stationspflegerinnen als unbedingt zu befolgende Befehle auf und machten und oder konnten uns auch keine eigene Ansicht über die Rechtmäßigkeit dieser Anordnungen machen. (…) Wie schon wiederholt in dieser Vernehmung erwähnt, sah ich die Tötung der Geisteskranken als ein großes Unrecht an, und ich habe nie mit dem Vorsatz, einen Menschen zu töten, ein Medikament verabreicht, sondern habe stets dahinter eine entsprechende Anordnung oder einen Befehl, meine Pflichterfüllung als Beamtin und die Unmöglichkeit einer Weigerung gesehen" (Aussage M. T., zitiert nach Steppe 1993, S. 165).

Die strikte Unterordnung unter die Ärzte und die damit verbundene Gehorsamspflicht schienen demnach vielen Pflegenden als Begründung für derartige Handlungen auszureichen.

Die Krankenpflege im Dritten Reich führte in erschreckender Weise das fehlende berufliche Selbstverständnis vor Augen. In ungezählten Fällen wurde allein aufgrund ärztlicher Anordnungen das Auslöschen menschlichen Lebens legitimiert.

Widerstand des Pflegepersonals

Parallel zu den Entwicklungen in der Bevölkerung kam es auch unter den Pflegekräften vereinzelt zum Widerstand gegen das nationalsozialistische Regime. So liegen Berichte von einzelnen Krankenschwestern vor, die ihr Leben verloren aufgrund antifaschistischer Äußerungen.

Die Diakonissin Ehrengard Frank-Schultz wurde, nachdem sie das Misslingen des Attentats auf Hitler bedauert hatte, in Berlin-Plötzensee hingerichtet. Ebenfalls hier wurde die Krankenschwester Helene Knotze hingerichet, nachdem sie vor Patienten ihren Abscheu gegenüber Faschismus und Krieg geäußert hatte. Luise Zorn, eine Krankenschwester aus Frankfurt am Main, kümmerte sich um jüdische Patienten, nachdem sich ihrer kein Arzt und Krankenhaus mehr annahm.

Selbst in den Konzentrationslagern gab es viele Formen des Widerstandes, die häufig aus der Unterwanderung bestehender Vorschriften, wie z. B. dem Verbot der medizinischen Versorgung von jüdischen Patienten, bestanden. Im Konzentrationslager Dachau fälschte das Häftlingspersonal des Krankenhauses (Pflegekräfte, Ärzte) Unterlagen, um kranke Häftlinge vor dem Abtransport in die Gaskammer zu bewahren. Viele jüdische Krankenschwestern, die im Konzentrationslager Theresienstadt inhaftiert waren, versuchten unter übermenschlichen Anstrengungen eine pflegerische Versorgung zu gewährleisten.

Insgesamt betrachtet wurde die Krankenpflege durch die verschiedenen Aufgabenbereiche enorm aufgewertet und zu einem wichtigen politischen Faktor. Der vorher gering geschätzte abwertend beurteilte Frauenberuf erhielt eine bedeutendere Stellung als jemals zuvor.

Medizin im Nationalsozialismus

Die Rolle der Medizin im Dritten Reich ist, ähnlich wie die Krankenpflege, noch nicht abschließend untersucht und dargestellt worden. Die Beteiligung von Ärzten an den Massentötungen in den Gaskammern und an den Humanversuchen steht fest, wobei unter Historikern diskutiert wird, ob es eine spezifische NS-Medizin gegeben hat, ob es nur einzelne Ärzte waren, die sich daran beteiligt haben, ob den Medizinern ihre Handlungen aufgezwungen wurden oder ob die Medizin der NS-Zeit „Teil eines auf den Erkenntnissen der Wissenschaft aufbauenden medizinischen Weltbildes (war), das bereits vor 1933 bestand und später keiner kritischen Analyse unterworfen wurde" (Seidler 1993, S. 228).

Nach der Verabschiedung des „Gesetzes zur Verhütung erbkranken Nachwuchses" vom 14. Juli 1933, wurden zwischen 200.000 und 350.000 Personen zwangssterilisiert. Ohne dass eine Einwilligung der Betroffenen vorlag, wandten Ärzte, Kliniken und Anstalten die gesetzlichen Bestimmungen an. Betroffen waren u. a. Menschen mit angeborenem Schwachsinn, Schizophrenie, Epilepsie, erblicher Blindheit und Taubheit oder schwerer körperlicher Missbildung, die keine Möglichkeit hatten, sich gegen diese Form der körperlichen Misshandlung zu wehren.

Neben der Beteiligung an den Tötungen mit Giftgas gilt, wie schon für die Pflege, die Durchführung von wissenschaftlichen Experimenten an lebenden Menschen in den Konzentrationslagern als düsteres Kapitel in der Geschichte der Medizin. In Nürnberg wurden 1946/47 in einem Prozess 19 Ärzte und eine Ärztin angeklagt, in den Konzentrationslagern männliche und weibliche Häftlinge u. a. Sauerstoffmangel-, Unterkühlungs- und Sterilisierungsversuchen sowie Fleckfieberinfektionen ausgesetzt zu haben, wobei dies mit äußerst menschenverachtendem Zynismus durchgeführt worden sei. Unter den Angeklagten waren mehrere hochrangige Wissenschaftler.

Während des Prozesses wurde von den KZ-Ärzten betont, dass ihre Untersuchungen letztlich den kranken Menschen gedient hätten. Das Forschungsziel, wie z. B. die Trinkbarmachung von Meerwasser, stand hier an erster Stelle, die eingesetzten Mittel – die Menschen – waren in ihrem Verständnis im Vergleich dazu unbedeutend. Ein Teil des in Nürnberg gefällten Urteils stellt der Nürnberger Codex dar, der Aussagen zur medizinischen Ethik macht (vgl. Kap. Pflegeforschung und Ethik).

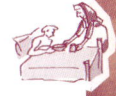

Pflege im Nationalsozialismus:

- Zusammenschluss der verschiedenen Schwesternverbände,
- Aufwertung des Berufes, vielfältiger Einsatz:
  - Kriegseinsatz,
  - Gemeindeschwester,
  - Krankenhaus,
  - Konzentrationslager,
- „Braune Schwestern", Elite der NS-Schwester, die ideologisch im Sinne der NSDAP wirken sollten,
- Beteiligung am Euthanasieprogramm: kritiklose Ausführung der Anordnung der Ärzte,
- vereinzelt Widerstand.

2.7.3 Nachkriegszeit bis heute

Nach der Kapitulation der Deutschen Wehrmacht übernahmen am 5. Juni 1945 die Siegermächte USA, UdSSR, Großbritannien und Frankreich formell die Regierungsgewalt. Deutschland wurde in vier Besatzungszonen aufgeteilt und Berlin unterstand der gemeinsamen Verwaltung. Die Sowjetunion verließ 1948 den Alliierten Kontrollrat und verhängte eine Blockade gegen West-Berlin.

Bis 1949 kam es zur Bildung von zwei deutschen Teilstaaten. Während sich im Westen Deutschlands eine freiheitlich parlamentarische Demokratie entwickelte und 1949 aus freien Wahlen die Bundesrepublik Deutschland hervor ging, wurde in der sowjetischen Besatzungszone ohne demokratische Legitimation die Deutsche Demokratische Republik (DDR) und damit die Entwicklung zum kommunistisch beherrschten Einheitsstaat begründet.

Die Unzufriedenheit der Bevölkerung in der DDR nahm Ende der 80er Jahre mehr und mehr zu und führte zu einer Flüchtlingsbewegung im August 1989 über Ungarn und die Tschecheslowakei. Am 9. November wurde die Grenze zur Bundesrepublik und nach West-Berlin geöffnet. Seit dem 3. Oktober 1990 ist Deutschland wieder vereint.

Pflege in der Nachkriegszeit

Noch während des 2. Weltkrieges hatten die Alliierten Pläne für eine umfassende Entnazifizierung entwickelt. Alle die, die Nationalsozialismus und Militarismus aktiv unterstützt hatten, sollten aus öffentlichen Positionen entfernt und ausgeschlossen werden.

Für die Entnazifizierung wurden Meldebögen verwendet, die von den Schwestern auszufüllen waren. Es erfolgte eine Einteilung in eine der fünf möglichen Gruppen:

1. Hauptschuldige,
2. Belastete,
3. Minderbelastete,
4. Mitläufer und
5. Entlastete.

Als Naziorganisationen wurden die der NSDAP angeschlossenen Verbände, wie der NS-Reichsbund deutscher Schwestern eingestuft, als „sonstige Naziorganisation" das Deutsche Rote Kreuz. Die erhoffte Erfassung und Entfernung der „braunen Schwestern" gestaltete sich jedoch schwieriger als ursprünglich geplant. „Nur wenige der „braunen Schwestern" wurden entdeckt. Die meisten von ihnen wurden in deutschen Krankenhäusern arbeitend gefunden. Sie trugen die normalen Uniformen des Krankenhauses und hatten ihre braunen Kleider entweder vernichtet oder eingemottet" (Steppe 1993, S. 212).

Die Arbeitsbedingungen nach Kriegsende waren schwierig. Durch die Kriegsschäden waren viele Krankenhäuser in ihrer Substanz beschädigt oder zerstört worden. Die wenigen zur Verfügung stehenden Krankenzimmer waren völlig überbelegt. Hinzu kam der Mangel an Pflegekräften, der durch einen besonders hohen Bedarf noch verstärkt wurde. Die heimkehrenden Kriegsgefangenen, Tausende von Obdachlosen und Flüchtlingen, unterernährte Kinder und die verarmte Gesamtbevölkerung benötigten dringend medizinische und pflegerische Hilfe.

Der Wiederaufbau der einzelnen Pflegeorganisationen ging nach dem Krieg unterschiedlich vonstatten, lediglich die Mutterhausschwestern, die als unbelastet galten, konnten ihre Arbeit nahtlos weiterführen. Der Agnes-Karll-Verband, als Nachfolgeorganisation der B.O.K.D., die 1938 aufgelöst wurde und deren Schwestern in den Reichsbund deutscher Schwestern übernommen wurden, war 1945 in der russischen Zone verboten und wurde in der französischen Zone anfänglich ebenfalls nicht zugelassen.

In allen anderen Zonen begann Helene Blunck (1879 – 1953) mit dem Wiederaufbau des Verbandes, der sich nun nach seiner Gründerin, Agnes-Karll-Verband (AKV) nannte. Helene Blunck, eine frühere Rotkreuzschwestern war zunächst Leitende Schwester und absolvierte dann einen Zweijahreskurs an der Frauenhochschule in Leipzig. Dort lernte sie Agnes Karll kennen und arbeite an ihrer Seite in der B.O.K.D. Als Vorsitzende des B.O.K.D. war sie von

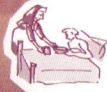

1933–1938 und dann im erneuerten Agnes-Karll-Verbandes von 1945 an zuständig.

▌ Pflege auf dem Weg zu einem neuen Selbstverständnis

Nach Kriegsende begann rasch der Wiederaufbau der deutschen Pflege, wobei bereits in den fünfziger Jahren die Differenzen zwischen den verschiedenen Berufsverbänden wieder deutlich zum Vorschein kam. Wieder einmal ging es darum, die Pflege zwischen Berufung und Beruf anzusiedeln.

Das Krankenpflegegesetz von 1957 führte zu heftigen Auseinandersetzungen zwischen Mutterhaus-Schwestern und freien Schwesternverbänden. Das alte Ideal des Dienens erstickte alle Tendenzen der ▸ *Professionalisierung* – zum letzten Mal. Mit Einzug der Medizintechnik und der Intensivmedizin um 1965 war die Krankenpflege gefordert, sich den neuen Anforderungen zu stellen und entwickelte als Antwort hierauf Weiterbildungslehrgänge, die die technischen Verrichtungen im Rahmen der pflegerischen Berufsausübung in den Vordergrund stellten.

Im Gegenzug wurde nun die direkte Pflege am und mit dem Patienten vernachlässigt und an die, nun auch gesetzlich geregelte Krankenpflegehilfe, übertragen. Es dauerte ein Jahrzehnt bis die Pflegenden erkannten, dass die Pflege sich nicht allein über die medizintechnischen Fertigkeiten definiert, sondern ebenfalls über die mindestens genau so wichtigen psychosozialen Fähigkeiten.

Der Anspruch einer patientenorientierten Pflege führte zu neuen Konzepten, wie z. B. ganzheitliche Pflege, patientenorientierte Pflegesysteme, Pflegeprozess. Nun endlich entwickelte sich ein berufliches Selbstverständnis, welches in den achtziger Jahren die Pflege noch als stärker, als eigenständigen Beruf verankerte und in den neunziger Jahren die Akademisierung und die ▸ *Professionalisierung* der Pflege einleitete.

Innerhalb von 100 Jahren entwickelt sich die Pflege von einer in sich zerrissenen, der Medizin unterworfenen Position zu einem eigenständigen Beruf, der die ▸ *Professionalisierung* seines Berufsbilds vorantreibt.

2.7.4 Neuordnung der Pflegeausbildungen nach 1945

Die Neuordnung der Ausbildung in der Krankenpflege stellt zugleich ein Spiegelbild der in der jeweiligen Zeit vorherrschenden Berufsauffassung dar. So ist es nicht weiter verwunderlich, dass es bis Mitte des 20. Jahrhunderts gedauert hatte, bis ein erstes bundeseinheitliches Ausbildungsgesetz verabschiedet wurde. Zu lange hatte die Auffassung vorgeherrscht, dass die Krankenpflege als Dienst der christlichen Nächstenliebe nur über ein geringes theoretisches Wissen verfügen müsse.

Erst die zweite Hälfte des 20. Jahrhunderts hat in diesem Zusammenhang zu einer Veränderung geführt. Die Notwendigkeit theoretischen Wissens und einer qualifizierten Ausbildung wurde erkannt und fand ihren Niederschlag in den verabschiedeten Krankenpflegegesetzen.

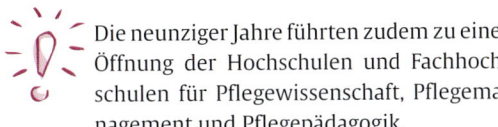 Die neunziger Jahre führten zudem zu einer Öffnung der Hochschulen und Fachhochschulen für Pflegewissenschaft, Pflegemanagement und Pflegepädagogik.

Am Übergang zum 3. Jahrtausend wird eine generalistische Ausbildung gefordert, innerhalb derer die Altenpflege, die Kinderkrankenpflege und die Krankenpflege zusammengefasst werden sollen.

▌ Krankenpflegegesetz vom 15. Juli 1957

Bei der Gründung der Bundesrepublik Deutschland im Mai 1949 hatten die Länderregierungen von Bremen, Niedersachsen und Hamburg die bestehenden Vorschriften der Krankenpflegeausbildung von 1938 verändert. Mit dem Grundgesetz erhielt der Bund die Zuständigkeit für die Regelung der Krankenpflegeausbildung, womit die Krankenpflegeverordnungen von 1938 nur noch durch ein Bundesgesetz geändert werden konnten.

Schon bald darauf entstand die Diskussion um ein bundeseinheitliches Krankenpflegegesetz. Die Vorarbeiten zu dem neuen Gesetz wurden von einem von der Konferenz der leitenden Medizinalbeamten der Länder gegründeten Ausschuss geleistet. Die Neuregelung wurde u. a. deshalb angestrebt, weil die Verordnung von 1938 stark mit nationalsozialistischem Gedankengut durchsetzt war, die Krankenpflege nach wie vor auch ohne Erlaubnis berufsmäßig ausgeübt werden konnte und die bestehenden

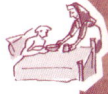

Ausbildungsregelungen den Anforderungen nicht mehr gerecht wurden.

Den Vorsitz des Ausschusses hatte das Innenministerium von Baden-Württemberg, welches zu den Tagungen am 7. und 8. September 1949 einen Gesetzesentwurf als Verhandlungsgrundlage einbrachte. Aus diesen Tagungen ging schließlich eine gemeinsame Fassung und Begründung hervor, der bereits im November 1949 von der Konferenz der Gesundheitsminister zugestimmt wurde. Im Anschluss daran sollte die Verordnung nach Zustimmung der Länder dem Bundesinnenminister zugeleitet werden. Der Vorschlag zur Neuordnung der Krankenpflege sah u. a. folgendes vor:

- zur berufsmäßigen Ausübung der Krankenpflege sollte eine Erlaubnis erforderlich sein,
- die Erlaubnis sollte an den Nachweis einer abgeschlossenen Krankenpflegeausbildung mit staatlicher Prüfung gebunden sein
- die Ausbildung sollte den zweijährigen Besuch einer Krankenpflegeschule umfassen, sowie eine einjährige erfolgreiche Tätigkeit.

Das Bundesinnenministerium hatte große Bedenken, ob unter diesen Vorgaben ausreichend Pflegepersonal zur Verfügung stehen würde. Das zuständige Ministerium aus Niedersachen teilte dem Bundesinnenministerium in Übereinstimmung mit den Schwesternverbänden mit, dass man es nicht für ratsam hielt die Ausbildung zu verlängern. Lediglich das Rote Kreuz und der Agnes-Karll-Verband stimmten für die dreijährige Ausbildung. Eine Einigung konnte nicht getroffen werden. Die Fraktion der Deutschen Partei stellte schließlich im September 1952 den Antrag, dass die Bundesregierung gebeten werden sollte, „einen Gesetzentwurf über die Ausübung der Krankenpflege und die Ausbildung und Förderung des Berufsstandes der Krankenpflegerinnen vorzulegen" (Kurtenbach 1992, S. 116).

Am 2. Februar 1955 erhielten die Landesbehörden vom Bundesinnenministerium den Referentenentwurf eines Gesetzes über die Ausübung der Kranken- und Kinderkrankenpflege. In dem Gesetz sollten erstmalig die Berufe der Krankenschwester und der Kinderkrankenschwestern zusammengefasst werden und anstelle der 1940 geschaffenen „Säuglings- und Kinderschwester" sollte die Berufsbezeichnung „Kinderkrankenschwester" stehen. Am 24. Mai 1957 wurde es vom Bundestag angenommen, die Zustimmung erteilte der Bundesrat am 7. Juni 1957. Die ge-

setzliche Neuregelung, die am 16. Juni 1957 in Kraft trat, beinhaltete u. a. folgende Punkte:

- die Erlaubnis zur Führung der Berufsbezeichnung,
- die Dauer der Ausbildung von insgesamt drei Jahren (zwei Jahre Lehrgang, ein Jahr Praktikum),
- mind. 400 Stunden theoretischer und praktischer Unterricht.

Zwischen den Schwesternverbänden und den Berufsorganisationen hatte es während der Entstehung des Gesetzes vor allem Streit um die Dauer der Ausbildung und den Umfang des theoretischen Unterrichtes gegeben. Vor allem die katholischen Schwesternverbände waren es, die sich für die Beibehaltung der zweijährigen Ausbildung einsetzten. Demgegenüber standen viele Stimmen, die die Dauer der Ausbildung als zu kurz ansahen.

Eine Unterrichtsschwester formulierte dies wie folgt: „Nun ist es da, das jahrelang ersehnte Krankenpflegegesetz, von dem wir uns so viel erhofften und das nun doch enttäuscht. Der Punkt, der uns Unterrichtsschwestern am meisten am Herzen lag, war die Dauer der Ausbildung. (…) Gewiss wollte der Gesetzgeber keiner der beiden Parteien wehe tun, als er glaubte, in der nun Gesetz gewordenen Fassung einen brauchbaren Kompromiss gefunden zu haben: dreijährige Ausbildung, aber nach zwei Jahren Examen, dann folgt das so genannte praktische Jahr, nach dessen Ablauf erst das Diplom zur Berechtigung der Berufsausübung ausgehändigt wird. In Wahrheit dürfte er aber damit beide Seiten unbefriedigt gelassen haben. (…) – Es bleibt also die Tatsache, dass wir nach wie vor die Schülerinnen zwei Jahre im Unterricht haben und dass diese Zeit im Hinblick auf das umfassende Wissen, das heute von den Schwestern verlangt wird und auf die langsamere geistige Entwicklung und z. T. mangelhafte Schulbildung nicht ausreicht, um vollwertige Schwestern aus ihnen zu bilden" (Kruse 1987, S. 123).

Das verabschiedete Gesetz fand demnach kaum Zustimmung und führte dazu, dass schon bald darauf Bestrebungen bzgl. einer Novellierung des Gesetzes unternommen wurden.

▪ Krankenpflegegesetz vom 20. September 1965

Das Krankenpflegegesetz von 1965 stellte kein neues Gesetz im eigentlichen Sinne dar, sondern lediglich eine Novellierung des Gesetzes von 1957. Bereits 1961 begann ein Ausschuss der Deutschen Kranken-

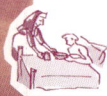

hausgesellschaft in Zusammenarbeit mit Schwesternverbänden, eine Neuregelung der Krankenpflegeausbildung zu planen.

Zwei Jahre später begannen über einen Antrag der SPD-Fraktion offizielle Bestrebungen, ein neues Krankenpflegegesetz zu entwerfen. Diesem Antrag lag die Erhöhung der Ausbildungsdauer auf drei Jahre sowie der Schutz der Berufsausübung zugrunde. Darüber hinaus forderte die SPD einen einjährigen Ausbildungsgang, der geringere Anforderungen an die Lernenden beinhalten sollte, um vor allem dem Mangel an Pflegekräften entgegen zu treten.

Ein dem SPD-Antrag ähnlicher Referentenentwurf der Regierung wurde in der Zwischenzeit den Fachkreisen zur inhaltlichen Prüfung vorgelegt. Auf den Schutz der Berufsausübung wurde in diesem Entwurf jedoch verzichtet. Als Begründung hierfür wurde der Mangel an Personal in den Krankenhäusern angegeben. Ein gesetzlicher Schutz der Berufsausübung hätte das Ende des Einsatzes von nicht ausgebildeten Arbeitskräften in der Pflege bedeutet.

In den Regierungsentwurf flossen schließlich einzelne Elemente des SPD-Antrages, wie z. B. die erschwerte Zugangsberechtigung zur Krankenpflegeausbildung ein und mit dem folgenden Gesetzgebungsverfahren trat das Gesetz am 20. September 1965 in Kraft. Mit der Einführung der Ausbildung für Krankenpflegehelferinnen und – helfer wurde auch der Titel des Gesetzes verändert. Das Gesetz sollte nur noch „Krankenpflegegesetz" heißen. Ein Schutz der Berufsausübung wurde auch in diesem Gesetz nicht formuliert. In der Folge wurde das Gesetz durch das Änderungsgesetz vom 3. September 1968 und das Änderungsgesetz vom 4. Mai 1972 verändert.

Die Änderungen setzten das Mindestalter für die Ausbildung herab und verlängerten die Übergangsfrist hinsichtlich der schulischen Voraussetzungen.

Stationen der Pflege von 1945 bis 1985:

- Prozess der Entnazifizifizierung, besonders der braunen Schwestern,
- Großer Bedarf an Pflegepersonen nach dem Kriegsende,
- Helene Blunck baut Agnes-Karll-Verband (B.O.K.D.) wieder auf,
- 1957: Erneute Diskussion über berufliches Selbstverständnis zwischen freien Schwestern und Mutterhausschwestern,

- Krankenpflegegesetz von 1957, jedoch bald überarbeitungsbedürftig, da Ausbildungsdauer von 2 Jahren von vielen als zu kurz angesehen,
- 1965: Intensivmedizin und Medizintechnik verlangen gut ausgebildete Pflegekräfte: erste Schritte zur Professionalisierung,
- Novellierung des Krankenpflegegesetzes: Dreijährige Dauer der Ausbildung,
- Weitere Änderungen: 1968 und 1972.

▌ Krankenpflegegesetz von 4. Juni 1985

Das novellierte Krankenpflegegesetz von 1965 hatte 20 Jahre Gültigkeit und wurde nach lang anhaltenden Diskussionen 1985 von dem heute noch gültigen Krankenpflegegesetz abgelöst. Dabei ist wohl selten „die Schaffung einer gesetzlichen Regelung für einen so relativ eng begrenzten Bereich mit so viel Zeitaufwand, so vielen Entwürfen, Stellungnahmen, Anhörungen und nicht zuletzt mit so vielen Emotionen der Beteiligten und Betroffenen verbunden gewesen wie das im Juni 1985 verabschiedete Krankenpflegegesetz." (Kruse 1987, S. 135).

Im Laufe der Jahre hatten sich die Kernpunkte der Diskussionen immer wieder neu verlagert. 1969 bewog Personalmangel die Länderregierungen, eine Änderung des Gesetzes zu fordern, um das Zugangsalter von 17 auf 16 Jahre herabzusetzen. 1974 wurde ein Referentenentwurf vom Bundesministerium für Jugend, Familie und Gesundheit vorgelegt, nach dem die Krankenpflegeausbildung in das Berufsfachschulsystem eingegliedert werden sollte; auch dies stieß auf Ablehnung.

Mit der Dauer der Diskussionen um ein neues Gesetz häuften sich zudem weitere damit zusammenhängende Probleme, die auch deshalb keiner einheitliche Lösung zugeführt werden konnten, weil sowohl die berufspolitischen als auch die gesellschaftlichen und politischen Interessen zu unterschiedlich waren. Ein von der Regierungskoalition CDU und FDP entwickelter Gesetzes-Entwurf, stellte schließlich einen Kompromiss dar.

Am 4. Juni 1985 wurde das „Gesetz über die Berufe in der Krankenpflege" (Krankenpflegegesetz – KrPflG) als neues Krankenpflegegesetz vom Deutschen Bundestag verabschiedet. Der Schutz der Berufsausübung wurde wieder nicht gewährt, dennoch lassen Gesetz und Ausbildungs- und Prüfungsverordnung mehr Eigenständigkeit in der Berufsausbildung und -ausübung zu.

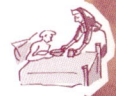

Mit dem neuen Gesetz wurden zugleich die in einer EU-Richtlinie geforderten Normen umgesetzt.

Im §4 des Krankenpflegegesetzes werden die Zielsetzungen der Ausbildung genannt und mittelbar auch die Aufgaben des ausgebildeten Pflegepersonals.

Zielsetzung und Aufgaben

„(1) Die Ausbildung für Krankenschwestern und Krankenpfleger und für Kinderkrankenschwestern und Kinderkrankenpfleger soll die Kenntnisse, Fähigkeiten und Fertigkeiten zur verantwortlichen Mitwirkung bei der Verhütung, Erkennung und Heilung von Krankheiten vermitteln (Ausbildungsziel). Die Ausbildung soll insbesondere gerichtet sein auf

1. die sach- und fachkundige, umfassende, geplante Pflege des Patienten,
2. die gewissenhafte Vorbereitung, Assistenz und Nachbereitung bei Maßnahmen der Diagnostik und Therapie,
3. die Anregung und Anleitung zu gesundheitsförderndem Verhalten,
4. die Beobachtung des körperlichen und seelischen Zustandes des Patienten und der Umstände, die seine Gesundheit beeinflussen, sowie die Weitergabe dieser Beobachtungen an die an der Diagnostik, Therapie und Pflege Beteiligten,
5. die Einleitung lebensnotwendiger Sofortmaßnahmen bis zum Eintreffen der Ärztin oder des Arztes,
6. Erledigung von Verwaltungsmaßnahmen, so weit sie in unmittelbarem Zusammenhang mit den Pflegemaßnahmen stehen."

In der Ausbildungs- und Prüfungsverordnung für die Berufe in der Krankenpflege (KrPflAPrV) sind die Angaben für den theoretischen und praktischen Unterricht, die praktische Ausbildung sowie die Prüfungsbestimmungen für die Ausbildung in der Krankenpflege, Kinderkrankenpflege oder Krankenpflegehilfe enthalten.

Die Anlagen enthalten Informationen für den theoretischen und praktischen Unterricht in der Krankenpflege, Kinderkrankenpflege und Krankenpflegehilfe. So wurde der Anteil des Krankenpflegeunterrichts bzw. des Kinderkrankenpflegeunterrichts von 250 auf 480 Stunden erhöht und erhielt damit einen wesentlich höheren Stellenwert als bisher. **Tabelle 2.2** zeigt eine Gegenüberstellung der Krankenpflegegesetze von 1938, 1957, 1965 und 1985.

Das Krankenpflegegesetz vom 4. Juni 1985 benennt im §4 erstmals das Ausbildungsziel und mittelbar die Aufgaben der Krankenpflege. Der Schutz der Berufsausübung in der Krankenpflege wird widerum nicht gesetzlich geregelt.

▌ Bestrebungen seit 1985

Bereits vier Jahre nach in Kraft treten des Krankenpflegegesetzes stellte der Deutsche Berufsverband für Krankenpflege (DBfK) der Öffentlichkeit ein integriertes Bildungskonzept vor, um den sich verändernden Anforderungen an eine professionelle Pflege gerecht zu werden.

Tab. 2.2 Gegenüberstellung der Krankenpflegegesetze und Ausbildungs- und Prüfungsordnungen von 1938, 1957, 1965 und 1985

Gesetz	Zugangsalter	Dauer der Ausbildung	Theoretischer Unterricht/praktischer Unterricht	Krankenpflegeunterricht	Praktikum
Gesetz zur Ordnung der Krankenpflege vom 28. September 1938	18 Jahre	1 ½ Jahre	200/	Ohne Angaben	1 Jahr
Krankenpflegegesetz vom 15. Juli 1957	18 Jahre	2 Jahre	400/	Ohne Angaben	1 Jahr
Krankenpflegegesetz vom 20. September 1965	18 Jahre	3 Jahre	1200/	250 Std.	–
Fassung vom 3. September 1968	17 Jahre	3 Jahre			–
Fassung vom 4. Mai 1972	17 Jahre	3 Jahre			–
Gesetz über die Berufe in der Krankenpflege vom 4. Juni 1985	17 Jahre	3 Jahre	1600/3000 Std.	480 Std.	–

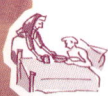

Ursächlich für diese Neuorientierung war vor allem die bevorstehende soziodemographische Entwicklung, die neue Zielgruppen als auch neue Tätigkeitsfelder erwarten ließ. U.a. war mit Folgendem zu rechnen:

- Zunahme an alten, multimorbiden Patienten,
- Zunahme an gerontopsychiatrisch erkrankten älteren Menschen,
- neue Aufgaben im Bereich der ambulanten psychiatrischen Pflege,
- verstärkte Nachfrage nach ambulanter Pflege durch Singularisierung.

Nach Ansicht des DBfK wurden mit dem Krankenpflegegesetz von 1985 bereits Weichen für eine Qualitätsverbesserung in der beruflichen Ausbildung gestellt. Um künftigen Anforderungen gerecht zu werden, erschienen jedoch weitere grundlegende und übergreifende Anpassungen von Strukturen und Inhalten der beruflichen Ausbildung unabdingbar.

So sollten die Ausbildungslehrgänge der Alten-, Kinderkranken- und Krankenpflege nach und nach integriert und mit dem Ziel einer generalistischen Basisqualifikation weiterentwickelt werden.

Die Ausbildung sollte sowohl an Berufsfachschulen als auch an Fachhochschulen möglich sein und vier Jahre umfassen. Weiterführende Studiengänge in Pflegewissenschaft, Pflegepädagogik und Pflegemanagement sollten darüber hinaus die ▶ *Professionalisierung* der Pflegeberufe voran treiben.

Unabhängig davon widmete sich der *BUNDES-AUSSCHUSS* der Länderarbeitsgemeinschaften der Lehrer für Pflegeberufe (BA) einer Reform des Bildungswesens in der Pflege. Der Bildungsplan „Pflege mit System" (1994) wurde vom BA auf der Basis gesundheitspolitischer Veränderungen und in Abstimmung zum Bildungskonzept des Deutschen Bildungsrates für Pflegeberufe entwickelt.

Die Weiterentwicklung erfolgte unter anderem in enger Zusammenarbeit mit den verschiedenen Pflegeverbänden:

- ADS (Arbeitsgemeinschaft Deutscher Schwesternverbände),
- BALK (Bundesausschuss leitender Krankenpflegepersonen),
- DBfK (Deutscher Berufsverband für Pflegeberufe) und
- den staatlichen Institutionen.

Die zweite Fassung des Bildungsplans „Pflege mit System" wurde 1996, die dritte und derzeit gültige Fassung wurde 1997 veröffentlicht (**Abb. 2.25**).

Damit folgte eine Überarbeitung und Anpassung des BA-Bildungsplanes an die Empfehlung der Kultusministerkonferenz der Länder vom Februar 1997, wonach alle dreijährigen bundesrechtlich geregelten Berufsausbildungen im Gesundheitswesen in das öffentliche Regelbildungssystem der beruflichen Schulen der Länder integriert werden müssen.

Zielsetzung des BA-Bildungsplanes ist eine 3 Jahre andauernde, generalistische Pflegeausbildung an höheren Berufsfachschulen, die den Erwerb der Fachhochschulreife ausbildungsbegleitend oder berufsbegleitend möglich macht.

Die generalistische Pflegeausbildung fasst die bisher arbeitsfeldspezifischen Pflegegrundausbildungen in der Krankenpflege, Kinderkrankenpflege und Altenpflege zusammen. Aufbauend auf die Pflegeausbildung können arbeitsfeld- und funktionsbezogene Zusatzqualifikationen erworben werden.

Pflege und Pflegemanagement sollen, nach Vorstellungen des BA an der Fachhochschule studiert werden können, während Pflegewissenschaft und Lehramt in Anlehnung an andere Studiengänge an der Universität ihren Platz haben sollen.

Die Entwicklungen der vergangenen Jahre haben insbesondere der Öffnung zum Hochschulbereich Rechnung getragen.

 An über 30 Fachhochschulen wurden Studiengänge für Pflegemanagement, Pflegepädagogik und Pflegewissenschaft und an über 5 Hochschulen wurden Studiengänge für Pflegepädagogik und Pflegewissenschaft eingerichtet. Damit beschreitet die Pflege erstmals den Weg der Professionalisierung.

Stationen der Pflege von 1985 bis heute:
- Integration der Pflegeausbildung in das Berufsfachschulsystem,
- EU-Normen werden umgesetzt,
- Ausbildungsziele und -inhalte werden formuliert,
- Inhalte des theoretischen und praktischen Unterrichts werden festgelegt,
- Bildungsplan: „Pflege mit System" wird 1994 eingeführt,
- Einrichtung von Studiengängen zur Pflegewissenschaft.

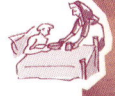

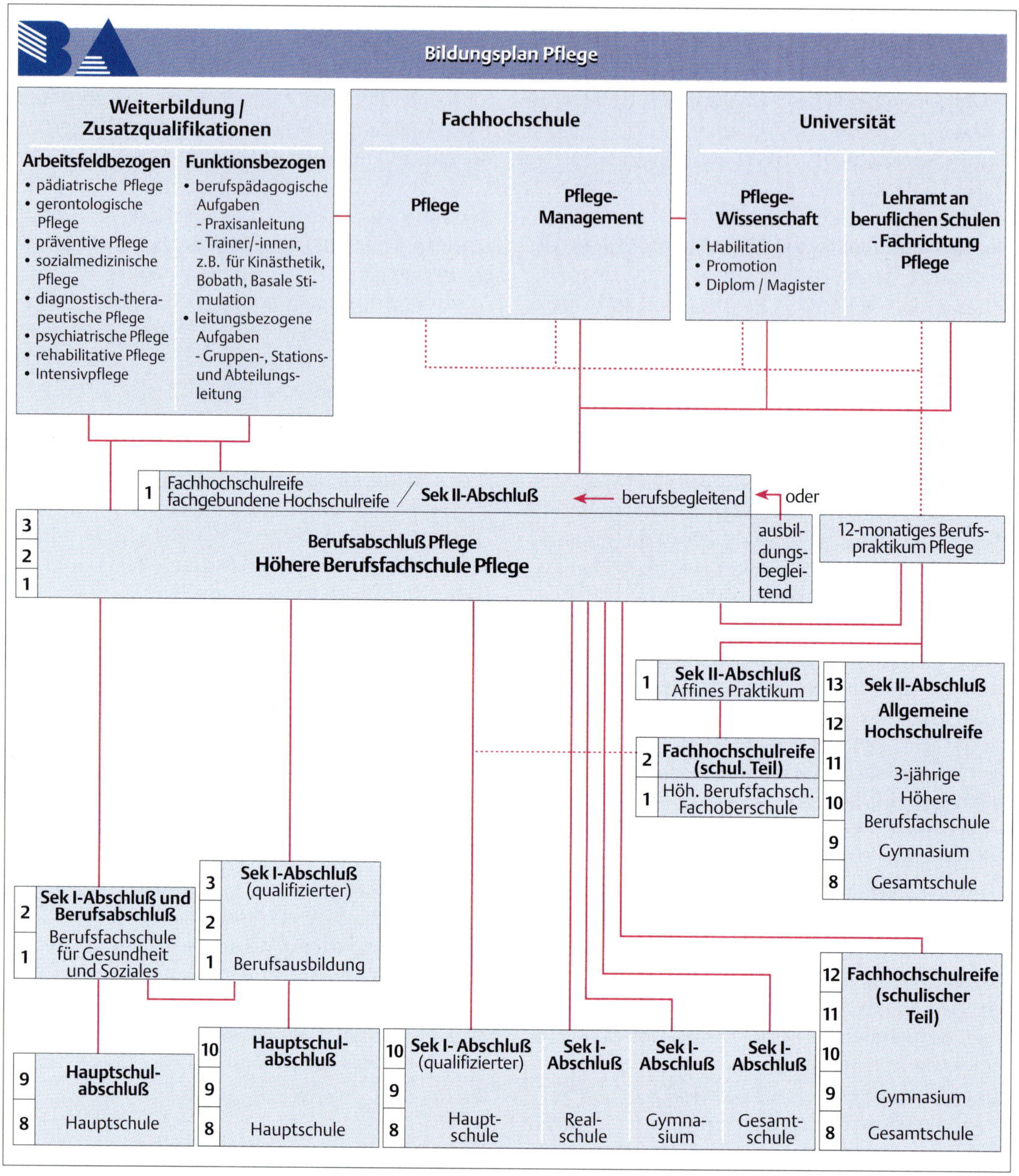

Bildungsplan Pflege

Weiterbildung / Zusatzqualifikationen		Fachhochschule		Universität	
Arbeitsfeldbezogen	**Funktionsbezogen**	**Pflege**	**Pflege-Management**	**Pflege-Wissenschaft**	**Lehramt an beruflichen Schulen - Fachrichtung Pflege**
• pädiatrische Pflege • gerontologische Pflege • präventive Pflege • sozialmedizinische Pflege • diagnostisch-therapeutische Pflege • psychiatrische Pflege • rehabilitative Pflege • Intensivpflege	• berufspädagogische Aufgaben - Praxisanleitung - Trainer/-innen, z.B. für Kinästhetik, Bobath, Basale Stimulation • leitungsbezogene Aufgaben - Gruppen-, Stations- und Abteilungsleitung			• Habilitation • Promotion • Diplom / Magister	

	1	Fachhochschulreife fachgebundene Hochschulreife	Sek II-Abschluß	berufsbegleitend	oder

3 2 1	**Berufsabschluß Pflege** **Höhere Berufsfachschule Pflege**	ausbildungs-begleitend	12-monatiges Berufspraktikum Pflege

	1	**Sek II-Abschluß** Affines Praktikum	13 12	**Sek II-Abschluß** **Allgemeine Hochschulreife**
	2	**Fachhochschulreife** **(schul. Teil)**	11	3-jährige Höhere Berufsfachschule
	1	Höh. Berufsfachsch. Fachoberschule	10	
			9	Gymnasium
			8	Gesamtschule

2	**Sek I-Abschluß und Berufsabschluß**	3	**Sek I-Abschluß** **(qualifizierter)**
1	Berufsfachschule für Gesundheit und Soziales	2	
		1	Berufsausbildung

				12	**Fachhochschulreife** **(schulischer Teil)**
				11	
9	**Hauptschul-abschluß**	10	**Hauptschul-abschluß**	10	**Sek I- Abschluß** **(qualifizierter)**	**Sek I-Abschluß**	**Sek I-Abschluß**	**Sek I-Abschluß**	10	Gymnasium
8	Hauptschule	9		9					9	Gesamtschule
		8	Hauptschule	8	Haupt-schule	Real-schule	Gymna-sium	Gesamt-schule	8	

Abb. 2.25 Bildungsplan Pflege

▌ Krankenpflegeausbildung in der DDR

Nach dem Ende des 2. Weltkrieges wurde auf dem Gebiet der sowjetischen Besatzungszone von der Zentralverwaltung für das Gesundheitswesen am 1. Juli 1946 die „Verordnung über die berufsmäßige Ausübung der Krankenpflege" sowie die „Prüfungsverordnung für Krankenpflegepersonen" erlassen. Die zunächst staatlichen Schulen wurden mit der Gründung der DDR 1949 in das Fachschulsystem eingegliedert. Die Fachschulen unterstanden anfänglich den Landesregierungen und später den Räten der Bezirke.

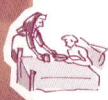

Der Umfang der Ausbildung für die „mittleren medizinischen Fachkräfte", womit Krankenschwestern, Säuglingsschwestern, medizinisch-technische Assistentinnen, Krankengymnastinnen, Gesundheitsfürsorgerinnen und Hebammen gemeint waren, dauerte zwei Jahre, die Voraussetzung war die Vollendung des 18. Lebensjahres und ein Berufsabschluss als Facharbeiterin. Eine ausschließlich auf Theorievermittlung angelegte Ausbildung im 1. Jahr erwies sich als nicht sinnvoll, so dass ab Mitte der fünfziger Jahre ein praktischer Einsatz hinzukam.

Am 1. September 1961 fand die Eingliederung der Krankenpflegeausbildung in das System der Berufsausbildung statt. Unter der Verantwortlichkeit des ärztlichen Direktors und der Gesundheitseinrichtung wurden die Schulen zu Berufsfachschulen an zentralen Krankenhäusern und Polikliniken. Mit dem Beschluss des Zentralkomitees der SED sowie des Ministerrates der DDR und des Bundesvorstandes des Freien Deutschen Gewerkschaftsbundes vom 23. September 1973 wurde die Ausbildung der Krankenpflege und der anderen medizinischen Fachberufe wieder zurück an die Fachschulen verlegt. Ein Jahr später, am 1. September 1974, wurde dann die „Fachschulausbildung des Gesundheits- und Sozialwesens" eingeführt.

Die Berufserlaubnis und damit die staatliche Anerkennung wurde nach drei Ausbildungsjahren und bestandener Abschlussprüfung zuerkannt. Im 1. und 2. Ausbildungsjahr wechselte Theorie und Praxis in einem 2 – 5-wöchigen Rhythmus. Unter Aufsicht der Fachschule fand die praktische Ausbildung an ausgewählten Einrichtungen statt. Das 3. Ausbildungsjahr war bis auf 18 Studientage praxisorientiert.

Nach der Wende wurden wie in den westlichen Bundesländern die Krankenpflegeschulen den Krankenhäusern angeschlossen und das Krankenpflegegesetz sowie die Ausbildungs- und Prüfungsverordnung von 1985 angewendet. Nur vereinzelt, wie z. B. in Mecklenburg-Vorpommern wurde das bisherige Ausbildungssystem beibehalten. Hier gingen die Krankenpflegeschulen in Höhere Berufsschulen über und in die Trägerschaft des Kultusministeriums ein.

■ Kinderkrankenpflegeausbildung

Mit dem Krankenpflegegesetz von 1957 wurde die Berufsbezeichnung „Kinderkrankenschwester/pfleger" erstmals auch im Gesetz genannt und damit gesetzlich geschützt, darüber hinaus wurde die Ausbildung auf drei Jahre festgelegt. Die theoretische Ausbildung sollte mindestens 400 Stunden Unterricht umfassen. Schon zum damaligen Zeitpunkt wurden Bedenken laut, in wie weit eine eigenständige Ausbildung für die Kinderkrankenpflege notwendig sei. Ein Zitat von 1956 gibt einen Hinweis auf die damals geführte Diskussion:

„Die Sonderstellung der Kinderkrankenschwester ist, historisch gesehen, eine spezifische Begleiterscheinung des Aufblühens der Kinderheilkunde in Deutschland. Sie ist insofern eine nationale Eigentümlichkeit, die es in dieser Form so in anderen Ländern nicht gibt. Wenn in diesen Ländern die Kinderkrankenschwestern die gleiche Primärausbildung erfährt als das Krankenpflegepersonal in den anderen Spezialkliniken, halten wir dies in Deutschland für falsch und sind nicht bereit, auf die Sonderstellung der beruflichen Eigenständigkeit der Kinderkrankenschwester zu verzichten" (BA 1997, S. 67). Das entscheidende Argument für ein Beibehalten der eigenständigen Ausbildung war die These, dass kranke Kinder besondere Schwestern brauchen. Die Argumentation begründete sich des Weiteren darauf, dass für Kinderkrankenschwestern neben dem Aufgabengebiet der Krankenschwester erzieherische Aufgaben hinzu kämen, auch spiele sie die Rolle der Mutter.

In den sechziger Jahren änderte sich diese Position. Zunehmend erkannte man die Bedeutung der familiären sozialen Kontakte und öffnete die Stationen für Eltern, die Besuchszeiten wurden gelockert; ein Elternteil konnte bei dem kranken Kind bleiben. Die Kinderkrankenschwester wurde zur Partnerin der Eltern.

1965 wurde das Krankenpflegegesetz novelliert und 1966 durch die Ausbildungs- und Prüfungsordnung ergänzt. Die Kinderkrankenpflege wurde als eigenständige Ausbildung mitaufgenommen und stand nun gleichberechtigt neben der Krankenpflege.

1969 wurde vom Agnes-Karll-Verband, dem späteren DBfK, ein Vorschlag formuliert, wonach die Kinderkrankenpflege in die Krankenpflegeausbildung mit integriert werden und anschließend eine Spezialisierung möglich sein sollte. Dieser Vorschlag wurde jedoch nicht umgesetzt. Mit dem Krankenpflegegesetz von 1985 wurde die Zahl der theoretischen Stunden und auch die Zahl der praktischen Stunden in der Kinderkrankenpflegeausbildung analog zur Krankenpflege erhöht.

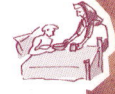

Mit den derzeitigen Bestrebungen, eine gemeinsame Ausbildung als Konsequenz bildungspolitischer und gesundheitspolitischer Veränderungen einzuführen, scheint jedoch eine integrierte Ausbildung für Krankenpflege, Kinderkrankenpflege und Altenpflege möglich zu werden.

▌ Altenpflegeausbildung

Die Altenpflege hat sich als eigenständiger Beruf erst in der jüngsten Vergangenheit herausgebildet. Bis Mitte der fünfziger Jahre wurde die Altenpflege in den Familien überwiegend von Ordensschwestern und Diakonissen geleistet, die als „Gemeindeschwestern" von Kirchen und Gemeinden angestellt wurden.

Die veränderten sozialen Strukturen machen eine Betreuung und Aufnahme der alten und kranken Angehörigen in die Familien schon häufig aus räumlichen Gründen nicht mehr möglich und machte die Errichtung von Altenheimen notwendig. Zunächst waren es un- und angelernte Pflegekräfte, die hier eingesetzt wurde.

In den fünfziger Jahren wurden erste Kurzlehrgänge zur Qualifizierung angeboten, um den Bedürfnissen der alten, nur zum Teil pflegebedürftigen Menschen gerecht zu werden. Die Pflege der alten Menschen wurde bis in die siebziger Jahre hinein als Teil der Krankenpflege beschrieben. Da die medizinalpflegerischen Tätigkeiten weniger umfangreich sind, war zudem der Status der Altenpflege niedriger als der der Krankenpflege. Als wichtigste Voraussetzung für die Eignung zur Altenpflege galt traditionell die Weiblichkeit.

Um die Attraktivität der Arbeit in der Altenpflege zu erhöhen, wurde das eigenständige Berufsbild „Altenpflege" entwickelt. Im Rahmen einer Ausbildung sollten nun sozial- und medizinalpflegerische Tätigkeiten vermittelt werden, die auf einen Einsatz der Altenpflegerinnen in Einrichtungen der Altenhilfe sowie in ambulanten Pflegediensten vorbereiten sollten.

Es wurden erste Altenpflegeschulen eingerichtet und 1969 erließ Nordrhein–Westfalen die erste Ausbildungsordnung mit staatlicher Abschlussprüfung. Etwas später folgten weitere Bundesländer. Eine tarifliche Gleichstellung mit der Krankenpflege erfolgte in den Jahren 1988/89.

Seit den 80er Jahren gibt es vermehrt Bestrebungen, die Altenpflegeausbildung, ähnlich wie die Krankenpflegeausbildung, bundeseinheitlich zu regeln. Bislang ist die gesetzliche Regelung der Altenpflegeausbildung Sache der einzelnen Bundesländer, weshalb beispielsweise die Ausbildungsdauer je nach Bundesland zwischen zwei und drei Jahren schwankt. Im Jahr 1999 gab es in den 16 Bundesländern 17 verschiedene Ausbildungsregelungen, deren Abschlüsse teilweise in anderen Bundesländern nicht anerkannt werden.

Am 1. August 2001 wird ein bundeseinheitliches Altenpflegegesetz in Kraft treten. Die Ausbildung wird nach dem Vorhaben der Bundesregierung in der Regel drei Jahre dauern und sich aus theoretischem und praktischem Unterricht zusammensetzen. Die praktische Ausbildung soll unter anderem in voll- und teilstationären Einrichtungen, in ambulanten Diensten und in Einrichtungen der offenen Altenhilfe stattfinden. In dem Gesetz werden folgende Inhalte für die Ausbildung formuliert:

- fachkundige, medizinisch-pflegerischen Erkenntnissen entsprechende umfassende und geplante Pflege,
- umfassende Begleitung von Schwerkranken und Sterbenden,
- Betreuung und Beratung alter Menschen in ihren persönlichen und sozialen Angelegenheiten,
- Hilfe zur Erhaltung und Aktivierung der eigenständigen Lebensführung.

Der Abschluss wird in der EU anerkannt werden. Darüber hinaus ist in dem Gesetzesentwurf die einjährige Ausbildung zu Altenpflegehelfern verankert. Die Seniorenministerin Christine Bergmann (SPD), die im März 1999 den Entwurf in Bonn vorstellte, bezeichnet eine einheitliche Ausbildungsordnung als einen ersten Schritt, um der Altenpflege zu einem klareren Profil zu verhelfen. Denn, so die Ministerin: „Auf längere Sicht streben wir eine integrierte Pflegeausbildung an, die auch die Altenpflege mit erfasst. Dies wird durch einen Modellversuch vorbereitet werden" (CARE konkret 1999, S. 1).

Grundsätzlich werden die Bemühungen der Bundesregierung um ein einheitliches Ausbildungsgesetz begrüßt. Der Deutsche Pflegerat bezweifelt allerdings, dass das Gesetz ausreichend Chancen für das Ziel einer gemeinsamen Ausbildung für die Altenpflege, die Kranken- und die Kinderkrankenpflege bietet.

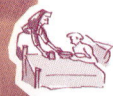

Seit 1969 existiert der Beruf der Altenpflege in Deutschland. Er wurde in den Ländern geregelt und unterlag damit keiner bundeseinheitlichen Regelung. Am 1. August 2001 tritt ein bundeseinheitliches Altenpflegegesetz in Kraft.

▮ Aufgaben der Altenpflege in neuerer Zeit

Der Aufgabenbereich der Altenpflege in den Altenheimen hat sich den letzten Jahrzehnten, entsprechend der demographischen Entwicklung, die eine Zunahme von alten und pflegebedürftigen Menschen mit sich gebracht hat, stark verändert. In der Bundesrepublik lag der Anteil der schwer pflegebedürftigen Bewohner 1978 in den Altenheimen bei 21 %, bis 1991 stieg der Anteil auf 51 %. Stand früher die Betreuung und Beschäftigung der alten Menschen im Mittelpunkt der Arbeit, so ist es heute die pflegerische Betreuung der häufig dementen und immobilen alten Menschen. Die wichtigsten Veränderungen in der Bewohnerstruktur der Altenheime lassen sich wie folgt zusammenfassen:

- das Durchschnittsalter der Heimbewohner steigt,
- Ausmaß der Pflegebedürftigkeit nimmt zu,
- Zahl und Anteil verwirrter oder psychisch kranker älterer Bewohner steigen,
- die Zahl der Sterbefälle wächst,
- die Verweildauer sinkt (nach Dunkel 1993, S. 36).

Durch die Zunahme an pflegerischen Tätigkeiten ist gleichzeitig der Anteil sozialpflegerischer Aufgaben, z. B. Spazieren gehen oder beschäftigungstherapeutisches Arbeiten mit den Bewohnern, zurückgegangen. Das führt zu einer erhöhten Belastung des Altenpflegepersonals und einem veränderten Anforderungsprofil.

Neben den demographischen Veränderungen hat vor allem die soziale Pflegeversicherung das Arbeitsfeld der Altenpflege verändert. So haben z. B. die ambulanten Pflegedienste zugenommen, gleichzeitig bleiben die hilfsbedürftigen alten Menschen häufig länger in den Familien oder in der eigenen Wohnung und wechseln oft erst dann in die Altenheime, wenn sie schwer pflegebedürftig sind.

▮ Soziale Pflegeversicherung und die Auswirkungen auf die Pflegeberufe

Mit der sozialen Pflegeversicherung vom 26. Mai 1994 wurde die Sozialversicherung um einen eigenständigen, neuen Zweig ergänzt. Als elftes Buch wurde die Pflegeversicherung in das Sozialgesetzbuch aufgenommen. Ziel der Pflegeversicherung ist nach § 1,1 die soziale Absicherung des Risikos der Pflegebedürftigkeit. Zum 1. April 1995 wurden die Leistungen für den ambulanten und teilstationären Kurzzeitpflegebereich und zum 1. Juli 1996 die Leistungen für den vollstationären Bereich eingeführt.

Leistungsberechtigt sind pflegebedürftige Personen, die wegen einer körperlichen, geistigen oder seelischen Krankheit oder einer Behinderung für die gewöhnlichen und regelmäßig wiederkehrenden Verrichtungen im Ablauf des täglichen Lebens auf Dauer in erheblichem Maße der Hilfe bedürfen. Pflegebedürftige Menschen erhalten je nach Einstufung in eine der drei Pflegestufen unterschiedlich hohe Geld- oder Sachleistungen. Bei Sachleistungen werden die Leistungen der ambulanten Pflegedienste vergütet; Geldleistungen hingegen erhalten die betreuenden pflegenden Angehörigen direkt:

- **Pflegestufe I:** Erheblich pflegebedürftig – Hilfebedarf mindestens einmal täglich für wenigstens zwei Verrichtungen: Pflegesachleistung bis 750 DM; Pflegegeld: 400 DM,
- **Pflegestufe II:** Schwerpflegebedürftig – Hilfebedarf mindestens dreimal täglich zu verschiedenen Tageszeiten: Pflegesachleistung bis 1.800,- DM; Pflegegeld: 800 DM,
- **Pflegestufe III:** Schwerstpflegebedürftig – Hilfebedarf rund um die Uhr: Pflegesachleistung 2.800 DM; Pflegegeld: 1.300 DM.

Im Rahmen der stationären Pflege übernimmt die Pflegeversicherung die pflegebedingten Aufwendungen bis zu 2 800 DM monatlich. Die Kosten für Unterkunft und Verpflegung sind durch die Pflegebedürftigen selbst zu tragen.

Die Pflegeversicherung hat insgesamt zu einer Ausweitung des Leistungsangebotes im ambulanten Bereich geführt und damit zu einem Anstieg der ambulanten Dienste und Sozialstationen.

Viele Pflegende sowohl aus der Krankenpflege als auch aus der Altenpflege wechselten in die ambulante Pflege und haben dort zum Teil selbst ambulante Pflegedienste eröffnet.

 Altenpflege in der Bundesrepublik:

- 1950: von Ordensschwestern und Diakonissen ausgeführt; Einrichtung der ersten Altenheime,
- 1969: erste Ausbildungsordnung für Altenpflege,

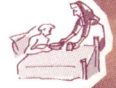

- 1988: tarifliche Gleichstellung mit Krankenpflege,
- Zunahme pflegerisch-medizinischer Tätigkeit an pflegebedürftigen Personen,
- Zunahme von ambulanten Pflegediensten,
- 2001: bundeseinheitliches Altenpflegegesetz.

▌ Psychiatrische Krankenpflege

Ein Blick in die Geschichte der psychiatrischen Krankenpflege zeigt, dass diese lange unter einer anderen Bezeichnung geführt wurde. Noch im 19. Jahrhundert spricht man von psychisch kranken Menschen als „Irre". Entsprechend bezeichnete man Personen, die die „Irrenpflege" ausführten, als „Irrenwärter". Meist waren sie nur unzureichend auf ihre Arbeit vorbereitet und sahen diese vor allem als „Bewachung" und „Bändigung" der Irren.

In Deutschland kam es im 18. Jahrhundert zu zahlreichen Neugründungen von Irrenanstalten, die nun auch als „Zuchthaus" oder „Werkhaus" bezeichnet wurden. Grund hierfür war, dass man annahm, durch Beschäftigung der Irren eine Verbesserung ihres Zustandes zu erreichen.

Ein vollständiges Modell der Psychiatrie als eigenständige wissenschaftliche Disziplin innerhalb der Medizin wurde erst im 19. Jahrhundert etabliert. *W. Griesinger* (1817 – 1868) beschrieb in „Pathologie und Therapie der psychischen Krankheiten" seine Erfahrungen und wies schon damals den Weg in eine andere, eine bessere Psychiatrie. So entwickelte er die Idee der „Stadtasyle", kleine in den Gemeinden integrierte stationäre Einheiten, sowie Hausbesuche und eine ambulante Nachsorge. Damals geradezu visionär in der Psychiatrie-Enquête von 1975 nochmals gefordert, ist diese Vorstellung bis heute noch nicht vollständig und überall umgesetzt.

Im 19. und 20. Jahrhundert entstanden vielen neue Kliniken außerhalb der Städte. Hier war einerseits eine Beschäftigung in der Landwirtschaft möglich, andererseits stand den Kranken mehr Platz zur Verfügung. Die Methoden, die die „Irren zur Vernunft bringen sollten", waren zumeist menschenverachtend. So wurden Patienten in Zuber mit lebenden Aalen gesteckt oder sie wurden mit schmerzhaften Wasserkuren gequält.

Nicht weniger unmenschlich waren die Maßnahmen im Dritten Reich. Hier wurden 300 000 psychisch kranke Menschen zwangssterilisiert. In Polen tötete man die Patienten psychiatrischer Kliniken, in Deutschland wurde an den psychisch Kranken das

systematische Töten von Menschen „getestet". So hatte man in der psychiatrischen Klinik Sonnenstein die Vergasung bereits erprobt, als sie in Ausschwitz eingesetzt wurde. Das Ermordungsprogramm richtete sich damals ausschließlich gegen die „Unheilbaren", die Langzeit-Patienten.

In der Mitte des 20. Jahrhunderts kam es zu einer Öffnung der psychiatrischen Kliniken für neue Behandlungsformen. Arbeitstherapie, Beschäftigungstherapie und Bewegungstherapie wurden ergänzend zur Psychopharmakatherapie eingeführt. Noch in den siebziger Jahren wurden psychisch kranke Menschen in großen Landesnervenkliniken therapiert, die über Aufnahmekapazität von bis zu 1000 Patienten verfügten. Die Kranken wurden auf teilweise unwürdige Art in großen Sälen untergebracht.

Beeinflusst von der sich seit 1960 etablierenden Sozialpsychologen, wurde die Psychiatrie in Deutschland. Die Psychiatrie-Enquête untersucht (Bericht zur Lage der Psychiatrie in Deutschland) machte eine Bestandsaufnahme der Unterbringung, Betreuung und Therapie psychisch kranker Menschen in Deutschland. Sie deckte zahlreiche Missstände auf und wies darauf hin, dass eine große Anzahl psychisch kranker Menschen in den stationären Einrichtungen unter elenden, zum Teil als menschenunwürdig zu bezeichnenden Umständen leben muss.

Die Sachverständigenkommission forderte als Konsequenz eine radikale Verkleinerung der psychiatrischen Kliniken, die Schaffung von psychiatrischen Abteilungen an Allgemeinkrankenhäusern sowie den Ausbau von teilstationären und ambulanten Diensten. Darüber hinaus wurde die rechtliche und soziale Gleichstellung der Psychisch-Kranken mit den Körperlich-Kranken gefordert.

Für die psychiatrische Pflege blieben all diese Bestrebungen nicht ohne Auswirkungen und haben zu einem möglichen Arbeitsfeld außerhalb der Kliniken geführt. So können heute Pflegende in der ambulanten psychiatrischen Pflege, die jedoch noch in den Anfängen steckt, oder in psychiatrischen Tageskliniken arbeiten. Die Arbeit in den psychiatrischen Kliniken hat durch die Psychiatrie-Enquete und durch die Psychiatrie-Personalverordnung (Psych-PV) von 1990 eine Änderung erfahren. Stationen mit nur 18 Betten erleichtern die Arbeit und die Anhebung des Personalsschlüssels lässt eine bessere Betreuung der Patienten zu. Hinzu kommt die seit Mitte der siebziger Jahre mögliche Fachweiterbildung zur Psychiatriefachkraft. Die zweijährige berufsbegleitende Wei-

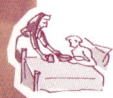

terbildung vermittelt psychiatrisches Fachwissen, und soll so die Kompetenzen der Pflegepersonen auf psychiatrischen Stationen anheben.

Die Aufgaben psychiatrischer Pflege unterscheiden sich dabei in wesentlichen Anteilen von denen der somatischen Pflege. Grund- und Behandlungspflege spielen hier nur eine untergeordnete Rolle. Da nur die Pflegeperson 24 Stunden am Tag präsent sind, nehmen sie eine zentrale Rolle in der fortwährenden Betreuung und Beobachtung der Patienten ein. Einzelbetreuung und Krisenintervention in Gefährdungssituationen, Gespräche mit Angehörigen sowie die Mitwirkungen an speziellen psychotherapeutischen Maßnahmen sind weitere Aufgaben, die psychiatrische Pflege ausmachen und kennzeichnen.

Die psychiatrische Pflege hat sich von einer auf "Bändigung" und "Verwahrung" ausgerichteten Tätigkeit hin zu einer speziellen Pflege entwickelt, die besondere Kompetenzen einfordert.

Pflege in der Psychiatrie:
- bis 19. Jhd. „Irrenpflege", wissenschaftliche Disziplin erst seit ca. 1850, W. Griesinger,
- NS-Zeit: Zwangssterilisation, Vergasung,
- 1950: neue Behandlungsformen:
  - Psychopharmaka ergänzt durch Arbeitstherapie,
  - Beschäftigungstherapie,
  - Bewegungstherapie,
- bis 1970: Unterbringung in überwiegend sehr großen Landeskliniken,
- 1975: Psychiatrie-Enquête:
  - kleine Kliniken,
  - Ausbau der ambulanten und teilstationären Betreuung,
- 1990: Psychiatrie-Personalverordnung, besondere Qualifikation der Pflegepersonen notwendig.

2.7.5 Gesetzliche Rahmenbedingungen für Pflegeberufe

In den 90er Jahren kam es zu einschneidenden Veränderungen in der Gesetzgebung des Gesundheitswesens, die vor allem durch die sich verändernden Leistungsfelder auch für die Pflegeberufe von Bedeutung waren. Bedingt durch das Gesundheitsstrukturgesetz vom 21. Dezember 1992 und die Bundespflegesatzverordnung vom 26. September 1995 wurde die Finanzierung der Krankenhausleistungen auf eine grundlegend neue Basis gestellt und die bisherigen Leistungsstrukturen der Krankenhäuser verändert. Darüber hinaus kam es mit der Verabschiedung der Pflegeversicherung zu einer Ergänzung der sozialen Gesetzgebung, die insbesondere für den Altenpflegebereich weit reichende Konsequenzen mit sich brachte.

▌ Gesetzeslage im Krankenhauswesen

Die Finanzierung des deutschen Krankenhauswesens wurde bis zur Verabschiedung des Gesundheitsstrukturgesetz (GSG) von 1992 und der Bundespflegesatzverordnung (BPflV) von 1995, schon mehrfach grundlegend verändert. So wurden von 1936 bis 1972 die Krankenhausleistungen monistisch finanziert, was bedeutete, dass alle anfallenden Kosten, also sowohl Investitionskosten als auch Betriebs- und Behandlungskosten über die Pflegesätze der Krankenkassen abgerechnet wurden.

Das Ende der monistischen Finanzierung wurde mit dem Krankenhausfinanzierungsgesetz (KHG) von 1972 eingeläutet. Notwendig wurde eine veränderte Regelung aufgrund der nahezu katastrophalen wirtschaftlichen Lage der Krankenhäuser. Notwendige Investitionen konnten in nicht ausreichendem Maße getätigt werden und die Leistungsfähigkeit der Krankenhäuser war nicht mehr gesichert.

Mit dem KHG, welches auch als Jahrhundertgesetz bezeichnet wurde, und der Verordnung zur Regelung der Krankenhauspflegesätze (BPflV) von 1973 führte der Gesetzgeber die duale Krankenhausfinanzierung ein. Ab diesem Zeitpunkt wurden die laufenden Betriebskosten von den Krankenkassen finanziert, während die Investitionskosten von der öffentlichen Hand in Form einer Mischfinanzierung, d. h. unter Beteiligung von Bund und Ländern, übernommen wurden. Durch das Krankenhaus-Neuordnungsgesetz von 1985 wurde die Mischfinanzierung aufgelöst. Von da an waren die Länder allein für die Investitionskostenfinanzierung verantwortlich (**Abb. 2.26**). Die Grafik stellt den Prozess der dualen Krankenhausfinanzierung dar.

Anfang der 90er Jahre kündigte sich ein Defizit von 10 Mrd. DM für die gesetzliche Krankenversicherung an. Diese Finanzkrise führte zu dem bereits oben erwähnten „Gesetz zur Sicherung und Strukturverbesserung der gesetzlichen Krankenversicherung (Gesundheitsstrukturgesetz-GSG)", welches eine Begrenzung in den wichtigsten Leistungsberei-

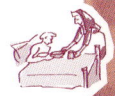

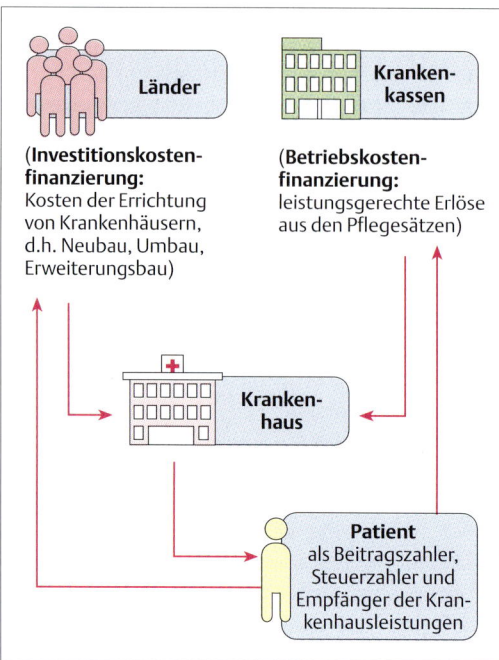

Abb. 2.26 Prozess der Krankenhausfinanzierung

chen des Gesundheitswesen sowie eine sofortige Kürzung der bisherigen Ausgaben vorsah. Eine weit reichende Veränderung erfuhr das Entgeltsystem der Krankenhausleistungen mit der Einführung der neuen Entgeltformen:

- Fallpauschalen: enthalten die gesamten Leistungen eines Falles von der Aufnahme bis zur Entlassung,
- Sonderentgelte: enthalten alle Leistungen eines Falles, die pflegerisch und ärztlich veranlasst sind,
- Abteilungspflegesätze: enthalten alle pflegerisch und ärztlich veranlassten Leistungen eines Falles, die nicht in Fallpauschalen und Sonderentgelten enthalten sind,
- Basispflegesätze: enthalten alle Leistungen, die nicht ärztlich oder pflegerisch veranlasst sind und nicht durch Fallpauschalen vergütet werden.

Darüber hinaus wurde neben der vollstationären nun auch die teilstationäre, die vor- und nachstationäre Behandlung sowie das ambulante Operieren möglich. Durch den Grundsatz „ambulant vor stationär" wurde zugleich mit der einhergehenden Verkürzung der Verweildauer und der zurückgehenden Belegung ein Bettenabbau begründet.

Mit dem Gesundheitsstrukturgesetz kam es darüber hinaus zur Einführung der Pflege-Personalregelung (Pflege-PR), die zu einer Verbesserung der Personalausstattung im Pflegedienst führen sollte. Wurde bisher die Anzahl der Pflegenden anhand der belegten Betten ermittelt, so sollte nun die Berechnung des Personals anhand des tatsächlich anfallenden Arbeitsaufwandes erfolgen. Als Grundlage für die Personalbemessung diente die durchschnittliche Zahl der Patienten und der dafür notwendige pflegerische Aufwand, der sich aus der „allgemeinen" und der „speziellen" Pflege ergab.

Bereits vier Jahre später, 1997, wurde die PPR zunächst ausgesetzt und dann außer Kraft gesetzt. Bis zu diesem Zeitpunkt waren insgesamt etwa 30 000 zusätzliche Stellen im Pflegebereich bewilligt worden. Die Verordnung über Maßstäbe und Grundsätze für den Personalbedarf in der stationären Psychiatrie (Psychiatrie-Personalverordnung), die bereits 1990 in Kraft trat, um dem dort bestehenden Personalmangel entgegen zu wirken, und die als Berechnungsgrundlage aller in der Psychiatrie arbeitenden Mitarbeiter (Mediziner, Psychologen, Ergotherapeuten, Physiotherapeuten, Sozialarbeiter, Sozialpädagogen, Pflegepersonal) herangezogen wurde, besteht indes weiterhin.

Die durch den Kostendruck ausgelöste Gesetzeslawine der 90er Jahre schlug sich noch in zahlreichen weiteren Gesetzesänderungen, -ergänzungen und Neuordnungen nieder. Sie führte dazu, dass sich auch Pflegende verstärkt mit den durch sie verursachten Kosten (Personal- und Sachkosten) auseinander setzen mussten. Personal- und Mitteleinsatz wurden kritisch überprüft und führten zu Einsparungen in allen Bereichen des Gesundheitswesens.

Der angestrebte und realisierte Bettenabbau aufgrund der von den Kostenträgern, den Krankenkassen, angeführten "Fehlbelegung", führte darüberhinaus zur Schließung von Abteilungen und Krankenhäusern und damit einhergehend zu dem bisher in den neunziger Jahren unbekannten Phänomen der Arbeitslosigkeit in den Pflegeberufen.

Neben den bewusst herbeigeführten Einsparungen im Krankenhaussektor und dem damit verbundenen Personalabbau, führte die geänderte Gesetzeslage zur Öffnung des Krankenhauses für neue Leistungen und damit neuen Aufgabenfeldern für die Pflegeberufe.

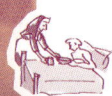

Gesetzeslage Krankenhauswesen:

- 1936–1972: monistische Finanzierung, schwierig für die Krankenhäuser,
- 1973: Krankenhausfinanzierungsgesetz:
  - Krankenhauspflegesätze (BPflV),
  - duale Krankenhausfinanzierung,
- 1985: Krankenhaus-Neuordnungsgesetz,
- 1990: Gesundheitsstrukturgesetz (GSG):
  - Einführung neuer Entgeltformen,
  - Pflegepersonalregelung (1997 außer Kraft gesetzt).

▌ Neue Arbeitsfelder in der Pflege

Die durch das GSG ermöglichte Öffnung des Krankenhauses für nicht-vollstationäre Behandlungsformen hat zu den bereits erwähnten neuen Behandlungsformen geführt. Teilstationäre, vor- und nachstationäre Behandlung und ambulantes Operieren fordern auch die Pflegepersonen auf, sich neu zu orientieren und ihre Arbeit neu zu organisieren. Diese Behandlungsformen erfordern eine genau Abstimmung der Leistungen der beteiligten Berufsgruppen aus Diagnostik, Therapie und Pflege.

Die Pflegepersonen sind hier gefordert sich an der Entscheidung zu beteiligen, welche Therapieform die beste für den Patienten ist. Im Sinne einer „pflegerischen Indikationsstellung" können Entscheidungsindikatoren herangezogen werden. So empfiehlt Peil z.B. die Aktivitäten des Täglichen Lebens (ATL) von Roper, Logan, Tierney als mögliche Orientierungshilfe (Eichhorn 1995, S. 75). Allgemein formuliert könnte hier die Frage gestellt werden, ob der Patient in der Lage ist, selbständig die Aktivitäten des täglichen Lebens auszuführen und seine Ressourcen einzubringen.

Neben den gesetzlich bedingten neuen pflegerischen Einsatzfeldern haben sich auch unabhängig davon neue Betätigungsfelder ergeben. So z.B. die Pflegeüberleitung, die Qualität in der Pflege beim Übergang vom stationären Aufenthalt in die häusliche Umgebung oder das Pflegeheim erhalten.

Ein in jüngster Zeit wieder verstärkt ins Interesse gerücktes Anliegen ist die Betreuung Sterbender. Hier können sich Pflegepersonen in der stationären und ambulanten Hospizarbeit einbringen. Die Begleitung Sterbender bedarf einer intensiven pflegerischen und psychosozialen Betreuung, die eine besondere Herausforderung an die Pflegepersonen darstellt

2.7.6 Weiterbildungsmöglichkeiten für Pflegepersonen

Mit der Etablierung der Intensivmedizin Mitte der sechziger Jahre wurde die Pflege aufgefordert, sich den neuen medizintechnischen Anforderungen zu stellen und entwickelte erste Spezialisierungslehrgänge für den Intensiv-, Operations- und Anästhesiebereich. In den folgenden Jahren entstanden für die unterschiedlichen Einsatzfelder zusätzlich Weiterbildungslehrgänge. Heute gibt es die Möglichkeit der Weiterbildung zur Fachkrankenschwester/-pfleger u.a. im Bereich der

- Intensivpflege,
- Anästhesiepflege,
- Operationsdienst,
- Psychiatrie,
- Hygiene etc.

Hierzu sind jeweils zweijährige berufsbegleitende Weiterbildungen notwendig. Zur besseren Betreuung der Pflegeschülerinnen wurden die Zusatzqualifikationen zum Praxisanleiter und zum Mentor eingeführt, deren Dauer je nach Konzeption der Ausbildungsstätte unterschiedlich lange ist. Die Weiterbildung für das mittlere Management, die Stationsleitung, wird meist alternativ berufsbegleitend über zwei Jahre oder innerhalb eines dreimonatigen Theorieblockes angeboten.

Anfang der neunziger Jahre kam es verstärkt zu Bestrebungen, den Hochschulsektor für die Pflegenden zu öffnen, um die *Professionalisierung* und Akademisierung der Pflege voranzutreiben. Den Anfang setzte die Fachhochschule Osnabrück im Wintersemester 1991/92 mit dem Studiengang "Krankenpflege-Management FH", der nach 8 Semestern mit einem Diplom abgeschlossen werden konnte.

Derzeit haben Pflegende die Möglichkeit sich für Management, Lehre und Wissenschaft innerhalb eines Studienganges weiter zu qualifizieren. Pflegemanagement, Pflegepädagogik und Pflegewissenschaft können an über 30 Fachhochschulen und Hochschulen studiert werden. Dabei gibt es große Unterschiede zwischen den einzelnen Fachhochschulen und Hochschulen bzgl. Voraussetzung, Dauer, Inhalte etc.

Fort- und Weiterbildungen sowie pflegerische Studiengänge (**Abb. 2.27**) bieten den Pflegepersonen zahlreiche Möglichkeiten sich beruflich weiter zu bilden und akademisch zu qualifizieren.

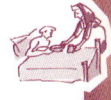

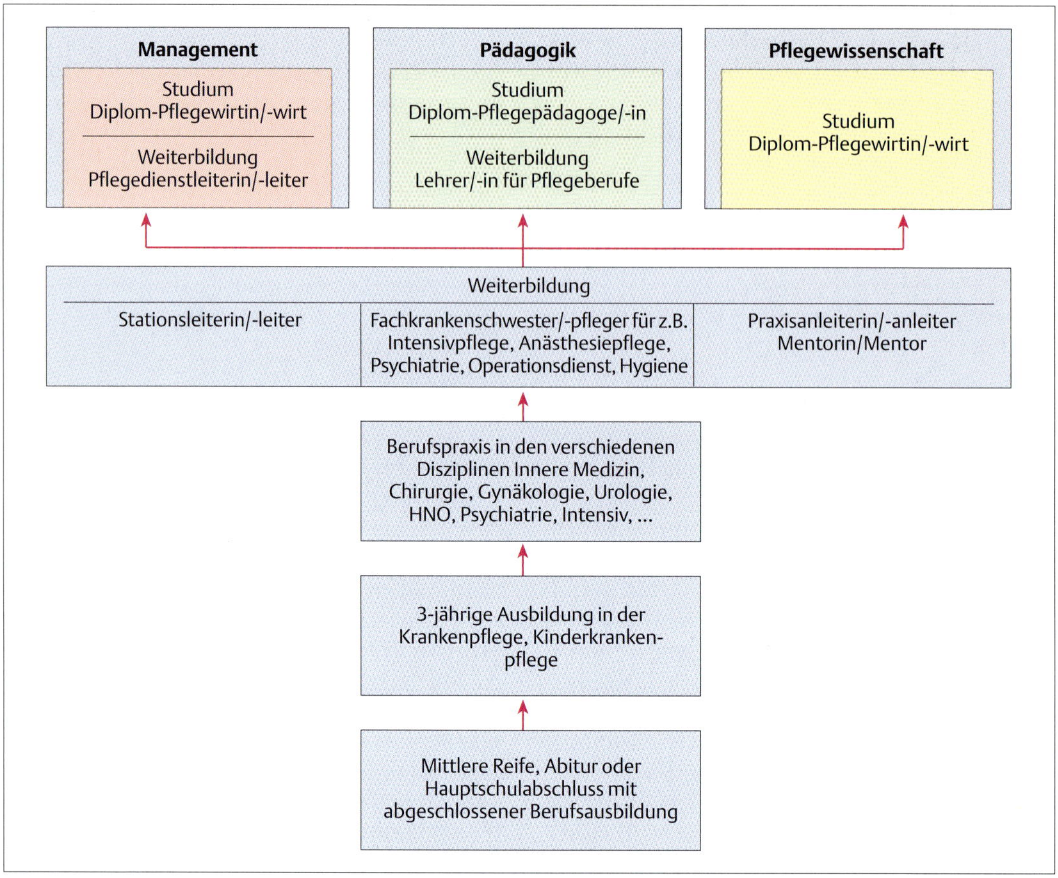

Management	Pädagogik	Pflegewissenschaft
Studium Diplom-Pflegewirtin/-wirt **Weiterbildung** Pflegedienstleiterin/-leiter	**Studium** Diplom-Pflegepädagoge/-in **Weiterbildung** Lehrer/-in für Pflegeberufe	**Studium** Diplom-Pflegewirtin/-wirt

Weiterbildung		
Stationsleiterin/-leiter	Fachkrankenschwester/-pfleger für z.B. Intensivpflege, Anästhesiepflege, Psychiatrie, Operationsdienst, Hygiene	Praxisanleiterin/-anleiter Mentorin/Mentor

Berufspraxis in den verschiedenen Disziplinen Innere Medizin, Chirurgie, Gynäkologie, Urologie, HNO, Psychiatrie, Intensiv, ...

3-jährige Ausbildung in der Krankenpflege, Kinderkrankenpflege

Mittlere Reife, Abitur oder Hauptschulabschluss mit abgeschlossener Berufsausbildung

Abb. 2.27 Übersicht über Weiterbildungen und Studiengänge in der Pflege

2.7.7 Entwicklung der Berufsverbände nach 1945

Auf nationaler Ebene haben sich in Deutschland nach Kriegsende die Krankenpflegeverbände in zwei großen Dachorganisationen zusammengeschlossen. Dieser Zusammenschluss wurde auch deshalb notwendig, weil im „Weltbund der Krankenpflegerinnen (International Council of Nurses / ICN)" lediglich nationale Gesamtverbände aufgenommen wurden. Auf konfessioneller Seite war es die „Arbeitsgemeinschaft Deutscher Schwesternverbände (ADS)", die den nationalen Zusammenschluss darstellte, auf nicht konfessioneller Seite wurde 1973 der DBfK die führende Organisation.

Der DBfK, der sich erst 1973 aus dem Zusammenschluss von Agnes-Karll-Verband und mehreren anderen Verbänden als Berufsverband formierte, vertritt darüber hinaus auf internationaler Ebene die Bundesrepublik Deutschland im ICN.

Im Bereich der Altenpflege gibt es den Deutschen Berufsverband für Altenpflege, für die Kinderkrankenpflege den Berufsverband der Kinderkrankenschwestern und -pfleger (BKK).

Die Aufgaben der Berufsverbände werden je nach Ausrichtung, unterschiedlich beschrieben. Hierzu gehören u. a.:

- die Fortbildung der Mitarbeiter,
- die Möglichkeit einer Haftpflicht- und Rechtsschutzversicherung,
- die Vertretung der Mitglieder auf politischer Ebene,
- die Mitwirkung bei der Weiterentwicklung der Pflegeberufe,
- monatliche Mitgliederzeitschriften etc.

Die Mitgliedschaft ist freiwillig. Die monatlichen Beiträge orientieren sich an der Eingruppierung der

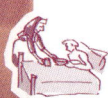

Mitglieder. Neben den Berufsverbänden werden die Interessen der Pflegeberufe auch in den Gewerkschaften vertreten, vor allem durch die Gewerkschaft Öffentliche Dienste, Transport und Verkehr (ÖTV) und die Deutsche Angestelltengewerkschaft (DAG).

Eine eigene Pflegegewerkschaft wurde in den neunziger Jahren im Zusammenhang mit dem „Pflegenotstand" gegründet. Zu dieser Zeit fühlten sich Pflegende in den Tarifverhandlungen nicht ausreichend durch die großen Gewerkschaften vertreten, so dass sie sich selbst als Gewerkschaft einbringen wollten. Die Gewerkschaften vertreten ihre Mitglieder vor allem im Rahmen der Tarifverhandlungen.

Seit Mitte der neunziger Jahre wird verstärkt die Einrichtung einer Pflegekammer diskutiert. Die Pflegekammer, als eine Körperschaft des öffentlichen Rechts, würde mit ihrer Einrichtung neben den der Kammer vorbehaltenen Aufgaben, wie z. B. das Definieren beruflicher Titel und die Abgrenzung des beruflichen Aufgabenbereiches, auch wesentliche Aufgaben der Berufsverbände übernehmen, so dass diese hinsichtlich ihrer Aufgaben eine inhaltliche Neuorientierung erfahren müssten.

2.7.8 Entwicklung der Medizin nach 1945

Die Medizin hat in den letzten Jahrzehnten vor allem auf dem Gebiet der Diagnostik und der Therapie beachtliche Erfolge erzielt, zugleich aber ihre eigenen Grenzen und die Abhängigkeit von den vorhandenen finanziellen Mitteln erkennen müssen. Als neuer Bereich der Medizin hat sich um 1956 die „Intensivmedizin" etabliert, die sich heute als der apparate-, kosten- und personalintensivste Bereich darstellt. Auf dem Gebiet der Diagnostik waren es vor allem die sich aus der Röntgendiagnostik weiterentwickelnden bildgebenden Verfahren, die neue Möglichkeiten aufwiesen.

Die Amerikaner J.J. Wild und J.M. Reich beschrieben 1957 die Methode der Ultraschallwellenuntersuchung. Der Engländer Godfry N. Hounsfield beschrieb 1973 die Computer-Tomographie (CT), im selben Jahr entstand die von P.C. Lauterbur entwickelte Kernspinresonanztomographie (NMR = nuclear magnetic resonance). Hinzu kamen die Szintigraphie, die Dopplersonographie, die Echokardiographie sowie die Endoskopie.

Therapeutisch wurden u. a. Erfolge auf dem Gebiet der Infektionskrankheiten, der Verbesserung der medikamentösen Therapie sowie der Erweiterung der operativen Möglichkeiten, hier vor allem der Organ-

transplantation, erzielt. Trotz aller Erfolge sieht sich auch die Medizin immer wieder neuen unheilbaren Krankheiten gegenüber. Hierzu gehören zum einen die erworbene Immunschwäche AIDS (acquired immuno-deficience-syndrome), die 1981 erstmals in den USA beschrieben wurde,und zum anderen die nach dem deutschen Neurologen Alois Alzheimer (1864–1915) benannte Alzheimer-Krankheit.

Nicht zuletzt die neuen Möglichkeiten der Medizin haben jedoch zu einem gewaltigen Kostenanstieg im Gesundheitswesen geführt. Zunehmend werden ethische Überlegungen in der Diskussion über die gerechte Verteilung einbezogen.

 Fazit: Die Anfänge der organisierten Pflege wurden mit dem Christentum in der späten Antike begründet. Das Gebot der christlichen Nächstenliebe, der ▸ *Caritas*, verpflichtete zum Dienst am Nächsten und damit auch zur Sorge um den Kranken.

Im späten Mittelalter nahmen sich vor allem die Orden der Ausübung der Pflege an. Durch die Reformation kam es in der Neuzeit zu einem Mangel an Pflegepersonal, dem mit dem ▸ *Lohnwartesystem* begegnet wurde. Erstmals motivierte nicht mehr die christliche Nächstenliebe die Pflegenden. Im 18. Jahrhundert arbeiteten zu wenige und zu schlecht ausgebildete Pflegepersonen in den Hospitälern; daher wurde 1782 die erste Krankenwärterschule eingerichtet.

Die aber immer noch desolate Pflege erforderte im 19. Jahrhundert eine Neuorganisation, der sich die konfessionellen Pflegeverbände mit einer Ausweitung des ▸ *Mutterhaussystem* auf katholischer Seite und der Entwicklung des Diskonissenvereins auf evangelischer Seite stellten. Die Differenzen zwischen den Pflegenden, ob die Pflege nun als Beruf oder caritative Tätigkeit anzusehen sei, prägte die Pflege bis ins 20. Jahrhundert.

Erst 1965 kam es dann zu der bereits seit langem geforderten dreijährigen Ausbildung für die Krankenpflege. Im Zuge der sich etablierenden Intensivmedizin wurden Weiterbildungen für Pflegepersonen eingerichtet, welche vorübergehend die psychosozialen Aufgaben in den Hintergrund treten ließen.

Mit dem Anspruch der Patientenorientierung hielt die ganzheitliche prozesshafte Pflege Einzug.

Die jetzt eingeleitete ▸ *Professionalisierung* dürfte die nächsten 10 Jahre richtungsweisend für die weitere Entwicklung der Pflege sein.

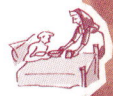

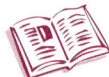

Bals, T.: Was Florence noch nicht ahnen konnte. Bibliomed, Melsungen 1994

Bundesausschuss der Länderarbeitsgemeinschaften der Lehrerinnen und Lehrer für Pflegeberufe: Bildung und Pflege. Thieme, Stuttgart 1997

Bischoff, C.: Frauen in der Krankenpflege. Campus Verlag, Frankfurt 1992

Der Bundesminister für Arbeit und Sozialordnung: … es begann in Berlin. Götzky – Drucke, Bonn 1994

CARE konkret: Wochenzeitung für das Pflegemanagement. 2 (1999) 1. Vincentz Verlag, Hannover 1999

Deutscher Berufsverband für Pflegeberufe DBfK (Hrsg.): Bildungskonzept Pflege 2000, 2. Aufl., Eschborn 1994

Dühring, A., L. Habermann-Horstmeier: Das Altenpflegelehrbuch. Schattauer, Stuttgart 1996

Dunkel, W.: Pflegearbeit – Alltagsarbeit. Lambertus, Freiburg im Breisgau 1994

Ehrenreich, B., D. English: Hexen, Hebammen und Krankenschwestern, 14. Aufl. Frauenoffensive, München 1988

Eichhorn, S., B. Schmidt-Rettig (Hrsg.): Krankenhausmanagement im Werte- und Strukturwandel. Kohlhammer, Stuttgart 1995

George, J., M. Frowein (Hrsg.): Pflege Lexikon, Wiesbaden 1999

Katscher, L.: Krankenpflege 1945 – 1965. Diakonie-Verlag, Reutlingen 1997

Kellnhauser, E.: Krankenpflegekammern und Professionalisierung der Pflege. Bibliomed, Melsungen 1994

Kruse, A.-P.: Die Krankenpflegeausbildung seit der Mitte des 19. Jahrhunderts. W. Kohlhammer, Stuttgart 1987

Kunze, H., L. Kaltenbach (Hrsg.: Psychiatrie – Personalverordnung, 3. erw. Aufl. W. Kohlhammer, Stuttgart 1996

Kurtenbach, H., G. Golombek, H. Siebers: Krankenpflegegesetz, 3., neubearb. Aufl. W. Kohlhammer, Stuttgart 1992

Macek-Bitter, S.: Pflege psychiatrischer Patienten, RECOM Verlag, Baunatal 1993

Möller, U., U. Hesselbarth: Die geschichtliche Entwicklung der Krankenpflege. Brigitte Kunz Verlag, Hagen 1994

Oehme, J., R. Schmoeger: Geschichte der Krankenpflege mit Daten zu Naturwissenschaft, Technik und Geschichte, überarb. Aufl. Alete Wissenschaftlicher Dienst, Landshut 1996

Peters, H. F., W. Schär: Betriebswirtschaft und Management im Krankenhaus, Ullstein Mosby, Berlin 1994

Robert Bosch Stiftung: Pflege braucht Eliten. Bleicher Verlag, Gerlingen 1992

Rüller, H. (Hrsg.): 3000 Jahre Pflege, 2. neubearb. u. erw. Aufl. 1995, Prodos Verlag, Brake-Unterweser 1995

Seidl, E.: Pflege im Wandel, 2. Aufl. Wilhelm Maudrich, Wien 1993

Seidler, E.: Geschichte der Medizin und der Krankenpflege, 6. neubearb. und erw. Aufl. der „Geschichte der Pflege des kranken Menschen". W. Kohlhammer, Stuttgart 1993

Schaper, H.-P.: Krankenwartung und Krankenpflege. Leske + Budrich, Opladen 1987

Schell, W.: Kurzgefasste Medizin- und Krankenpflegegeschichte. Brigitte Kunz Verlag, Hagen 1994

Schipperges, H.: Die Kranken im Mittelalter, 2. Aufl. C. H. Beck'sche Verlagsbuchhandlung, München 1990

Steppe, H. (Hrsg.): Krankenpflege im Nationalsozialismus, 7. völlig überarb. u. erw. Aufl. Mabuse-Verlag, Frankfurt 1993

Steppe, H.: Das Selbstverständnis der Krankenpflege. Deutsche Krankenpflegezeitschrift Beilage 43 (1990) Heft 5

Steppe, H.: Krankenpflege im Wandel 1939 – 1989. Krankenpflege 44 (1990) 11

Steppe, H.: Dienen ohne Ende. Pflege 1 (1988) 4

Sticker, A.: Theodor und Friederike Fliedner, R. Brockhaus Verlag, Wuppertal 1989

Taubert, J.: Pflege auf dem Wege zu einem neuen Selbstverständnis. Mabuse-Verlag, Frankfurt 1992

Thelen, A.: Zur Geschichte der Pädiatrie 1. Teil. Heilberufe 49 (1997) 10

Thelen, A.: Zur Geschichte der Pädiatrie 2. Teil. Heilberufe 49 (1997) 53

Toellner, R.: Illustrierte Geschichte der Medizin. Band 5, Andreas & Andreas Verlagsbuchhandel, Salzburg 1982

Tuschen, K. H., M.Quaas: Bundespflegesatzverordnung. Kohlhammer, Stuttgart 1995

Weig, W.: Psychiatrische Krankenpflege heute. Verlag Kirchheim + Co. GmbH, Mainz 1988

Wolff, H.-P. (Hrsg.): Biographisches Lexikon zur Pflegegeschichte. Ullstein Mosby, Berlin 1997

Wolff, H.-P., J. Wolff: Geschichte der Krankenpflege. RECOM-Verlag, Basel 1994

Peiper, A.: Chronik der Kinderheilkunde. 5. Auflage. Leipzig 1992

Zwierlein, E.: Klinikmanagement: Erfolgsstrategien für die Zukunft. Urban & Schwarzenberg, München 1997

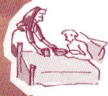

3 Berufliche Handlungskompetenz

Anja Heißenberg

Schlüsselbegriffe

▸ *Fach-/ Methodenkompetenz*
▸ *Sozialkompetenz*
▸ *Personale Kompetenz*
▸ *Schlüsselqualifikation*

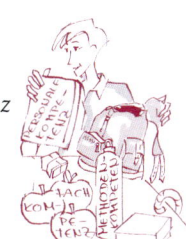

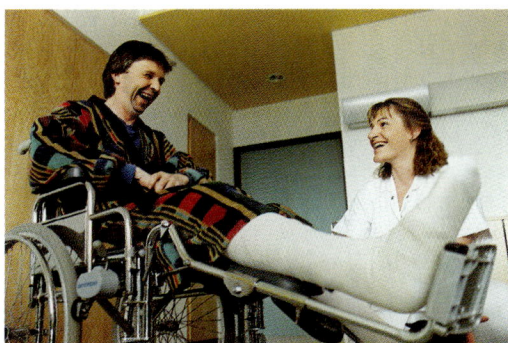

wesentliches Element der Zufriedenheit von Pflegepersonen im Beruf darstellen.

Das folgende Kapitel beschreibt verschiedene Kompetenzbereiche sowie deren Bedeutung für die berufliche Handlungsfähigkeit von Pflegepersonen und geht auf das Konzept der Schlüsselqualifikationen als Antwort auf sich verändernde berufliche Anforderungen ein.

Einleitung

Wie jede Berufsgruppe benötigen auch Pflegepersonen Kompetenzen und Qualifikationen um den Anforderungen des beruflichen Alltags gerecht werden und handlungsfähig sein zu können. Vor allem während der Berufsausbildung bieten die Lernorte Schule und Praxis Gelegenheit, notwendige Kompetenzen zu erwerben und weiter zu entwickeln.

Der Kompetenzerwerb ist darüber hinaus auch mit dem Ende der Berufsausbildung nicht abgeschlossen, sondern muss in Anbetracht der Veränderungen des Berufsfelds „Pflege" als lebenslange Aufgabe betrachtet werden.

Berufliche Handlungsfähigkeit in der Pflege verlangt von Pflegepersonen neben Fach- und Methodenkompetenz auch Kompetenzen im sozialen und personalen Bereich, die zusammen das Rüstzeug für den beruflichen Alltag darstellen und so einerseits pflegebedürftigen Menschen eine qualitativ hochwertige Pflege garantieren, andererseits auch ein

3.1 Kompetenz in der Pflege

Der Blick in die Geschichte der Pflege hat gezeigt, dass lange Zeit die Vorstellung vorherrschte, zur Ausübung der Pflege würden keine besonderen Kenntnisse und Fähigkeiten benötigt. Es genüge vielmehr „ein großes Herz" und ein „freundlicher, hilfsbereiter Charakter". Bereits Florence Nightingale stellte sich gegen diese Sichtweise von Pflege.

Sie vertrat als eine der ersten Pflegepersonen die Auffassung, dass Krankenpflege als Beruf auszuüben sei und entsprechend Kenntnisse und Fähigkeiten verlange, die in einer Ausbildung erworben werden müssen. Heute ist die Berufsbezeichnung der Pflegeberufe gesetzlich geschützt und es besteht allgemein Einigkeit darüber, dass zur qualitativ hochwertigen Pflege von Menschen spezielles Wissen und Fähigkeiten vonnöten sind.

Darüber hinaus ist das Tätigkeitsfeld und der Aufgabenbereich der Pflegeberufe in einem Wandel begriffen und stellt immer wieder neue und umfassendere Anforderungen an die Fähigkeiten, Kompetenzen und Qualifikationen der Pflegepersonen.

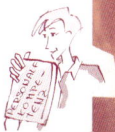

3.2 Der Kompetenzbegriff

Der Begriff „Kompetenz" stammt aus der lateinischen Sprache und wird im Allgemeinen mit „Befähigung", „Vermögen, etwas zu tun" oder auch „Zuständigkeit" und „Befugnis" übersetzt.

Strenggenommen wird er also einerseits im Zusammenhang mit der Beschreibung eines Aufgaben- bzw. Zuständigkeitsbereiches, andererseits mit der Beschreibung der für diesen Aufgabenbereich nötigen Fähigkeiten verwandt.

Folglich ist ein kompetenter Mensch also jemand, der für einen bestimmten Aufgaben- bzw. Handlungsbereich zuständig ist und spezielle Fähigkeiten besitzt, um die mit diesem Bereich verbundenen Aufgaben bewältigen zu können.

Eine kompetente Pflegeperson kann in diesem Sinn als eine Person beschrieben werden, die für die Pflege von Menschen zuständig ist und entsprechend über die für ihren beruflichen Zuständigkeitsbereich erforderlichen Fähigkeiten verfügt. Diese Fähigkeiten ermöglichen berufliches Pflegehandeln, weshalb sie häufig auch mit dem Begriff „berufliche Handlungskompetenz" beschrieben werden. Beide Aspekte des Begriffs „Kompetenz" werden in den folgenden Ausführungen näher beschrieben.

3.2.1 Zuständigkeitsbereich

Der Zuständigkeitsbereich der Pflegepersonen lässt sich aus den jeweiligen Gesetzgebungen zur Berufsausbildung ablesen. Berufe sind im Allgemeinen das Ergebnis einer gesellschaftlichen Arbeitsteilung. Da nicht jeder Mensch alles kann, wird die in einer Gesellschaft „anfallende" Arbeit auf eine Vielzahl von Berufen verteilt.

Gleichzeitig wird dafür Sorge getragen, dass die jeweiligen Berufsangehörigen eine entsprechende Berufsausbildung absolvieren, wodurch eine Befähigung für die beruflichen Aufgaben, also den gesellschaftlich erteilten Zuständigkeitsbereichen sichergestellt werden soll. Der jeweilige Zuständigkeitsbereich wird in gesetzlichen Regelungen, insbesondere in denen zur Berufsausbildung näher bestimmt.

Für den Krankenpflege- und Kinderkrankenpflegeberuf ist er vor allem in §4 des Krankenpflegesetzes von 1985 genauer bestimmt worden (s. a. Kap.

2.7.4). Hier wird die Zuständigkeit und das Anforderungsprofil von Pflegepersonen u. a. für die „sach- und fachkundige, umfassende und geplante Pflege" sowie für die „Beratung und Anleitung zu gesundheitsförderndem Verhalten" beschrieben.

Die nähere Bestimmung des Zuständigkeitsbereiches des Altenpflegeberufs ist im bundeseinheitlichen Altenpflegegesetz, das am 1. August 2001 in Kraft tritt, geregelt:

Altenpflegegesetz § 3

„Die Ausbildung in der Altenpflege soll die Kenntnisse, Fähigkeiten und Fertigkeiten vermitteln, die zur selbstständigen und eigenverantwortlichen Pflege einschließlich der Beratung, Begleitung und Betreuung alter Menschen erforderlich sind. Dies umfasst insbesondere:

1. die sach- und fachkundige, den allgemein anerkannten pflegewissenschaftlichen, insbesondere den medizinisch-pflegerischen Erkenntnissen entsprechende, umfassende und geplante Pflege, (...)
3. die Erhaltung und Wiederherstellung individueller Fähigkeiten im Rahmen geriatrischer und gerontopsychiatrischer Rehabilitationskonzepte, (...)
8. die Betreuung, Beratung und Unterstützung alter Menschen in ihren persönlichen und sozialen Angelegenheiten, (...)" (Deutscher Bundestag, Drucksache 514/00, S. 1 f).

Mit dieser gesetzlichen Bestimmung wird der Zuständigkeits- bzw. Kompetenzbereich der Altenpflegerinnen und Altenpfleger insbesondere für die Beratung, Pflege, Begleitung und Betreuung älterer Menschen festgeschrieben.

3.2.2 Wandel des Zuständigkeitsbereichs der Pflege

Der Zuständigkeitsbereich der Pflege verändert sich einerseits durch die soziodemografische Entwicklung in der Bundesrepublik Deutschland, andererseits durch die vielfältigen Veränderungen der Gesetzgebung im Gesundheitswesen in den letzten Jahren. Dieser Wandel bedeutet sowohl eine Erweiterung der Zuständigkeit als auch eine Verlagerung des Schwerpunkts der Pflege.

Allgemein kommt dem Begriff „Gesundheit" ein immer größerer gesellschaftlicher Stellenwert zu, was zu einer Abkehr von der Medizin- und Krankheitsorientierung und zur Hinwendung zu Aufgaben der Gesundheitsförderung und -sicherung, der Reha-

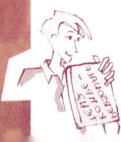

bilitation und der Hilfestellung bei der Alltagsbewältigung pflegebedürftiger Menschen führt (s.a. Kap.1).

Soziodemografische Veränderungen führen zu einem vermehrten Anteil älterer und hochbetagter Menschen in der Gesellschaft (**Abb. 3.1**). Gleichzeitig ist ein Zuwachs an chronisch kranken sowie gerontopsychiatrisch erkrankten Menschen zu beobachten (s.a. Kap. 2.7.4). Hinzu kommt, dass auch der Anteil pflegebedürftiger Menschen aus anderen Kulturen steigt (**Abb. 3.2**).

Auch die neuen Gesetzgebungen im Gesundheitswesen verändern das Anforderungsprofil der Pflegeberufe. Insgesamt geht aufgrund des steigenden Kostendrucks die Tendenz dahin, Therapie und Pflege aus dem stationären in den ambulanten Bereich zu verlagern. Seit der Einführung des Pflegeversicherungsgesetzes - verankert im Sozialgesetzbuch XI (SGB XI) -, ist zudem eine Zunahme an häuslicher Pflege zu verzeichnen.

Für die stationären Altenpflegeeinrichtungen bedeutet dies, dass vor allem ältere, demente Menschen mit einem hohen Pflegebedarf diese Einrich-

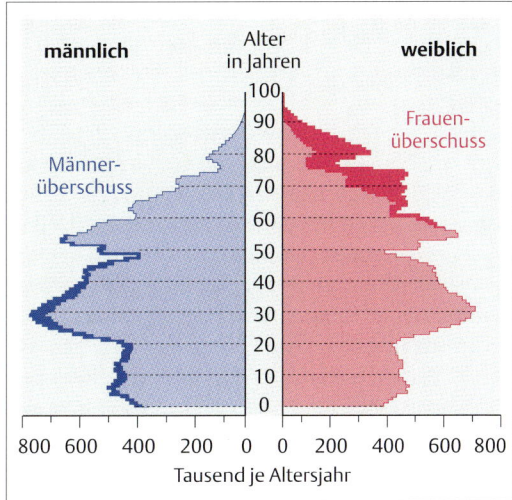

Abb. 3.1 Altersaufbau der deutschen Bevölkerung am 1. Januar 1995

tungen aufsuchen und zwar überwiegend dann, wenn der Pflegebedarf über die ambulante Pflege nicht mehr zu leisten ist.

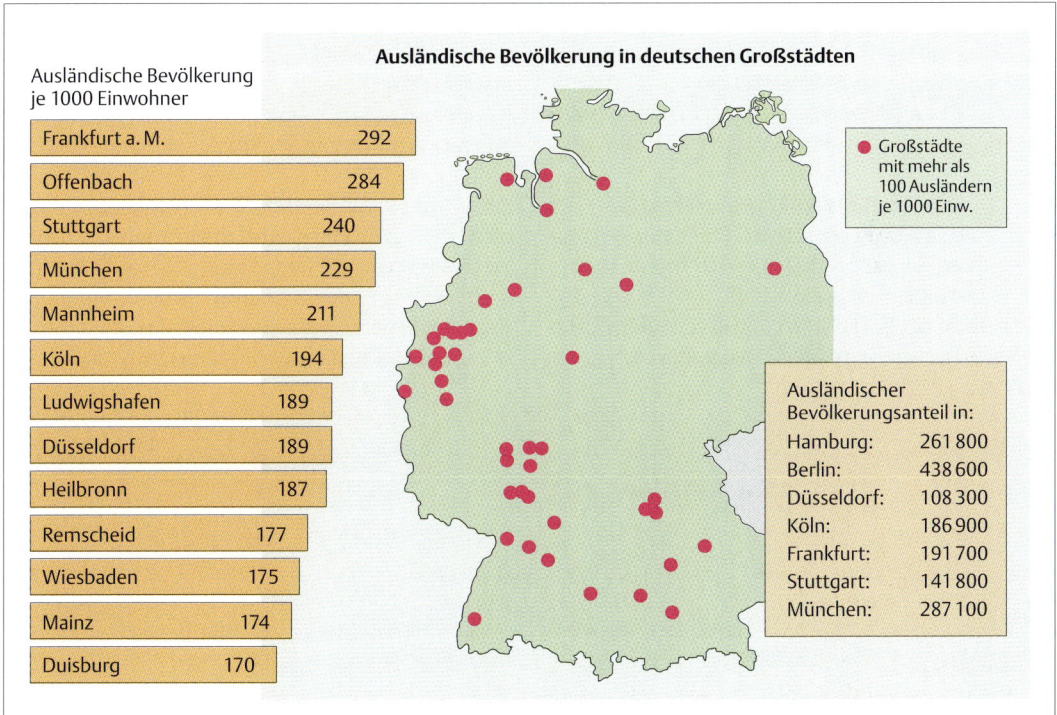

Abb. 3.2 Ausländische Bevölkerung in deutschen Großstädten

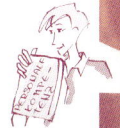

Die beschriebenen soziodemografischen Veränderungen und gesetzlichen Rahmenbedingungen im Gesundheitswesen führen für die Pflegeberufe zu veränderten Aufgabenfeldern. Aus den neuen Aufgabenfeldern und dem erweiterten Zuständigkeitsbereich ergeben sich neue und veränderte Anforderungen an die beruflichen Kenntnisse und Fähigkeiten und damit an die berufliche Handlungskompetenz von Pflegepersonen (**Abb. 3.3**).

Dies bedeutet unter anderem, dass pflegerische Kenntnisse und Fähigkeiten für die Betreuung älterer und gerontopsychiatrisch erkrankter Menschen und von Menschen aus anderen Kulturen erweitert werden müssen. Auf die Notwendigkeit des Einbezugs kultureller Besonderheiten in die Pflege von Menschen hat vor allem die amerikanische Pflegewissenschaftlerin Madeleine Leininger in ihrer „Theorie der transkulturellen Pflege" hingewiesen (s. a. Kap. 4.3.6).

Die Verlagerung auf Prävention und Rehabilitation verlangt von Pflegepersonen daher auch vermehrt Fähigkeiten und Kenntnisse im Bereich von Anleitung und Beratung pflegebedürftiger Menschen und deren Angehöriger, um so Hilfen zur Alltagsbewältigung im häuslichen Umfeld bereitstellen zu können.

Auch wenn hier nur einige der zukünftig zu erwartenden Veränderungen skizziert wurden, wird deutlich, dass der Aufgaben- bzw. Zuständigkeitsbereich von Pflegepersonen in einem Wandel begriffen ist.

Soziodemografische Entwicklungen und veränderte gesetzliche Rahmenbedingungen im Gesundheitswesen führen zu einem sich wandelnden Aufgabengebiet und Zuständigkeitsbereich der Pflegeberufe sowie zu neuen Anforderungen an die berufliche Handlungskompetenz von Pflegepersonen (**Abb. 3.3**).

3.2.3 Handlungskompetenz

Kompetenz bezieht sich als Begriff nicht nur auf den Zuständigkeitsbereich von Personen, sondern auch auf die „Befähigung" oder das „Vermögen, etwas zu tun". In diesem Zusammenhang wird Kompetenz als kognitives Regelsystem betrachtet, d. h. als sinnvolle Anordnung oder Zusammenspiel von Prozessen und Strukturen, die mit dem Erkennen und Wahrnehmen zu tun haben.

Hierzu gehören Elemente wie Denken, Erinnern, Gedächtnis- und Lernprozesse, Planen etc. Diese Strukturen liegen menschlichem Handeln zugrunde bzw. versetzen einen Menschen erst in die Lage, bestimmten Anforderungen entsprechend zu handeln. Die aus der Kompetenz, d. h. dem kognitiven Regelsystem eines Menschen erwachsende Handlung wird als Performanz bezeichnet.

Die Kompetenz einer Person zeigt sich in den Handlungen, die sie ausführt und in der Art und Weise, wie sie dies tut. Kompetenz als solche ist folglich nur indirekt über die ausgeführten Handlungen, eben die Performanz zu beobachten.

Wichtig hierbei ist, dass sich Kompetenz und Performanz eines Menschen wechselseitig beeinflussen: Je mehr Kompetenz vorhanden ist, desto mehr Handlungsmöglichkeiten erwachsen hieraus für einen Menschen. Umgekehrt kann das Handeln selbst, also die Performanz, auch zu einer Erweiterung der Kompetenz beitragen.

Diese Sichtweise beschreibt den Vorgang, der auch als Lernen bezeichnet wird. Lernen wird in diesem Zusammenhang verstanden als „Aufbau und ständige Erweiterung der kognitiven Struktur von Individuen durch deren Auseinandersetzung mit der naturalen und sozialen Umwelt" (Heursen 1993, 879).

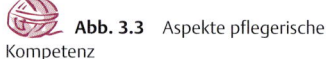

Abb. 3.3 Aspekte pflegerischer Kompetenz

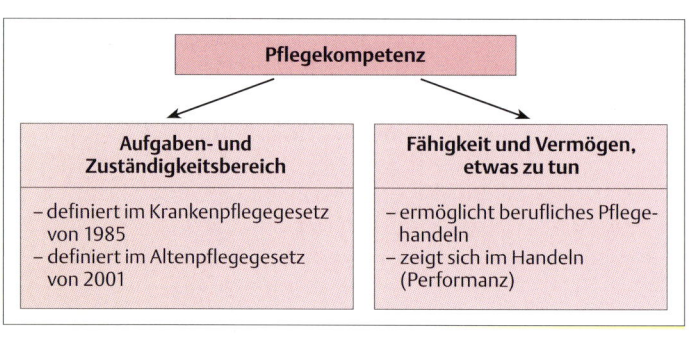

Pflegekompetenz	
Aufgaben- und Zuständigkeitsbereich	**Fähigkeit und Vermögen, etwas zu tun**
– definiert im Krankenpflegegesetz von 1985 – definiert im Altenpflegegesetz von 2001	– ermöglicht berufliches Pflegehandeln – zeigt sich im Handeln (Performanz)

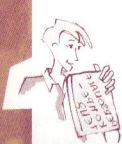

Kompetenz bezeichnet ein kognitives Regelsystem, das menschlichem Handeln zugrunde liegt. Sie lässt sich nur indirekt über die ausgeführten Handlungen, die sogenannte Performanz, beobachten. Kompetenz und Performanz beeinflussen sich wechselseitig, d.h. je größer die Kompetenz, desto größer die einem Menschen zur Verfügung stehende Bandbreite an Handlungen. Umgekehrt trägt das Handeln zur Erweiterung der kognitiven Struktur bei.

3.2.4 Die Entwicklung von Handlungskompetenz

Den Vorgang der kognitiven Entwicklung eines Menschen in der Auseinandersetzung mit seiner Umwelt hat der schweizer Psychologe Jean Piaget (1896–1980) genauer untersucht. Er war der erste, der einen Zusammenhang und eine Wechselbeziehung zwischen Handeln und Denken beschrieb.

Erkenntnis und damit kognitive Strukturen entstehen aufgrund des Handelns eines Menschen mit Gegenständen. Gleichzeitig ermöglichen diese neu ausgebildeten Denkstrukturen ein breiteres Spektrum an Handlungsmöglichkeiten. Piaget identifizierte zwei Mechanismen, die die Wechselbeziehung zwischen Handeln und Denken erklären: „Assimilation" und „Akkommodation".

▮ Assimilation

 Der Begriff „Assimilation" stammt aus der lateinischen Sprache und bedeutet „Ähnlichmachung".

Die Assimilation beschreibt einen Vorgang, bei dem neue, bislang unbekannte Informationen aus der Umwelt an die bestehenden kognitiven Strukturen eines Menschen angepasst werden. Wenn eine Schülerin oder ein Schüler beispielsweise lernt, einen pflegebedürftigen Menschen in die 30°-Seitenlage zu betten, so wird diese neue Lagerungstechnik in ihre/ seine bestehenden kognitiven Strukturen eingeordnet, wenn bereits andere Lagerungstechniken bekannt sind. Das bedeutet, die neue Lagerungstechnik wird in die bestehenden kognitiven Strukturen bezüglich anderer Lagerungstechniken eingeordnet.

▮ Akkommodation

Gleichzeitig wird zur Aufnahme der neuen Informationen die kognitive Struktur erweitert, was Piaget als Akkommodation bezeichnet.

 Hier im Beispiel ist das unter anderem die spezielle Positionierung der Lagerungshilfen bei der 30°-Seitenlagerung gegenüber anderen Lagerungsmethoden.

 Der Begriff „Akkommodation" stammt ebenfalls aus der lateinischen Sprache und bedeutet „Anpassung" oder „Angleichung".

Die Akkommodation beschreibt folglich einen Prozess, bei dem eine Anpassung bzw. Erweiterung der kognitiven Struktur eines Menschen stattfindet, wenn eine bislang unbekannte Information in die bestehende Struktur nicht eingeordnet werden kann.

▮ Äquilibration

Nach Piaget lösen neue, unbekannte Elemente und Informationen aus der Umwelt diese Prozesse der Akkomodation und Assimilation aus, da Menschen danach streben, sich ihre Umwelt durch Erkennen zu erschließen und diese Informationen in ihre kognitive Struktur einordnen möchten. Piaget nennt dieses Bestreben „Äquilibration".

 Der Begriff „Äquilibration" stammt aus dem Lateinischen und bedeutet „ein Gleichgewicht herstellen".

Unbekannte Elemente aus der Umwelt erzeugen Widersprüche sowie kognitive Konflikte und führen hierdurch zu einem Ungleichgewicht, das der betroffene Mensch beseitigen möchte. Über die Mechanismen Akkommodation und Assimilation kann das Gleichgewicht wiederhergestellt werden, was zum Aufbau immer komplexerer kognitiver Strukturen führt.

Vereinfacht ausgedrückt führt also die bewusste Auseinandersetzung eines Menschen mit seiner Umwelt zur Ausbildung und Erweiterung seiner kognitiven Strukturen. Erweiterte kognitive Strukturen wiederum ermöglichen eine größere Bandbreite von Handlungen.

Diese Entwicklung lässt sich auch auf Strukturierungsprozesse in anderen Bereichen, beispielsweise im Bereich des menschliches Zusammenlebens in Gruppen, in der Familie, am Arbeitsplatz etc., in der Sprache oder auch im Gefühlsleben übertragen und gilt sowohl für den privaten als auch für den beruflichen Lebensbereich.

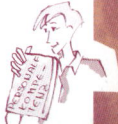

**Kognitive Entwicklung –
Handeln und Denken beeinflussen sich
wechselseitig (Piaget):**

- Assimilation: Angleichung von neuen Informationen in die vorhandenen Denkstrukturen,
- Akkommodation: Ausbau und Erweiterung der bisherigen Denkstrukturen, wenn neue Informationen dies notwendig machen,
- Äquilibration: Ein Gleichgewicht zwischen neuen Informationen und den eigenen kognitiven Strukturen herstellen.

Lange Zeit herrschte die Überzeugung vor, dass der Prozess menschlichen Lernens vor allem im Kindesalter und jungen Erwachsenenalter stattfindet. Heute wird jedoch allgemein davon ausgegangen, dass menschliche Entwicklung ein lebenslanger Prozess ist und auch im höheren Erwachsenenalter neue Erfahrungen und Herausforderungen zu neuem Wissen, erweiterten kognitiven Strukturen und neuen Fähigkeiten führen. In diesem Zusammenhang kann Kompetenz folgendermaßen definiert werden.

Kompetenz ist „die Möglichkeit eines Individuums, in Abhängigkeit von seinen Lebensbedingungen seine kognitiven, sozialen und verhaltensmäßigen Fähigkeiten so zu organisieren und einzusetzen, dass es seine Wünsche, Ziele und Interessen verwirklichen kann" (Frei u. Mitarb. 1993, 14).

Kompetenz umfasst demzufolge nicht ausschließlich Wissen, Fähigkeiten und Fertigkeiten, sondern auch Aspekte wie Werte, Ziele, Bedürfnisse und Einstellungen (**Abb. 3.4**).

Kompetenzentwicklung ist das Ergebnis eines kontinuierlichen Prozesses, bei dem Ziele und Bedürfnisse eines Menschen zu Handlungen motivieren. Diese Handlungen ermöglichen Lernerfahrungen und führen zu Werten und Einstellungen, die wiederum seine Ziele und Bedürfnisse beeinflussen.

Alle Aspekte zusammen nehmen Einfluss auf die Entwicklung der Kompetenz eines Menschen und darauf, wie ein Mensch mit neuen Anforderungen umgeht und auf welche Art und Weise er seine persönlichen Ressourcen in konkreten Situationen zur Lösung von Problemen einsetzt. Zwei Aspekte sind hierbei wesentlich:

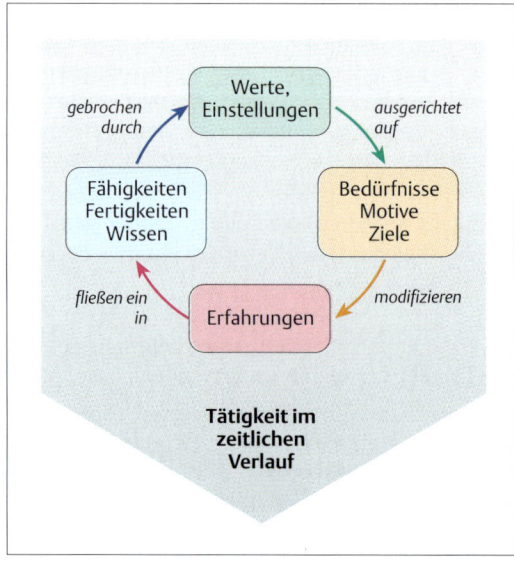

Abb. 3.4 Kompetenz als Zusammenspiel verschiedener Faktoren, die menschliches Verhalten beeinflussen

1. Kompetenz kann sich während des gesamten Lebens entwickeln und ist nicht auf ein bestimmtes Lebensalter beschränkt.
2. Kompetenz entwickelt sich in der Auseinandersetzung mit der Umwelt. Dabei reagieren Menschen jedoch nicht nur auf die Herausforderungen, die die Umwelt an sie stellt, sondern sie werden zu aktiv handelnden Menschen, die ihr Leben selbst gestalten und zu ändern vermögen.

Hierfür ist einerseits die Möglichkeit, andererseits auch die Bereitschaft eines Menschen zur Kompetenzentwicklung wichtig.

Um die Kompetenz zur Teamarbeit bzw. Kooperation mit anderen Menschen erwerben zu können, ist es wichtig, auch Gelegenheit zu bekommen, in einem Team zu arbeiten. Darüber hinaus ist zudem auch die Bereitschaft eines Menschen entscheidend, mit anderen zusammen arbeiten zu wollen.

Kompetenz ist sowohl im privaten als auch im beruflichen Alltag eine entscheidende Voraussetzung zur Bewältigung von Herausforderungen.

Auch innerhalb der Familie können Veränderungen im sozialen Gefüge, beispielsweise durch die Geburt oder den Tod eines Familienmitgliedes, herausfordernd auf die anderen Familienangehörigen wirken und zur Kompetenzentwicklung auffordern.

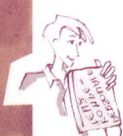

■ Berufliche Handlungskompetenz

Unter Fach- und Methodenkompetenz werden spezifische berufliche Fertigkeiten und Kenntnisse sowie situationsübergreifende, flexibel einzusetzende kognitive Fähigkeiten verstanden.

Hierzu gehören beispielsweise Allgemein- und Fachwissen, fachliche Fähigkeiten und Fertigkeiten aber auch analytisches und strukturierendes Denken sowie die Fähigkeit, Zusammenhänge und Wechselwirkungen zu erkennen.

Auf die Pflege bezogen gehören zur Fach- und Methodenkompetenz u. a. Beobachtungsfähigkeiten, die Fähigkeit, physische und psychische Veränderungen bei pflegebedürftigen Menschen wahrnehmen und einordnen zu können sowie die Fähigkeit, pflegerische Tätigkeiten fach- und sachgerecht und unter Einbezug des betroffenen Menschen durchführen zu können.

Die Fach- und Methodenkompetenz einer Pflegeperson zeigt sich außerdem in ihrer Fähigkeit, die eigene Arbeit sinnvoll zu planen und organisieren, durchzuführen und zu bewerten sowie Entscheidungen treffen und Probleme lösen zu können.

■ Sozialkompetenz

Sozialkompetenz umfasst vor allem Fähigkeiten, die im sozialen Zusammenleben bzw. Zusammenarbeiten mit anderen Menschen benötigt werden. Hierzu gehören u. a. Teamfähigkeit, Kommunikationsfähigkeit, Kooperationsbereitschaft etc.

Da Pflege in der unmittelbaren Betreuungsleistung mit und für pflegebedürftige Menschen und deren Angehörige besteht, kommt der Sozialkompetenz in der Pflege große Bedeutung zu. Um Pflegeprobleme und Ressourcen eines pflegebedürftigen Menschen ermitteln zu können, bedarf es neben Fachkenntnissen auch der Fähigkeit zur Empathie, d. h. der Fähigkeit, die Situation aus der Sicht des Betroffenen selbst wahrzunehmen.

Auch die Beratung pflegebedürftiger Menschen und deren Angehörige sowie die Anleitung zu gesundheitsförderndem Verhalten gewinnt in der pflegerischen Berufsausübung immer mehr an Bedeutung und setzt neben Fachkenntnissen vor allem Fähigkeiten im Bereich der Kommunikation, z. B. Kenntnisse über verschiedene Gesprächstechniken voraus.

Darüber hinaus wird die Arbeit in den Pflegeberufen in der Regel in Zusammenarbeit mit anderen Pflegepersonen und Angehörige anderer Berufe des Gesundheitswesens, z. B. Ärzten und Physiotherapeuten erbracht, was ebenfalls Teamfähigkeit, Kooperationsbereitschaft und Kommunikationsfähigkeit erfordert. Hierzu gehört unter anderem die Fähigkeit, den eigenen Standpunkt zu verdeutlichen und auch zu vertreten und mit Kritik und Konflikten konstruktiv umgehen zu können.

■ Personale Kompetenz

Die personale Kompetenz wird auch als „Humankompetenz" oder „Selbstkompetenz" bezeichnet. Personale Kompetenz umfasst Aspekte wie Bereitschaft zur Selbstentwicklung, Leistungs- und Lernbereitschaft und Bereitschaft, eigenes berufliches Handeln zu reflektieren.

Hierzu gehört auch die Bereitschaft, Verantwortung für das eigene berufliche Handeln zu übernehmen und Veränderungsprozesse in der Pflege aktiv mitzugestalten.

Alle Teilkompetenzen zusammen machen berufliche Handlungskompetenz aus. Sie können als „Fundament" bzw. „Säulen" dargestellt werden, die berufliche Handlungskompetenz „tragen" und berufliches Handeln ermöglichen (**Abb. 3.5**).

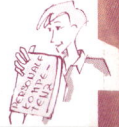

Berufliches Handeln		

Berufliche Handlungskompetenz

Fach- und Methodenkompetenz	Sozialkompetenz	Personale Kompetenz
• Allgemein- und Fachwissen • Organisatorische Fähigkeiten • Betriebswirtschaftliche Kenntnisse • EDV-Wissen • Fachliche Fähigkeiten und Fertigkeiten • Sprachkenntnisse • Analytisches Denken • Konzeptionelle Fähigkeiten • Struktuierendes Denken • Erkennen von Zusammen-hängen und Wechsel-wirkungen • Ganzheitliches Denkvermögen • Kreativität und Innovations-fähigkeit	• Teamfähigkeit • Einfühlungsvermögen • Kommunikationsfähigkeit • Kooperationsbereitschaft • Konfliktlösungsbereitschaft • Partnerzentrierte Interaktion • Konsensfähigkeit • Verständnisbereitschaft	• Bereitschaft zur Selbst-entwicklung • Selbstreflektionsbereitschaft • Leistungsbereitschaft • Lernbereitschaft • Offenheit • Risikobereitschaft • Belastbarkeit • Glaubwürdigkeit • Emotionalität • Flexibilität

Abb. 3.5 Haus der beruflichen Handlungskompetenz

Berufliche Handlungskompetenz umfasst die Bereiche Fach-/Methodenkompetenz, Sozialkompetenz und personale Kompetenz und ist die Voraussetzung für das unmittelbare berufliche Handeln.

Im beruflichen Alltag sind die Teilbereiche der beruflichen Handlungskompetenz häufig nicht so scharf zu trennen. Sie greifen vielmehr ineinander und überlappen sich. Nahezu jede Handlung in der pflegerischen Berufsausübung erfordert Fähigkeiten in allen drei Kompetenzbereichen.

▎ Berufliche Handlungskompetenz an Beispielen aus der Pflege

Ein pflegebedürftiger Mensch nach einer Apoplexie wird nach dem Bobath-Konzept im Bett auf die gelähmte Körperseite gelagert. Die Pflegeperson benötigt hierzu zum einen spezielles Fachwissen aus der Krankheitslehre über die Pathophysiologie eines apoplektischen Insultes sowie grundlegende Kenntnisse der Elemente des Bobath-Konzeptes.

Gleichzeitig muss sie sich Gedanken darüber machen, ob und wenn ja welche speziellen Hilfsmittel sie für die durchzuführende Lagerung benötigt und ob sie der Unterstützung durch eine weitere Pflegeperson bedarf. Diese Überlegungen fallen überwiegend in den Bereich der Fach- und Methodenkompetenz.

Die Sozialkompetenz der Pflegeperson ist vor allem in der Begegnung mit dem pflegebedürftigen Menschen gefordert: Er muss über die vorzunehmende Lagerung und deren Notwendigkeit, Sinn und Zweck informiert und entsprechend seinen individuellen Fähigkeiten in die Durchführung der Lagerung einbezogen werden. Beides verlangt Kommunikations- und Kooperationsfähigkeit sowie Einfühlungsvermögen. Ist zur Durchführung der Lagerung eine weitere Pflegeperson erforderlich, werden hier Absprachen nötig, die neben der Kommunikationsfähigkeit ebenfalls die Bereitschaft zur Kooperation voraussetzen.

Personale Kompetenz ist im Zusammenhang mit der Durchführung der Lagerung von der Pflegeperson beispielsweise dann gefordert, wenn es um die

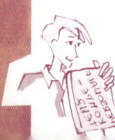

Bewertung und kritische Auseinandersetzung mit bzw. Reflexion des eigenen Handelns geht.

Die angeführten Aspekte lassen sich auf nahezu jede berufliche Pflegehandlung in jeweils unterschiedlicher Ausprägung übertragen. In Abhängigkeit von der auszuführenden Handlung können die einzelnen Teilkompetenzen jeweils in unterschiedlicher Gewichtung notwendig werden.

Bei einigen Tätigkeiten, beispielsweise bei der Bedienung eines Blutzuckermessgerätes stehen fachlich-technische Fähigkeiten, d.h. die Fach-/Methodenkompetenz einer Pflegeperson stark im Vordergrund, bei anderen Tätigkeiten, wie z.B. der Begleitung eines pflegebedürftigen Menschen, der gerade die Diagnose einer bösartigen Erkrankung gestellt bekommen hat, ist in erster Linie die Sozialkompetenz der Pflegeperson gefordert.

Dennoch beschränken sich die Anforderungen in den genannten Beispielen nicht ausschließlich auf eine Teilkompetenz: Auch bei der Bestimmung des Blutzuckers muss der betroffene pflegebedürftige Mensch über Sinn und Zweck, Notwendigkeit und Ablauf der Maßnahme informiert und in die Tätigkeit einbezogen werden. Die Begleitung eines Menschen mit einer bösartigen Erkrankung fordert neben sozialer Kompetenz auch Fachwissen über Verlauf und Prognose der Erkrankung (Fach-/Methodenkompetenz) sowie die Bereitschaft der Pflegeperson, sich der Begegnung mit diesem pflegebedürftigen Menschen zu stellen (personale Kompetenz).

Werden Tätigkeiten von Pflegepersonen ohne Einbezug aller Kompetenzbereiche ausgeführt, müssen sie zwangsläufig ineffektiv und ohne die gewünschte Wirkung bleiben. Obwohl also bei einigen Pflegehandlungen eine Teilkompetenz im Vordergrund stehen kann, sind für zielgerichtetes und effektives Pflegehandeln bei nahezu jeder pflegerischen Tätigkeit Fähigkeiten in allen drei Kompetenzbereichen erforderlich.

Berufliche Handlungskompetenz umfasst die Bereiche Fach-/Methodenkompetenz, Sozialkompetenz und personale Kompetenz. Berufliches Pflegehandeln kann nur dann effektiv, zielgerichtet, patientenorientiert und somit qualitativ hochwertig sein, wenn Fähigkeiten aus allen drei Kompetenzbereichen in die jeweilige pflegerische Tätigkeit einfließen.

3.3 Qualifikation

Eng mit dem Begriff „Kompetenz" ist der Begriff „Qualifikation" verbunden.

Der Begriff „Qualifikation" stammt aus der lateinischen Sprache und bedeutet übersetzt „eine Beschaffenheit, Fertigkeit oder Fähigkeit herstellen". Unter Qualifikation wird im Allgemeinen eine Beurteilung, Berechtigung oder auch Eignung für etwas verstanden.

Sportler qualifizieren sich beispielsweise für die Teilnahme an Sportereignissen, indem sie den Nachweis über ein bestimmtes Leistungsvermögen erbringen.

Auch während der Ausbildung in einem Pflegeberuf erwerben Auszubildende Qualifikationen und qualifizieren sich hierdurch für ihre Berufstätigkeit. Prüfungen fungieren hier als Befähigungsnachweis und mit der erfolgreich absolvierten Abschlussprüfung wird die Erlaubnis zum Tragen der Berufsbezeichnung und zur Ausübung des Berufes erteilt.

Ob und in welchem Maße ein Mensch qualifiziert ist, bemisst sich immer im Verhältnis zu einer geforderten Tätigkeit, also ob und wie er in der Lage ist, Anforderungen, die in einer konkreten Situation an ihn gestellt werden, handelnd zu bewältigen. Von qualifiziertem Handeln wird dann gesprochen, wenn das Handeln ein gewisses Maß an Güte besitzt. Qualifikation hängt also eng mit der Handlungsfähigkeit einer Person zusammen.

Bezogen auf die Pflege bezieht sich Qualifikation auf die Handlungsfähigkeit einer Pflegeperson im beruflichen Pflegealltag.

Qualifikationen sind nicht statisch, es kann also nicht davon ausgegangen werden, dass eine einmal erworbene Qualifikation ein für allemal Gültigkeit besitzt.

Vielmehr zeigt sich immer erst in der Beziehung zu einer konkreten Anforderung, ob jemand über die entsprechend notwendige Qualifikation verfügt.

Da sich jedoch berufliche Anforderungen durch eine Vielzahl von Faktoren ändern können – wie bereits unter 3.1 beschrieben –, ändern sich auch bislang gültige und für die bisherige Berufsausübung erforderliche Qualifikationen. Auf diese Weise sind unter Umständen bislang als qualifiziert geltende Pflegepersonen den aktuellen beruflichen Anforde-

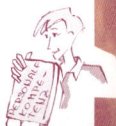

rungen nicht mehr gewachsen, da ihre Qualifikationen nicht mehr genügen, veraltet oder durch Veränderungen des Berufsfeldes überflüssig geworden sind.

Die hieraus resultierenden Folgen können sehr gravierend sein und bis hin zum Verlust des Arbeitsplatzes führen.

3.3.1 Schlüsselqualifikationen

Das pflegerische Aufgabenfeld unterliegt ständigen Veränderungen und vor allem Erweiterungen. Dies gilt vor allem für Anforderungen, die dem Bereich der Fach- und Methodenkompetenz zuzuordnen sind. Neue Ergebnisse der Pflegeforschung, neue technische Geräte und Pflegehilfsmittel sowie neue Pflegetechniken erfordern in der Pflegepraxis ein hohes Maß an Flexibilität.

Das wird unter anderem auch daran deutlich, dass Pflegepersonen nach längerer Berufspause in Abhängigkeit von ihrem Einsatzgebiet Wiedereinsteigerkurse absolvieren können beziehungsweise müssen, um den neuen Anforderungen an Fach- und Methodenkompetenz gerecht zu werden.

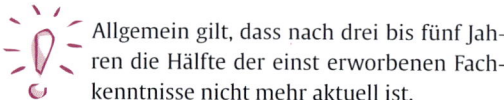 Allgemein gilt, dass nach drei bis fünf Jahren die Hälfte der einst erworbenen Fachkenntnisse nicht mehr aktuell ist.

Um diesen Veränderungen gerecht werden und der Problematik der Schnelllebigkeit des Wissens entgegen treten zu können, rückt der Erwerb sogenannter ▶ Schlüsselqualifikationen während der Berufsausbildung immer mehr in den Vordergrund.

Schlüsselqualifikationen können als eine besondere Art von Qualifikation, als eine höhere Form von Handlungsfähigkeit bezeichnet werden. Der dem Konzept der Schlüsselqualifikationen zugrunde liegende Gedanke ist, solche Qualifikationen zu erwerben bzw. zu besitzen, die wie ein Schlüssel fungieren, mit dem sich ein Mensch neues Wissen und Handlungen erschließen kann, um so in möglichst vielen unterschiedlichen Situationen handlungsfähig sein zu können.

Schlüsselqualifikationen sind folglich auch weniger auf konkrete, spezialisierte Berufsanforderungen (Fachwissen) gerichtet, sondern vielmehr stärker auf persönliche Fähigkeiten beruflichen Handelns (Sozial- und Selbstkompetenz) bezogen. In diesem Sinne können Schlüsselqualifikationen folgendermaßen definiert werden:

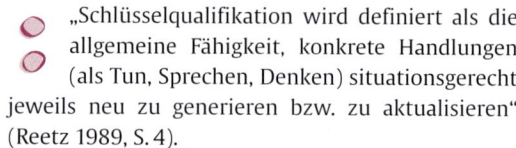 „Schlüsselqualifikation wird definiert als die allgemeine Fähigkeit, konkrete Handlungen (als Tun, Sprechen, Denken) situationsgerecht jeweils neu zu generieren bzw. zu aktualisieren" (Reetz 1989, S. 4).

Schlüsselqualifikationen haben gegenüber spezialisiertem Fachwissen den Vorteil, dass sie nicht dem Wandel der Zeit unterliegen, sondern ein Berufsleben lang immer wieder neue Bereiche und neues Wissen erschließen helfen.

Hierdurch wird jedoch das fachspezifische Wissen keinesfalls überflüssig, denn es ist die Voraussetzung dafür, dass neue Informationen aufgenommen, verstanden und verarbeitet bzw. auf andere Situationen übertragen werden können.

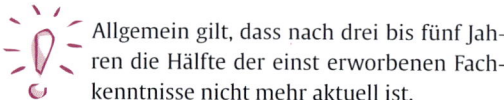 Schlüsselqualifikationen werden in und durch die Auseinandersetzung mit konkretem, fachspezifischem Wissen und in konkreten Situationen erworben. Sie sind übergeordnete Qualifikationen, die einen Menschen dazu befähigen, auch in wechselnden Situationen jeweils angepasste Handlungen zu vollziehen. Ziel der Schlüsselqualifikationen ist es, Berufstätigen für lange Zeit Flexibilität und Mobilität im Handeln zu ermöglichen und sie beim Lösen beruflicher Probleme zu unterstützen.

Schlüsselqualifikation

Das Schweizer Rote Kreuz (SRK) hat das Konzept der Schlüsselqualifikationen in seine Ausbildungsbestimmungen übernommen und 15 Schlüsselqualifikationen für die Pflege formuliert. Danach müssen Pflegepersonen in der Lage sein

1. „Pflegesituationen im Gesamten und in ihren Elementen wahrzunehmen und zu beurteilen
2. Ressourcen bei sich und anderen wahrzunehmen und zu entwickeln
3. Grenzen zu akzeptieren und geeignete Hilfe zu beanspruchen bzw. anzubieten
4. Veränderungen einer Situation zu erkennen sowie mittel- und langfristige Entwicklungen vorauszusehen
5. Prioritäten zu setzen, Entscheidungen zu treffen und Initiativen zu ergreifen
6. Aufgrund von Prinzipien ein breites Repertoire an Methoden und Techniken einzusetzen
7. Pflegeverrichtungen geschickt und sicher auszuführen

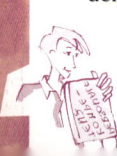

8. Sich situationsgerecht, verständlich und differenziert auszudrücken
9. Zum Lernen zu motivieren, Verhaltens- und Einstellungsänderungen aufzuzeigen und zu unterstützen
10. Die Wirkung des eigenen Handelns zu beurteilen und daraus zu lernen
11. Ethische Grundhaltungen zu entwickeln und sie in der konkreten Situation zu vertreten
12. Aus einer Grundhaltung der Wertschätzung heraus mit anderen zusammenzuarbeiten
13. Im Wechselspiel zwischen Anteilnahme, Engagement und Distanz Beziehungen aufzunehmen, zu erhalten und abzulösen
14. Konflikte anzugehen, zu lösen oder auszuhalten
15. Für Veränderungen und Neuerungen offen zu sein"
(zitiert nach Juchli 1994, 57).

Nicht alle der in den Ausbildungsbestimmungen des SRK aufgeführten Schlüsselqualifikationen sind ausschließlich auf die pflegerische Berufsausübung bezogen. Fähigkeiten wie „Prioritäten zu setzen, Entscheidungen zu treffen und Initiativen zu ergreifen" oder „Ethische Grundhaltungen zu entwickeln und sie in der konkreten Situation zu vertreten" spielen auch in anderen Berufen oder im privaten Bereich eine große Rolle.

Hierdurch wird deutlich, dass diese Schlüsselqualifikationen nicht nur auf den beruflichen Bereich begrenzt sind, sondern auch die Bildung der gesamten Persönlichkeit fördern.

3.4 Erwerb von Kompetenzen und Qualifikationen

Bei genauerer Betrachtung der für die Pflege erforderlichen Kompetenzen und (Schlüssel-) Qualifikationen wird deutlich, dass der Erwerb dieser Fähigkeiten nicht in drei Jahren Berufsausbildung abgeschlossen sein kann. Er erstreckt sich im Sinne des lebenslangen Lernens vielmehr auf die gesamte Dauer des Berufslebens.

Nichtsdestotrotz ist naturgemäß vor allem die Berufsausbildung darauf ausgerichtet, für die pflegerische Berufsausübung grundlegende Kompetenzen und Qualifikationen zu vermitteln, um so für das berufliche Handeln zu qualifizieren und berufliche Handlungsfähigkeit zu ermöglichen.

Gerade in der Ausbildung bietet sich vielfach die Gelegenheit, neben der für die Pflege erforderlichen Fach- und Methodenkompetenz auch Sozialkompetenz und personale Kompetenz zu erwerben und weiter zu entwickeln.

 Schlüsselqualifikationen:

- sind die Werkzeuge für den Erwerb von Wissen und Fähigkeiten,
- ermöglichen, mit veränderten Situationen angemessen umzugehen,
- gehen über rein „berufliche" Kompetenzen hinaus,
- zielen auf die Entwicklung von Persönlichkeit.

Die praktischen Einsätze während der Berufsausbildung bieten ein ideales Feld, unter der Anleitung von erfahrenen Pflegepersonen Kompetenz in allen genannten Bereichen zu erwerben und zu vertiefen. Hier sollte insbesondere die Möglichkeit genutzt werden, in Abhängigkeit vom Ausbildungsstand das eigene Handeln (unter Aufsicht und Anleitung) zu planen, durchzuführen und zu bewerten.

Auf diese Weise wird der Arbeitsort „Station" oder „Wohnbereich" auch zu einem Lernort.

Auch während der theoretischen Ausbildung in der Krankenpflege-, Kinderkrankenpflege oder Altenpflegeschule können – neben der Fach- und Methodenkompetenz – Sozialkompetenz und personale Kompetenz erworben werden. Dies geschieht in erster Linie über die Lehr- und Lernmethoden im Unterricht.

Vor allem Kleingruppenarbeit und die Zusammenarbeit in selbst organisierten Lerngruppen fördern die Fähigkeit, sich über fachliche Probleme mit anderen auseinanderzusetzen und Meinungen zu diskutieren sowie einen eigenen Standpunkt zu entwickeln und zu vertreten. Gleichzeitig wird hier in einem geschützten Rahmen die Gelegenheit geboten, die Fähigkeit zur Teamarbeit zu schulen.

Rollenspiele bieten in besonderem Maße Gelegenheiten, sich in die Situation eines anderen Menschen einfühlen zu lernen. Vorträge und Referate fördern die eigenständige Auseinandersetzung mit einem Thema und unterstützen den Erwerb kommunikativer Fähigkeiten auch dahingehend, dass ein Sachverhalt anderen Auszubildenden verständlich

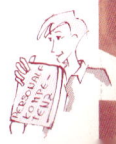

präsentiert werden muss. So könnte die Reihe fortgesetzt werden.

Entscheidend für den Erfolg beim Einsatz dieser Unterrichtsmethoden ist jedoch, dass sie bei den Auszubildenden auf die Bereitschaft zu Mitarbeit, Engagement, Lernen und Kompetenzerwerb treffen. So betrachtet liegt es zu einem wesentlichen Teil an jedem Menschen selbst, den für die Berufsausübung notwendigen Kompetenzen Schritt für Schritt näher zu kommen.

Fazit: Das Aufgabenfeld der Pflegeberufe befindet sich in einem Wandel. Verantwortlich hierfür sind vor allem soziodemografische Entwicklungen und neue Gesetzgebungen im Gesundheitswesen, die zu einer Erweiterung und Schwerpunktverlagerung pflegerischer Aufgaben führen und neue Anforderungen an die Kompetenz und Qualifikation von Pflegepersonen stellen.

Zur Ausübung einer qualitativ hochwertigen und zielgerichteten Pflege sind Fähigkeiten in den Bereichen Fach-/Methodenkompetenz, Sozialkompetenz und personale Kompetenz unerlässlich. Alle Teilkompetenzen zusammen bilden die berufliche Handlungskompetenz und ermöglichen unmittelbares pflegerisches Handeln.

Schlüsselqualifikationen als übergeordnete Qualifikationen befähigen darüber hinaus zur Handlungsfähigkeit auch in einem sich ständig erneuernden Berufsfeld. Der Erwerb der für die pflegerische Berufsausübung erforderlichen Kompetenzen und Qualifikationen findet zu einem wesentlichen Teil während der Berufsausbildung statt, ist aber nicht auf diese beschränkt, sondern vollzieht sich im Sinne *lebenslangen Lernens* während der gesamten Berufstätigkeit.

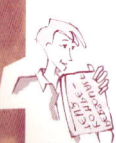

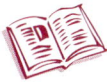

Bundesausschuss der Länderarbeitsgemeinschaften der Lehrerinnen und Lehrer für Pflegeberufe (BA): Bildung und Pflege. Thieme, Stuttgart 1997

Deutscher Bundestag: Gesetz über die Berufe in der Altenpflege (Altenpflegegesetz – AltPflG) sowie zur Änderung des Krankenpflegegesetzes. Drucksache 514/00

Frei, F., M. Hugentobler, A. Alioth, W. Duell, L. Ruch: Die kompetente Organisation: Qualifizierende Arbeitsgestaltung – die europäische Alternative. Verlag der Fachvereine, Zürich 1993

Gonon, P. (Hrsg.): Schlüsselqualifikationen kontrovers. Verlag Sauerländer, Aarau 1996

Gudjons, H.: Erziehungswissenschaft kompakt. Bergmann und Helbig, Hamburg 1993

Hartdegen, K.: Die Förderung der Ausbildung von Schlüsselqualifikationen in der Aus-, Fort- und Weiterbildung in der Krankenpflege. Pflegepädagogik 9 (1999) 35

Hoppe, B.: Schlüsselqualifikationen vermitteln: Zwischen Anspruch und Wirklichkeit. Pflegepädagogik 6 (1996) 8

Juchli, L.: Pflege. Praxis und Theorie der Gesundheits- und Krankenpflege, 7., neubearb. Aufl., Thieme, Stuttgart 1994

Heursen, G.: Kompetenz – Performanz. In: Lenzen, D. (Hrsg.): Pädagogische Grundbegriffe. Band 2: Jugend bis Zeugnis. Rowohlt Taschenbuch Verlag GmbH, Reinbek bei Hamburg, 1993

Kronseder, E.: Pflegeversicherung: Konsequenzen für die Altenpflegeausbildung. Pflegepädagogik 6 (1996) 9

Laur-Ernst, U.: Schlüsselqualifikationen – innovative Ansätze in den neugeordneten Berufen und ihre Konsequenzen für das Lernen. In: Reetz, L., T. Reitmann (Hrsg.): Schlüsselqualifikationen – Fachwissen in der Krise? Materialien zur Berufsausbildung, Band 3, Hamburg 1990

Meifort, B. (Hrsg.): Schlüsselqualifikationen für gesundheits- und sozialpflegerische Berufe. Ergebnisse der Hochschultage Berufliche Bildung '90. Leuchtturm-Verlag, Alsbach/Bergstraße 1991

Oelke, U.: Schlüsselqualifikationen als Bildungsziele für Pflegende. Pflegepädagogik 8 (1998) 42

Oerter, R., L. Montada: Entwicklungspsychologie, 4. Aufl. Psychologie-Verlags-Union, München 1998

Raven, U.: Handlungskompetenz in der Pflege und ihre Bedeutung für die Professionalisierung des Berufsfeldes. Pflege 8 (1995) 347

Reetz, L.: Zum Konzept der Schlüsselqualifikationen in der Berufsbildung. Berufsbildung in Wissenschaft und Praxis Heft 5 (1989) 3

Seyd, W.: Auf dem Prüfstand: Handlungsorientierung in der Ausbildung. Pflegepädagogik 5 (1995) 4

Smerdka-Arhelger, I.: Schlüsselqualifikationen – ein didaktischer Ansatz für die Pflege? Pflegepädagogik 4 (1994) 4

Sonntag, K., N. Schaper: Förderung beruflicher Handlungskompetenz. In: Sonntag, K. (Hrsg.): Personalentwicklung in Organisationen, 2. Aufl. Hogrefe Verlag für Psychologie, Göttingen 1999

Uhlemann, K., B. Wardanjan: Individuelle Kompetenzentwicklung und Berufsbiografie. Seminarunterlagen des Weiterbildungsstudiums Arbeitswissenschaft" vom 27. u. 28. Februar 1998 an der Universität Hannover

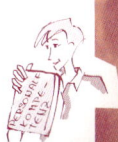

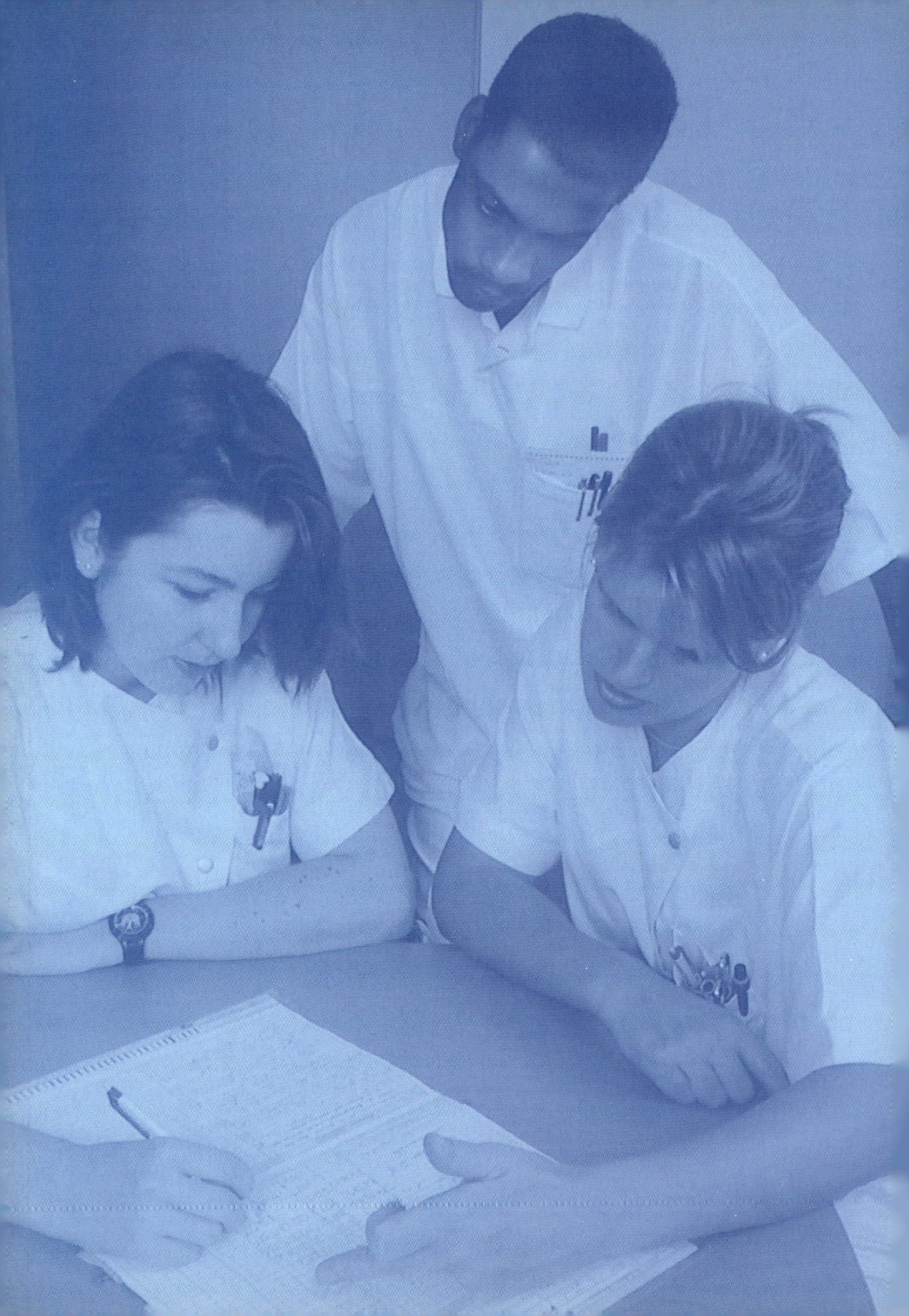

II   Pflege und Profession

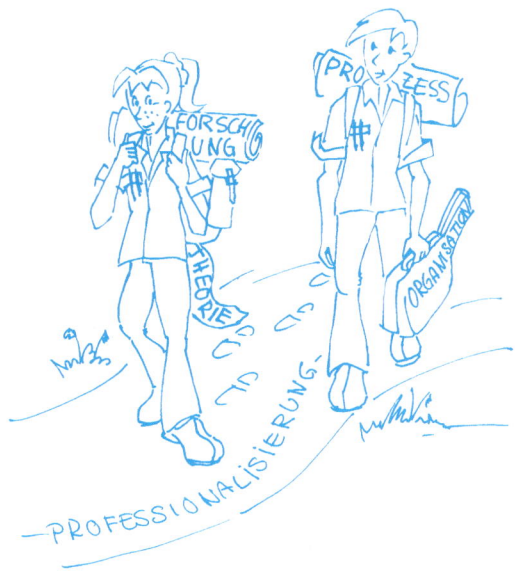

In den letzten 20 Jahren ist innerhalb der Pflegeberufe ein deutliches Bestreben zu erkennen, sich als Profession und eigenständige wissenschaftliche Disziplin zu etablieren. Eine entscheidene Bedingung für diesen Professionalisierungsprozess ist die Entwicklung und der Ausbau einer pflegespezifischen Wissensbasis, die im konkreten pflegerischen Handeln umgesetzt wird.

Um das eigene Handeln effektiv zu gestalten und auch für andere Menschen transparent und nachvollziehbar zu machen, muss es nicht nur aktuellen wissenschaftlichen Erkenntnissen entsprechen, sondern darüber hinaus strukturiert und auf eine systematische Art und Weise erfolgen. Erforderlich hierfür sind neben entsprechenden Kompetenzen der Pflegepersonen auch arbeitsorganisatorische Rahmenbedingungen, die eine Ausrichtung der Pflege auf die pflegebedürftigen Menschen ermöglichen.

Diese Erkenntnisse haben bei Pflegepersonen zu einer verstärkten Auseinandersetzung mit den zentralen Pflegethemen wie Pflegetheorien, Pflegeforschung, Pflegeprozess als systematische und wissenschaftliche Methode der Pflege zur Problemlösung, dem Konzept der Pflegediagnosen sowie Pflegesystemen als Formen der Arbeitsorganisation in der Pflege geführt.

4 Pflegetheorien

Annette Lauber

Schlüsselbegriffe

▶ *Professionalisierungsprozess*
▶ *Pflegetheorie*
▶ *Konzept*
▶ *Modell*

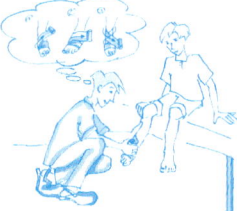

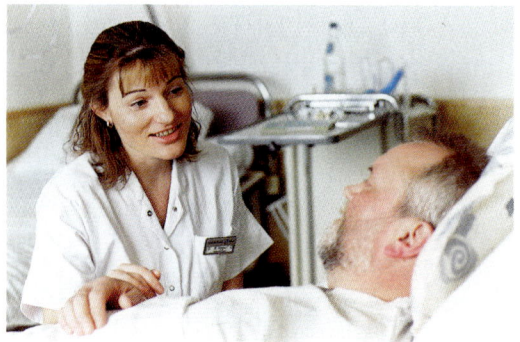

Einleitung

Das Streben nach Wissen ist so alt wie die Menschheit selbst. Wissen ist ein wichtiger Faktor bei der Orientierung des Menschen in seiner Umwelt. Von Geburt an machen Menschen Erfahrungen mit sich selbst, mit anderen Menschen und mit ihrer Umwelt: Ergebnis dieser Erfahrungen ist das Wissen. Im Laufe der Zeit haben sich wissenschaftliche Disziplinen, wie z. B. Mathematik, Physik oder auch Medizin herausgebildet, die sich auf die Untersuchung eines fest umrissenen Teilbereichs menschlichen Wissens spezialisiert haben. Das auf diese Weise gewonnene Wissen schlägt sich u. a. nieder in der Formulierung von Theorien, mit deren Hilfe verschiedenste Sachverhalte beschrieben, erklärt, vorhergesagt oder kontrolliert werden sollen und menschliches Handeln in unterschiedlichen Situationen leiten können.

Auch die Pflege, als noch sehr junge wissenschaftliche Disziplin, entwickelt Theorien über den ihr eigenen Gegenstandsbereich, die handlungsleitend für die Ausübung der pflegerischen Praxis sind. Theoriegeleitetes Arbeiten in der Pflege führt zu einer effizienten, begründbaren, transparenten und überprüfbaren Pflegepraxis und trägt damit entscheidend zur Qualität der Pflege bei. Gleichzeitig wird durch die systematische und strukturierte Erschließung neuen Pflegewissens der Professionalisierungsprozess der Pflegeberufe unterstützt.

Das folgende Kapitel ordnet die Entwicklung von Pflegetheorien in den Professionalisierungsprozess der Pflegeberufe ein, klärt grundlegende Begriffe der Theoriebildung und stellt verschiedene Theorien der Pflege vor.

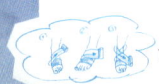

4.1 Professionelle Pflege

Die Entwicklung der Pflege vom unbezahlten Dienst am Nächsten hin zu einem Beruf, dessen Ausübung bestimmte Kompetenzen verlangt und der der Ausbildung bedarf, ist in Kapitel 2 ausführlich beschrieben worden. Unter einem Beruf wird eine auf den Erwerb ausgerichtete Tätigkeit verstanden, die der Absicherung der wirtschaftlichen Existenz und sozialen Stellung dient.

Im engeren Sinne umfasst ein Beruf eine Arbeitstätigkeit, die eine spezialisierte und formalisierte Ausbildung verlangt. Menschen, die sich um Hilfsbedürftige kümmerten, hat es in den Jahrtausenden der Menschheit schon immer gegeben. Pflege als Beruf ist jedoch eine relativ junge Erscheinung.

Das erste reichseinheitliche deutsche Krankenpflegegesetz wurde erst im Jahre 1907 verabschiedet. Es sah den erfolgreichen Abschluss einer Ausbildung für die Erlaubnis zum Tragen der Berufsbezeichnung „Krankenschwester/-pfleger" vor. Eine gesetzliche Regelung für den Beruf „Kinderkrankenschwester/-pfleger" ist 1957 hinzugekommen. 1967 wurde im Bundesland Nordrhein-Westfalen die erste Ausbildungsordnung mit staatlicher Abschlussprüfung für die Altenpflege erlassen.

Der Hauptgrund für die Entstehung von Berufen liegt im Bedarf nach einer bestimmten Dienstleistung innerhalb der Gesellschaft. Die Altenpflegeberufe sind in diesem Zusammenhang ein gutes Beispiel: Der zunehmende Anteil pflegebedürftiger alter Menschen in Deutschland hat dazu geführt, dass mit der Altenpflege ein Beruf entstanden ist, der sich mit der speziellen Betreuung und Pflege älterer Menschen befasst.

Aber das Profil der einzelnen Berufe unterliegt auch Veränderungen. Neue Technologien und wissenschaftliche Erkenntnisse in der Pflege bzw. in benachbarten Berufen, wie beispielsweise der Medizin, haben Auswirkungen auf die Pflegeberufe. In diesem Zusammenhang sind die zahlreichen Fachweiterbildungen, z. B. für den Operationsdienst, den Intensivbereich oder die Psychiatrie zu nennen. Andere Veränderungen des Berufsprofils hängen mit der seit Mitte der 80er Jahre diskutierten Professionalisierung der Pflegeberufe zusammen.

Professionen besitzen gegenüber Berufen einige zusätzliche, spezifische Merkmale, die auch als so genannte Professionsmerkmale bezeichnet werden. Hierzu gehören:

- eine universitäre Ausbildung,
- spezialisiertes und systematisiertes Wissen, das ständig erweitert und weiterentwickelt wird,
- eine Fachsprache, die der Verständigung der professionellen Personen untereinander dient,
- ein kollegiales Führungsprinzip, das den Umgang der professionellen Personen untereinander charakterisiert,
- die Ausrichtung der professionellen Arbeit an den Regeln einer Berufsethik,
- die Ausrichtung der professionellen Arbeit an den Bedürfnissen und Interessen der Gesellschaft (soziale Dienstorientierung),
- die Abgrenzung gegenüber anderen Professionen durch die alleinige Berechtigung, den eigenen Aufgabenbereich wahrzunehmen (Handlungsmonopol),
- der Zusammenschluss der professionellen Personen in einer Berufsorganisation,
- die gesellschaftliche Anerkennung der Profession (Berufsprestige).

Ein Beruf wird dann als Profession bezeichnet, wenn er die genannten Professionsmerkmale aufweist. Zu den anerkannten Professionen gehören Juristen, Mediziner und Theologen. Auf die Pflegeberufe treffen die Professionsmerkmale nicht vollständig zu, es ist jedoch ein Bemühen dieser Berufe zu erkennen, sich als Profession zu etablieren.

Der Wechsel eines Berufes zu einer Profession geschieht nicht von heute auf morgen, vielmehr kann Professionalisierung als eine kontinuierliche Entwicklung gesehen werden, weshalb man auch von einem ▸ *Professionalisierungsprozess* spricht. Für die Pflegeberufe spielt in diesem Zusammenhang die Pflegewissenschaft eine wichtige Rolle. Sie versucht, bestehendes Pflegewissen zu systematisieren und neues Pflegewissen zu entwickeln, damit das pflegerische Handeln auf eine begründbare theoretische Basis gestellt und der eigentliche Tätigkeitsbereich der Pflegeberufe definiert werden kann. Dabei kommt der Pflegeforschung (s. a. Kap. 5) und der Entwicklung von ▸ *Pflegetheorien* entscheidende Bedeutung zu. Jedoch befindet sich insbesondere die Theoriebildung in der deutschen Pflege noch in den Anfängen.

In Großbritannien und den USA findet die Auseinandersetzung mit Theorien in der Pflege bereits seit Mitte der 50er Jahre statt. Das hat dazu geführt, dass viele der im amerikanischen Raum entstanden

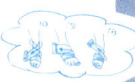

Pflegetheorien auch in Deutschland Bedeutung erlangt haben. Einige von ihnen werden in diesem Kapitel vorgestellt.

 Pflegetheorien und Pflegeforschung ermöglichen die Weiterentwicklung pflegespezifischen Wissens und tragen so zur Professionalisierung der Pflegeberufe bei.

4.2 Theorien und Modelle in der Pflege

Die Entwicklung von Theorien und Modellen hat eine große Bedeutung für den Professionalisierungsprozess der Pflegeberufe. Pflegetheorien leisten in diesem Bereich wichtige Arbeit, weil sie sowohl Ausdruck des in der Pflege entwickelten Wissens sind, als auch durch ihre notwendige Überprüfung Anstoß zu neuen Forschungen geben. Diese Forschungen können ihrerseits wiederum zur Weiterentwicklung pflegerischen Wissens beitragen. Die Wechselwirkung von Theoriebildung und Forschung wird auch als komplementär, d.h. sich gegenseitig ergänzend, bezeichnet. Neben ihrer Funktion im Professionalisierungsprozess wirken sich Pflegetheorien auch auf sämtliche Bereiche der pflegerischen Praxis aus. Pflegetheorien tragen zu einer wissenschaftlich fundierten Grundlage für die Pflegepraxis bei, beispielsweise ermöglichen Theorien über die Effektivität pflegerischer Maßnahmen bewusste und begründete Entscheidungen für oder gegen bestimmte Pflegemaßnahmen.

Pflegetheorien können darüber hinaus den Prozess der Informationssammlung, den ersten Schritt im Pflegeprozess, unterstützen (s. a. Kap. 6). Eine Reihe von Formularen zur Dokumentation der Informationssammlung sind z. B. anhand von ▸ Konzepten aus Pflegetheorien entwickelt worden.

Auch die Ausbildung in den Pflegeberufen kann anhand einer Pflegetheorie strukturiert werden, z. B. anhand der Lebensaktivitäten von Roper/ Logan und Tierney (s. a. 4.3.8).

Über alle diese Mechanismen tragen Pflegetheorien zur Verbesserung der Pflegepraxis bei und helfen, die Qualität der pflegerischen Dienstleistung zu steigern. Wichtig hierbei ist allerdings, dass der jeweilige Abstraktionsgrad einer Pflegetheorie berücksichtigt wird. Nicht jede

Theorie ist so konkret, dass sie unmittelbar umsetzbare Handlungsanweisungen enthält.

Aber was genau ist eigentlich eine Pflegetheorie? Da Theorien aus mehreren elementaren Bestandteilen zusammengesetzt sind, sollen zunächst einige der wichtigsten Begriffe geklärt werden.

4.2.1 Konzepte

Der kleinste Bestandteil einer Theorie wird als „Konzept" bezeichnet, häufig wird er auch „Begriff" oder „Konstrukt" genannt. Walker und Avant (1998) definieren ein Konzept als „das geistige Bild eines Phänomens, eine Idee oder eine gedankliche Vorstellung von Dingen und Ereignissen".

Konzepte sind sprachliche Begriffe für direkt oder indirekt wahrgenommene Dinge, Ereignisse oder Verhaltensweisen und fassen in Worte, was für die nähere Betrachtung als wichtig erachtet wird.

Diese wahrgenommenen Dinge, Ereignisse oder Verhaltensweisen werden auch als Phänomene bezeichnet. Konzepte sind aber nicht das Phänomen selbst, also beispielsweise ein Objekt wie ein Stuhl, sondern lediglich eine Bezeichnung dafür. Je komplexer, d. h. vielschichtiger und umfassender das wahrgenommene Phänomen ist, desto schwieriger wird es, einen Begriff oder ein Konzept hierfür zu formulieren.

Nach Chinn und Kramer (1996) unterscheiden sich Konzepte durch die Art ihrer Beziehung zur direkt wahrnehmbaren Wirklichkeit. So können sie Objekte beschreiben, die sehr direkt auch in der Wirklichkeit erfahrbar sind, wie beispielsweise ein Stuhl oder die Eigenschaft „heiß". Solche, eng mit der Wirklichkeit verbundenen Konzepte, werden auch als empirische, mit den Sinnen erfassbare Konzepte bezeichnet. Sie entstehen durch die direkte Beobachtung von Objekten, Eigenschaften oder Ereignissen.

Im Gegensatz hierzu beschreiben die so genannten abstrakten Konzepte Phänomene, die nicht direkt messbar oder in der Wirklichkeit beobachtbar sind. Wohlbefinden, Selbstpflegefähigkeit oder Interaktion sind Beispiele für solche abstrakten Konzepte. Sie setzen sich aus mehreren, weniger abstrakten Konzepten zusammen, weshalb sie häufig auch als „Konstrukte" bezeichnet werden. Konzepte, die im Zusammenhang mit dem abstrakten Konzept „Wohlbefinden" eine Rolle spielen, könnten u.a. das Körpergewicht, die Mobilität oder auch die Fähigkeit zur Kommunikation sein. Je abstrakter, d.h. weiter von der Wirklichkeit entfernt ein Konzept ist, desto wichtiger ist es, hierfür eine genaue Beschreibung oder Definition zu geben, damit seine Bedeutung auch von anderen Menschen erfasst und nachvollzogen werden kann.

Konzepte bzw. Begriffe haben eine wichtige Funktion im menschlichen Miteinander, weil sie im Rahmen der Kommunikation zur Verständigung von Menschen über Dinge, Ereignisse oder Erfahrungen beitragen. Die Bildung von Konzepten, die auch als Begriffsbildung bezeichnet wird, ist darüber hinaus aber auch wesentlich für die Bildung und das Verständnis von Theorien. Nur wenn die innerhalb einer Theorie verwendeten Konzepte klar und für andere Menschen nachvollziehbar beschrieben werden, kann auch die Theorie nachvollzogen und verstanden werden. Wichtig ist auch, dass Theoretiker die Beziehungen zwischen den Konzepten ihrer Theorie klären. Diese Beziehungen werden auch Thesen oder Propositionen genannt.

Konzepte sind Begriffe für wahrgenommene Phänomene. Sie werden als die elementaren Bausteine einer Theorie oder auch als Vorstufe einer Theorie betrachtet, deshalb sind sie für die Theoriebildung und das Verständnis vorhandener Theorien von entscheidender Bedeutung.

4.2.2 Theorien

Theorien bestehen aus einer Ansammlung von Konzepten und Thesen, die in einen Gesamtzusammenhang gebracht worden sind (**Abb. 4.1**).

Es gibt eine ganze Reihe von Definitionen für den Begriff „Theorie", die jeweils unterschiedliche Aspekte einer Theorie betonen. Chinn und Kramer (1996) haben eine Definition entworfen, die unterschiedlichste Aspekte umfasst und auf viele verschiedene Theorien angewendet werden kann.

Sie definieren eine Theorie als „eine kreative und präzise Strukturierung von Ideen, die eine vorläufige, zielgerichtete und systematische Betrachtungsweise von Phänomenen ermöglichen" (Chinn/Kramer 1996, S. 79).

Dieser Definition zufolge weisen Theorien mehrere Merkmale auf:

- Theorien sind eine kreative und präzise Strukturierung von Ideen, d.h. die wahrgenommenen Phänomene werden mit Worten als Konzepte strukturiert. Welche Phänomene näher betrachtet und in Form von Konzepten Gegenstand einer Theorie werden, ist eine kreative Entscheidung des Theoretikers,
- Die Anordnung der Konzepte innerhalb einer Theorie erlaubt eine systematische Betrachtung einzelner Phänomene, d.h. die in der Theorie enthaltenen Konzepte werden präzise definiert und

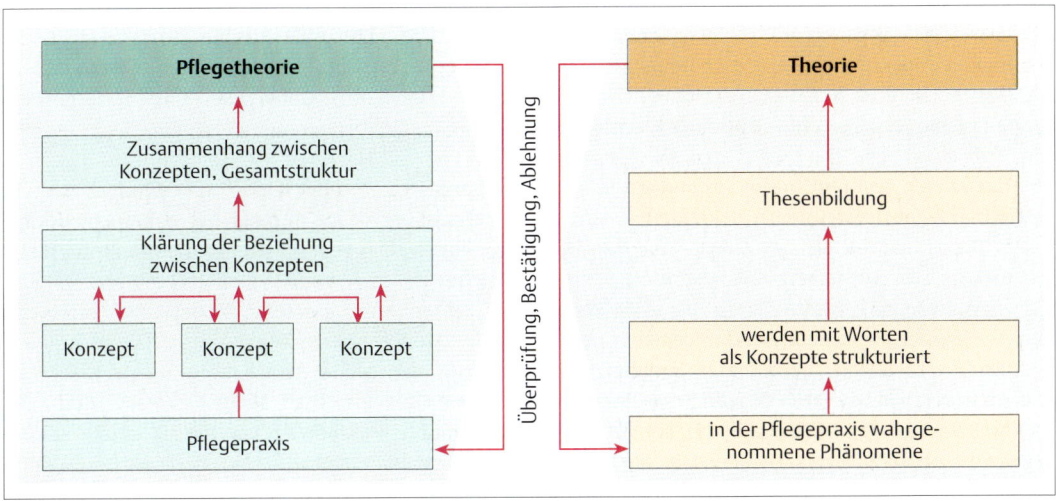

Abb. 4.1 Zusammenhang zwischen Phänomen, Konzept und Theorie, dargestellt als schematisches Modell

ihre Beziehung geklärt. Auf diese Weise soll ein besseres Verständnis der Phänomene erreicht werden,

- Theorien haben einen vorläufigen Charakter, d. h. sie basieren auf Wertvorstellungen und Annahmen des Theoretikers. Die Theorien werden in der Praxis mittels wissenschaftlicher Forschung überprüft. Gegebenenfalls kommt es hierdurch zu einer Bestätigung, Umformulierung oder Korrektur der Theorie,

- Theorien sind zielgerichtet, d. h. sie werden zu einem bestimmten Zweck erstellt, der von Theorie zu Theorie jedoch sehr unterschiedlich sein kann. Bezogen auf die Pflege bedeutet dies, dass Pflegetheorien Aussagen zu wichtigen pflegerischen Phänomenen, eben jenem Teil der Wirklichkeit machen, die für die Pflege oder die Ausübung der Pflege bedeutsam sind. Sie sollen dazu beitragen, diese Phänomene besser zu verstehen.

◼ Zielsetzung von Theorien

Theorien verfolgen unterschiedliche Ziele. Es gibt beispielsweise Theorien, die die Auswirkungen des Nachtdienstes auf das Pflegepersonal beschreiben. Andere Theorien beschreiben die Effektivität pflegerischer Interventionen.

Unabhängig von den verschiedenen inhaltlichen Zielen der einzelnen Theorien, kann die Zielsetzung von Theorien auch mit Hilfe wissenschaftlicher Begriffe beschrieben werden.

Einige Theorien beschränken sich auf die Beschreibung einzelner, für die Pflege wichtiger Phänomene, weshalb sie auch deskriptive Theorien genannt werden. Andere haben zum Ziel, verschiedene Phänomene zu erklären und werden dementsprechend erklärende Theorien genannt. Prädiktive Theorien können Veränderungen von Situationen vorhersagen. Kontrollierende Theorien geben Anweisungen für Handlungen, um bestimmte Situationen in eine bestimmte Richtung verändern zu können.

Als Praxistheorien werden solche Theorien bezeichnet, die zum Ziel haben, eine bestimmte Pflegepraxis „vorzuschreiben". Wie kontrollierende Theorien beschreiben sie, welche Handlungen ausgeführt werden müssen, um ein gewünschtes Ergebnis zu erreichen. Zusätzlich bewerten sie jedoch das Ergebnis, d. h. sie machen Aussagen dazu, ob ein Ergebnis überhaupt erstrebenswert ist, weshalb auch vom normativen Charakter der Praxistheorien gesprochen wird.

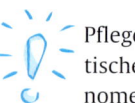 Pflegetheorien ermöglichen eine systematische Betrachtung pflegerelevanter Phänomene.

4.2.3 Modelle

 Modelle können ganz allgemein als vereinfachte Darstellung der Funktion eines Gegenstands oder des Ablaufs eines Sachverhalts beschrieben werden.

Sie sollen dazu beitragen, einen Gegenstand oder einen Sachverhalt besser verstehen zu können. In der Pflegeausbildung kommen unterschiedlichste ▶ *Modelle* zum Einsatz, beispielsweise anatomische Modelle, die die Lage der Organe zueinander veranschaulichen oder die Übungspuppe, an der Pflegehandlungen geübt werden können. Andere Modelle veranschaulichen einen Sachverhalt in Form mathematischer Gleichungen oder schematischer Abbildungen, wie z. B. die **Abb. 4.1**.

Auch im Zusammenhang mit Theorien in der Pflege werden Modelle verwendet. Prinzipiell können sie vor der Theoriebildung oder danach entworfen werden. Wenn sie vorher angefertigt werden, helfen sie in erster Linie dem Theoretiker, sich über die möglichen oder fehlenden Beziehungen zwischen den Konzepten seiner Theorie klar zu werden. Viele Modelle werden jedoch auch im Nachhinein erstellt, um die einzelnen Theorien und die Beziehungen zwischen den in ihr enthaltenen Konzepten zu veranschaulichen und für die Anwender der Theorie verständlich zu machen.

 Allen Modellen gemeinsam ist, dass sie die Wirklichkeit in reduzierter und vereinfachter Form wiedergeben und zu deren Verständnis beitragen sollen.

In der Pflege wird der Begriff „Modell" auch noch in einem anderen Zusammenhang gebraucht. Einige der Theoretiker verwenden für Theorien mit großer Reichweite, so genannte „globale Theorien", die Bezeichnung „konzeptionelles Modell". Ein konzeptionelles Modell gilt gegenüber einer Theorie als abstrakter, d. h. weiter von der Wirklichkeit entfernt und weniger spezifisch. Nichtsdestotrotz sind auch konzeptionelle Modelle Theorien, allerdings solche, die einen hohen Abstraktionsgrad und eine große Reichweite aufweisen, d. h. sie beschreiben den Gegenstandsbereich der Pflege sehr umfassend aber wenig konkret.

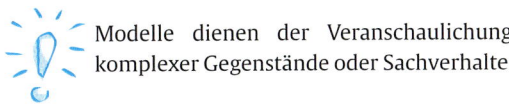 Modelle dienen der Veranschaulichung komplexer Gegenstände oder Sachverhalte.

4.2.4 Theoriebildung

Zur Entwicklung einer Theorie können ganz unterschiedliche Methoden verwendet werden. Besondere Bedeutung kommen in diesem Zusammenhang der induktiven und der deduktiven Vorgehensweise zu (**Abb. 4.2**).

▌ Induktion und Deduktion

Prinzipiell können Theorien auf induktivem oder deduktivem Weg entwickelt werden.

Bei der induktiven Methode werden von mehreren in der Pflegepraxis beobachteten Einzelfällen Rückschlüsse auf allgemeine Gesetzmäßigkeiten abgeleitet.

Die induktive Methode geht also vom spezifischen Einzelfall zu einem allgemeinen Sachverhalt, bzw. von der konkreten zur abstrakten Ebene.

Ein Beispiel hierfür:
Herr N. hat einen Dekubitus, der Schmerzen verursacht. Frau O. hat einen Dekubitus, der Schmerzen verursacht. Herr P. hat einen Dekubitus, der Schmerzen verursacht. Folglich leiden alle Menschen mit einem Dekubitus unter Schmerzen.

Ida Jean Orlando hat ihre Theorie der „lebendigen Beziehung zwischen Pflegenden und Patienten" auf induktivem Weg entwickelt, indem sie zahlreiche Einzelinteraktionen zwischen Pflegepersonen und Patienten beobachtet und allgemeine Schlussfolgerungen hieraus abgeleitet hat.

Die induktive Vorgehensweise zur Theoriebildung hat jedoch ihre Grenzen. Streng genommen führt sie nur dann zu einem allgemein gültigen Schluss, wenn alle möglichen Einzelfälle beobachtet worden sind. In der Realität ist es jedoch kaum durchführbar, beispielsweise alle Menschen mit einem Dekubitus auf das Auftreten von Schmerzen hin zu beobachten.

So könnte in dem oben erwähnten Beispiel ein Mensch aufgeführt werden, der aufgrund einer kompletten Querschnittslähmung und dem damit einhergehenden Sensibilitätsverlust in den unteren Extremitäten, einen Dekubitus am Sitzbein als nicht schmerzhaft empfindet.

In diesem Fall würde die oben formulierte Theorie also nicht zutreffen.

Bei der deduktiven Methode werden von allgemeinen Beziehungsaussagen, die auch als Prämissen bezeichnet werden, Rückschlüsse auf Einzelfälle gezogen.

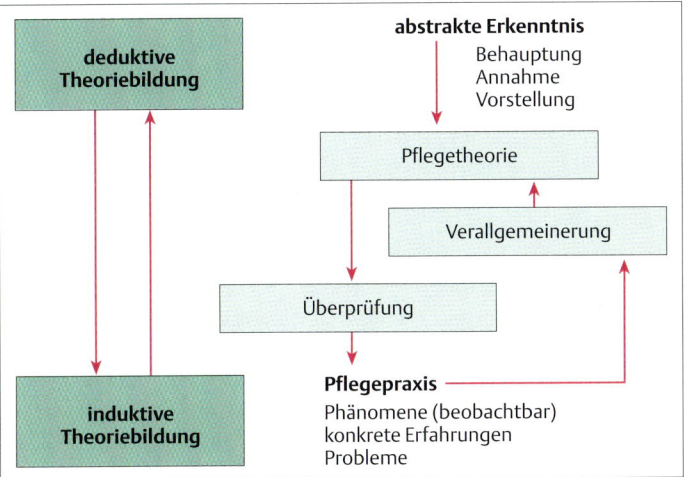

Abb. 4.2 Induktion und Deduktion

Sie verläuft im Gegensatz zur induktiven Methode von der abstrakten zur spezifischen, konkreten Ebene, wie in folgendem Beispiel dargestellt:

 Immobile Patienten sind dekubitusgefährdet (Prämisse A). Herr T. ist ein immobiler Patient (Prämisse B). Folglich ist Herr T. dekubitusgefährdet (Schlussfolgerung).

Auch die deduktive Vorgehensweise hat ihre Grenzen. Sie ist auf gültige, bestätigte Prämissen als Ausgangspunkte der Schlussfolgerungen angewiesen, anderenfalls müssen auch die aus den Prämissen abgeleiteten Schlussfolgerungen als ungültig angesehen werden. Viele der globalen Pflegetheorien oder konzeptionellen Modelle der Pflege, beispielsweise das System-Modell von Betty Neuman, sind auf deduktivem Weg entstanden, also von einer abstrakten Erkenntnis oder Behauptung ausgehend.

 Grundsätzliche Vorgehensweisen bei der Theoriebildung sind die Induktion (Rückschlüsse von Einzelfällen auf allgemeine Gesetzmäßigkeiten) und die Deduktion (Rückschlüsse aus allgemeinen Beziehungsaussagen auf Einzelfälle).

Ebenen der Theoriebildung
Theoriebildung in der Pflege findet auf vier verschiedenen Ebenen statt. Unterschieden werden in diesem Zusammenhang die Ebenen der praxisnahen Theorien, die der Theorien mittlerer Reichweite und die Ebene der globalen Theorien. Sie unterscheiden sich in erster Linie in Bezug auf ihren Abstraktionsgrad und ihre Reichweite. Der Abstraktionsgrad beschreibt den Unterschied zwischen der beobachtbaren Wirklichkeit und der Beschreibung und Erklärung dieser Wirklichkeit in der jeweiligen Theorie.

Die Reichweite einer Theorie hängt davon ab, welche Aspekte der Pflege sie beschreibt, d.h. wie umfassend sie versucht, das Fachgebiet „Pflege" zu beschreiben.

Theorien mit großer Reichweite sind in der Regel auch sehr abstrakt, während sich Theorien mit geringer Reichweite zumeist auf konkrete Phänomene der Pflegepraxis beziehen. Eine vierte Ebene der Theoriebildung umfasst die so genannten Metatheorien.

Sie nehmen insofern eine Sonderstellung ein, als dass es ihnen um eine theoretische Auseinandersetzung über Theorien als solche geht. Im Folgenden sollen die auf den verschiedenen Ebenen gebildeten Theorien näher beschrieben werden.

Metatheorie
 Die Metatheorie befasst sich mit methodischen und philosophischen Fragen der Theoriebildung in der Pflege.

Innerhalb der Metatheorie wird z.B. diskutiert, welche Arten von Theorien in der Pflege benötigt werden, welche Ziele sie aufweisen sollten, welche Methoden zur Theorieentwicklung für die Pflege angebracht sind und auf welche Weise Theorien in der Pflege bewertet werden können. Mit anderen Worten: Auf der Ebene der Metatheorie werden theoretische Diskussionen über Theorien und Theoriebildung geführt.

Der überwiegende Teil dieser Diskussionen führt weder zu einer globalen oder praxisnahen Theorie noch zu einer Theorie mittlerer Reichweite. Dennoch sind Diskussionen auf dieser Ebene wichtig, da hier das Fundament für alle weiteren theoretischen Überlegungen geschaffen wird.

Globale Theorien
Globale Theorien werden auch „grand theories", „konzeptionelle Modelle", „konzeptueller Rahmen" oder „Paradigma" genannt.

Globale Theorien beschreiben das Wesentliche und Spezifische der Pflege und tragen somit bei, die Pflege begrifflich von der Medizin und anderen Berufsgruppen im Gesundheitswesen zu unterscheiden.

Globale Theorien sind übergeordnete, umfassende Theorien, die wenige, aber umfassende Konzepte enthalten. Sie haben eine große Reichweite und beschreiben einen größeren Bereich der Pflege als praxisnahe Theorien oder Theorien mittlerer Reichweite. Hierdurch ergeben sich allerdings auch einige Schwierigkeiten: Globale Theorien sind in der Regel sehr abstrakt, d.h. von der Wirklichkeit weit entfernt und dadurch nur schwer durch Forschung oder Praxis überprüfbar. Es sind viele interpretierende Schritte nötig, um zu erkennen, auf welches konkrete Phänomen sie sich beziehen. Eine Auswahl der dieser Kategorie zugeordneten Pflegetheorien wird in diesem Kapitel vorgestellt. Die einzelnen globalen Theorien unterscheiden sich teilweise beträchtlich hinsichtlich ihres Abstraktionsgrades, insgesamt sind sie aber alle nicht konkret genug, um als Theorie mittlerer Reichweite oder als praxisnahe Theorien eingestuft werden zu können.

Die überwiegende Zahl der globalen Theorien ist in den USA zu Beginn der Theoriebildung in der Pflege entstanden. Damals herrschte die Überzeugung vor, dass es nur eine richtige Theorie für die Pflege geben könne. Das Ergebnis waren Theorien mit großer Reichweite, da möglichst alle Aspekte der Pflege in einen logischen Gesamtzusammenhang gebracht werden sollten. Heute wird vermehrt davon ausgegangen, dass viele verschiedene Theorien, die jeweils unterschiedliche Aspekte der Pflege beleuchten und wegen ihrer geringeren Reichweite eher durch die Forschung überprüft und Antworten auf konkrete Fragen der Pflegepraxis geben können, für die Pflege besser geeignet sind. Aus diesem Grund sind in neuerer Zeit kaum noch globale Pflegetheorien entwickelt worden.

Theorien mittlerer Reichweite

Theorien mittlerer Reichweite, die auch als „middle-range theories" bezeichnet werden, gelten im Gegensatz zu den globalen Theorien für einen begrenzteren Ausschnitt der Pflege und enthalten eine geringere Anzahl von Konzepten. Dies macht sie in Forschung und Praxis leichter überprüfbar.

Viele der Theorien mittlerer Reichweite sind aus Teilen der globalen Theorien abgeleitet. Aus der „Selbstpflegedefizit-Theorie" von Dorothea Orem sind beispielsweise drei Theorien mittlerer Reichweite entwickelt worden: Die Theorie der Selbstpflege, die Theorie des Selbstpflegedefizits und die Theorie der Pflegesysteme.

Praxisnahe Theorien

Praxisnahe Theorien, auch „narrow-scope theories" genannt, beschreiben einen kleinen Ausschnitt der Pflege, diesen aber sehr ausführlich und detailliert.

Sie werden wiederum häufig aus Theorien mittlerer Reichweite abgeleitet. Praxisnahe Theorien geben Handlungsanweisungen zum Erreichen eines ge-

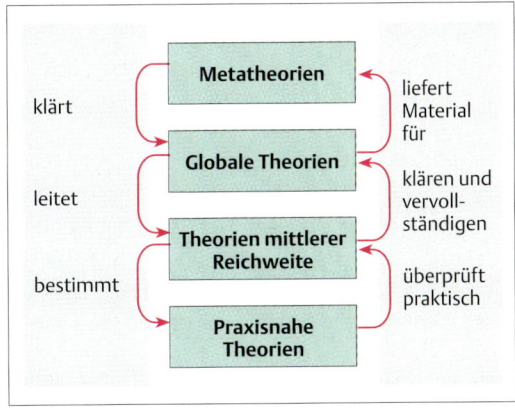

Abb. 4.3 Ebenen der Theoriebildung

wünschten Ziels. Ein Beispiel für eine praxisnahe Theorie könnte das Ergebnis folgender Arbeit sein.

„Wie wirkt sich die vorausgehende Informierung eines Patienten auf dessen Angst bei der Harnblasenkatheterisierung aus?" Für die Praxis könnten dann auf der Basis dieser theoretischen Erkenntnisse konkrete Handlungsrichtlinien abgeleitet werden, wie ein Patient vor diesem invasiven Eingriff informiert werden soll.

Wissen, das auf dieser Ebene der Theorien entsteht, kann auch in so genannte Pflegestandards einfließen und damit direkt in der Praxis umgesetzt werden. **Abb. 4.3** verdeutlicht die Zusammenhänge zwischen den einzelnen Ebenen der Theoriebildung.

Theoriebildung in der Pflege erfolgt auf vier Ebenen. Dementsprechend werden Metatheorien, globale Theorien, Theorien mittlerer Reichweite und praxisnahe Theorien unterschieden.

4.2.5 Klassifizierung

Übereinstimmend werden in der Literatur die Anfänge der Auseinandersetzung mit den theoretischen Grundlagen der Pflege in den Arbeiten von Florence Nightingale gesehen. Sie gilt als die erste Theoretikerin der Pflege. Nightingale ging von einem neben der Medizin existierenden, eigenständigen Pflegewissen aus, für das eine besondere Qualifikation nötig war. Im Zentrum ihrer Theorie stand die enge Beziehung zwischen Umgebung und Gesundheit. Krankenschwestern sollten die Umgebung so verändern, dass der Prozess der Heilung erleichtert würde. Ihre Handlungsanweisungen beschrieb sie 1859 ausführlich in ihrem Werk „Notes on Nursing".

Nach nahezu einhundertjähriger Pause setzte sich die pflegetheoretische Diskussion erst in den 50er Jahren des 20. Jahrhunderts in den USA fort. Seitdem sind eine Vielzahl unterschiedlichster Theorien in der Pflege entstanden,

die meisten davon im anglo-amerikanischen Sprachraum (**Tab. 4.1**).

Um diese Vielfalt von Theorien zu ordnen, haben einige Pflegetheoretiker Klassifikationssysteme entworfen, in denen die einzelnen Pflegetheorien nach bestimmten Klassen geordnet werden. Die amerikanische Pflegewissenschaftlerin *Ann Marriner-Tomey* (1994) ordnet die einzelnen Pflegetheorien drei Klassen zu:

Tab. 4.1 Chronologische Übersicht über die konzeptuellen Modelle in der Pflege

Jahr der ersten wichtigen Veröffentlichung	Theoretikerin	Schwerpunkt
1952	Hildegard E. Peplau	Unterstützende Hilfe befriedigt Bedürfnisse durch die Kunst der individuellen Pflege.
1960	Fay G. Abdellah Irene L. Belanddes Almeda Martin Rugh V. Matheney	Die Pflege wird durch die Probleme der Patienten bestimmt.
1961	Ida Jean Orlando	Der interpersonelle Prozeß lindert Leid.
1964	Ernestine Wiedenbach	Der helfende Prozess erfüllt Bedürfnisse durch die Kunst, die Pflege individuell zu gestalten.
1966	Lydia E. Hall	Pflege ist eine auf eine andere Person gerichtete Selbstliebe.
1966	Joyce Travèlbee	Die Bedeutung einer Krankheit bestimmt, wie ein Mensch reagiert.
1967	Myra E. Levine	Ganzheitlichkeit wird durch Bewahrung der Integrität aufrechterhalten.
1970	Martha E. Rogers	Mensch und Umgebung sind Energiefelder, die sich negentropisch entwickeln.
1971	Dorothea E. Orem	Selbstpflege bewahrt die Ganzheitlichkeit.
1971	Imogene M. King	Transaktionen bilden den Bezugsrahmen für die Festlegung von Zielen.
1974	Schwester Callista Roy	Ein adaptives System wird durch Reize gestört.
1976	Josephine G. Paterson Loretta T. Zderad	Pflege ist eine existentielle Erfahrung von Zuwendung.
1978	Madeleine M. Leininger	Fürsorge (Care) ist universell und verändert sich in Abhängigkeit von der Kultur.
1979	Jean Watson	Fürsorge (Care) ist ein moralisches Ideal: ein Sich-Einlassen auf Geist, Körper und Seele des anderen.
1979	Margaret A. Newman	Das Krankheitsgeschehen ist ein Hinweis auf vorhandene Lebensmuster.
1980	Dorothy E. Johnson	Subsysteme existieren in einer dynamischen Stabilität.
1981	Rosemarie Rizzo Parse	Unteilbare Individuen und die Umgebung erschaffen gemeinsam Gesundheit.
1989	Patricia Benner und Judith Wrubel	Fürsorge (Care) macht das Wesen der Pflege aus. Sie zeigt, worauf es ankommt, und macht so Beziehungen und Anteilnahme möglich. Sie bietet den Rahmen für gegenseitige Hilfeleistung.

1. Philosophien, die die Pflege als Kunst und Wissenschaft sehen. Hierzu rechnet sie u. a. die Theorien von Jean Watson und Patricia Benner.
2. Konzeptionelle Modelle bzw. Theorien großer Reichweite, die Beschreibungen der Begriffe „Mensch", „Umgebung" und „Gesundheit" enthalten. Hier ordnet sie u. a. die Theorien von Betty Neuman und Dorothea Orem ein.
3. Theorien mittlerer Reichweite, die präziser als Theorien großer Reichweite sind und konkrete Fragen der Pflegepraxis beantworten können. Hierzu gehören u. a. die Theorien von Hildegard Peplau, Ida Jean Orlando und Madeleine Leininger.

Die amerikanische Pflegewissenschaftlerin *Afaf Meleis* (1991) ordnet die Pflegetheorien nach ihrem jeweiligen inhaltlichen Schwerpunkt und unterteilt in „Bedürfnismodelle", „Interaktionsmodelle" und „Pflegeergebnismodelle".

Die so genannten Bedürfnismodelle beschreiben den Menschen als ein Wesen, das normalerweise seine Bedürfnisse selbständig befriedigen kann, in spezifischen Situationen jedoch hierbei der Unterstützung bedarf. Zu den Bedürfnismodellen rechnet Meleis z. B. die Theorie von Dorthea Orem.

Die Interaktionsmodelle versuchen zu beschreiben, wie Pflegekräfte arbeiten und beschäftigten sich in erster Linie mit der Interaktion bzw. der Beziehung zwischen Pflegeperson und Patient. Damit leisten sie einen wesentlichen Beitrag zur Klärung dessen, was unter dem Beziehungsaspekt des Pflegeprozesses zu verstehen ist (s. a. Kap. 6.2.1). Die Theorien von Hildegard Peplau und Ida Jean Orlando ordnet Meleis dieser Kategorie zu.

Bei den Pflegeergebnismodellen liegt das Ziel der Pflege nicht im Prozess der Pflege selbst, sondern im Endergebnis der Pflege. Sie versuchen eine Antwort auf die Frage zu geben, warum Pflege stattfindet und beschreiben insbesondere den Menschen als Empfänger der Pflege. Zu dieser Kategorie rechnet Meleis u. a. die Theorie von Martha Rogers.

4.3 Ausgewählte Theorien und konzeptionelle Modelle der Pflege

Im Folgenden werden einige ausgewählte Pflegetheorien und konzeptionelle Modelle der Pflege in der Reihenfolge ihrer Entstehung vorgestellt. Sie verdeutlichen die Breite der pflegetheoretischen Ansätze und geben einen Einblick, auf welche vielfältige Weise die Pflege betrachtet werden kann.

4.3.1 Hildegard Peplau – Interpersonale Beziehungen in der Pflege

Die amerikanische Pflegetheoretikerin Hildegard Peplau hat pflegepraktische Erfahrung überwiegend in Einrichtungen der psychiatrischen Pflege gesammelt. Nicht zuletzt deshalb sind viele Erkenntnisse anderer Wissenschaften, vor allem der Psychologie, in ihre Theorie eingebunden. Obwohl Peplaus Wurzeln in der psychiatrischen Pflege liegen, können die in ihrer Theorie beschriebenen Phasen der Interaktion zwischen Pflegeperson und Patient in jeder pflegerischen Beziehung stattfinden und von der Pflegeperson gezielt eingesetzt werden.

Im Zentrum von Peplaus Theorie, die sie 1952 entwickelt hat, steht die Interaktion bzw. Beziehung zwischen Pflegeperson und Patient. Sie versucht zu klären, wie die Beziehung zwischen Pflegeperson und Patient aussehen sollte, damit sie den Gesundungsprozess bestmöglich unterstützt. Ihre Theorie umfasst drei Schwerpunkte:

1. die Beschreibung der psychodynamischen Pflege,
2. die Phasen der Interaktion zwischen Pflegeperson und Patient,
3. die Beschreibung der Rollen, die die Pflegeperson in den jeweiligen Phasen der Beziehung übernimmt.

▌ Psychodynamische Pflege

Psychodynamische Pflege beinhaltet nach Peplau zwei wesentliche Elemente. Zum einen wird die Art und Weise, wie ein Patient mit seiner Erkrankung zurechtkommt, wesentlich beeinflusst davon, wie die Pflegeperson sich in der Beziehung zu diesem Patienten verhält. Zum anderen liegt die Aufgabe der Pflege und der Pflegeausbildung darin, den Prozess der Entwicklung der Persönlichkeit zu unterstützen. Peplau geht dabei von einer wechselseitigen Beziehung zwischen Pflegeperson und Patient aus, die eine Atmosphäre schafft, in der sowohl die Entwicklung des Patienten als auch die Entwicklung der Pflegeperson möglich wird.

Die Phasen der Interaktion zwischen Pflegeperson und Patient

Im Beziehungsprozess zwischen Pflegeperson und Patient identifiziert Peplau vier aufeinander folgende Phasen, die eng miteinander verbunden sind und sich zeitweise auch überlappen können (**Abb. 4.4**).

Die Orientierungsphase wird eingeleitet, wenn ein Patient das Bedürfnis nach professioneller Hilfeleistung verspürt. Pflegeperson und Patient versuchen in dieser Phase gemeinsam, das Problem des Patienten zu identifizieren und einzuschätzen; der Patient soll dabei sowohl sein Problem als auch das Ausmaß seiner Hilfsbedürftigkeit erkennen und verstehen.

Orientierung heißt für Peplau aber auch, dass der Patient erkennt, welche Hilfestellungen er von den professionellen Diensten erwarten und wie er die Inanspruchnahme dieser Dienste planen kann. Spannungen und Ängste, die sich aus der Krankheitserfahrung ergeben, sollen in einem positiven Sinne genutzt werden, um das gegebene Problem besser verstehen und lösen zu können.

Damit die Orientierung für den Patienten erreicht werden kann, wird die Pflegeperson in verschiedenen Funktionen tätig. Neben den erforderlichen pflegerischen Interventionen unterstützt sie den Patienten

beim Verstehen seiner Situation und übernimmt eine zuhörende und beratende Funktion, wenn der Patient über die mit seiner Krankheit verbundenen Gefühle spricht. Die Orientierungsphase ist weitgehend abgeschlossen, wenn Pflegeperson und Patient das Problem übereinstimmend bewerten und sich gegenseitig über die zukünftige Arbeit verständigt haben.

In der Identifikationsphase identifiziert sich der Patient mit der Pflegeperson. Krankheit und die damit verbundenen Erfahrungen werden von Patienten oft als Bedrohung ihrer Sicherheit oder ihres Selbstwertgefühls erlebt werden und können starke Ängste auslösen. Die Identifikation mit einer vorbehaltlos helfenden und für eine umfassende und bedingungslose Pflege einstehenden Pflegeperson reduziert diese negativen Gefühle.

Peplau beschreibt drei mögliche Arten, wie Patienten in dieser Phase reagieren:

1. sie können sich aktiv an der Pflege beteiligen, was zu einer wechselseitigen Beziehung zwischen Pflegeperson und Patient führt,
2. sie verweigern ihre Mitarbeit, sodass die Beziehung überdacht werden muss,
3. wieder andere werden passiv und lassen die Pflegeperson alles für sie tun.

Das gewählte Verhalten des Patienten ist abhängig von früheren Pflegeerfahrungen, dem gegenwärtigen Zustand und der Qualität der Beziehung zu der jeweiligen Pflegeperson.

Kennzeichnend für die Nutzungsphase ist, dass der Patient die angebotenen Dienstleistungen voll ausschöpft. Die Beziehung zwischen Pflegeperson und Patient wird mit zunehmender Unabhängigkeit des Patienten zu einer mehr partnerschaftlichen Beziehung. In der Nutzungsphase treffen sich Identifikationsphase und Ablösungsphase; der Blick des Patienten ist verstärkt auf die Zukunft gerichtet.

Die Ablösungsphase bedeutet für den Patienten nach Peplau schrittweises Aufheben der Identifikation mit der Pflegeperson und zunehmende Fähigkeit, für sich selbst zu sorgen. Diese Phase verläuft meist parallel mit dem medizinischen Gesundungsprozess. Sie kann nur erreicht werden, wenn alle vorhergehenden Phasen erfolgreich abgeschlossen wurden. Die Pflegeperson unterstützt den Patienten dabei in seinem Bemühen um Unabhängigkeit.

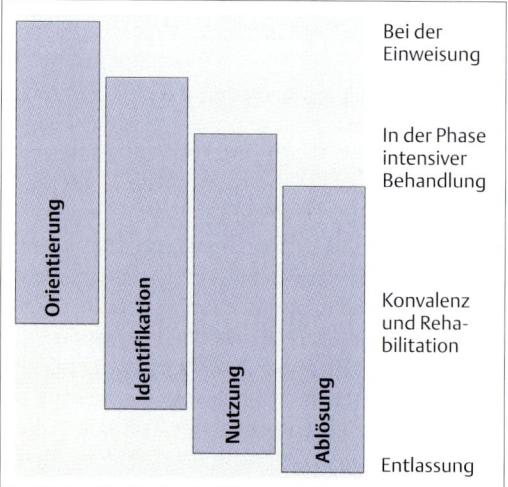

Abb. 4.4 Phasen der Pflegekraft/ Patient – Beziehung

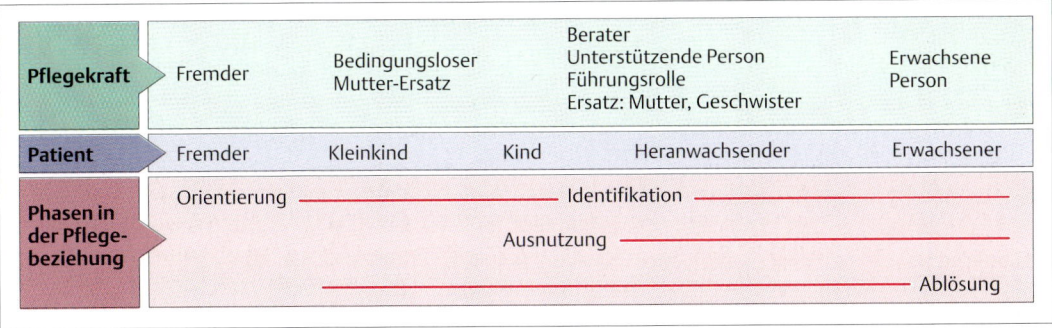

Abb. 4.5 Phasen und wechselnde Rollen in der Pflegekraft/ Patient – Beziehung

▎ Rollen in der Pflege

Hildegard Peplau identifiziert in ihrer Theorie sechs verschiedene Rollen, die von Pflegepersonen in den einzelnen Phasen der Interaktion mit dem Patienten eingenommen werden (**Abb. 4.5**).

Die von ihr beschriebenen Rollen versteht sie jedoch nicht als abgeschlossene Auflistung, sondern hält auch die Übernahme anderer Rollen in der Interaktion mit dem Patienten für möglich.

Pflegeperson und Patient begegnen sich zu Beginn ihrer Beziehung zunächst als Fremde. Dementsprechend nimmt die Pflegeperson zunächst die Rolle der Fremden ein. Peplau ist der Ansicht, dass Pflegepersonen Patienten respektvoll und mit positivem Interesse begegnen sollen. Hierzu gehört für sie, den Patienten so anzunehmen, wie er ist, und ihn als einen zu Gefühlen fähigen Fremden anzusehen. In diesem Verhalten sieht Peplau eine wesentliche Voraussetzung für den Beginn einer interpersonalen Beziehung.

In der Rolle der unterstützenden Person geben Pflegepersonen zum einen konkrete Antworten auf Fragen des Patienten, die die Behandlung seines Gesundheitsproblems betreffen. Zum anderen verlangen Fragen des Patienten, die stark mit seinen Gefühlen zu tun haben, von der Pflegeperson auch beratende Fähigkeiten.

In der Rolle des Lehrenden sieht Peplau eine Kombination der verschiedenen Rollen. Lehren heisst für sie, dem Patienten Lernen durch Erfahrung zu ermöglichen, und – ausgehend von seinem Wissensstand - auf einen Kenntnisstand hinzuarbeiten, der ihm hilft, mit seiner Erkrankung zurecht zu kommen.

Peplau geht davon aus, dass in Pflegesituationen meistens die professionellen Fähigkeiten der Pflegepersonen gebraucht werden, um Patienten zu unterstützen auf ihrem Weg mit der Erkrankung zurechtzukommen. Dies bringt Pflegepersonen in die Rolle der Führenden. Sie müssen sich dieser Verantwortung stellen und sollten dabei einen demokratischen Führungsstil umsetzen, der von gegenseitiger Akzeptanz geprägt ist und eine aktive Beteiligung des Patienten an der Gestaltung seines Pflegeplans erlaubt. Bereits in der Ausbildung sollen Lernende zu einer demokratischen Führung befähigt werden.

Wenn Patienten in Situationen geraten, die vergangene Gefühle wie Abhängigkeit oder Hilflosigkeit hervorrufen, weisen sie Pflegepersonen oft Ersatzrollen zu, beispielsweise die Mutter- oder Geschwisterrolle.

Für Pflegepersonen ist es wichtig, diese Rollenzuschreibungen zu erkennen und dem Patienten durch Gespräche über seine Gefühle persönliches Wachstum zu ermöglichen. Nach Peplau bewegt sich die Beziehung zwischen Pflegeperson und Patient auf einem Kontinuum, an dessen Ende beide Parteien in der Lage sein sollen, als Erwachsene zu handeln und die Bereiche von gegenseitiger Abhängigkeit und Unabhängigkeit zu bestimmen (**Abb. 4.6**).

Die beratende Rolle der Pflegeperson leitet Peplau von dem Ziel der Interaktion zwischen Pflegeperson und Patient ab: die Förderung von Erfahrungen, die zur Gesundheit führen. Beratung heisst für sie, dem Patienten zu helfen, sich seiner Gefühle, z.B. hinsichtlich einer anstehenden Operation, voll bewusst zu werden. Auf diese Weise kann die aktuelle Lebenserfahrung zu persönlichem Wachstum führen. Die beratende Rolle verlangt, wie alle anderen beschrieben Rollen auch, vor allem kommunikative Fähigkeiten, was eine entsprechende Schulung der Pflegepersonen voraussetzt.

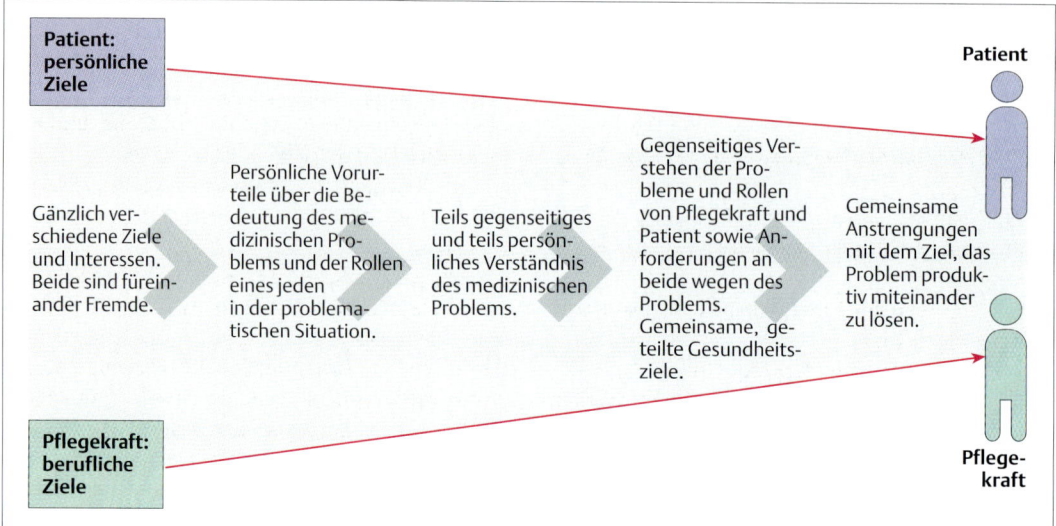

Abb. 4.6 Pflegekraft/Patient-Kontinuum. Darstellung der sich ändernden Aspekte der Beziehung

▎ Definition der Pflege

 Pflege ist nach Peplau „ein signifikanter, therapeutischer, interpersonaler Prozess. Sie wirkt in Kooperation mit anderen menschlichen Prozessen, die dem einzelnen in der Gesellschaft Gesundheit ermöglichen. In spezifischen Situationen, in denen ein professionelles Gesundheitsteam gesundheitsbezogene Dienstleistungen erbringt, beteiligen sich die Pflegekräfte an der Organisation von Bedingungen, die die natürlichen fortlaufenden Tendenzen im menschlichen Organismus unterstützen. Die Pflege ist ein edukatives Instrument, eine die Reife fördernde Kraft, die darauf abzielt, die Vorwärtsbewegung der Persönlichkeit in Richtung auf ein kreatives, konstruktives, produktives persönliches und gesellschaftliches Leben zu bewirken" (Peplau 1995, S. 39).

Die Aufgaben der Pflege umfassen nach Peplau sowohl erzieherische als auch therapeutische Aspekte. Ziel der Pflege ist es, Menschen im Erwerb problemlösender und damit spannungsreduzierender Fähigkeiten anzuleiten und zu unterstützen, damit sie aktuelle, aber auch zukünftige, ähnliche Probleme erkennen und lösen können. Diesen Prozess nennt Peplau „interpersonales Lernen", was persönliches Wachstum und größere Reife zur Folge hat.

Peplau – Interpersonale Beziehungen in der Pflege:

- Focus auf Interaktion zwischen Pflegeperson und Patient,
- beschreibt die Phasen der Interaktion,
- klassifiziert Rollen der Pflegeperson und des Patienten im Lauf des Pflegeprozesses,
- Ziel der Pflege: Fördern der spannungsreduzierenden Fähigkeiten des Patienten als interpersonales Lernen.

4.3.2 Ida Jean Orlando – Die lebendige Beziehung zwischen Pflegenden und Patienten

Ida Jean Orlando hat wie Hildegard Peplau lange Zeit in der psychiatrischen Pflege gearbeitet. Auch sie legt den Schwerpunkt ihrer Theorie auf die Betrachtung der Beziehung zwischen Pflegenden und Patienten. Von 1954 bis 1959 führte sie in den USA ein Forschungsprojekt durch, welches die Identifikation von fördernden und hemmenden Faktoren auf die Beziehung zwischen Pflegeperson und hilfsbedürftigem Menschen zum Ziel hatte.

Ihre „Theorie der lebendigen Beziehung zwischen Pflegenden und Patienten" ist auf induktivem Weg mittels teilnehmender Beobachtung entstanden, d.h. aus einer Vielzahl von Einzelbeobachtungen wurden allgemeine Schlussfolgerungen gezogen (s. a. 4.2.4). Orlandos Theorie beschäftigt sich mit der

Frage, wie die Beziehung zwischen Pflegenden und Patienten beschaffen sein muss, um wirksam den Gesundungsprozess zu unterstützen. Hierzu untersucht sie drei Bereiche der Interaktion zwischen Pflegenden und Patienten:

1. die Belastung des Patienten und die Funktion der Pflegenden,
2. die Pflegesituation in der Praxis und
3. Probleme in Pflegesituationen.

▮ Die Belastung des Patienten und die Funktion der Pflegenden

Orlando geht davon aus, dass Menschen für gewöhnlich ihre Bedürfnisse selbständig erfüllen können. Körperliche Grenzen (z.B. durch eine vorübergehende oder dauerhafte Behinderung), Belastungen durch die Umgebung (z.B. durch Missverständnisse bezüglich der Maßnahmen zur Prävention, Diagnostik oder Therapie) oder die Unmöglichkeit eigene Bedürfnisse mitzuteilen, können jedoch zu einer vorübergehenden oder dauerhaften Hilfsbedürftigkeit von Menschen führen.

In dieser Situation sieht Orlando die direkte Verantwortung der Pflegenden: Sie sollen dafür sorgen, dass der Patient die nötige Hilfe erhält und seine Hilfsbedürftigkeit verringert wird. Dies geschieht erstens indem der Patient ermutigt wird, seine Bedürfnisse mitzuteilen und zweitens indem der Patient unterstützt wird, seine eigentlichen Bedürfnisse zu ergründen. Beides ermöglicht nach Orlando eine offene, effektive Beziehung zwischen Pflegenden und Patienten.

▮ Die Pflegesituation in der Praxis

Nach Orlando umfasst die Pflegesituation drei wesentliche Elemente:

1. das Verhalten des Patienten,
2. die Reaktion der Pflegenden,
3. die pflegerischen Handlungen zum Nutzen des Patienten.

Unter dem Verhalten des Patienten versteht Orlando das beobachtbare nonverbale und verbale Verhalten eines Patienten, das, egal in welcher Form es sich äußert, eine Bitte um Hilfe sein kann. Bei der Interpretation des Patientenverhaltens muss versucht werden, die Bedeutung des Verhaltens für den Patienten zu ergründen. Nur wenn die Pflegeperson die Bedeutung des Verhaltens eines Patienten in einer konkreten Situation begreift, kann sie die Situation des Patienten verstehen, den spezifischen Pflegebedarf feststellen und entsprechende, hilfreiche Maßnahmen einleiten.

Vorschnelle Interpretationen können am eigentlichen Bedürfnis des Patienten vorbeilaufen und eine ineffektive Hilfeleistung zur Folge haben.

Die Reaktion der Pflegenden besteht wiederum aus drei Aspekten: der Wahrnehmung des Patientenverhaltens, den hierdurch ausgelösten Gedanken sowie den Empfindungen und Gefühlen, die als Reaktion auf die Wahrnehmung und die Gedanken entstehen. Orlando formuliert ein Prinzip, das die Pflegenden in ihrer Reaktion leiten soll: Pflegende dürfen erst annehmen, dass irgend ein Aspekt ihrer Reaktion dem Patienten gegenüber (Wahrnehmung, Gedanken und Gefühle) korrekt, hilfreich oder angebracht ist, wenn sie die Angemessenheit dieser Reaktion mit dem Patienten untersucht haben. Dies bedeutet, dass sich beide, Pflegende und hilfsbedürftige Menschen gemeinsam über die Situation auseinander setzen und in einen offenen Austausch miteinander treten müssen.

Zu den Handlungen der Pflegenden rechnet Orlando nur solche, die mit dem Patienten oder zu seinem Nutzen vollzogen werden. Grundsätzlich können die pflegerischen Handlungen mit oder ohne Beteiligung des Patienten erfolgen. Sie identifiziert zwei mögliche Arten von pflegerischen Handlungen:

1. unwillkürliche, automatische Handlungen, die ohne Absprache mit dem Patienten erfolgen und wirkungslos bleiben, da sie nicht mit seinen unmittelbaren Bedürfnissen zusammenhängen und
2. professionelle, gezielte, nützliche Handlungen, die nach Absprache mit dem Patienten beschlossen werden und dessen unmittelbare Bedürfnisse befriedigen.

Automatische Pflegehandlungen sind ihrer Meinung nach ineffektiv, weil

- sie aus anderen Gründen als dem Bedürfnis des Patienten vollzogen werden,
- der Patient nicht in die Handlung einbezogen werden kann,
- sie sich nicht auf das unmittelbare Bedürfnis des Patienten beziehen,
- die Pflegenden sich ihre Reaktion auf das Patientenverhalten nicht bewusst machen,
- die Pflegenden sich die Wirkung ihrer Handlung auf den Patienten nicht bewusst machen.

Als Beispiele hierfür können alle pflegerischen Handlungen gelten, die nicht konkret anlässlich von Bedürfnissen eines Menschen durchgeführt werden, wie z. B. das routinemäßig durchgeführte Ermitteln der Körpertemperatur.

Auch wenn Pflegepersonen auffälliges Verhalten eines Patienten bemerken und den Grund für dieses Verhalten nicht erfragen, vollziehen sie ineffektive, automatische Handlungen.

Gezielte Pflegehandlungen sind demgegenüber effektiv, weil sie:

- als Reaktion auf die Bedeutung des Patientenverhaltens und sein spezifisches Bedürfnis nach Hilfe vollzogen werden,
- sie dem Patienten ermöglichen, die Pflegenden über die Wirkung der Handlung zu informieren,
- sie die Bedürfnisse des Patienten erfüllen und die Pflegenden ihrer Verantwortung zur Hilfeleistung nachkommen,
- die Pflegenden das Bedürfnis des Patienten nach Hilfe beantworten und
- die Pflegenden die Wirkung ihrer Handlungen auf den Patienten kennen.

 Ein Beispiel für eine gezielte Pflegehandlung könnte die Beobachtung eines Patienten sein, der gekrümmt im Bett liegt. Um in Orlandos Sinn professionell und gezielt zu handeln, verlangt das beobachtete Verhalten des Patienten eine Nachfrage der Pflegeperson, in etwa: „Ich habe den Eindruck, dass Sie gekrümmt im Bett liegen, weil Sie Schmerzen haben. Stimmt das?" Gemeinsam kann dann überlegt werden, warum die Schmerzen bestehen und mit welchen Mitteln, z. B. einer Lageveränderung oder der Verabreichung von Analgetika, dem Patienten geholfen werden kann.

Diese Handlung setzt direkt am Bedürfnis des betroffenen Menschen an, bezieht ihn in die Überlegungen ein und beantwortet seine Bitte um Hilfe.

Um die Effektivität von Pflegehandlungen einschätzen zu können, schlägt Orlando einen Prozess der Reflexion vor, bei dem die Pflegenden die Bedeutung des jeweiligen Patientenverhaltens gemeinsam mit dem Patienten ergründen, um so sein spezifisches Bedürfnis erkennen und gezielte, hilfreiche pflegerische Maßnahmen durchführen zu können. Diesen Prozess der Reflexion nennt Orlando „Pflegeprozess". Ihre Überlegungen hierzu sind in Zusammenarbeit mit den Pflegetheoretikerinnen Ernestine Wiedenbach und Dorothy Johnson Ende der 50er Jahre als ein Drei-Phasen-Modell des Pflegeprozesses veröffentlicht worden (s. auch Kap. 6.1). Im Verlauf dieses Prozesses sollen drei Erfordernisse berücksichtigt werden. Die verbalen Äußerungen der Pflegenden müssen mit ihrer unmittelbaren Reaktion auf ein beobachtetes Patientenverhalten übereinstimmen. Das bedeutet, dass die jeweilige Pflegeperson ihre tatsächlichen Wahrnehmungen, Gedanken und Gefühle, die sie bei der Beobachtung eines Patientenverhaltens erlebt, in Worte fassen soll. Diese sollen außerdem klar in Form einer „Ich-Botschaft" gekennzeichnet sein, beispielsweise „Ich habe den Eindruck, dass…". Hierdurch wird dem Patienten deutlich, dass es sich um den subjektiven Eindruck der jeweiligen Pflegeperson selbst handelt. Weiter soll der Patient in der Kommunikation aufgefordert werden, den subjektiven Eindruck der Pflegeperson zu bestätigen oder zu korrigieren, beispielsweise „Ich habe den Eindruck, dass… Habe ich Recht?".

Nach Orlando führt die Anwendung dieses Prozesses zum besseren Verständnis der eigenen und der unmittelbaren Erfahrung des anderen. Er schafft die Ausgangsbasis für die korrekte Interpretation des Patientenverhaltens und die Voraussetzungen für effektive, professionelle und an den eigentlichen Bedürfnissen des Patienten ausgerichtete Pflegehandlungen.

Diese Vorgehensweise setzt für Orlando den Einbezug des Patienten im gesamten Verlauf des Pflegeprozesses voraus. Wenn der Pflegeprozess die Erfordernisse:

- Übereinstimmung der verbalen Äußerungen der Pflegenden mit ihrer tatsächlichen Wahrnehmung, ihren dabei empfundenen Gefühlen und Gedanken,
- Verwendung von Ich-Botschaften und
- Nachfrage beim Patienten, ob sein Verhalten korrekt interpretiert wurde,

erfüllt, wird er von Orlando als „offener pflegerischer Prozess" bezeichnet. Sie hält es für wichtig, diese „Regeln des Pflegeprozesses" bereits in der Pflegeausbildung zu erlernen, da sie die Wahrnehmungsfähigkeit der Auszubildenden, die Fähigkeit zur Unterscheidung zwischen Wahrnehmung, Gedanken und Gefühlen und vor allem das Bewusstsein für die Unterscheidung zwischen automatischen, ineffektiven und gezielten, effektiven Handlungen erhöhen. Hierzu schlägt Orlando die Anwendung eines so genannten „Pflegeprozessberichtsbogens" vor (**Abb. 4.7**), der dazu beiträgt, das Verhalten der Pflegenden in der Begegnung mit dem Patienten zu analysieren. Ebenfalls empfiehlt sie die Verwendung eines Pflegeprozessberichtsbogens mit offenem und verdecktem pflegerischen Prozess (**Abb. 4.8**).

▌ Probleme in Pflegesituationen

Nach Orlando entstehen Probleme in Pflegesituationen zum einen dadurch, dass Handlungen automatisch durchgeführt werden und so am eigentlichen Bedürfnis des Patienten vorbeigehen. Zum anderen kann auch so genanntes „unwirksames Verhalten" von Patienten die Beziehung zwischen Pflegenden und Patienten erschweren. Solches Verhalten wird häufig mit abwertenden Worten wie „unkooperativ"

oder „befehlend" bezeichnet. Orlando betont jedoch, dass es grundsätzlich als mögliches Zeichen von Belastung oder als Ausdruck eines unerfüllten Bedürfnisses bewertet werden muss. Sie ist weiter der Überzeugung, dass unter Anwendung des oben beschriebenen Prozesses (**Abb. 4.9**) nahezu jedes auftretende Problem gelöst werden kann.

▌ Definition der Pflege

Orlando beschreibt als Ziel der Pflege, dem Patienten die Hilfe zukommen zu lassen, die er benötigt. Die berufliche Aufgabe der Pflegenden besteht im Erkennen ihn belastender Faktoren und seiner Hilfsbedürftigkeit. Die direkte Verantwortung der Pflege liegt in der Unterstützung des hilfsbedürftigen Menschen bei der Befriedigung seiner Bedürfnisse.

Pflegeprozessbericht		
Wahrnehmung des bzw. über den Patienten	Gedanken und/oder Gefühle bzgl. der Wahrnehmung	Zum Patienten gesagt und/oder mit ihm oder für ihn gehandelt

Abb. 4.7 Pflegeprozessberichtsbogen

Pflegeprozessbericht		
Wahrnehmung des bzw. über den Patienten	Gedanken und/oder Gefühle bzgl. der Wahrnehmung	Zum Patienten gesagt und/oder mit ihm oder für ihn gehandelt
Prozess A Herr G. geht auf und ab, gerötetes Gesicht.	Wirkt zornig; irgendetwas muss geschehen sein; ich habe Angst, ihn zu fragen, weil er mich schlagen könnte.	„Guten Morgen, Herr G."
Prozess B Herr G. geht auf und ab, gerötetes Gesicht.	Wirkt zornig; irgendetwas muss geschehen sein; ich habe Angst, ihn zu fragen, weil er mich schlagen könnte.	„Ich habe Angst, dass Sie mich schlagen könnten, wenn ich Ihnen eine Frage stelle. Muss ich Angst haben?"

Abb. 4.8 Ein Pflegeprozessbericht. Prozess A beschreibt den verborgenen pflegerischen Prozess, Prozess B den offenen pflegerischen Prozess.

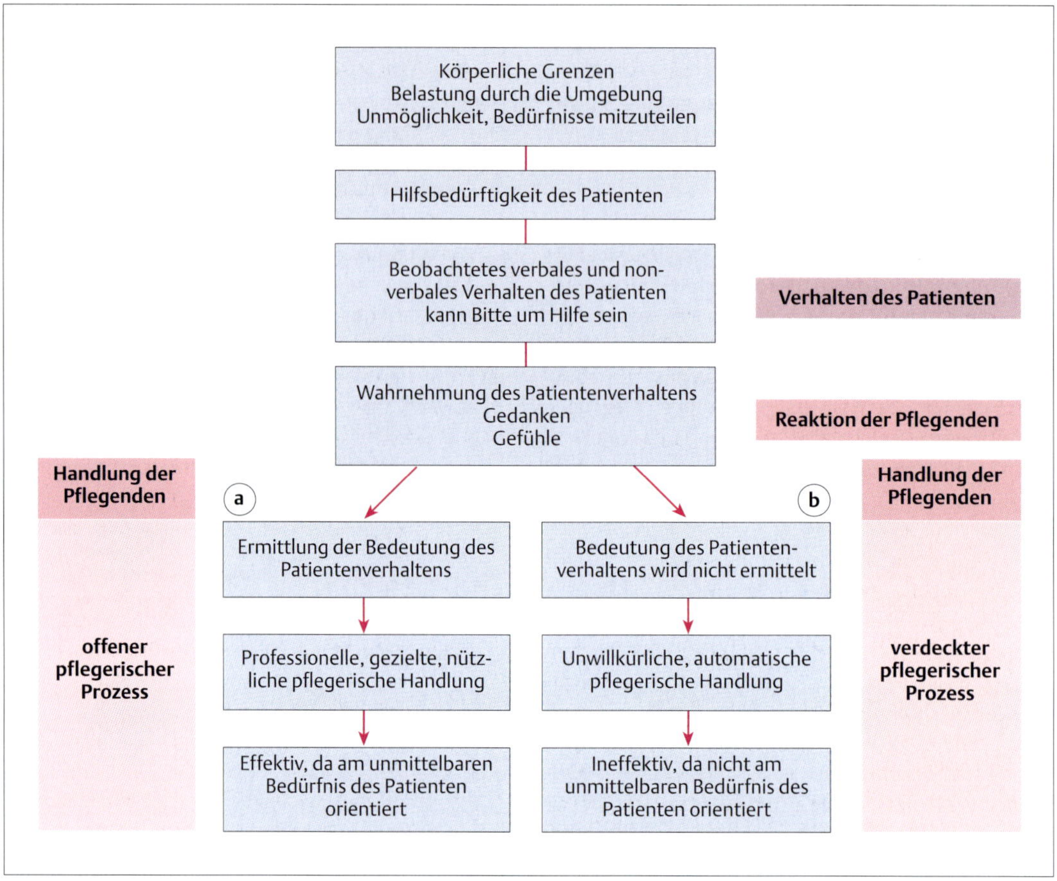

Körperliche Grenzen
Belastung durch die Umgebung
Unmöglichkeit, Bedürfnisse mitzuteilen

Hilfsbedürftigkeit des Patienten

Beobachtetes verbales und non-
verbales Verhalten des Patienten
kann Bitte um Hilfe sein

Verhalten des Patienten

Wahrnehmung des Patientenverhaltens
Gedanken
Gefühle

Reaktion der Pflegenden

Handlung der Pflegenden

a

b

Handlung der Pflegenden

| Ermittlung der Bedeutung des Patientenverhaltens | Bedeutung des Patienten-verhaltens wird nicht ermittelt |

offener pflegerischer Prozess

| Professionelle, gezielte, nütz-liche pflegerische Handlung | Unwillkürliche, automatische pflegerische Handlung |

verdeckter pflegerischer Prozess

| Effektiv, da am unmittelbaren Bedürfnis des Patienten orientiert | Ineffektiv, da nicht am unmittelbaren Bedürfnis des Patienten orientiert |

Abb. 4.9 Die Theorie der lebendigen Beziehung zwischen Pflegenden und Patienten von Orlando im Überblick

Orlando – lebendige Beziehung zwischen Pflegeperson und Patient:

- Pflegeperson soll die Belastung des Patienten verringern, die aus der Hilfsbedürftigkeit entsteht,
- Pflegehandlungen müssen darauf zielen, die Bedürfnisse des Patienten zu befriedigen,
- entscheidend: Kommunikation zwischen Pflegeperson und Patient über dessen Bedürfnisse,
- jede Pflegehandlung muss hinterfragt werden, automatische Pflegehandlungen sind abzulehnen.

4.3.3 Martha Rogers – Theoretische Grundlagen der Pflege

Martha Rogers hat ihr konzeptionelles Modell 1970 veröffentlicht. Sie selbst sieht darin keine Theorie, sondern einen konzeptuellen Rahmen für die Pflege, aus dem sich Theorien ableiten lassen (s.a. 4.2.4 Globale Theorien). Dementsprechend sind ihre Ausführungen sehr abstrakt.

Rogers Modell verdeutlicht auf besondere Weise, dass von Theorien großer Reichweite bzw. konzeptionellen Modellen keine unmittelbaren Anleitungen für konkrete Handlungen erwartet werden dürfen. Rogers hat vielmehr versucht, einen allgemein gültigen Rahmen als Grundlage für die Pflegewissenschaft zu formulieren. Deshalb wendet sie sich dem ihrer Meinung nach spezifischen Gegenstand der Pflege zu: dem einheitlichen Menschen. Ihr konzeptionelles Modell beschreibt sie deshalb in späteren Veröffentlichungen auch als „die Wissenschaft vom unitären (einheitlichen) Menschen".

In Rogers Modell, das sie auf deduktivem Weg entwickelt hat, sind Erkenntnisse vieler anderer Wissenschaften eingeflossen, u.a. Erkenntnisse der Biologie, der Psychologie und der Physik, vor allem die Relativitätstheorie von Albert Einstein.

■ **Grundlagen der Pflegewissenschaft**

Rogers beginnt ihre Ausführungen mit einer umfangreichen Darstellung der Geschichte der Menschheit, um den Hintergrund für ihr Modell der Pflege zu beschreiben. Darin nimmt sie vor allem Bezug auf die Entwicklung der Sichtweise des Menschen in der Wissenschaft und schafft so eine Basis für ihre Sichtweise des Menschen.

Sie sieht das menschliche Wesen als ein spezifisches System, dessen charakteristische Eigenschaft die einer Ganzheit ist. Um diese Sichtweise zu veranschaulichen, formuliert Rogers fünf Grundannahmen über den Menschen. Da der Mensch in seiner Ganzheit das zentrale Anliegen der Pflege ist, muss die Pflegewissenschaft ihrer Meinung nach auf diesen Grundannahmen über das menschliche Wesen basieren:

- Der Mensch ist ein einheitliches Ganzes. Er lässt sich nicht auf einzelne Funktionen oder Bestandteile reduzieren bzw. in Körper, Geist und Seele „zerlegen", sondern bildet eine untrennbare Einheit, die nur als solche verstanden und beschrieben werden kann. Der Mensch in seiner Ganzheit kann erst dann erkannt werden, wenn seine Einzelteile nicht mehr sichtbar sind. Rogers prägt in diesem Zusammenhang den Begriff „einheitlicher Mensch", der mehr und anders ist als die Summe seiner Teile. Hiermit erklärt sie der traditionellen wissenschaftlichen Sichtweise vom Menschen, der aus mehreren, miteinander in Verbindung stehenden „Einzelteilen" besteht, eine klare Absage.
- Der Mensch ist ein offenes System, das in einer ständigen Wechselbeziehung mit seiner Umwelt steht, mit der er Energie und Materie austauscht. Diese Interaktion bzw. dieser Austausch von Energie und Materie ist charakteristisch für offene Systeme. Rogers verwendet hier den Begriff „Energiefeld", wobei in ihrem Verständnis der Mensch nicht ein Energiefeld hat, sondern ein Energiefeld ist. Gemeinsamkeiten bzw. Übereinstimmungen zwischen der Annahme, dass Menschen Energiefelder sind, und der realen, beobachtbaren Welt kommen laut Rogers in einigen umgangssprachlichen Redewendungen zum Ausdruck. Beispiele hierfür sind Formulierungen wie „Der Mensch ist kraftvoll, magnetisch, besitzt Anziehungskraft" etc.
- Der Lebensprozess entwickelt sich unidirektional, d. h. nur in eine Richtung und ist eingebunden in die drei Dimensionen des Raumes und in die Dimension der Zeit. Er ist unumkehrbar.
- Der Mensch besitzt bewusste und unbewusste Fähigkeiten zur Gestaltung seiner Umwelt. Kennzeichnend hierfür sind Muster und Organisation, die die Ganzheit des Menschen widerspiegeln. Die individuellen Muster und die Organisation des Energiefelds „Mensch" entwickeln sich aus den o. a. Interaktionsprozessen. Da diese individuell sind, besitzt auch jeder Lebensprozess sein eigenes dynamisches Muster und seine eigene dynamische Organisation. Darüber hinaus besitzt der Mensch die Fähigkeit, sich trotz dieser kontinuierlichen Veränderungen selbst zu erhalten, was Rogers als „Fähigkeit zur Selbstregulation" bezeichnet. Diese Fähigkeit ermöglicht dem Menschen die Entfaltung seiner Lebenspotentiale. Sie ist Ausdruck der Einheit und Ganzheit und lässt sich nach Rogers nicht durch die Funktion ihrer Teile beschreiben.
- Der Mensch besitzt die Fähigkeit, sich selbst und seine Welt über Denken und Fühlen zu erleben. Während die vier erstgenannten Grundannahmen prinzipiell auf alle Lebensformen zutreffen, bringt diese Annahme den Unterschied zwischen Menschen und anderen Lebewesen zum Ausdruck und stellt nach Rogers Auffassung das Kennzeichen des Menschseins dar.

Rogers sieht in diesen Annahmen über das menschliche Wesen die theoretischen Grundlagen der Pflegewissenschaft.

■ **Konzeptionelles Modell der Pflege**

Für Rogers ist das Phänomen „Mensch" das zentrale Anliegen der Pflegewissenschaft. Der Lebensprozess im Menschen stellt das zentrale Phänomen des konzeptionellen Systems der Pflege dar. Die Begriffe Mensch, Lebensprozess und Lebensprozess im Menschen verwendet Rogers in ihren Ausführungen gleichbedeutend.

Der Mensch wird von ihr auf der Basis der fünf Grundannahmen als Ganzheit und untrennbarer Bestandteil des Universums verstanden. Das Energiefeld „Mensch" ist in die vier Dimensionen des Raumes und der Zeit eingebunden. Es ragt sowohl in die Zukunft als auch in die Vergangenheit. Im Verlauf des Lebensprozesses wird das menschliche Feld immer komplexer, d. h. es kommt im Rahmen der Austauschprozesse mit dem Umweltfeld zu einer ständigen gegenseitigen Beeinflussung.

Ebenso wie den Menschen beschreibt Rogers auch die Umwelt als offenes System bzw. Energiefeld, als einheitliches Ganzes, das nicht durch seine Teile beschrieben werden kann. Jedem menschlichen Feld entspricht ein ihm zugehöriges Umweltfeld, zu dem auch alle anderen Menschen gehören. Aus der Interaktion der Energiefelder „Mensch" und „Umwelt" erwachsen kontinuierliche Veränderungen in beiden Energiefeldern, d. h. es kommt zu Veränderungen der Muster und der Organisation der Felder. Diese Muster sind laut Rogers beobachtbare Ereignisse.

Ein einfaches Beispiel hierfür ist der Schlaf-Wach-Rhythmus eines Menschen. Er verändert sich im Lebensprozess von langen zu immer kürzeren Schlafphasen; dabei werden entsprechend die Wachphasen immer länger. Jeder Mensch besitzt einen individuellen Rhythmus, ein ihm eigenes Muster.

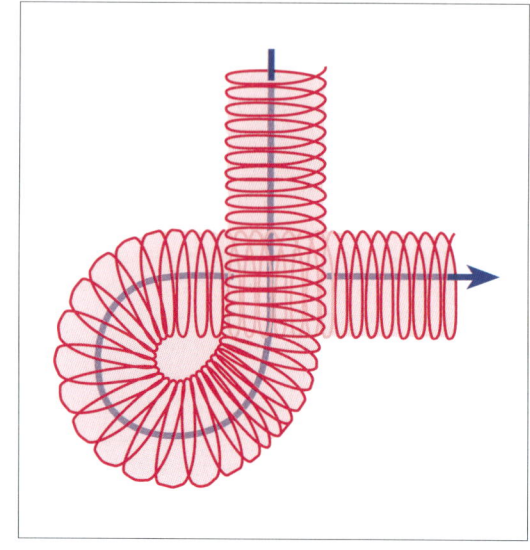

Abb. 4.10 Vierdimensionalität des Lebens

Die Austauschprozesse mit der Umwelt ermöglichen die Entfaltung der Lebenspotentiale.

Das Wesen und die Richtung der Veränderungen in den Energiefeldern wird durch drei Prinzipien geleitet, die von Rogers auch als die „Prinzipien der Homöodynamik" (einheitliche Dynamik) bezeichnet werden:

1. Mit dem *Prinzip der Integralität* sind die kontinuierlichen wechselseitigen Austauschprozesse zwischen den Energiefeldern „Mensch" und „Umwelt" gemeint. Veränderungen im Lebensprozess ergeben sich aus der Interaktion zwischen Mensch und Umwelt. Sie sind sind abhängig vom Zustand des menschlichen Feldes und des Umweltfeldes zu einem gegebenen Zeitpunkt im Raum-Zeit-Kontinuum.

2. Mit dem *Prinzip der Spiralität* beschreibt Rogers den Lebensprozess als spiralförmig in eine Richtung verlaufend und dabei immer komplexer werdend. Die verschiedenen Stadien können sich dabei zwar ähneln, sind aber nie identisch, d. h. Situationen im Leben eines Menschen können Parallelen zu vorherigen Situationen aufweisen, sind aber nie genau gleich. Der Lebensprozess bewegt sich rhythmisch entlang der Kurven der Spirale. Das Leben, dargestellt als Spirale, wird durch die drei Dimensionen des Raumes beeinflusst und ist eingebunden in die Dimension der Zeit (**Abb. 4.10**) – Vierdimensionalität des Lebens.

3. Das *Prinzip der Resonanz* bezieht sich darauf, dass Veränderungen im menschlichen Feld und im Umweltfeld sich in rhythmischen Wellenmustern fortpflanzen. Rogers geht davon aus, dass sich die Veränderung dabei von langsamen zu höherfrequenten Wellenmustern vollzieht. Die beschleunigte Veränderung, die sie auch als „Theorie der beschleunigten Evolution" bezeichnet, schlägt sich ihrer Meinung nach u. a. in länger gewordenen Wachheitsphasen des Menschen, erhöhten „Normalwerten", z. B. des Blutdrucks oder auch in bestimmten menschlichen Verhaltensmustern, z. B. der Hyperaktivität nieder.

Diese allgemeinen Ausführungen zum Wesen des Menschen und seinem Lebensprozess sieht Rogers als theoretische Grundlagen der Pflegewissenschaft. Sie trennt zwischen der Pflegewissenschaft, die für die Ausarbeitung eines theoretischen Bezugsrahmens zuständig ist und der Pflegepraxis, die dieses theoretische Wissen in die Praxis umsetzen soll. Mit ihrem Modell hat Rogers nicht die Ausformulierung konkreter Handlungsanweisungen, sondern die Entwicklung eines möglichst weiten theoretischen Bezugsrahmens beabsichtigt, der der Komplexität der Pflege Rechnung tragen soll. Dementsprechend gibt sie nur wenige allgemeine Hinweise für die Übertragung ihres Modells in die Praxis, empfiehlt aber ausdrücklich die Ableitung von überprüfbaren Theorien.

▌ Definition der Pflege

Rogers sieht Pflege als Wissenschaft und Kunst. Aufgabe der Wissenschaft „Pflege" ist es, durch wissenschaftliche Forschung und logische Analyse eine theoretische Grundlage für die Pflege zu entwickeln. Die Kunst der Pflege besteht für Rogers darin, dieses Wissen im Dienst am Menschen in die Praxis umzusetzen. Ziel und Aufgabe der Pflege bestehen darin, Menschen beim Erreichen ihres maximalen Gesundheitspotentials zu unterstützen. Rogers formuliert das wie folgt:

> „Die professionelle Pflegepraxis versucht „die symphonischen" Interaktionen zwischen den Menschen und seiner Umwelt zu unterstützen sowie den Einklang und die Integrität des menschlichen Feldes zu stärken. Um den bestmöglichen Gesundheitszustand des Menschen herbeizuführen, ist sie bestrebt, auf die ständige Neubildung von Mustern des menschlichen Feldes und des Umweltfeldes entsprechend einzuwirken" (Rogers 1995, S. 152).

Weiter schreibt sie:
„Die Aktivitäten des täglichen Lebens sollten mit den Rhythmen des Mensch-Umwelt-Austausches in Einklang stehen und mit ihnen vereinbar sein. Ein solcher Austausch stimuliert die Neubildung von Mustern und entspricht damit der Offenheit der Natur." (Rogers 1995, S. 153)

Dabei sollen nach Rogers die individuell unterschiedlichen Bedürfnisse von Menschen bei allen gesundheitsfördernden Maßnahmen berücksichtigt werden. Aufgabe der Pflege allgemein ist der Dienst am Menschen in unmittelbarer Verantwortung der Gesellschaft gegenüber.

Rogers – Theoretische Grundlagen der Pflege

- Rogers entwickelt keine Theorie sondern einen konzeptuellen Rahmen
- entwickelt ein Konzept des Menschen:
  - Ganzheitliche Einheit,
  - Offenes System,
  - Mensch ist Lebensprozess,
  - Mensch ist Energiefeld,
- Ziel der Pflege: Einklang und Integrität des menschlichen Feldes stärken.

4.3.4 Dorothea Orem – Strukturkonzepte der Pflegepraxis

Die amerikanische Pflegeprofessorin Dorothea Orem hat mit dem Entwurf ihrer Theorie des Selbstpflegedefizits 1958 begonnen und sie 1971 in ihrem Werk „StrukturKonzepte der Pflegepraxis" veröffentlicht. Orem selbst sagt, dass sie bei ihrem Entwurf von drei Leitfragen ausgegangen ist:
1. Was tun Pflegekräfte und was sollten sie als die Ausübenden der Pflege tun?
2. Warum tun Pflegekräfte, was sie tun?
3. Was ist das Ergebnis dieses Tuns?

Orems Theorie hat entscheidend dazu beigetragen, den Blick der Pflegenden von der Orientierung auf die Krankheit eines Menschen hin zu dessen Pflegebedürftigkeit zu richten. In ihrer Theorie entwickelt Orem eine sehr spezifische Sprache. Orems Theorie ist sehr komplex und beschreibt viele Aspekte der Pflege. Ausdruck findet dies auch in der Tatsache, dass ihre Theorie von den Metatheoretikern sowohl als Entwicklungs- bzw. Interaktionsmodell sowie auch als Bedürfnismodell bezeichnet wird.

Orem unterteilt ihre globale Theorie in drei Theorien mittlerer Reichweite:
1. Theorie der Selbstpflege,
2. Theorie des Selbstpflegedefizits und
3. Theorie des Pflegesystems.

Jede dieser Theorien wird von Orem mit ihren einzelnen Elementen beschrieben und anschließend in ihren jeweiligen Auswirkungen auf die anderen Theorien zusammengefasst.

▌ Die Theorie der Selbstpflege

Innerhalb der Theorie der Selbstpflege werden von Orem drei zentrale Konzepte erläutert:
1. Selbstpflege,
2. Selbstpflegebedarf und
3. situativer Selbstpflegebedarf.

Als Selbstpflege bezeichnet Orem alle Handlungen eines Menschen, die er „für sich selbst" und „durch sich selbst" in die Wege leitet oder ausführt, um sein Leben, sein Wohlbefinden oder seine Gesundheit zu erhalten.

Erwachsene Menschen sorgen normalerweise für sich selbst, während Säuglinge, Kinder, ältere Menschen, Kranke und Behinderte eine teilweise oder vollständige Unterstützung bei ihren selbstpflegerischen Handlungen benötigen. Wird diese Unterstützung von verantwortlichen Erwachsenen für abhängige Personen (z. B. von einer Mutter für ihr Kind) durchgeführt, spricht Orem von der so genannten Dependenzpflege (Abhängigenpflege).

Orem sieht die Selbstpflege als eine erlernte, zielgerichtete und bewusst durchgeführte Handlung eines Menschen, um seinem Selbstpflegebedarf zu entsprechen.

Der Selbstpflegebedarf eines Menschen ergibt sich aus den allgemeinen, entwicklungsbedingten und gesundheitsbedingten Selbstpflegeerfordernissen (**Tab. 4.2**).

Allgemeine Selbstpflegeerfordernisse sind allen Menschen gemeinsam, jeweils in Abhängigkeit vom jeweiligen Lebensalter, Geschlecht, Entwicklungsstadium, Gesundheitszustand, soziokultureller Orientierung und Ressourcen. Entwicklungsbedingte Selbstpflegeerfordernisse ergeben sich aus der Tatsache, dass Menschen im Lauf ihres Lebens einen Entwicklungsprozess durchlaufen, der in den jeweiligen Phasen spezifische Erfordernisse notwendig macht.

Gesundheitsbedingte Selbstpflegeerfordernisse bestehen bei Menschen, die krank, verletzt oder behindert sind bzw. sich in medizinischer Behandlung befinden.

Als situativen Selbstpflegebedarf bezeichnet Orem alle Maßnahmen der Selbstpflege, die erforderlich sind, um die individuellen Selbstpflegeerfordernisse (allgemeine, entwicklungsbedingte und gesundheitsbedingte) eines Menschen zu erfüllen. Er wird beeinflusst von folgenden zehn grundlegenden Bedingungsfaktoren, die z. B. die Art und den Umfang sowie Methoden und Techniken zur Erfüllung der Selbstpflegeerfordernisse bestimmen.

Bedingungsfaktoren:
1. Alter,
2. Geschlecht,
3. Entwicklungsstand,
4. Gesundheitszustand,
5. soziokulturelle Orientierung,
6. Faktoren des Gesundheitspflegesystems, z. B. medizinische Diagnostik- und Behandlungsmodalitäten,

Tab. 4.2 Allgemeine, entwicklungsbedingte und gesundheitsbedingte Selbstpflegeerfordernisse

Allgemeine Selbstpflegeerfordernisse	Entwicklungsbedingte Selbstpflegeerfordernisse	Gesundheitsbedingte Selbstpflegeerfordernisse
1. Aufrechterhaltung einer ausreichenden Sauerstoffzufuhr	Ergeben sich aus 6 Stadien des Lebenszyklus:	1. Inanspruchnahme und Sichern einer geeigneten medizinischen Unterstützung bei Gefahr für oder bestehender Erkrankung
2. Aufrechterhaltung einer ausreichenden Flüssigkeitszufuhr	1. Intrauterine Stadien des Lebens und der Prozess der Geburt	2. Bewusstsein über die Auswirkungen von pathologischen Bedingungen einschließlich der Folgen für die eigene Entwicklung
3. Aufrechterhaltung einer ausreichenden Zufuhr an Nahrungsmitteln	2. Neonatales Stadium des Lebens	
4. Gewährleistung einer Versorgung in Verbindung mit Ausscheidungsprozessen und Exkrementen	a) termingerechte oder verfrühte Geburt	3. Effektive Ausführung der verordneten diagnostischen, therapeutischen und rehabilitativen Maßnahmen
5. Aufrechterhaltung eines Gleichgewichts zwischen Aktivität und Ruhe	b) normales oder niedriges Geburtsgewicht	4. Bewusstsein über mögliche negative Folgen der medizinischen Maßnahmen
6. Aufrechterhaltung eines Gleichgewichts zwischen Alleinsein und sozialer Interaktion	3. Frühes Kindesalter	5. Veränderung des Selbstbildes: Akzeptanz des Gesundheitszustandes und dem damit verbundenen Bedarf an spezifischer Gesundheitspflege
7. Vorbeugung vor Risiken für das Leben, das menschliche Funktionieren und das menschliche Wohlbefinden	4. Entwicklungsstadien der Kindheit, Jugend und des Eintritts in das Erwachsenenalter	
8. Förderungen der menschlichen Funktionen und Entwicklungen innerhalb sozialer Gruppen in Übereinstimmung mit den menschlichen Potentialen, bekannten menschlichen Grenzen und dem Wunsch der Menschen, normal zu sein. Normalität bezieht sich darauf, was menschlich ist, sowie darauf, was in Übereinstimmung mit den genetischen und konstitutionellen Eigenschaften und Talenten von Individuen steht.	5. Entwicklungsstadien des Erwachsenenalters	6. Lernen, mit den Auswirkungen der pathologischen Bedingungen und der medizinischen Diagnostik und Therapie zu leben und zwar in einem Lebensstil, der die persönliche Entwicklung fördert
	6. Schwangerschaft als Jugendliche oder als Erwachsene	
	Unterschieden werden drei Formen entwicklungsbedingter Selbstpflegeerfordernisse:	
	1. Gewährleistung von Bedingungen, die die Entwicklung fördern	
	2. Engagement in der Selbstentwicklung	
	3. Vorbeugung oder Überwindung der Auswirkungen von Bedingungen und Lebenssituationen, die die menschliche Entwicklung negativ beeinflussen können	

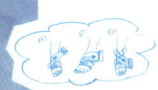

7. familiäre Systemfaktoren,
8. Lebensstrukturen einschließlich der regelmäßigen Aktivitäten,
9. Umweltfaktoren,
10. Verfügbarkeit und Angemessenheit von Ressourcen.

Die Einschätzung des situativen Selbstpflegebedarfs erfolgt unter Berücksichtigung folgender Aspekte:

- Bestimmen und Beschreiben des Selbstpflegeerfordernisses unter Beachtung seiner Beziehung zu anderen menschlichen Funktionen,
- Bestimmung förderlicher und hindernder Bedingungen für die Erfüllung des Selbstpflegeerfordernisses,
- Auswahl geeigneter Methoden und Techniken zur Erfüllung des Selbstpflegeerfordernisses,
- Festlegen einer Handlungsabfolge zur Erfüllung des Selbstpflegeerfordernisses.

Übersteigt der situative Selbstpflegebedarf die Selbstpflegekompetenz, so liegt ein Selbstpflegedefizit vor.

Die Theorie des Selbstpflegedefizits

Innerhalb der Theorie des Selbstpflegedefizits beschreibt Orem wiederum drei wichtige Konzepte:

1. Selbstpflegekompetenz,
2. Selbstpflegeeinschränkungen und
3. Selbstpflegedefizit.

Unter Selbstpflegekompetenz versteht Orem die komplexe, erworbene Fähigkeit eines Menschen, seine Selbstpflegeerfordernisse zu erfüllen. Wie der situative Selbstpflegebedarf wird auch die Selbstpflegekompetenz von den zehn grundlegenden Bedingungsfaktoren beeinflusst. Das bedeutet, dass sie nicht bei jedem Menschen zu jeder Zeit seines Lebens gleich stark ausgeprägt ist.

Nach Orem beinhaltet die Selbstpflegekompetenz zwei wesentliche Bereiche: Der erste Bereich umfasst alle bewussten Handlungen in der Selbstpflege (Selbsterkenntnis, rationale Überlegungen, bewusste Zielsetzung, Vorgehensplanung und Entschlossenheit, einen entworfenen Plan auszuführen), der zweite Bereich schließt das Wissen über gültige und verlässliche Methoden ein.

Entsprechend dem Konzept der Selbstpflegekompetenz formuliert Orem das Konzept der Dependenzpflegekompetenz. Sie wird beschrieben als die komplexe, erlernte Fähigkeit von Menschen, einige oder alle Selbstpflegeerfordernisse von anderen Menschen zu erkennen und zu erfüllen.

Die Entwicklung der Dependenzpflegekompetenz sieht Orem als Reaktion auf die Hilfsbedürftigkeit beispielsweise von Familienmitgliedern oder Freunden. Die Selbstpflegekompetenz kann durch verschiedene Faktoren begrenzt werden. Diese Aspekte bezeichnet Orem als Selbstpflegeeinschränkungen.

Orem ordnet die Selbstpflegeeinschränkungen drei Gruppen zu:

1. Wissenseinschränkungen (z.B. durch mangelndes, für die Ausführung der Maßnahmen aber erforderliches Wissen),
2. Einschränkungen der Urteils- und Entscheidungsfähigkeit (z.B. durch die begrenzte Fähigkeit oder Unfähigkeit, sich alternative Handlungsverläufe und ihre möglichen Konsequenzen vorzustellen),
3. Einschränkungen bei der Durchführung zielgerichteter Handlungsabläufe (z.B. durch körperliche Bewegungseinschränkungen, die die kontrollierte Durchführung von Handlungen verhindern).

Selbstpflegeeinschränkungen begrenzen die Selbstpflegekompetenz eines Menschen und können zu einem Selbstpflegedefizit führen. Ein Selbstpflegedefizit besteht nach Orem dann, wenn der situative Selbstpflegebedarf die Selbstpflegekompetenz übersteigt, d.h. wenn die Fähigkeiten und das Wissen eines Menschen in einer bestimmten Situation nicht zur Deckung seines situativen Selbstpflegebedarfs ausreichen. Selbstpflegedefizite können auf einen oder mehrere Aspekte der Selbstpflege beschränkt sein (teilweises Selbstpflegedefizit) oder alle Aspekte der Selbstpflege betreffen (vollständiges Selbstpflegedefizit).

Die Theorie des Pflegesystems

Die Theorie des Pflegesystems umfasst die Konzepte Pflegekompetenz, Pflegesysteme und helfende Methoden.

Die Pflegekompetenz bezeichnet Orem als das wesentliche Element dieser Theorie. Unter Pflegekompetenz werden die Fähigkeiten verstanden, die Menschen durch eine spezialisierte Aus- und Weiterbildung entwickeln, um bewusst mit pflegebedürftigen Menschen zu interagieren und gemeinsam mit ihnen die Pflege durchzuführen. Orem führt eine umfassende Liste wünschenswerter Eigenschaften von Pflegenden an, die soziale (z.B. Höflichkeit, Rücksichtnahme, Verantwortungsgefühl), interpersonale (z.B. Interesse an der Wahrnehmung und Lösung menschlicher Probleme) und technologische Charakteristika (z.B. Fähigkeit zur Durchführung effektiver Handlungen) umfasst.

Das Konzept Pflegesysteme umfasst drei grundlegende Varianten:

1. Vollständig kompensatorische Pflegesysteme,
2. Teilweise kompensatorische Pflegesysteme und
3. Unterstützend-erzieherische (entwicklungsorientierte) Pflegesysteme.

Vollständig kompensatorische Pflegesysteme werden dann eingesetzt, wenn Patienten in ihrer Fähigkeit, ihren Selbstpflegeerfordernissen nachzukommen, erheblich eingeschränkt oder gänzlich unfähig sind. Hierzu gehören beispielsweise komatöse Patienten.

Das teilweise kompensatorische Pflegesystem bezieht sich auf Situationen, in denen sowohl Plegepersonen als auch Patienten Teile der Selbstpflegemaßnahmen durchführen.

Dieses Pflegesystem wird z.B. dann angewendet, wenn ein Patient in der Lage ist, die Körperpflege selbständig durchzuführen, aber Unterstützung bei der Mobilisation benötigt.

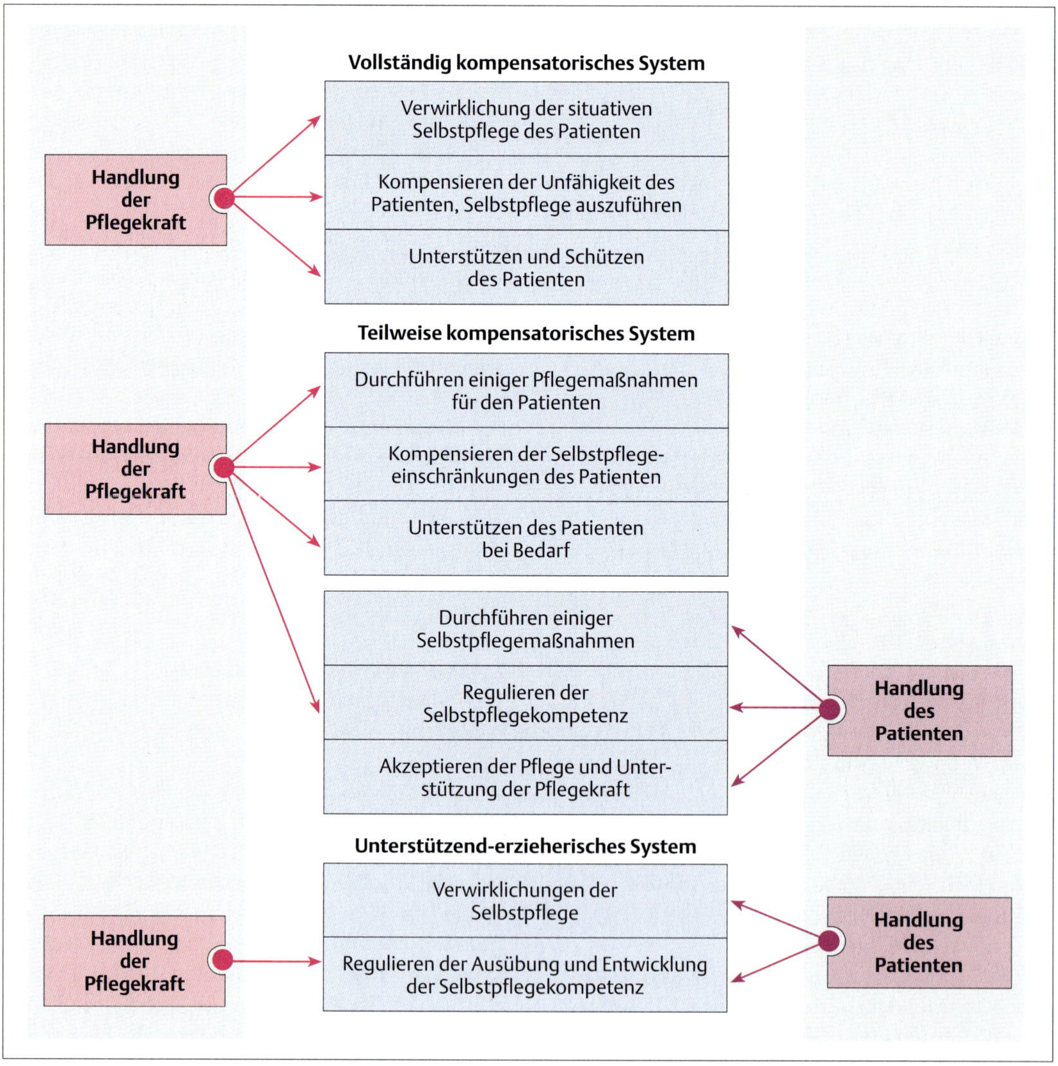

Vollständig kompensatorisches System

Handlung der Pflegekraft →
- Verwirklichung der situativen Selbstpflege des Patienten
- Kompensieren der Unfähigkeit des Patienten, Selbstpflege auszuführen
- Unterstützen und Schützen des Patienten

Teilweise kompensatorisches System

Handlung der Pflegekraft →
- Durchführen einiger Pflegemaßnahmen für den Patienten
- Kompensieren der Selbstpflegeeinschränkungen des Patienten
- Unterstützen des Patienten bei Bedarf

- Durchführen einiger Selbstpflegemaßnahmen
- Regulieren der Selbstpflegekompetenz
- Akzeptieren der Pflege und Unterstützung der Pflegekraft
← Handlung des Patienten

Unterstützend-erzieherisches System

Handlung der Pflegekraft →
- Verwirklichungen der Selbstpflege
- Regulieren der Ausübung und Entwicklung der Selbstpflegekompetenz
← Handlung des Patienten

Abb. 4.11 Grundlegende Pflegesysteme im Überblick

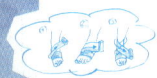

Unterstützend-erzieherische Pflegesysteme werden von Pflegepersonen gewählt, wenn Patienten die erforderlichen Maßnahmen der Selbstpflege zwar durchführen und erlernen können, aber hierbei Unterstützung benötigen.

 Denkbar ist hier beispielsweise die spezielle Anleitung und Unterrichtung eines Patienten zur fachgerechten Versorgung einer Urostomie.

Das unterstützend-erzieherische System verlangt von Pflegepersonen vor allem Anleitungs- und Beratungskompetenzen.

In allen drei beschriebenen Pflegesystemen (**Abb. 4.11**) kommen fünf so genannte helfende Methoden zum Einsatz. Unter einer Methode des Helfens versteht Orem Handlungen, die die gesundheitsbedingten Einschränkungen von Menschen kompensieren oder überwinden, damit sie die erforderlichen Maßnahmen der Selbstpflege wieder eigenständig durchführen können. Die fünf von Orem unterschiedenen Methoden des Helfens sind:

1. Für andere Menschen handeln und agieren,
2. Andere Menschen führen und anleiten,
3. Anderen Menschen physische oder psychologische Unterstützung geben,
4. Für andere Menschen ein Umfeld errichten und erhalten, das die persönliche Entwicklung fördert,
5. Andere Menschen unterrichten.

Je nach Notwendigkeit bzw. nach gewähltem Pflegesystem kommen die helfenden Methoden unterschiedlich stark zum Tragen. Im vollständig kompensatorischen System werden vor allem die ersten drei Methoden eingesetzt. Im teilweise kompensatorischen System werden alle fünf Methoden verwendet, während im unterstützend-erzieherischen Pflegesystem der Schwerpunkt eher auf den drei letztgenannten Methoden liegt.

▌ **Definition der Pflege**
1956 hat Orem für den Begriff „Pflege" folgende Definition formuliert:

„Pflege ist eine Kunst, durch die der Pflegende, also derjenige, der Pflege praktiziert, Personen mit Einschränkungen spezielle Unterstützung gewährleistet, sofern mehr als eine gewöhnliche Unterstützung notwendig ist, um den täglichen Erfordernissen zur Selbstpflege zu entsprechen und um auf intelligente Weise an der medizinischen Versorgung teilzunehmen, die sie durch Ärzte erhalten. Die Kunst der Pflege wird praktiziert, indem für die Person mit der Einschränkung „etwas getan wird", indem man „ihr hilft, selbst etwas für sich zu tun" und/ oder indem man „ihr hilft zu erlernen, wie sie selbst etwas für sich tun kann". Pflege wird auch praktiziert, indem man einer kompetenten Person aus der Familie des Patienten oder einem Freund des Patienten hilft zu lernen, „wie man etwas für den Patienten

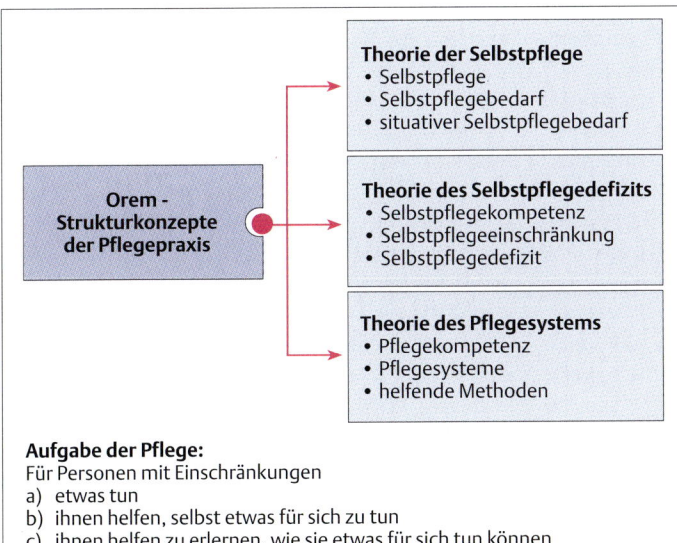

Abb. 4.12 Zentrale Konzepte der Pflegetheorie von Dorothea Orem

tun kann". Einen Patienten zu pflegen ist somit eine praktische und didaktische Kunstfertigkeit" (Orem 1996, 7) (**Abb. 4.12**).

4.3.5 Betty Neuman – Das System-Modell

Die amerikanische Pflegewissenschaftlerin Betty Neuman veröffentlichte ihr System-Modell für die Pflege erstmals 1972. Nach ihrer Krankenpflegeausbildung absolvierte sie ein Studium mit den Schwerpunkten öffentliches Gesundheitswesen und Psychologie. Elemente hieraus finden sich in ihrem Modell z. B. in Form der pflegerischen Interventionen, die sie in primäre, sekundäre und tertiäre Prävention einteilt.

Weiter überträgt sie Elemente der Systemtheorie auf die Pflege.

Unter „Systemen" werden vielschichtige, zielgerichtete und anpassungsfähige Einheiten verstanden, die mit ihrer Umgebung in einer engen Wechselbeziehung stehen.

Dabei können sog. „offene Systeme", die durch einen Austausch von Materie, Energie und Bedeutungen mit der Umgebung gekennzeichnet sind, von den sog. „geschlossenen Systemen", bei denen kein Austausch mit der Umgebung stattfindet, unterschieden werden. Systeme werden als Einheiten gesehen, die sich nicht, bzw. nur unzureichend durch die Summe ihrer Teile beschreiben lassen. Ein System ist nicht nur mehr, sondern auch anders als die Summe seiner Teile. Bei veränderten Umweltbedingungen besitzen Systeme die Fähigkeit, ihre Struktur zu verändern, um Gesundheit und/oder Leben zu erhalten.

Neuman selbst sagt, dass sie ihr auf deduktivem Weg erstelltes konzeptionelles Modell zwar für den Pflegebereich entwickelt hat, es jedoch auch auf andere Bereiche und Berufe des Gesundheitswesens übertragen werden kann. Sie bezeichnet ihr System-Modell als Gesundheitsmodell, das bei seiner Anwendung dazu beiträgt, für den jeweiligen Klienten Gesundheit zu erhalten sowie ein optimales Wohlbefinden zu erreichen und aufrecht zu erhalten. Im Gegensatz zu anderen Pflegetheoretikern benutzt Neuman in ihren Ausführungen durchweg den Begriff „Klient" anstelle von „Patient".

Nach Neuman (1998) soll ihr System-Modell erklären, wie die Stabilität eines Systems, das unter dem Einfluss von so genannten „Stressoren" (Stressauslösenden Faktoren) steht, erhalten werden kann. Unter Stabilität versteht sie einen Zustand des Gleichgewichts oder der Harmonie, bei der ein Klient Stressoren so bewältigt, dass er ein optimales Gesundheitsniveau bewahren oder wiederherstellen kann. Zentrale Elemente ihres Modells sind das Klientensystem, Stress und Reaktion auf Stress. Sie werden durch drei Formen pflegerischer Interventionen ergänzt.

▌ Das Klientensystem

Den Klienten sieht Neuman als ein offenes System, das mit seiner Umwelt in einer ständigen Wechselbeziehung steht. Obwohl sie die Bezeichnung „Klientensystem" auf eine Einzelperson bezieht, kann sie auch für eine oder mehrere Gruppen von Klienten verwendet werden. Die Grundstruktur des Klientensystems besteht aus „überlebenssichernden Grundmerkmalen" der menschlichen Spezies. Hierzu rechnet Neuman u. a. die angeborenen Eigenschaften eines Menschen, wie beispielsweise die Mechanismen zur Regulierung der Köpertemperatur sowie die Stärken und Schwächen der einzelnen Systembestandteile, z. B. einzelner Organe. Umgeben wird die Grundstruktur von mehreren konzentrischen Kreisen, die sie und das ganze System vor dem Verlust seiner Intaktheit schützen sollen.

Die flexible Abwehr-Linie verhindert normalerweise das Eindringen von Stressoren bzw. das Auftreten von Stressreaktionen, wie z. B. Krankheiten. Eine Reihe von Situationen, u. a. Schlafmangel oder Unterernährung können jedoch dazu führen, dass sie ihrer Funktion nicht nachkommen kann und Stressoren die normale Abwehr-Linie eines Klientensystems, die den Zustand des Wohlbefindens bzw. das übliche Gesundheitsniveau eines Klienten darstellt, durchbrechen. In diesem Fall kommt es zu Symptomen der System-Instabilität und Krankheiten.

Die Widerstand-Linien unterstützen die normale Abwehr-Linie eines Klientensystems, z. B. durch die Immunreaktionen des Körpers und können einen Rückgang der Stressorreaktion bewirken. Durchdringen die Stressoren jedoch auch die Widerstand-Linien, muss viel Energie aufgewendet werden, um die Stabilität bzw. den Gesundheitszustand wiederherzustellen. Wird hierbei mehr Energie verbraucht als gespeichert ist, werden die Energieressourcen erschöpft, was bis zum Untergang des Systems bzw. zum Tod des Klienten führen kann (**Abb. 4.13**).

Sowohl die beschriebenen Linien als auch die Grundstruktur eines Klientensystems werden in ih-

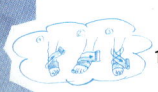

rer Position und Stabilität gleichzeitig durch fünf Variablen bestimmt:

1. Physische Variablen, die sich auf körperliche Strukturen und Funktionen beziehen,
2. Psychische Variablen, die sich auf geistige Prozesse und Beziehungen beziehen,
3. Soziokulturelle Variablen, die sich auf die Verbindungen sozialer und kultureller Funktionen beziehen,
4. Entwicklungsbezogene Variablen, die sich auf die Entwicklungsprozesse des Lebens beziehen und

5. Spirituelle Variablen, die sich auf den Einfluss spiritueller Überzeugungen beziehen.

Diese Variablen sind von Klient zu Klient verschieden kombiniert und unterschiedlich stark bzw. schwach ausgeprägt. Auch innerhalb eines Klientensystems kann sich die Ausprägung der Variablen verändern, was sowohl positive als auch negative Auswirkungen auf die Abwehr- und Widerstand-Linien hat.

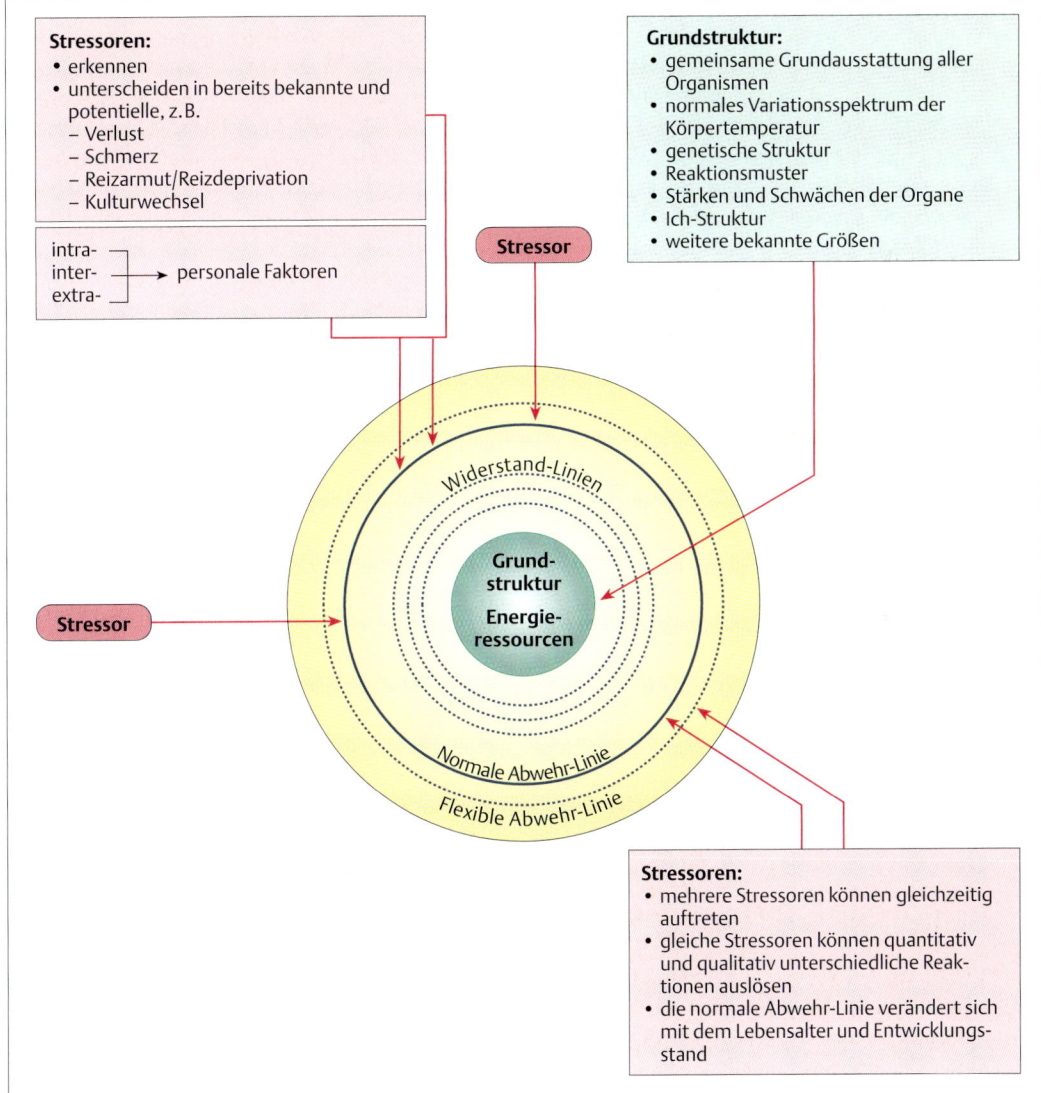

Stressoren:
- erkennen
- unterscheiden in bereits bekannte und potentielle, z.B.
  - Verlust
  - Schmerz
  - Reizarmut/Reizdeprivation
  - Kulturwechsel

intra-
inter- → personale Faktoren
extra-

Stressor

Grundstruktur:
- gemeinsame Grundausstattung aller Organismen
- normales Variationsspektrum der Körpertemperatur
- genetische Struktur
- Reaktionsmuster
- Stärken und Schwächen der Organe
- Ich-Struktur
- weitere bekannte Größen

Widerstand-Linien

Grund-
struktur

Energie-
ressourcen

Stressor

Normale Abwehr-Linie

Flexible Abwehr-Linie

Stressoren:
- mehrere Stressoren können gleichzeitig auftreten
- gleiche Stressoren können quantitativ und qualitativ unterschiedliche Reaktionen auslösen
- die normale Abwehr-Linie verändert sich mit dem Lebensalter und Entwicklungsstand

Abb. 4.13 Das Klientensystem

Stress und Reaktion auf Stress

Das Klientensystem und seine Umwelt stehen in einer ständigen und engen Wechselbeziehung miteinander, in der sowohl das Klientensystem die Umwelt als auch die Umwelt das Klientensystem beeinflusst. Folge der wechselseitigen Einflussnahme ist entweder eine Anpassung des Klientensystems an die Umwelt oder die Anpassung der Umwelt an das Klientensystem. Umwelteinflüsse können in Form von Stressoren die Stabilität des Klientensystems bzw. die Gesundheit des Klienten stören. Neuman unterscheidet drei Arten von Stressoren, die sowohl von innen als auch von außen, einzeln oder in Kombination auf das Klientensystem einwirken können:

1. Intrapersonale Stressoren, die in der Person selbst begründet liegen (z. B. Autoimmunreaktionen),
2. Interpersonale Stressoren, die sich aus der Beziehung zu anderen Menschen ergeben (z. B. durch unterschiedliche Rollenerwartungen) und
3. Extrapersonale Stressoren, die von außen auf den Klienten einwirken (z. B. finanzielle Probleme).

Neuman beschreibt die einzelnen Stressoren als neutral. Erst im Zusammentreffen mit dem Klienten zeigt sich, ob sie positive oder negative Auswirkungen auf das System haben. Normalerweise sorgt die oben erwähnte flexible Abwehr-Linie für einen ausreichenden Schutz vor einwirkenden Stressoren. Sie verhindert, dass ein Stressor die normale Abwehr-Linie eines Klientensystems durchdringt. Ob, in welcher Art und in welchem Ausmaß das Klientensystem auf einen Stressor reagiert, ist abhängig vom Zusammenspiel der oben erwähnten Variablen und dem Zeitpunkt, der Art und Intensität des Stressors. Auch der frühere und gegenwärtige Gesundheitszustand des Klienten sowie das zur Anpassung benötigte Ausmaß an Energie spielen hierbei eine wichtige Rolle.

Formen pflegerischer Interventionen

Das Ziel pflegerischen Handelns, der so genannten pflegerischen Interventionen, sieht Neuman in der Stabilisierung des Klientensystems: Die optimale Gesundheit des Klienten soll bewahrt, wiederhergestellt oder aufrechterhalten werden. Unter „optimaler Gesundheit" versteht sie den höchstmöglichen Grad des Wohlbefindens, der zu einem gegebenen Zeitpunkt erreichbar ist. Neuman unterscheidet drei Formen pflegerischer Interventionen (**Abb. 4.14**).

Interventionen der Primären Prävention werden eingesetzt, um die Gesundheit eines Klienten zu erhalten. In diesem Fall soll die normale Abwehr-Linie bzw. der übliche Gesundheitszustand eines Klientensystems durch Stärkung der flexiblen Abwehr-Linie geschützt werden. Es liegt noch keine Verletzung der normalen Abwehr-Linie bzw. Reaktion des Klientensystems vor. Zu dieser Form rechnet Neuman alle

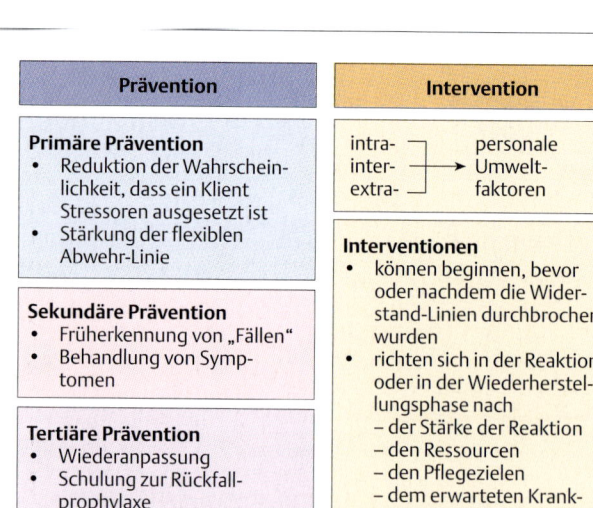

Abb. 4.14 Formen pflegerischer Intervention

Maßnahmen der Gesundheitsförderung, mit denen entweder verhindert wird, dass ein Klient mit einem Stressor in Kontakt kommt oder aber die flexible Abwehr-Linie gestärkt wird.

Interventionen der Sekundären Prävention werden erforderlich, wenn ein Stressor die normale Abwehr-Linie eines Klientensystems durchbrochen hat. Sie haben den Schutz der Grundstruktur durch Stärkung der Widerstand-Linien zum Ziel. Hierzu werden die Interventionen nach ihrer Dringlichkeit geordnet und Behandlungen vorgenommen, die die schädlichen Auswirkungen des Stressors auf das Klientensystem mindern. Die Stabilität des Klientensystems bzw. die Gesundheit des Klienten soll wiederhergestellt werden. Den Prozess der Wiederherstellung nennt Neumann „Rekonstitution". Er kann zu einem höheren, gleich hohen oder niedrigeren Gesundheitsniveau als vor der Krankheit führen.

Interventionen der Tertiären Prävention sollen nach einer Behandlung die Wiederherstellung des Klientensystems sichern bzw. das optimale Gesundheitsniveau des Klienten aufrechterhalten. Hierzu werden die Ressourcen des Klienten unterstützt und die Energie des Klientensystems konserviert. Interventionen der Tertiären Prävention gehen sozusagen in Interventionen der Primären Prävention über, wenn beispielsweise nach einer erfolgreichen Behandlung gefährliche Stressoren vermieden werden.

Je nach Bedarf des Klienten können und sollen Maßnahmen der primären, sekundären und tertiären Prävention gleichzeitig eingesetzt werden. Einen Überblick über die Pflegehandlungen der einzelnen Präventionsformen gibt **Tab. 4.3**.

▌ Definition der Pflege

 Als Pflege bezeichnet Neuman „die Profession, die mit allen denjenigen Variablen befasst ist, die einen Klienten in seiner Umwelt beeinflussen" (Neuman 1998, S. 71).

Ziel der Pflege ist der Schutz der Stabilität von Klientensystemen. Hier kommen drei Formen pflegerischer Interventionen zum Tragen. Zur Planung der Interventionen müssen Pflegepersonen alle Variablen miteinbeziehen, die an der möglichen oder tatsächlichen Reaktion eines Klienten auf einen Stressor beteiligt sind.

 Neumann – System-Modell:
- bedient sich der Elemente der Systemtheorie,
- Gesundheitsmodell: Klient anstelle von Patient,
- Abwehrlinien und Widerstandslinien bilden Schutz vor Stressoren,
- Aufgabe der Pflege: Intervention um das Klientensystem zu stabilisieren.

Tab. 4.3 Prävention als Intervention (Pflegehandlung)

primäre Prävention	sekundäre Prävention	tertiäre Prävention
• Klassifiziere die Stressoren, die die Stabilität des Klienten(-systems) bedrohen. Beuge einer Konfrontation mit den Stressoren vor. • Gib dem Klienten(-system) geeignete Informationen, um seine vorhandenen Stärken zu bewahren oder zu vergrößern. • Fördere positive Bewältigung und positives Funktionieren. • Mache den Klienten gegenüber bestehenden oder potentiell auftretenden Stressoren unempfindlicher. • Motiviere den Klienten zur Gesundheit. • Koordiniere und integriere die Ressourcen der Gesundheitsdienste. • Biete Maßnahmen der Gesundheitsförderung (zur Verhaltensänderung) an. • Setze Stress als positive Interventionsstrategie ein.	• Schütze die die Grundstruktur, falls ein Stressor in das System eingedrungen ist. • Mobilisiere und optimiere die internalen und externalen Ressourcen, um die Stabilität wiederzugewinnen und die Energie zu konservieren. • Fördere die gezielte Beeinflussung von Stressoren und der Reaktionen darauf. • Motiviere, informiere und beteilige den/das Klienten(-system) an der Verwirklichung der Pflegeziele. • Trage zu angemessenen Behandlungen und Interventionsmaßnahmen bei. • Stärke die positiven Kräfte zugunsten des Wohlbefindens. • Mache dich zum Anwalt des Klienten, sorge für die Koordination und Integration der Behandlungsmaßnahmen. • Leiste bei Bedarf primär und/oder sekundär präventive Intervention.	• Trage nach der Behandlung dazu bei, im Rahmen der Rekonstitution ein optimales Wohlbefinden herzustellen oder aufrechtzuerhalten. • Biete Maßnahmen der Gesundheitsförderung (zur Verhaltensänderung) und Hilfen zur Neuorientierung an. • Unterstütze das Klientensystem beim Erreichen realistischer Ziele. • Koordiniere und integriere die Theorien verschiedener Disziplinen mit den bekannten epidemiologischen Daten. • Leiste bei Bedarf primärpräventive Interventionen.

4.3.6 Madeleine Leininger – Kulturelle Dimensionen menschlicher Pflege

Die amerikanische Pflegeprofessorin Madeleine Leininger verbindet in ihrer Theorie der kulturspezifischen Fürsorge die Konzepte „Pflege" und „Kultur".

Anlass zu den Überlegungen, dass bei der Pflege von Menschen aus unterschiedlichen Kulturen kulturelle Belange berücksichtigt werden müssen, war ihre Arbeit als Krankenschwester Mitte der 50er Jahre in einer psychiatrischen Einrichtung für Kinder. Dort stellte sie fest, dass die Pflege von Kindern aus anderen Kulturen ohne Berücksichtigung ihrer kulturellen Lebensweise und ihres kulturellen Hintergrundes ineffizient blieb.

Leininger entschloss sich zum Studium der Anthropologie (Wissenschaft vom Menschen) und schrieb ihre Doktorarbeit über Untersuchungen in zwei Dörfern des Gadsup-Volkes in Papua/Neu Guinea. Als Ergebnis dieser Untersuchungen stellte sie u. a. deutliche Unterschiede bezüglich Pflege und Gesundheitspraktiken zwischen westlichen und nicht-westlichen Kulturen fest und entwickelte hieraus 1978 ihre Theorie der kulturspezifischen Fürsorge.

Da auch deutsche Pflegende in den letzten Jahren vermehrt Menschen aus anderen Kulturen pflegen, findet Leiningers Theorie auch in Deutschland verstärkte Beachtung.

▌ Schwerpunkte der Theorie

Im Zentrum von Leiningers Pflegetheorie steht das Konzept „Fürsorge" (engl.: „care"). Fürsorge ist der Kern, das Spezifische professioneller Pflege. Sie unterscheidet die Pflege von anderen Berufen und wissenschaftlichen Disziplinen und ermöglicht gleichzeitig die Beschreibung, Erklärung und Vorhersage der Pflege, weil sie der eigentliche Gegenstand der Pflege ist. Ausdruck findet die Fürsorge laut Leininger in helfenden, unterstützenden oder fördernden Verhaltensweisen zum Wohle anderer Menschen.

„Fürsorgen" hat zum Ziel, die Bedürfnisse anderer Menschen nach Verbesserung und Weiterentwicklung der menschlichen Lebensbedingungen oder Lebensweisen bzw. nach einem besseren Umgang mit den Tod zu befriedigen. Fürsorge ist für Leininger die Voraussetzung für Wohlbefinden, Gesundheit, Heilung, Wachstum, Überleben und den Umgang mit Behinderungen und Tod. Ohne Fürsorge kann ihrer Meinung nach keine Heilung und Genesung stattfinden.

In den Forschungen im Rahmen ihrer Theorie hat Leininger festgestellt, dass die Fürsorge und die damit verbundenen Verhaltensweisen stark von der jeweiligen Kultur beeinflusst werden. Zwischen den einzelnen Kulturen gibt es diesbezüglich mehr Unterschiede als Gemeinsamkeiten.

Die Gemeinsamkeiten bezüglich der Fürsorgehandlungen bezeichnet Leininger als „kulturspezifische Fürsorgeuniversalität"; Unterschiede nennt sie „kulturspezifische Fürsorgediversität". Diese Unterschiede beziehen sich sowohl auf die Tätigkeiten derjenigen, die die Fürsorge erbringen, als auch auf die Empfänger der Fürsorge.

Hieraus folgt Leininger, dass Pflege nur dann effektiv und erfolgreich erbracht werden kann, wenn sie im Einklang mit dem jeweiligen kulturellen Hintergrund des Patienten stattfindet, d. h. kulturelle Besonderheiten berücksichtigt.

Voraussetzung für diese, von ihr als „kulturkongruent" bezeichnete Pflege ist entsprechendes Wissen über kulturspezifische Werte und Ausdrucksweisen der Fürsorge. Dieses Wissen kann nur mittels Forschung gewonnen werden.

Leininger legt bei der Erforschung kulturspezifischer Fürsorge Wert auf eine induktive und qualitative, d. h. das Erleben des einzelnen Menschen betrachtende Herangehensweise. Bis heute hat Leininger mit ihren Mitarbeitern 54 westliche und nicht-westliche Kulturen mit der Forschungsmethode der Pflegeethnographie (s. a. Kap. 5.5.7) untersucht und dabei 166 Fürsorgekonstrukte identifiziert.

▌ Das Sunrise-Modell

Leininger hat ihre Theorie in dem so genannten Sunrise-Modell („Sonnenaufgangsmodell") dargestellt (**Abb. 4.15**).

Das Modell soll sowohl der Veranschaulichung ihrer Theorie dienen, als auch Forschern die Untersuchung kulturspezifischer Fürsorge erleichtern. Es soll im Folgenden in seinen wesentlichen Aspekten von oben nach unten beschrieben werden.

Das Welt- und Wirklichkeitsverständnis, d. h. die Sicht, die Menschen von ihrer Welt haben, wird beeinflusst durch eine Reihe von Faktoren, zu denen Leininger technologische, religiöse, verwandtschaftliche und soziale, politische und gesetzliche, wirtschaftliche und bildungsbedingte Faktoren rechnet.

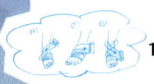

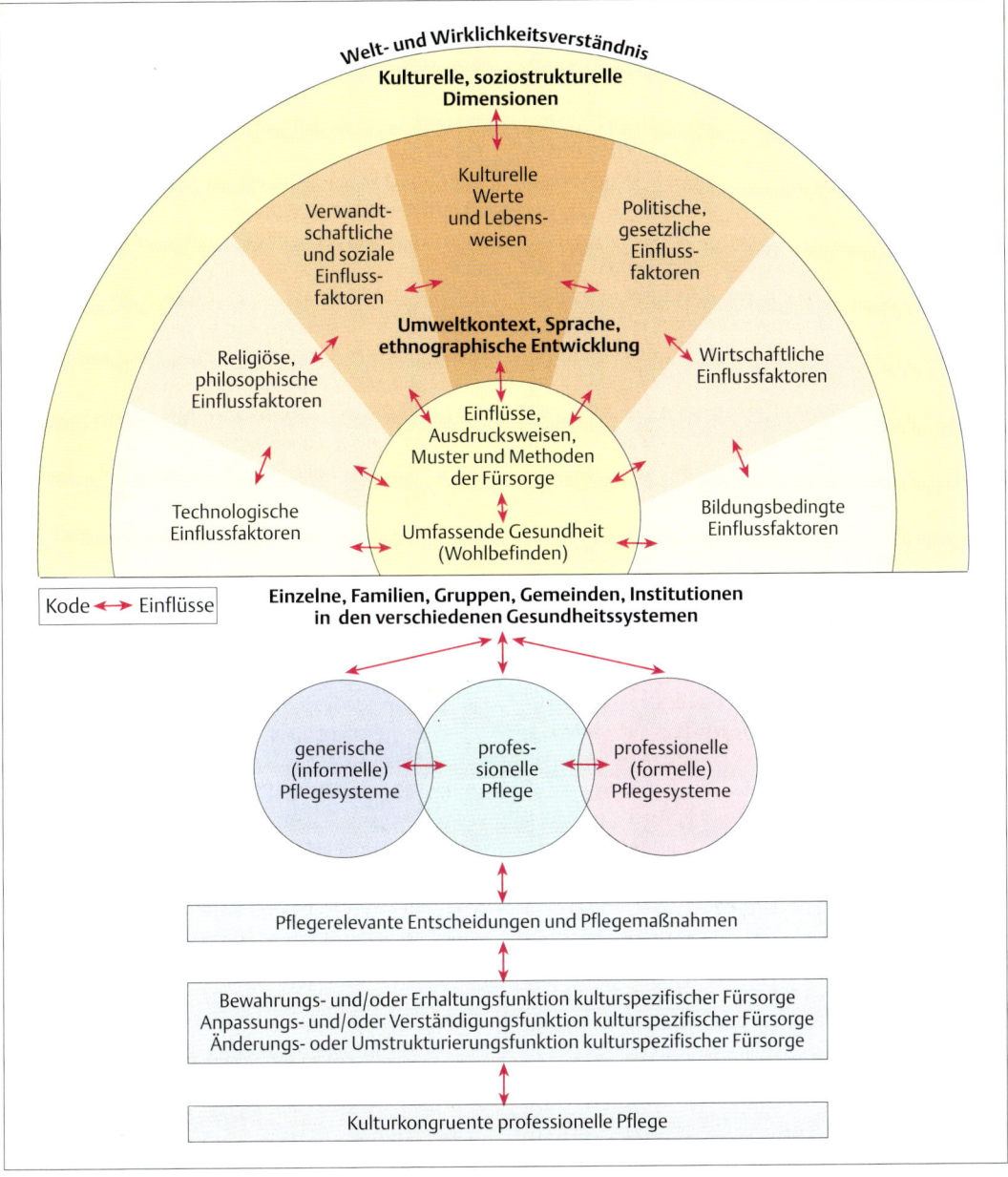

Abb. 4.15   Sunrise-Modell zur Darstellung der Theorie der kulturspezifischen Fürsorge

Zusammen mit den kulturellen Werten und Lebensweisen stehen diese Faktoren in einer engen Wechselbeziehung. In ihrer Gesamtheit werden sie von Leininger als kulturelle, soziostrukturelle Dimensionen bezeichnet, die den kulturellen Hintergrund eines Menschen bestimmen. Ebenso beeinflussen sie die Ausdrucksweisen, Muster und Methoden der Fürsorge einer kulturellen Gruppe und deren Vorstellungen über Gesundheit und Wohlbefinden.

Leininger unterscheidet zwischen generischen und professionellen Pflegesystemen.

Unter generischen Pflegesystemen versteht sie volkstümliche oder laienhafte Pflegesysteme, die kulturell erlerntes und übermitteltes, traditionelles Wissen enthalten. Demgegenüber enthalten professionelle Pflegesysteme Wissen und praktische Fähigkeiten, die unterrichtet und erlernt wurden und in professionellen Institutionen, wie z. B. Krankenhäusern ausgeübt werden.

Die professionelle Pflege ist das verbindende Glied zwischen diesen beiden Pflegesystemen. Sie muss entscheiden, ob bei der Pflege von einzelnen Menschen, Familien, Gruppen, Gemeinden oder Institutionen in den verschiedenen Gesundheitseinrichtungen Fürsorgehandlungen des generischen Pflegesystems oder/und professionelle Fürsorgehandlungen eingesetzt werden. Grundsätzlich gibt es nach Leininger drei mögliche Entscheidungen:

1. Bewahrungs-/und oder Erhaltungsfunktion kulturspezifischer Fürsorge, d. h. die kulturspezifischen Fürsorgehandlungen können bei der Pflege in der Gesundheitseinrichtung beibehalten werden,
2. Anpassungs- und/oder Verständigungsfunktion kulturspezifischer Fürsorge, d. h. die kulturspezifischen Fürsorgehandlungen können bei der Pflege in der Gesundheitseinrichtung nur teilweise beibehalten werden,
3. Änderungs- oder Umstrukturierungsfunktion kulturspezifischer Fürsorge, d. h. die kulturspezifischen Fürsorgehandlungen müssen verändert werden, weil sie z. B. schädlich für den betroffenen Menschen sind.

Diese Möglichkeiten müssen laut Leininger bei pflegerelevanten Entscheidungen und Pflegemaßnahmen berücksichtigt werden. Nur so kann eine kulturkongruente professionelle Pflege für bzw. mit dem Patienten erbracht werden.

Leininger (1998) führt zur Veranschaulichung ein Beispiel aus der arabisch-muslimischen Kultur an. Dort besitzen verwandtschaftliche und familiäre Bindungen einen hohen Stellenwert. Innerhalb des generischen Pflegesystems ist es für Angehörige dieser Kultur üblich, dass sich bei Erkrankung eines Familienangehörigen die gesamte Familie am Bett des kranken Menschen einfinden kann. Je nach Zustand des kranken Menschen bzw. der Intensität der pflegerischen Betreuung, z. B. in Intensivpflegeeinheiten, kann diese kulturspezifische Fürsorgehandlung jedoch Probleme mit sich bringen. Für die jeweilige Pflegeperson kann dies konkret bedeuten, dass sie gemeinsam mit der Familie und dem erkrankten Menschen nach Wegen suchen muss, ob und wie dieser kulturspezifischen Fürsorgehandlung im Krankenhaus entsprochen werden kann. Gemeinsam könnten z. B. Absprachen über den zeitlichen Rahmen der Besuche oder die jeweils mögliche Anzahl der Besucher festgelegt werden.

Dies würde der Anpassungs- und/oder Verständigungsfunktion kulturspezifischer Fürsorge entsprechen. In diesem Fall findet eine Anpassung der kulturspezifischen Fürsorgehandlung (Anwesenheit der Familie), die Teil des generischen Pflegesystems ist, an das professionelle Pflegesystem statt, wodurch eine kulturkongruente Pflege ermöglicht wird.

▌ Definition der Pflege

Leininger hat ihre Definition der Pflege wie folgt formuliert:

„Unter „professioneller Pflege" (nursing) verstehe ich den erlernten, humanistisch ausgerichteten und wissenschaftlich fundierten Beruf und die entsprechende (wissenschaftliche) Disziplin, die die Phänomene menschlicher Fürsorge zum Gegenstand haben, mit denen Menschen Einzelpersonen oder Gruppen helfen, sie unterstützen, es ihnen erleichtern oder sie dabei fördern, ihr Wohlbefinden (oder ihre Gesundheit) auf kulturell sinnvolle und positive Weise zu erhalten oder sie wiederzuerlangen oder mit Behinderungen oder dem Tod besser umzugehen" (Leininger 1998, S. 73).

Leininger – Kulturelle Dimensionen menschlicher Pflege:

- Fürsorge nur dann erfolgreich, wenn im Einklang mit kulturellem Hintergrund,
- Sunrise-Modell: beschreibt kulturelle und soziostrukturelle Dimensionen,
- Leininger beschreibt 3 Wege, wie Pflege mit kulturspezifischer Fürsorge umgehen kann,
- Pflege hat Phänomene menschlicher Fürsorge zum Gegenstand, fördert so Gesundheit.

4.3.7 Jean Watson – Pflege: Wissenschaft und menschliche Zuwendung

Die amerikanische Pflegeprofessorin Jean Watson hat ihre Theorie der transpersonalen Zuwendung im Zeitraum zwischen 1979 und 1985 entwickelt. Wie Madeleine Leininger stellt auch sie das Konzept „care" in den Mittelpunkt ihrer Theorie. In der deutschen Übersetzung ihres Werkes ist, anders als bei der Theorie Leiningers, die „care" mit „Fürsorge" übersetzt, hierfür der Begriff „Zuwendung" gewählt worden.

Watson selbst sagt, dass ihre Theorie der transpersonalen Zuwendung von der östlichen Philosophie beeinflusst ist und eine phänomenologische, d.h. auf das Erleben des einzelnen Menschen ausgerichtete Perspektive einnimmt. Die Pflege sieht Watson als Humanwissenschaft und Kunst. Schwerpunkt ihrer Theorie ist der Prozess der transpersonalen Zuwendung in der Pflege, den sie als das moralische Ideal der Pflege beschreibt.

▌ Menschenbild

Watson betrachtet den Menschen als Einheit von Körper, Geist und Seele, der als Person in der Welt existiert. Die Erfahrungen von Körper, Geist und Seele laufen am subjektiven Mittelpunkt eines Menschen, dem sog. „Selbst" zusammen. Hier werden das eigene „Ich", die Beziehung zu anderen Menschen und die unterschiedlichen Aspekte des Lebens mit den dazugehörigen Werten wahrgenommen.

Die Summe der jeweiligen menschlichen Erfahrungen bezeichnet Watson als „phänomenales Feld ". Jede Person besitzt ein individuelles phänomenales Feld, d.h. eine subjektive Sicht der Wirklichkeit, die sich aus ihren individuellen Erfahrungen ergibt, die nur ihr bekannt ist und die eine andere Person nie vollständig kennen lernen kann. Das phänomenale Feld einer Person hat wesentlichen Einfluss darauf, wie eine Person eine Situation wahrnimmt und auf sie reagiert.

Wenn zwischen Körper, Geist und Seele einer Person Disharmonie herrscht, stimmen Selbsterfahrung und Selbstwahrnehmung einer Person nicht überein. Dies wird als Inkongruenz empfunden, die für die Person eine mögliche Bedrohung darstellt und sich in Form von Angst, innerer Unruhe, Verzweiflung und Krankheit äußern kann.

Watson sieht das Grundbestreben jedes Menschen darin, Harmonie zwischen Körper, Geist und Seele und zwischen seiner Person und der Welt zu erreichen, um so sein wahres Selbst zu verwirkli-chen. Dieses Grundbestreben wird in den menschlichen Bedürfnissen deutlich, zu denen Watson u. a. den Wunsch nach Liebe, Zuwendung, Akzeptanz, Verständnis, Wertschätzung und zwischenmenschlichen Bindungen rechnet.

▌ Transpersonale Zuwendung in der Pflege

Die Aufgabe der Pflege besteht nach Watson darin, Menschen in ihrem Bestreben nach Harmonie bzw. nach Kongruenz zwischen Selbsterfahrung und Selbstwahrnehmung zu unterstützen. Dies geschieht über den Prozess der transpersonalen Zuwendung. Watson geht davon aus, dass die Interaktion mit einem Patienten bei der Pflegekraft Gefühle auslösen kann. Wenn die Pflegekraft das wahrgenommene Gefühl unter Einsatz verbaler und non-verbaler Kommunikation, also mit Worten, Gesten, Berührungen, etc. präzise widerspiegelt, kann der Patient dieses Gefühl ebenfalls bewusst erleben und zu größerer Selbsterkenntnis gelangen.

Durch den Vorgang des Widerspiegelns werden angestaute Energien und Gefühle der Person frei, die mit ihrem Selbst stärker harmonieren. Auf diese Weise tragen die Pflegepersonen zur Wiederherstellung von Harmonie zwischen Körper, Geist und Seele bzw. zwischen Person und Welt bei und ermöglichen Wohlbefinden und Gesundung.

Watson spricht davon, dass sich bei der transpersonalen Zuwendung die Seelen der beteiligten Personen berühren können, ein sog. „intersubjektiver Fluss" zwischen den Personen entsteht und so eine echte Ich-du-Beziehung stattfindet. Die innere Kraft der Person wird aktiviert, sie kann zu neuer Harmonie finden und Selbstheilungskräfte freisetzen. Dabei muss laut Watson die Würde der Person durch die Pflegekraft gestärkt werden, was heisst, dass ihr die Freiheit gegeben wird, ihren Erfahrungen und Gefühlen nach eigenen Maßstäben Bedeutung zuzuerkennen.

Grundsätzlich haben in Watsons Verständnis die jeweiligen Personen selbst alle Möglichkeiten, ihre Situation zu verändern. Pflegepersonen unterstützen durch den Prozess der transpersonalen Zuwendung lediglich die Fähigkeiten der Person, sich selbst zu helfen. Pflegeperson und Patient werden dabei gleichermaßen von der transpersonalen Zuwendung erfasst. Beide bringen ihr phänomenales Feld und ihre einzigartige Lebensgeschichte in den Prozess ein, der selbst zum Teil der jeweiligen Lebensgeschichten werden kann.

Im Prozess der transpersonalen Zuwendung sieht Watson nicht bloß eine „Gefühlswallung, ein persönliches Anliegen, eine Geisteshaltung oder ein Streben nach Mildtätigkeit", sondern das moralische Ideal der Pflege.

Watson formuliert fünf Bedingungsfaktoren für die transpersonale Zuwendungsbeziehung:

1. Die moralische Verpflichtung, die Würde des Menschen zu schützen und zu achten, so dass die Person die Bedeutung ihrer Erfahrungen selbst bestimmen kann,
2. Der Wille und die Bereitschaft der Pflegekraft, die Subjektivität der Person zu bejahen, was eine echte Ich-Du-Beziehung ermöglicht,
3. Die Fähigkeit der Pflegekraft, die Gefühle und die innere Verfassung der Person wahrzunehmen und genau zu erfassen. Dies geschieht über Gefühle, Gedanken, Intuition, Verhaltensweisen, Worte u.a.
4. Die Fähigkeit der Pflegekraft, eine innere Einheit mit der Person zu verspüren. Hierzu wird der Subjektivität der Patientin bzw. des Patienten dieselbe Wertschätzung wie der der Pflegekraft entgegengebracht. Die Gemeinsamkeit ist die moralische Grundlage der pflegerischen Beziehung.
5. Das Bewusstsein der Pflegekraft für ihre eigene Lebensgeschichte, ihre Gefühle und Erfahrungen mit den Gefühlen anderer Personen.

Das Konzept der Zuwendung (**Abb. 4.16**) liegt ihrer Meinung nach der gesamten Beziehung zwischen Pflegekraft und Person zugrunde und lässt sich nicht auf bestimmte Arten pflegerischen Handelns beschränken. Auch können pflegerische Interventionen nicht mit Zuwendung gleichgesetzt werden. Sie bieten lediglich Gelegenheit zu einem zugewandten Verhalten der Pflegeperson.

▎ Pflege als Humanwissenschaft und Kunst
Watson sieht die Pflege sowohl als Wissenschaft als auch als Kunst. Als „Kunst der Pflege" sieht sie die transpersonale Zuwendungsbeziehung. Künstlerisch tätig werden heisst für sie allgemein, über Bilder, Musik oder andere Ausdrucksformen der Kunst, Gefühle in anderen Menschen hervorzurufen.

Pflegekräfte haben die Möglichkeit und die moralische Verpflichtung, über menschliche Zuwendung bzw. über die transpersonale Zuwendungsbeziehung Gefühlen anderer Personen Raum zu geben und so zur Gesundung beizutragen. Watson selbst drückt das so aus:

„Die transpersonale Zuwendung ist insofern eine Kunst, als sie es möglich macht, die Seele eines anderen Menschen zu berühren und zu seinen Emotionen Zugang zu finden, so dass dieser andere seinem eigenen Selbst näherkommt und eine größere Harmonie zwischen Körper, Geist und Seele erleben kann. Sie trägt damit zur Vervollkommnung des Menschen

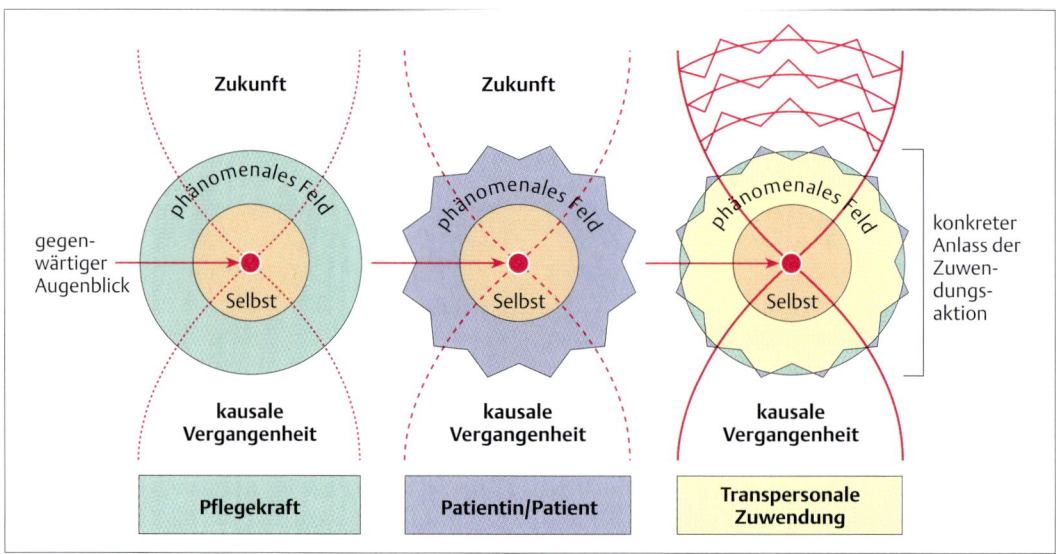

Abb. 4.16 Dynamik des menschlichen Zuwendungsprozesses

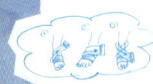

und zur Bewahrung der Menschlichkeit bei." (Watson 1996, S. 93)

Die Pflege ordnet Watson darüber hinaus den so genannten „Humanwissenschaften" zu. Die Humanwissenschaft unterscheidet sich in Watsons Verständnis von der traditionellen Wissenschaft z. B. in Bezug auf das zugrunde liegende Welt- und Menschenbild, die anzuwendenden Forschungsmethoden, das Wissenschaftsverständnis und die Aufgaben der Wissenschaft. Die traditionelle Wissenschaft sieht laut Watson den Menschen als eine Summe von Teilen, als ein Wesen mit biologischen, psychischen, sozialen, kulturellen und spirituellen Aspekten. Die Anwendung dieser Sichtweise führt ihrer Meinung nach u. a. zu einer Zerlegung des Ganzen (Körper-Geist-Seele) in einzelne Teile, was dem menschlichen Leben nicht gerecht wird.

Die humanwissenschaftliche Perspektive betrachtet den Menschen demgegenüber als ein aus Körper, Geist und Seele bestehendes ganzheitliches Wesen, das mit der Natur und Umwelt in einer engen Wechselbeziehung steht. Dementsprechend wird auch die Anwendung quantitativer Forschungsmethoden dem Menschen als ganzheitlichen Wesen nicht gerecht. Die Erforschung der Pflege muss laut Watson auch mit qualitativen Methoden vorgenommen werden, d. h. aus der subjektiven Sicht des Betroffenen, weil auf diese Weise das individuelle Erleben eines Menschen berücksichtigt werden kann. Beides, die Anwendung der humanwissenschaftlichen Perspektive in der Pflegewissenschaft und die Kunst der transpersonalen Zuwendung in der Beziehung zwischen Pflegepersonen und Patienten ermöglicht das Wachsen des Bewusstseins von der Ganzheit der menschlichen Persönlichkeit. Watson sieht es als Pflicht der Pflege, dieses Bewusstsein sowohl im wissenschaftlichen als auch im gesamtgesellschaftlichen Bereich zu fördern. Beidem schreibt sie eine wichtige humanitäre Funktion bei der Wahrung der Menschlichkeit zu.

▎ **Definition der Pflege**

Watson formuliert ihre Definition der Pflege wie folgt:

„Die Pflege hilft der Person, ein größeres Maß an Harmonie zwischen Körper, Geist und Seele zu erlangen, wodurch der Prozess der Selbsterkenntnis, Selbstachtung, Selbstheilung und Selbsthilfe gefördert und eine größere Offenheit möglich wer-

den. Ihr Ziel erreicht die Pflege mit Hilfe des Prozesses der zwischenmenschlichen Zuwendung und der mit diesem Prozess verbundenen Transaktionen. Die Pflegekraft geht dabei aktiv auf die subjektive innere Welt der Person ein und hilft ihr so, den Sinn der eigenen Existenz sowie die Bedeutung der inneren Disharmonie, des Leidens und des Unwohlseins zu erkennen, damit in einem zweiten Schritt die Selbstkontrolle, die Entscheidungsfreiheit und Selbstbestimmung der Person gestärkt werden kann" (Watson 1996, S. 67).

Watson – Theorie der transpersonalen Zuwendung:

- Einfluss östlicher Philosophien: Disharmonie zwischen Körper, Seele und Geist führt dazu, dass Selbsterfahrung und Selbstwahrnehmung nicht kongruent sind, dieses kann zu Krankheit führen,
- Aufgabe der Pflege: natürliches Streben nach Kongruenz und Harmonie unterstützen,
- Prozess der transpersonalen Zuwendung: Widerspiegeln der Gefühle, die der Patient zeigt,
- führt zu intensiver Ich-Du-Beziehung,
- so wird Prozess der Selbsthilfe beim Patienten unterstützt.

4.3.8 Nancy Roper/Winifred Logan/Alison Tierney – Die Elemente der Krankenpflege

Die englischen Pflegewissenschaftlerinnen Nancy Roper, Winifred Logan und Alison Tierney haben ihre Pflegetheorie erstmals in dem 1980 erschienen Werk „The elements of Nursing" veröffentlicht, das unter dem Titel „Die Elemente der Krankenpflege" auch in die deutsche Sprache übersetzt wurde.

Roper/Logan und Tierney beschreiben ihr Modell der Krankenpflege als ein Modell, das vom menschlichen Leben und der Gesundheit ausgeht. Sie beschreiben zunächst das Modell des Lebens, das anschließend auf ein Modell für die Krankenpflege übertragen wird. Roper/Logan und Tierney legen den Schwerpunkt ihres Modells auf die Individualität menschlicher Bedürfnisse. Ihr Modell ist im deutschsprachigen Raum sehr bekannt und wird, wie von den Theoretikerinnen beabsichtigt, vielerorts zur Strukturierung der Pflegeausbildung eingesetzt.

▎ **Das Modell des Lebens**

Das Modell des Lebens besteht aus fünf elementaren Konzepten:
1. Lebensaktivitäten (LA),
2. Lebensspanne,

3. Abhängigkeit/Unabhängigkeits-Kontinuum,
4. Faktoren, welche die LA beeinflussen,
5. Individualität im Leben.

Lebensaktivitäten (LA)

Als Lebensaktivitäten bezeichnen Roper/Logan und Tierney grundlegende Aktivitäten, die von Menschen ausgeführt werden und allen Menschen gemeinsam sind. Lebensaktivitäten sind sehr komplexe Konstrukte, die sich gegenseitig beeinflussen und in einer engen Wechselbeziehung stehen.

Roper/Logan und Tierney identifizieren zwölf Lebensaktivitäten:

1. Für eine sichere Umgebung sorgen,
2. Kommunizieren,
3. Atmen,
4. Essen und trinken,
5. Ausscheiden,
6. Sich sauber halten und kleiden,
7. Die Körpertemperatur regulieren,
8. Sich bewegen,
9. Arbeiten und spielen,
10 Sich als Mann und Frau fühlen und verhalten,
11. Schlafen,
12. Sterben.

Lebensspanne

Das Konzept der Lebensspanne umfasst das gesamte Leben eines Menschen von der Empfängnis bis zum Tod. Im Rahmen dieses Konzeptes werden die Lebensphasen „Vorgeburtliche Zeit", Säuglingsalter,

„Kindheit", „Jugend", Erwachsenenalter" und „Alter" näher beschrieben.

Abhängig/Unabhängigkeits-Kontinuum

Das Konzept „Abhängigkeit/Unabhängigkeits-Kontinuum" ist eng verbunden mit dem Konzept der Lebensaktivitäten und der Lebensspanne. In den einzelnen Abschnitten der Lebensspanne können die LA noch nicht (z.B. im Säuglingsalter) oder nicht mehr unabhängig von der Unterstützung durch andere Menschen ausgeführt werden. Roper/Logan und Tierney sprechen in diesem Zusammenhang von einem Kontinuum, was bedeutet, dass zwischen den Polen „völlige Abhängigkeit" und „völlige Unabhängigkeit" je nach Situation, Alter etc. ein unterschiedlicher Grad an Abhängigkeit bzw. Unabhängigkeit vorhanden sein kann (**Abb. 4.17**).

Ebenso muss nicht in jeder LA die Abhängigkeit bzw. Unabhängigkeit gleich stark ausgeprägt sein.

Faktoren, welche die LA beeinflussen

Jeder Mensch führt die LA zu jeder beliebigen Zeit und mit einem unterschiedlichen Grad an Unabhängigkeit aus, aber jeder Mensch tut dies auf eine individuelle Art und Weise. Diese Individualität ergibt sich nach Roper/Logan und Tierney maßgeblich aus so genannten Einflussfaktoren, bei denen sie fünf Hauptgruppen unterscheiden:

1. körperliche (z.B. Mobilität, anatomisch-physiologische Gegebenheiten etc.),

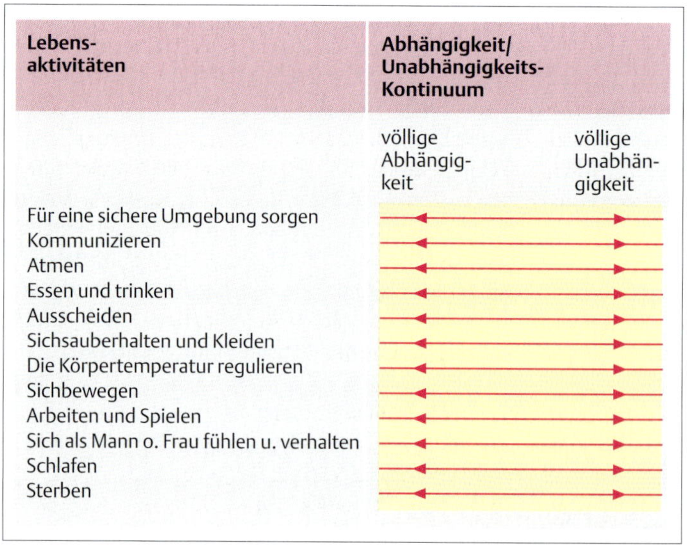

Lebens-aktivitäten	Abhängigkeit/Unabhängigkeits-Kontinuum	
	völlige Abhängig-keit	völlige Unabhän-gigkeit
Für eine sichere Umgebung sorgen		
Kommunizieren		
Atmen		
Essen und trinken		
Ausscheiden		
Sichsauberhalten und Kleiden		
Die Körpertemperatur regulieren		
Sichbewegen		
Arbeiten und Spielen		
Sich als Mann o. Frau fühlen u. verhalten		
Schlafen		
Sterben		

Abb. 4.17 Abhängigkeit/Unabhängigkeits-Kontinuum und Lebensaktivitäten

2. psychologische (z.B. emotionale Verfassung, intellektuelle Fähigkeiten etc.),
3. soziokulturelle (z.B. Religion, gesellschaftliche Normen etc.),
4. umgebungsabhängige (z.B. geographische Lage, Klima etc.),
5. politisch-ökonomische (z.B. soziale Sicherung etc.).

Individualität im Leben

Das Konzept der Individualität im Leben sehen Roper/Logan und Tierney als das Ergebnis der Einflüsse aller anderen Komponenten des Modells des Lebens und deren wechselseitiger Beeinflussung. Die Individualität in der Ausführung der LA wird z.T. bestimmt durch den Stand in der Lebensspanne, den Grad der Unabhängigkeit und die Formung durch die Einflussfaktoren auf die LA. Sie kommt zum Ausdruck in den individuellen Besonderheiten, also z.B. wann, wie, wie oft, wo, warum etc. ein Mensch die Lebensaktivitäten ausführt.

Ein Modell für die Krankenpflege

Das Modell der Krankenpflege von Roper/Logan und Tierney gründet auf dem Modell des Lebens. Es umfasst ebenfalls fünf Konzepte:
1. Lebensaktivitäten (LA),
2. Lebensspanne,
3. Abhängigkeit/Unabhängigkeits-Kontinuum,
4. Faktoren, welche die LA beeinflussen,
5. Individuelle Krankenpflege.

Auch im Modell der Krankenpflege sind die Lebensaktivitäten das zentrale Konzept.

Bestehen für einen Menschen aktuelle oder potentielle Probleme im Zusammenhang mit den LA, ist es die Aufgabe der Pflege, Hilfe zum Vermeiden, Lösen, Lindern oder Bewältigen dieser Probleme zu geben.

Probleme können sich durch Krankheiten oder Behinderungen, aber auch bereits durch die Notwendigkeit eines Krankenhausaufenthaltes ergeben. Alle diese Umstände führen dazu, dass Gewohnheiten eines Menschen bei der Ausführung der LA geändert bzw. einzelne LA auf eine andere Art und Weise ausgeführt werden müssen. Auch Veränderungen im Abhängigkeit/Unabhängigkeits-Kontinuum können zu Problemen führen. Roper/Logan und Tierney betonen

die Tatsache, dass die Bezeichnungen für die LA bewusst umfassend und als aktive Form gewählt worden sind. Da die einzelnen Lebensaktivitäten eine Zusammenfassung komplexer Tätigkeiten sind, kann es entsprechend zu einer Vielzahl von möglichen Patientenproblemen innerhalb einer LA kommen.

„Atmen" bezeichnen Roper/Logan und Tierney als die wichtigste LA, da sie grundlegend für alle anderen Aktivitäten eines Menschen ist. Die übrige Reihenfolge ist beliebig und muss im Einzelfall in der konkreten Situation eines Menschen bewertet werden. Allgemein gilt: Die LA, die für Überleben und Sicherheit eines Menschen nötig sind, haben Vorrang vor den anderen.

An jeder beliebigen Stelle der Lebensspanne kann für einen Menschen Pflege nötig sein; das gilt für den gesamten Zeitraum von der Empfängnis bis zum Tod. Das Konzept der Lebensspanne berücksichtigt die Bedeutung des Alters eines Menschen im Zusammenhang mit der nötigen Pflege. Da je nach Alter des Patienten Art und Bedeutung der LA sowie deren Ausführung variieren kann, muss die Pflege den individuellen Bedürfnissen angepasst werden.

Das Konzept Abhängigkeit/ Unabhängigkeits-Kontinuum ist direkt mit dem Konzept der LA verbunden. Die Abhängigkeit eines Menschen in einer LA kann sich durch Alter, Krankheit, Behinderung etc. ergeben.

Aufgabe der Pflege ist es, den Grad der Unabhängigkeit eines Menschen einzuschätzen und zu beurteilen, in welcher Richtung und in welchem Maß er Hilfe benötigt, um gesteckte Ziele zu erreichen.

Abhängigkeit in einer LA kann vorübergehend bestehen, z.B. nach einem operativen Eingriff, sie kann aber auch länger andauern. In diesem Fall sollen Pflegepersonen den betroffenen Menschen Unterstützung geben, mit dieser Einschränkung bzw. dauernden Abhängigkeit leben zu lernen.

Wie in ihrem Modell des Lebens verwenden Roper/Logan und Tierney für das Modell der Krankenpflege die fünf Hauptgruppen von Einflussfaktoren auf die LA. Sie werden als der Grund für die individuellen Unterschiede bei der Ausführung der LA gesehen. Die im Modell des Lebens beschriebene Individualität im Leben erfordert nach Roper/Logan und Tierney auch eine individuelle Krankenpflege. Sie wird erreicht durch die systematische Anwendung des Pflegeprozesses (s. a. Kap. 6), in dessen Phasen die individuelle Lebensweise des Patienten berücksichtigt werden soll. Weiter fordern Roper/Logan und Tierney den Einbezug des Patienten in jeder Phase des Pflegeprozesses (**Abb. 4.18**).

Treten für Menschen Probleme im Zusammenhang mit den LA auf, ist es Aufgabe der Pflege, die Betroffenen bei der Lösung, Linderung und Bewältigung dieser Probleme zu unterstützen. Roper/Logan und Tierney betonen, dass auch das Vermeiden von Problemen mit den einzelnen LA in den pflegerischen Aufgabenbereich gehört.

▌ Definition der Pflege

Krankenpflege wird von Roper/Logan und Tierney als Hilfe für den Patienten gesehen, Probleme im Zusammenhang mit den LA zu vermeiden, zu lösen, zu lindern oder zu bewältigen. Sie beschreiben sie auch als „Bindeglied zwischen den oft anstrengenden und belastenden, komplizier-ten technischen Handlungen am Patienten, die durch seine Krankheit nötig werden, und der Aufrechterhaltung der normalen körperlichen und geistigen Funktionen, die für das Wohlbefinden des Patienten so entscheidend und für sein Personsein so wichtig sind" (Roper/Logan/Tierney 1989, S. 9. f).

Krankenpflege ist jedoch in ihrem Verständnis nicht ausschließlich auf kranke Menschen bezogen, sondern erstreckt sich auf präventive Maßnahmen zur Erhaltung von Gesundheit und Förderung größtmöglicher Selbständigkeit des einzelnen Patienten.

Roper/Logan und Tierney – Elemente der Krankenpflege:

- entwickeln ein Modell des Lebens,
- im Zentrum stehen zwölf Lebensaktivitäten,
- Krankheit:
  - Gewohnheiten bei der Ausführung der LA müssen geändert werden,
  - Veränderung des Abhängigkeits-/Unabhängigkeits-Kontinuums.

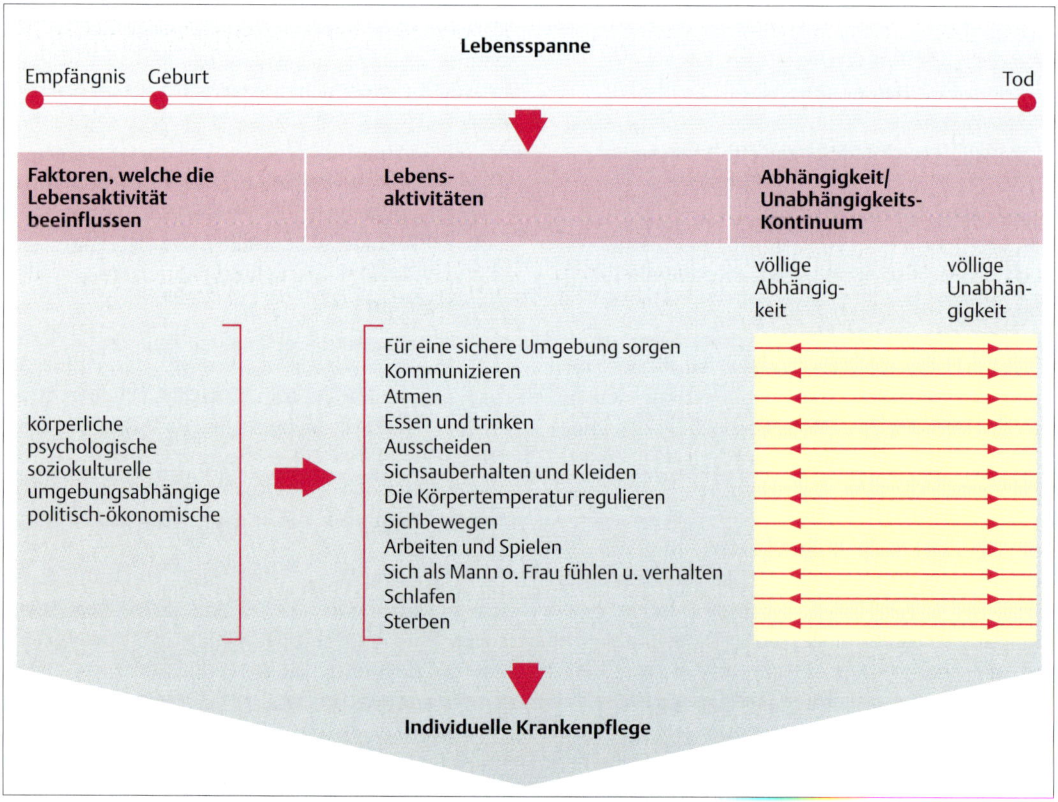

Lebensspanne

Empfängnis Geburt   Tod

Faktoren, welche die Lebensaktivität beeinflussen	Lebens-aktivitäten	Abhängigkeit/ Unabhängigkeits-Kontinuum
		völlige Abhängig-keit völlige Unabhän-gigkeit
körperliche psychologische soziokulturelle umgebungsabhängige politisch-ökonomische	Für eine sichere Umgebung sorgen Kommunizieren Atmen Essen und trinken Ausscheiden Sichsauberhalten und Kleiden Die Körpertemperatur regulieren Sichbewegen Arbeiten und Spielen Sich als Mann o. Frau fühlen u. verhalten Schlafen Sterben	

Individuelle Krankenpflege

Abb. 4.18 Diagramm des Modells der Krankenpflege von Roper/Logan und Tierney

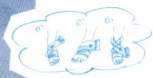

- Aufgabe der Pflege:
  - diese Probleme bewältigen helfen,
  - den Menschen zu größtmöglicher Selbständigkeit verhelfen.

4.3.9 Patricia Benner – Stufen der Pflegekompetenz

Die Pflegetheorie der amerikanischen Pflegewissenschaftlerin Patricia Benner ist das Ergebnis einer qualitativen Forschung in den 80-er Jahren, bei der sie mit ihren Mitarbeitern mittels Interviews und Fragebögen mehr als 1200 Pflegepersonen über ihre Tätigkeit befragt hat. Benner legt in ihrer Theorie den Schwerpunkt zum einen auf den Erwerb von Kompetenz, also der Fähigkeit zur Ausübung der Pflege, und zum anderen auf die Bereiche, in denen Pflegepersonen tätig werden. Sie überträgt das Modell des Kompetenzerwerbs des amerikanischen Mathematikers und Systemanalytikers Stuart Dreyfus und des Philosophen Hubert Dreyfus auf die Pflege. In ihrem Modell, das sie aus Untersuchungen an Piloten und Schachspielern entworfen haben, gehen Dreyfus und Dreyfus davon aus, dass Lernende beim Erwerb von Fähigkeiten fünf Leistungsstufen durchlaufen:

1. Neuling,
2. Fortgeschrittener Anfänger,
3. Kompetenter,
4. Erfahrener,
5. Experte.

Dreyfus und Dreyfus beobachteten in ihren Untersuchungen drei grundlegende Entwicklungen der Leistungsfähigkeit vom Neuling zum Experten:

Erstens vollzog sich eine Entwicklung von der Orientierung an abstrakten Grundregeln hin zu einem vermehrten Rückgriff auf konkrete eigene Erfahrungen.

Zweitens veränderte sich die Wahrnehmung konkreter Situationen dahingehend, dass sie nicht mehr als Summe gleich wichtiger Teile, sondern vielmehr als Ganzes gesehen wurden, bei dem einzelne Teile wichtig sind.

Drittens bemerkten Dreyfus und Dreyfus, dass sich die untersuchten Personen von unbeteiligten Beobachtern zu engagierten Handelnden wandelten, die in der Situation direkt beteiligt sind.

Benner ermittelte diese Kompetenzstufen auch bei Pflegepersonen und versuchte in ihrer Untersuchung herauszufinden, ob und wenn ja welche Unterschiede es in der Beurteilung ein und derselben pflegerischen Situation zwischen Neulingen und Pflegeexperten gibt. Hierzu beobachtete und befragte sie mit ihren Mitarbeitern anhand von teilnehmender Beobachtung und von Interviews zahlreiche Pflegepersonen, um das versteckte Wissen von Pflegepraktikern offen zu legen. Dabei ging es ihr nicht darum, Pflegepersonen in unterschiedliche Kompetenzstufen einzuordnen, sondern vielmehr einen Beitrag zur Beschreibung des Praxiswissens zu leisten, der außerdem von Nutzen für die Strukturierung der Aus- und Fortbildung sein sollte.

Patricia Benner sieht die Pflege als Wissenschaft und Kunst. Sie geht von einem Unterschied zwischen theoretischem und praktischem Wissen aus. Schwerpunkte ihrer Theorie sind die fünf Kompetenzstufen und einunddreißig Kompetenzen, die sie sieben Kompetenzbereichen zuordnet.

▌ **Theoretisches und praktisches Wissen**

Benner geht davon aus, dass sich theoretisches Wissen, das sie auch als das „Wissen, dass" (engl.: Know – that) bezeichnet, von praktischem Wissen, von ihr „Wissen, wie" (engl.: Know – how) genannt, unterscheidet. Viele menschliche Fähigkeiten, wie z. B. Rad fahren oder Schwimmen, werden ohne „Wissen, dass" erworben und ausgeführt und könnten von den betreffenden Menschen theoretisch nicht unbedingt erklärt werden.

Das Know-how entwickelt sich nach Ansicht von Benner durch Erfahrung mit einer Tätigkeit. Übertragen auf die Pflege bedeutet dies, dass sich zusätzlich zu den erlernbaren Regeln erst durch Erfahrungen in der Pflegepraxis das Know-how der Pflege ausbildet. Dementsprechend lassen sich laut Benner Unterschiede in der Arbeitsweise zwischen Berufsanfängern und erfahrenen Pflegepersonen erkennen, da letztere über Erfahrungen mit konkreten Praxissituationen verfügen. Praktisches Wissen umfasst nach Benner sechs Aspekte:

1. Sensibilität für feine qualitative Unterschiede, d. h. der „Kennerblick", der sich aufgrund reichhaltiger praktischer Erfahrungen herausbildet,
2. ein gemeinsames Verständnis für hilfreiche, heilsame und förderliche pflegerische Verhaltensweisen im Umgang mit hilfsbedürftigen Menschen, vor allem in extremen Situation,
3. Annahmen, Erwartungen und Einstellungen, die nicht unbedingt Gegenstand des offiziell anerkannten Wissensbestandes sind, sich aber z. B.

durch die Beobachtung vieler ähnlicher Krankheitsverläufe herausbilden,

4. paradigmatische Fälle und persönliches Wissen, d. h. Wissen, das sich anhand paradigmatischer (einschneidender) Erfahrungen herausgebildet hat,

5. Maximen, d. h. verschlüsselte Anweisungen, mit denen sich Fachleute untereinander verständigen, deren Bedeutung von Neulingen jedoch nicht verstanden werden kann,

6. nicht vorhergesehene Aufgaben, die von anderen Berufsgruppen im Krankenhaus an Pflegepersonen delegiert werden und in denen Pflegende Kenntnisse erwerben.

Alle diese Aspekte pflegerischen Wissens entwickeln sich laut Benner in der Pflegepraxis, d. h. in der Auseinandersetzung mit konkreten realen Pflegesituationen. Pflegepersonen sind aufgefordert, dieses versteckte Wissen, das sich aus der praktischen Erfahrung ergibt und das Brenner als Kunst der Pflege sieht, systematisch zu erfassen, um auf diese Weise zur Darstellung und Anerkennung des Pflegeberufes beizutragen.

▌ Kompetenzstufen

In Anlehnung an Dreyfus und Dreyfus beschreibt Benner in ihrer Theorie fünf Kompetenzstufen der Pflegepersonen, denen sie charakteristische Merkmale zuordnet.

Die Stufe des Neulings ist gekennzeichnet durch die Ausrichtung des Handelns an erlernten Regeln. Da Neulinge noch über wenig bzw. keine Erfahrung mit konkreten Pflegesituationen verfügen, ist ihr Verhalten in kritischen Praxissituationen wenig flexibel und sehr eingeschränkt, da allgemeine Regeln z. B. nur wenig Hinweise darüber geben können, welche Tätigkeiten Vorrang vor anderen haben. Auf dieser Kompetenzstufe sieht Benner z. B. Pflegeschüler, aber auch Pflegepersonen, die in einen ihnen bislang unbekannten Praxisbereich der Pflege wechseln.

Fortgeschrittene Anfängerinnen haben demgegenüber bereits eine Reihe von Erfahrungen in realen Situationen sammeln können und sind in der Lage, immer wiederkehrende Aspekte einer Pflegesituation zu erkennen. Benner gibt hier das Beispiel, dass die Erkenntnis darüber, wann ein Patient bereit ist, sich mit seiner veränderten Lebenssituation infolge seiner Erkrankung zu befassen, erfordert, dass bereits Erfahrungen mit Patienten in ähnlichen Situationen gemacht wurden. Auf dieser Kompetenzstufe sieht Benner in erster Linie Berufsanfänger in der Pflege, die vor allem Unterstützung bei der Identifikation von Prioritäten benötigen.

Als kompetente Pflegende bezeichnet Benner Pflegepersonen, die über ca. zwei bis drei Jahre Berufserfahrung in einem Bereich der Pflege verfügen. Charakterisiert ist diese Kompetenzstufe durch einen Wechsel des Handelns vom bloßen Reagieren zum planvollen Vorgehen in der Praxis. Das bewusste, überlegte Planen versteht Benner als das differenzierte Erkennen, welche Aspekte einer Situation wichtig und welche zu vernachlässigen sind. Dies führt zu einem organisierten und effizienten Arbeiten. Hinzu kommt das Gefühl der kompetent Pflegenden, ihren Aufgaben gewachsen zu sein.

Erfahrene Pflegende nehmen nicht mehr einzelne Aspekte von Situationen wahr, sondern erfassen die Situation als Ganzes, das auf der Grundlage früherer Erfahrungen mit ähnlichen Pflegesituationen spontan begriffen wird. Dabei werden Abweichungen vom Normalen und Erwarteten unmittelbar erkannt. Erfahrene Pflegende erkennen, welche Aspekte einer Pflegesituation wichtig sind, können viele unerhebliche Möglichkeiten ausschließen und dringen hierdurch zum eigentlichen Problem durch. Auf dieser Kompetenzstufe befinden sich nach Benner Pflegepersonen, die drei bis fünf Jahre Berufserfahrung in einem Bereich der Pflege gesammelt haben.

Charakteristisch für die Pflegeexperten ist das intuitive Erfassen einer Situation ohne den Rückgriff auf handlungsleitende Regeln. Sie können den Kern eines Problems direkt erfassen und erforderliche Pflegemaßnahmen ableiten, ohne viel Zeit mit anderen Diagnose- oder Handlungsmöglichkeiten zu verlieren. Pflegeexperten verfügen laut Benner über einen sicheren Blick für das Wesentliche und ein Gefühl für die Situation.

▌ Kompetenzbereiche

Benner identifizierte in ihren Interviews und Beobachtungen von Pflegepersonen einunddreißig Kompetenzen, die sie sieben Kompetenzbereichen der Pflegepraxis zuordnet. Benner weist ausdrücklich darauf hin, dass die von ihr erstellte Liste nicht als vollständig zu betrachten ist, sondern durch geeignete Untersuchungen ergänzt und erweitert werden muss. Die Übersicht zeigt die von Benner beschriebenen Kompetenzbereiche mit den dazugehörigen Kompetenzen der Pflegepersonen.

Kompetenzbereiche

1 Wirkungsvolles Handeln bei Notfällen

- Kompetent handeln in lebensbedrohlichen Notfallsituationen: Probleme schnell erfassen
- Das Unvorhersehbare bewältigen: Handlungsbedarf und Ressourcen in Notfallsituationen rasch aufeinander abstimmen
- Kritische Zustände beim Patienten erkennen und damit umgehen, bis der Arzt eintrifft

2 Diagnostik und Patientenüberwachung

- Bedeutsame Veränderungen des gesundheitlichen Zustandes des Patienten erkennen und dokumentieren
- Frühe Alarmsignale geben: Komplikationen und Verschlechterungen vorausahnen, noch ehe messbare diagnostische Anzeichen vorliegen
- Zukünftige Probleme erahnen: Vorausschauendes Denken
- Wissen, welche besonderen Probleme und Erfahrungen mit den verschiedenen Krankheiten verbunden sind: Die Bedürfnisse des Patienten erahnen
- Die Möglichkeiten des Patienten einschätzen, gesund zu werden und auf verschiedene Behandlungsstrategien anzusprechen

3 Helfen

- Die heilende Beziehung: Ein heilendes Klima schaffen und sich dafür einsetzen, dass Heilung geschehen kann
- Dem Patienten seine Lage so angenehm wie möglich gestalten; ihm das Gefühl geben, ein Mensch zu sein, auch angesichts von Schmerz und schwersten Zusammenbruch
- Einfach da sein
- Den Patienten dazu befähigen, sich so stark wie möglich an seiner Genesung zu beteiligen und Verantwortung dafür zu übernehmen
- Schmerzen einschätzen und geeignete Maßnahmen sowohl für den Umgang mit ihnen als auch zu ihrer Bekämpfung auswählen
- Trost spenden und Kontakt herstellen über körperliche Berührung
- Die Angehörigen emotional und durch Informationen unterstützen
- Den Patienten durch emotionale Krisen und Entwicklungsprozesse führen. Neue Möglichkeiten aufzeigen, Hilfe beim Loslassen alter Gewohnheiten:
  - Leiten, Lehren, Vermitteln
  - Als psychologische und kulturelle Vermittler handeln
  - Ziele therapeutisch einsetzen u. a.

4 Organisation und Zusammenarbeit

- Mit den vielfältigen Bedürfnissen der Patienten umgehen: Prioritäten setzen
- Ein therapeutisches Team aufbauen und funktionsfähig erhalten zur Gewährleistung optimaler Therapie
- Die Folgen von Personalmangel und hoher Fluktuation bewältigen:
  - Krisenmanagement betreiben
  - Zeiten extremer Überbelastung voraussehen und vermeiden
  - Eine fürsorgliche Haltung gegenüber den Patienten aufrechterhalten, auch ohne häufigen und engen Kontakt zu ihnen zu haben u. a.

5 Beraten und Betreuen

- Das richtige Timing: Den Zeitpunkt erfassen, an dem sich der Patient auf neue Erfahrungen einlassen kann
- Dem Patienten dabei helfen, die Folgen seiner Krankheit in sein Leben zu integrieren
- Den Patienten sein Krankheitsverständnis aussprechen lassen und seine Sichtweise nachvollziehen
- Dem Patienten eine Deutung seines Zustandes anbieten und Eingriffe erklären
- Die Funktion der Betreuung: kulturell heikle Aspekte der Krankheit zugänglich und verstehbar machen

6 Durchführen und Überwachen von Behandlungen

- Infusionen möglichst risiko- und komplikationslos beginnen und fortführen
- Medikamente mit Sorgfalt und geringem Risiko verabreichen: Überwachung von therapeutischen und unerwünschten Effekten wie Toxizität und Unverträglichkeiten
- Mögliche Folgen von Immobilität bekämpfen: Prävention und Behandlung von Hautschädigungen, Mobilisation und Krankengymnastik zur Förderung der Beweglichkeit und Wiederherstellung, Prävention von Atemfunktionsstörungen
- Eine Wundversorgung vornehmen, die schnelles Abheilen, Wohlbefinden des Patienten und gutes Abfließen von Wundsekreten ermöglicht

7 Überwachung und Sicherstellung der Qualität der medizinischen Versorgung

- Maßnahmen auf ihre medizinische und pflegerische Sicherheit überprüfen
- Beurteilen, was ohne Risiko aus dem Behandlungsplan gestrichen und was hinzugefügt werden kann
- Ärzte zur rechten Zeit zu den notwendigen Schritten bewegen

◼ Definition der Pflege

In einer ihrer späteren Veröffentlichungen beschreibt Benner die Pflege wie folgt:

> „Pflegende sorgen für Menschen, die Gesundheit, Krankheit, Schmerz, Verlust, Angst, Entstellung, Tod, Trauer, Herausforderung, Wachstum, Geburt und Veränderung erleben. Sie handeln sozusagen an vorderster Front im engen, vertraulichen Kontakt mit den betroffenen Menschen" (Benner und Wrubel 1997, S. 11).

Sorge wird von Benner und Wubel als besondere Art und Weise des „In-der-Welt-Seins" verstanden. Der Begriff „Sorge" bedeutet für sie „die Sorge für andere oder anderes; er impliziert, dass wir Personen, Ereignissen, Projekten und Dingen zugewandt sind, sie in ihrer Besonderheit ernstnehmen und sie mit sorgender Zuwendung bedenken. (…) Er lässt sich auf eine Vielzahl von durch zwischenmenschliche Bindung geprägte Situationen anwenden, von der romantischen Liebe, der Beziehung zwischen Eltern und Kindern oder der guten Freundschaft bis hin zur Liebe zum eigenen Garten, zur Hingabe an die tägliche Arbeit oder zur Betreuung pflegebedürftiger Patienten" (Benner und Wrubel 1997, S. 21).

Benner – Stufen der Pflegekompetenz:
- überträgt Modell des Kompetenzerwerbs auf die Pflege,
- unterscheidet Wissen in theoretisches Wissen und praktisches Wissen,
- leitet daraus fünf Kompetenzstufen für die Pflege ab:
  - Neuling
  - Fortgeschrittene
  - kompetente Pflegende
  - erfahrende Pflegende
  - Pflegeexperten
- Pflegen heißt, für Menschen sorgen. Begriff der Sorge ist auf viele Situationen der zwischenmenschlichen Bindungen anwendbar.

4.3.10 Monika Krohwinkel – Der Pflegeprozess am Beispiel von Apoplexiekranken

Die deutsche Pflegeprofessorin Monika Krohwinkel hat 1989 im Auftrag des Bundesministeriums für Gesundheit die Forschungsstudie „Der Pflegeprozess am Beispiel von Patienten mit der Diagnose „Schlag-anfall" – Eine Studie zur Erfassung ganzheitlich-rehabilitierender Prozesspflege in Akutkrankenhäusern" durchgeführt (s.a. Kap. 5). 1993 hat sie einen konzeptionellen Rahmen für die Pflege veröffentlicht. Krohwinkel selbst sagt, dass ihr Rahmenkonzept wesentlich von den Pflegetheorien von Martha Rogers, Dorothea Orem und Nancy Roper u. Mitarb. beeinflusst wurde. So verweist sie z. B. in ihrer Sichtweise des Menschens auf Rogers und bei den Aufgaben der Pflege auf Orem. Das Konzept der Lebensaktivitäten von Roper u. Mitarb. wird von ihr modifiziert. Obwohl ihr Modell primär aus der o. a. Studie über an Apoplexie erkrankten Menschen entwickelt wurde, lässt es sich auch auf andere pflegerische Bereiche übertragen und findet vor allem in Einrichtungen der Altenpflege Anwendung.

◼ Schlüsselkonzepte der Pflege

Krohwinkel bezieht ihre Ausführungen auf vier Schlüsselkonzepte der Pflege: Person (Mensch), Umgebung, Gesundheit und Pflegerischer Handlungsprozess (Pflegeprozess). In Letzterem wird auch ihr Verständnis von Pflege deutlich.

◼ Person (Mensch)

Das Konzept „Person" definiert Krohwinkel in Anlehnung an Rogers (1970) als „einheitliches Ganzes, das mehr und anders ist als die Summe seiner Teile, mit einer eigenen Identität und Integrität" (Krohwinkel 1993, S. 19). Diese Definition spricht jedem Menschen grundsätzlich die Möglichkeit und Fähigkeit zu Entwicklung, Wachstum und Selbstverwirklichung zu.

◼ Umgebung

Krohwinkel sieht den Menschen und die Umgebung als offene Systeme, die in einem Austausch miteinander stehen. Zur Umgebung gehören sowohl andere Menschen und Lebewesen als auch Faktoren, die das Leben, die Gesundheit und die Lebensqualität eines Menschen beeinflussen.

Zu diesen Einflussfaktoren rechnet sie:
- ökologische,
- physikalische,
- materielle und
- gesellschaftliche Faktoren,
- aber auch die Arbeitsumgebung.

Diese Sichtweise verlangt, dass bei der Pflege von Menschen sowohl in Institutionen des Gesundheitswesens als auch im häuslichen Bereich die Umge-

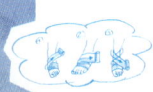

bungsfaktoren in ihrer Auswirkung berücksichtigt und gegebenenfalls beeinflusst, z. B. an bestehende Behinderungen angepasst werden müssen.

Gesundheit

Gesundheit und Krankheit sieht Krohwinkel nicht als Zustand, sondern als dynamische, d. h. bewegliche Prozesse. Diese Sichtweise verlagert den Schwerpunkt von der Konzentration auf die Defizite eines Menschen (mangelnden Fähigkeiten bzw. Normabweichungen) hin zur Berücksichtigung und Integration von Ressourcen und Fähigkeiten in die Pflege eines Menschen. Gleichzeitig lenkt sie den Blick auf den von den betroffenen Menschen subjektiv als Wohlbefinden und Gesundheit empfundenen Zustand.

Pflegerischer Handlungsprozess

Krohwinkel ordnet die Bedürfnisse und Fähigkeiten eines Menschen vier Kategorien zu: physisch-funktionale, willentlich-rationale, emotionale und kulturell-soziale. Die Unterteilung in diese Kategorien erfüllt jedoch lediglich den Zweck, die Bedürfnisse näher betrachten bzw. untersuchen zu können.

Krohwinkel legt ausdrücklich eine ganzheitliche Sicht der Bedürfnisse und Fähigkeiten eines Menschen zugrunde, was bedeutet, dass die einzelnen Bedürfnisse und Fähigkeiten nicht isoliert voneinander gesehen werden dürfen: Obwohl jedes Bedürfnis eines Menschen primär einer der Kategorien zugeordnet werden kann, ist es doch in allen anderen Kategorien enthalten (**Abb. 4.19**).

Die Auswirkungen der Fähigkeiten und Bedürfnisse eines Menschen auf seine Unabhängigkeit und sein Wohlbefinden sind für Krohwinkel der Ausgangspunkt pflegerischen Handelns. Aufgabe der Pflege ist es, Menschen in ihren Selbstpflegeaktivitäten zu unterstützen.

Strukturmodell der Aktivitäten und Existentiellen Erfahrungen des Lebens

Krohwinkel entwirft ein Strukturmodell der Aktivitäten und Existentiellen Erfahrungen des Lebens (AEDL), welches das Konzept der Lebensaktivitäten von Roper/Logan und Tierney um die Elemente „Soziale Bereiche des Lebens sichern" und „Mit existentiellen Erfahrungen des Lebens umgehen" erweitert

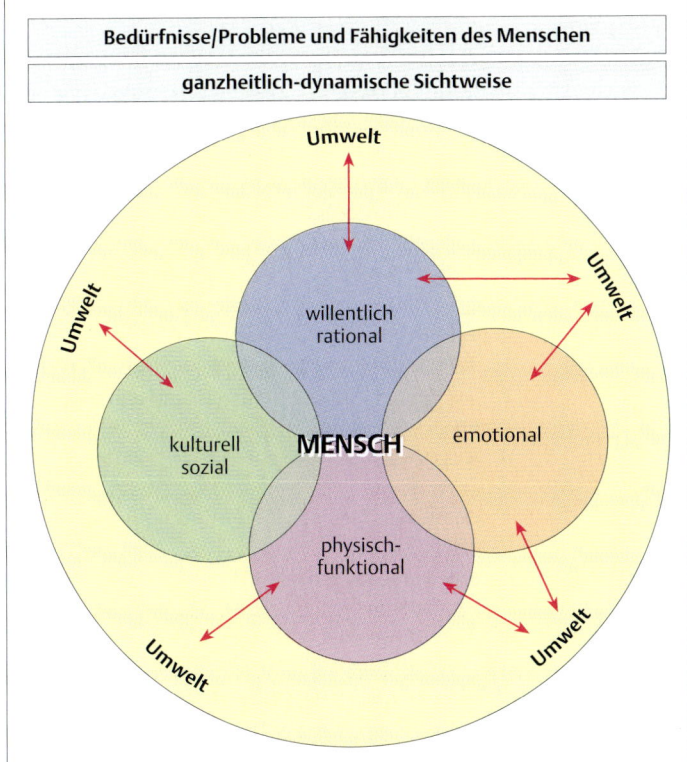

Abb. 4.19 Bedürfnisse/ Probleme und Fähigkeiten des Menschen

(s. a. 4.). Dabei fasst sie die Lebensaktivitäten „Atmen" und „Die Körpertemperatur regulieren" unter der AEDL „Vitale Funktionen des Lebens aufrecht erhalten" zusammen. Die dreizehn AEDL stehen untereinander in Beziehung; die Nummerierung ist nicht im Sinne einer Hierarchie zu verstehen:

1. Kommunizieren,
2. Sich bewegen,
3. Vitale Funktionen des Lebens aufrecht erhalten,
4. Sich pflegen,
5. Essen und trinken,
6. Ausscheiden,
7. Sich kleiden,
8. Ruhen und schlafen,
9. Sich beschäftigen,
10. Sich als Mann oder Frau fühlen und verhalten,
11. Für eine sichere Umgebung sorgen,
12. Soziale Bereiche des Lebens sichern,
13. Mit existentiellen Erfahrungen des Lebens umgehen.

Die Erweiterung trägt ihrer Meinung nach der Tatsache Rechnung, dass nicht nur die Ausführung der Lebensaktivitäten, sondern auch die Auseinandersetzung mit existentiellen Erfahrungen des Lebens Einfluss auf das Leben und die Gesundheit eines Menschen hat.

Die AEDL „Soziale Bereiche des Lebens sichern" umfasst nach Krohwinkel vor allem die Vorbereitung von Patienten auf die Situation nach dem Klinikaufenthalt. Hierzu gehört z. B. die Anleitung und Beratung pflegender Angehöriger, aber auch die sozialen Beziehungen zu wichtigen Bezugspersonen sowie die Vorbereitung der häuslichen Gegebenheiten. Die AEDL „Mit existentiellen Erfahrungen des Lebens umgehen" unterteilt sie nochmals in drei Aspekte:
1. Die Existenz gefährdende Erfahrungen,
2. Die Existenz fördernde Erfahrungen,
3. Erfahrungen, welche die Existenz fördern oder gefährden (**Abb. 4.20**).

▍ Rahmenmodell ganzheitlich-fördernder Prozesspflege

Krohwinkel hat ein Rahmenmodell ganzheitlich-fördernder Prozesspflege entwickelt, das Aussagen zum pflegerischen Interesse, zur pflegerischen Zielsetzung und zur pflegerischen Hilfeleistung macht (**Abb. 4.21**).

Das pflegerische Interesse gilt der hilfsbedürftigen Person mit ihren Bedürfnissen und Fähigkeiten

---

Mit existenziellen Erfahrungen des Leben umgehen (Beispiele)

Die Existenz gefährdende Erfahrungen
- Verlust von Unabhängigkeit
- Sorge/Angst
- Misstrauen
- Trennung
- Isolation
- Ungewissheit
- Hoffnungslosigkeit
- Schmerzen
- Sterben

Die Existenz fördernde Erfahrungen
- Wiedergewinnung von Unabhängigkeit
- Zuversicht/Freude
- Vertrauen
- Integration
- Sicherheit
- Hoffnung
- Wohlbefinden

Erfahrungen, welche die Existenz fördern oder gefährden
- Kulturgebundene Erfahrungen wie Weltanschauungen, Glauben und Religionsausübung
- Lebensgeschichtliche Erfahrungen

Abb. 4.20 Beispiele zur AEDL „Mit existentiellen Erfahrungen des Lebens umgehen"

in Bezug auf die AEDL. Zu berücksichtigen sind hierbei eine Reihe von Einflussfaktoren, u.a. die Umgebung und die Lebensverhältnisse eines Menschen. Die pflegerische Zielsetzung ist gerichtet auf das Erhalten, die Förderung und/oder das Wiedererlangen von Wohlbefinden und Unabhängigkeit der pflegebedürftigen Person in den AEDL. Krohwinkel beschreibt in Anlehnung an Orem fünf Methoden pflegerischer Hilfeleistung:
1. das Handeln für die pflegebedürftige Person,
2. das Führen und Leiten der pflegebedürftigen Person,
3. Sorge tragen für eine entwicklungsfördernde Umgebung,
4. Unterstützung und Förderung der pflegebedürftigen Person,
5. Anleitung, Beratung und Unterrichtung der pflegebedürftigen Person und/oder ihrer Bezugsperson.

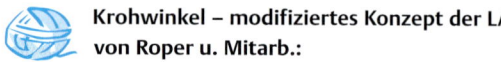 **Krohwinkel – modifiziertes Konzept der LA von Roper u. Mitarb.:**
- Strukturmodell der Aktivitäten und Existentiellen Lebenserfahrungen (AEDL),

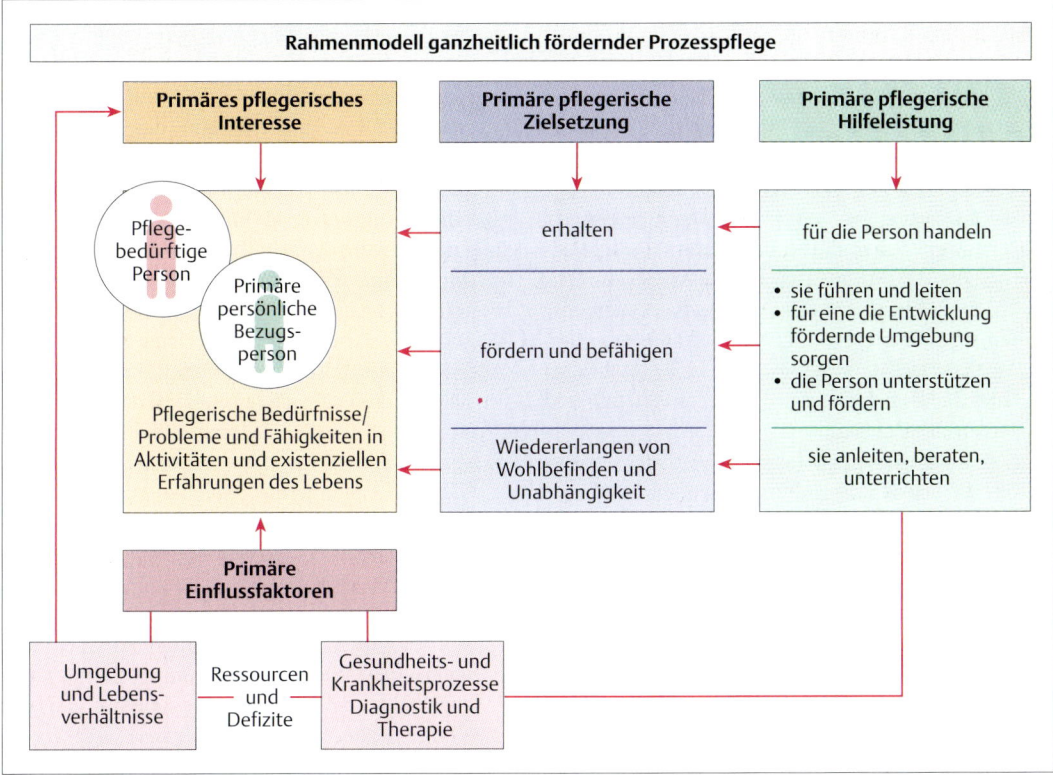

Abb. 4.21   Rahmenmodell ganzheitlich fördernder Prozesspflege

- erweitert LA um existentielle Erfahrungen des Lebens,
- Ziel der Pflege: Fördern von Wohlbefinden und Unabhängigkeit des Patienten in den AEDL.

4.4 Diskussion und Ausblick

Nach jahrelangen Bemühungen in der Überzeugung, dass es nur eine richtige Theorie für die Pflege geben könne, zeigen die beschriebenen Theorien, dass ein so komplexer Gegenstand wie die Pflege auch eine Vielzahl von Theorien mit unterschiedlicher Reichweite und unterschiedlichem Abstraktionsniveau zur Beschreibung, Erklärung, Vorhersage und Kontrolle der pflegerischen Praxis benötigt. Die Vielfalt der Theorien zeigt auf anschauliche Weise die Komplexität der Pflege. Dabei hat jede Theorie ihre Berechtigung und lenkt das Augenmerk auf einen oder mehrere jeweils unterschiedliche Aspekte der Pflege. Die Auswahl einer geeigneten Theorie für das jeweilige Aufgabengebiet einer pflegerischen Institution ist dabei zu einem großen Teil abhängig von dem jeweiligen Schwerpunkt der pflegerischen Tätigkeit.

Psychiatrische Pflegeeinrichtungen arbeiten mit einer anderen Patientengruppe als z.B. Rehabilitationskliniken. Erstere können eine Hilfestellung für ihre praktische Arbeit evtl. am ehesten von einer Interaktionstheorie ableiten, während im rehabilitativen Bereich möglicherweise eher eine Theorie geeignet ist, die sich mit Defiziten und Fähigkeiten von Menschen beschäftigt.

Grundsätzlich ergeben sich aus der Entscheidung für eine bestimmte Pflegetheorie auch Anforderungen an organisatorische und personelle Rahmenbedingungen: Der Einsatz von Theorien, die die Interaktion zwischen Pflegepersonen und Patienten in den Mittelpunkt stellen und ausgeprägte kommunikative Fähigkeiten erfordern, machen eine spezielle Schulung dieser Kompetenzen bei den Mitarbeitern nötig und verlangen eine patientenorientierte Form der pflegerischen Arbeitsorganisation (s. a. Kap. 8).

Theorien sind die Grundlage für das Erschliessen pflegerischen Wissens.

Die Entwicklung von Wissen und Theorien hat jedoch nicht automatisch eine verbesserte Pflegepraxis zur Folge. Entscheidend hierfür ist, dass das theoretische Wissen auch in die Praxis umgesetzt wird. Theorien müssen deshalb mit den Bedürfnissen der Praxis in Einklang gebracht werden, damit sie in der Praxis anwendbar sind. Hierdurch kann ein intensiver Prozess des Austauschs zwischen Theoretikern und in der Pflegepraxis tätigen Pflegepersonen entstehen, der die professionelle Kommunikation und das Entstehen einer professionellen Identität fördern und die oftmals beklagte Kluft zwischen Theorie und Praxis überbrücken kann.

Aber nicht nur der Dialog zwischen Theoretikern und in der Praxis tätigen Pflegepersonen wird über die Auseinandersetzung mit Theorien gefördert: Auch innerhalb von Pflegeteams bzw. Institutionen des Gesundheitswesens können Pflegetheorien einen Austausch über Zielsetzungen und Methoden zur Zielerreichung anregen. Hierdurch wird der Gegenstand „Pflege" klar umrissen, was sowohl eine Klärung und Darstellung der pflegerischen Tätigkeit nach „außen", z. B. gegenüber Patienten oder Mitarbeitern anderer Berufe im Gesundheitswesen als auch nach „innen", also innerhalb der Berufsgruppe der Pflegenden selbst ermöglicht. Sie sind somit auch ein Mittel, um ein gemeinsames Pflegeverständnis zu entwickeln.

Hier ist in der Pflege in letzter Zeit ein zunehmender Bedarf zu erkennen: Immer mehr Pflegepersonen erkennen die praktische Relevanz theoretischer Erkenntnisse und die Diskussion pflegetheoretischer Ansätze gewinnt auch in der deutschen Pflege zunehmend an Bedeutung. Ausdruck findet diese Entwicklung u. a. in den in den letzten Jahren erschienenen zahlreichen Aufsätzen und Veröffentlichungen zum Thema Pflegetheorien in Pflegefachzeitschriften oder auch in der Veranstaltung internationaler Kongresse zum Thema Pflegetheorien in Deutschland.

Im Rahmen der Professionalisierung der Pflege trägt die Theorieentwicklung auch in der deutschen Pflege dazu bei, die Pflege als wissenschaftliche Disziplin zu entwickeln. Die Frage ist demzufolge nicht mehr „Werden Theorien in der Pflege gebraucht?", sondern vielmehr „Welche Theorien werden in der Pflege gebraucht und mit welchen Methoden können diese gewonnen werden?".

Pflege ist eine praktische Disziplin, aber eben nicht ausschließlich: Professionelles pflegerisches Handeln bedarf einer theoretischen Fundierung, damit es bewusst, begründbar, überprüfbar, sichtbar und effizient sein kann. Theorien geben eine Orientierung für pflegerisches Handeln und können entscheidende Hilfen zur Bewältigung des pflegerischen Alltags geben.

Kirkevold (1997) geht davon aus, dass die zukünftige Theoriebildung in der Pflege u. a. wahrscheinlich folgende Schwerpunkte aufweisen wird:

- Allgemein wird es zu einer Weiterentwicklung der bereits vorhandenen Theorien kommen. Viele der unter 4.3 beschriebenen Theorien werden von Seiten der Pflegepraxis als zu abstrakt empfunden. Sie enthalten zu wenige Hinweise darauf, wie das in ihnen entworfene Wissen in die Praxis umgesetzt werden kann. Eine Wissenschaft wie die Pflege, die zu einem großen Teil aus praktischer Tätigkeit besteht, ist jedoch vor allem auf praktisch umsetzbares Wissen angewiesen. Deshalb werden Pflegetheorien auch zunehmend an ihrer Brauchbarkeit in der Praxis gemessen werden.
- Aus diesem Grund sieht Kirkevold auch eine wachsende Bedeutung und eine verstärkte Nachfrage nach sog. Praxistheorien, die auf konkrete Probleme der Pflegepraxis eingehen.
- Während gerade bei der Entwicklung konzeptioneller Modelle und Theorien großer Reichweite häufig die deduktive Methode verwandt wurde, wird bei neueren Theorien vermehrt die induktive Herangehensweise gewählt. Dieser Trend wird sich laut Kirkevold noch verstärken, da die Tatsache, dass sich pflegerische Kompetenz vor allem in der konkreten Auseinandersetzung mit realen Pflegesituationen herausbildet, mehr und mehr Beachtung geschenkt wird (s. a. 4.3.9).
- Auch die Bedeutung der Pflegeforschung wird zunehmen. Dabei wird die Pflegeforschung sowohl als Methode zur Entwicklung neuer Theorien als auch zur Überprüfung bestehender eingesetzt.

 Fazit: Die Pflegeberufe in Deutschland befinden sich in einem Professionalisierungsprozess. Der Pflegewissenschaft kommt im Zusammenhang mit der Professionalisierung der Pflege die Aufgabe zu, bestehendes Pflegewissen zu systematisieren und neues Pflegewissen zu entwickeln. Eine wichtige Rolle spielen hierbei die Pflegeforschung und die Theorieentwicklung. Die überwiegende Zahl der vorliegenden Pflegetheorien ist im angloamerikanischen Raum entstanden, viele von ihnen auf deduktivem Weg und als globale Theorien. Da diese nicht unmittelbar in die Praxis umgesetzt und nur schwer überprüft werden können, gewinnt die Entwicklung von Theorien mittlerer Reichweite und Praxistheorien zunehmend an Bedeutung.

Neben ihrer Funktion im Professionalisierungsprozess kommt Pflegetheorien die Aufgabe zu, das pflegerische Handeln auf eine begründbare theoretische Basis zu stellen. Auch in der Pflege ist ein qualifiziertes Arbeiten ohne theoretische Grundlagen nicht möglich. Gegenstand der pflegetheoretischen Diskussion in Deutschland sind derzeit überwiegend die vorliegenden Pflegetheorien aus dem angloamerikanischen Raum. Mit der Einrichtung pflegewissenschaftlicher Studiengänge sind jedoch auch im deutschsprachigen Raum die Weichen für die Entwicklung von Pflegetheorien gestellt.

Aggleton, P., H. Chalmers: Zukunftsmodelle für die Pflege. Beilage Dokumentation Aus- und Fortbildung. In: Deutsche Krankenpflege - Zeitschrift 46 (1993) Heft 10

Arets, J., F. Obex, J. Vaessen, F. Wagner: Professionelle Pflege 1. Theoretische und praktische Grundlagen. Eicanos Verlag, Bocholt 1996

Benner, P.: Stufen zur Pflegekompetenz. From Novice to Expert. Verlag Hans Huber, Bern 1994

Benner, P., J. Wrubel: Pflege, Stress und Bewältigung. Gelebte Erfahrung von Gesundheit und Krankheit. Huber Verlag, Bern 1997

Botschafter, P., M. Moers: Pflegemodelle in der Praxis. 8. Folge: Dorothea E. Orem – Die Selbstfürsorge – Defizit – Konzeption der Pflege. Die Schwester/Der Pfleger 30 (1991) 701

Botschafter, P., M. Moers: Pflegemodelle in der Praxis. 11. Folge: Martha Rogers – Pflege als Wissenschaft vom einheitlichen Menschen. Die Schwester/Der Pfleger 31 (1992) 110

Chinn, P., M. Kramer: Pflegetheorie. Konzepte - Kontext - Kritik. Ullstein Mosby, Berlin 1996

Drerup, E.: Pflegetheorien: Lehrerhandbuch für den Pflegeunterricht. Lambertus-Verlag, Freiburg im Breisgau 1998

Evers, G.: Theorien und Prinzipien der Pflegekunde. Ullstein Mosby, Berlin/Wiesbaden 1997

Fawcett, J.: Pflegemodelle im Überblick. Verlag Hans Huber, Bern 1996

Kampen, van N.: Die zwei Paradigmen der Pflege – Zur Klassifizierung amerikanischer Pflegemodelle. Pflege 2 (1997) 1

Kellnhauser, E.: Krankenpflegekammern und Professionalisierung der Pflege. Ein internationaler Vergleich mit Prüfung der Übertragbarkeit auf die Bundesrepublik Deutschland. Bibliomed, Medizinische Verlagsgesellschaft mbH, Melsungen 1994

Kirkevold, M.: Pflegetheorien. Urban und Schwarzenberg, München 1997

Krohwinkel, M. (Hrsg.): Der pflegerische Beitrag zur Gesundheit in Forschung und Praxis. Nomos-Verlag, Baden-Baden 1992

Krohwinkel, M., Agnes Karll Institut für Pflegeforschung, BM für Gesundheit (Hrsg.): Der Pflegeprozess am Beispiel von Apoplexiekranken: Eine Studie zur Erfassung und Entwicklung ganzheitlich-rehabilitierender Prozesspflege. Nomos-Verlag, Baden-Baden, 1993

Leininger, M. M.: Kulturelle Dimensionen menschlicher Pflege. Lambertus, Freiburg im Breisgau 1998

Marriner-Tomey, A.: Pflegetheoretikerinnen und ihr Werk. RECOM-Verlag, Basel 1992

Marriner-Tomey, A.: Nursing theorists and their work 3rd ed., Mosby-Year Book, Inc., St. Louis 1994

Meleis, A. I.: Theoretical nursing: Development and progress 2nd ed, Lippincott, Philadelphia 1991

Mischo-Kelling, M., H. Zeidler (Hrsg.): Innere Medizin und Krankenpflege. 2., überarb. Aufl., Urban und Schwarzenberg, München 1992

Mischo-Kelling, M., K. Wittneben: Pflegebildung und Pflegetheorien. Urban und Schwarzenberg, München 1995

Neuman, B.: Das System-Modell. Konzept und Anwendung in der Pflege. Lambertus, Freiburg im Breisgau 1998

Notter, L., J. Hott: Grundlagen der Pflegeforschung, 2. Aufl., Verlag Hans Huber, Bern 1994

Orem, D. E.: Strukturkonzepte der Pflegepraxis. Dt. Ausg. hrsg. von Gerd Bekel. Ullstein Mosby, Berlin 1997

Orlando, I. J.: Die lebendige Beziehung zwischen Pflegenden und Patienten. Verlag Hans Huber, Bern 1996

Peplau, H.: Interpersonale Beziehungen in der Pflege. Ein konzeptueller Bezugsrahmen für eine psychodynamische Pflege. RECOM-Verlag, Basel 1995

Roger, M.: Theoretische Grundlagen der Pflege: Eine Einführung. Lambertus, Freiburg im Breisgau 1995

Roper, N., W. W. Logan, A. J. Tierney: Die Elemente der Krankenpflege. 2. Aufl., RECOM-Verlag, Basel 1989

Schaeffer, D., M. Moers, H. Steppe, A. Meleis (Hrsg.): Pflegetheorien. Beispiele aus den USA. Verlag Hans Huber, Bern 1997

Schnepp, W.: Perspektiven der Pflegewissenschaft. Theoriebildung in einer Praxisdisziplin. Pflege 10 (1997) 96

Simpson, H.: Pflege nach Peplau. Lambertus Verlag, Freiburg im Breisgau 1997

Sowinski, C. et al.: Theoriegeleitetes Arbeiten in Ausbildung und Praxis. Ein Baustein zur Qualitätssicherung in der Altenpflege. Kuratorium Deutsche Altershilfe, Forum 24

Steppe, H.: Pflegemodelle in der Praxis. 3. Folge: Hildegard Peplau -Psychodynamische Krankenpflege. Die Schwester/Der Pfleger 29 (1990) 769

Steppe, H.: Pflegemodelle in der Praxis. 6. Folge: Ida Jean Pelletier (geb.Orlando) – Die dynamische Beziehung zwischen Patient und Pflegeperson. Die Schwester/Der Pfleger 30 (1991) 312

Steppe, H.: Pflegetheorien und ihre Bedeutung für die Praxis. Die Schwester/Der Pfleger 28 (1989) 255

Walker, L., K. Avant: Theoriebildung in der Pflege. Ullstein Medical, Wiesbaden 1998

Watson, J.: Pflege: Wissenschaft und menschliche Zuwendung. Verlag Hans Huber, Bern 1996

 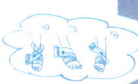

5 Pflegeforschung

Petra Fickus

Schlüsselbegriffe

▶ *Forschungsprozess*
▶ *Grundlagenforschung*
▶ *Angewandte Forschung*
▶ *Forschungsansatz*
▶ *Forschungsthema*

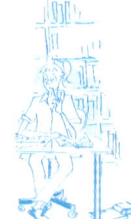

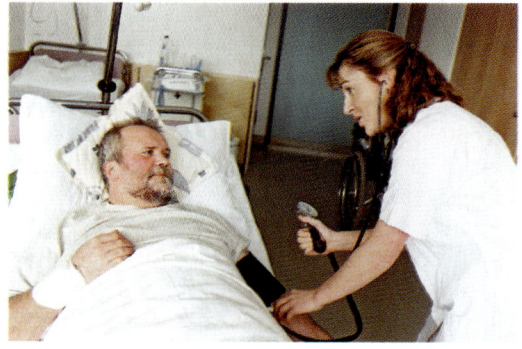

Einleitung

„Forschen" ist die wissenschaftliche Tätigkeit, bei der Erkenntnisse und Wissen erlangt werden. Geforscht wird in vielen unterschiedlichen Bereichen, seit Mitte der 80er Jahre dieses Jahrhunderts auch vermehrt in der Pflege. Wenn Pflegepersonen patientenorientiert, d. h. unter Berücksichtigung der Bedürfnisse, Defizite und Ressourcen eines Menschen pflegen wollen, brauchen sie ein eigenes Arbeitsfeld, in welchem sie als Experten die notwendige Entscheidungskompetenz besitzen. Dies wiederum setzt pflegespezifisches Wissen voraus, denn nur so kann das eigene Arbeitsfeld auch kompetent beherrscht werden.

Aufgabe der Pflegeforschung als Teil der Pflegewissenschaft ist es daher, über den Einsatz des Forschungsprozesses dieses Wissen zu entwickeln. Auf Forschungsstudien basierendes Wissen, das in die Pflegepraxis einfließt, löst das pflegerische Handeln aus der persönlichen Beliebigkeit des Einzelnen und ist das Fundament für eine professionelle Ausübung der Pflege.

Das folgende Kapitel beschreibt die Entwicklung der Pflegeforschung, stellt verschiedene Arten der Forschung vor und geht auf den Forschungsprozess als die wissenschaftliche Methode zur Generierung von Wissen ein.

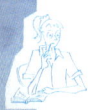

5.1 Geschichtliche Entwicklung der Pflegeforschung

In der sehr jungen Tradition der Pflegeforschung in der Bundesrepublik Deutschland war Pflege zunächst mehr Gegenstand der Forschung von anderen Wissenschaftsdisziplinen. Während der 60er und 70er Jahre wurde aus soziologischer, psychologischer und ökonomischer Perspektive über den Pflegeberuf und dessen Funktion im Krankenhaus geforscht.

Die 1978 gegründete Workgroup of European Nurse Researchers (Arbeitsgruppe der Europäischen Pflegeforscher = WENR) förderte die Zusammenarbeit europäischer Pflegewissenschaftler und -forscher mit dem Ziel, die Entwicklung der Pflegeforschung voranzubringen. Über die Mitgliedschaft des Deutschen Berufsverbandes für Pflegeberufe (DBfK) im Weltbund der Krankenschwestern und Krankenpfleger (International Council of Nurses - ICN) ist die Bundesrepublik Deutschland in dieser Arbeitsgruppe vertreten. Im September 1989 fand in Frankfurt am Main die 1. Internationale Pflegeforschungskonferenz in der Bundesrepublik Deutschland statt.

Eine weitere bedeutende Station stellte die Gründung der Agnes-Karll-Stiftung (AKS) für Pflegeforschung 1984 durch Renate Reimann dar. Kleinere praxisbezogene Pflegeprojekte, von Pflegenden durchgeführt, wurden durch die Stiftung finanziell unterstützt. Im Jahr 1996 löste sich die Stiftung aus der Treuhänderschaft des DBfK und gründete sich mit gleichbleibender Zielsetzung neu als Stiftungsfonds Agnes Karll für Pflegeforschung und Pflegeentwicklung e. V.

Das Bundesministerium für Jugend, Frauen, Familie und Gesundheit (BMJFFG) förderte das erste große Pflegeforschungsprojekt: Der Pflegeprozess am Beispiel von Schlaganfallpatienten unter der Leitung von Monika Krohwinkel. Parallel zu diesen Aktivitäten wurden zunehmend Untersuchungen zu Pflegethemen initiiert, die tradiertes Pflegewissen hinterfragten. Zu nennen sind Arbeiten zur Überprüfung traditioneller Pflegemaßnahmen und Pflegehilfsmittel wie

- Kälte- und Wärmebehandlung als Dekubitusprophylaxe (Neander u. Mitarb. 1989; Bienstein u. Mitarb. 1990),
- Erfassung der Atemgefährdung (Bienstein 1988),
- Trage- und Hebehilfen (Meyer u. Mitarb. 1995),

Weiterhin sind Untersuchungen zu professionellen pflegerischen Verhaltensweisen zu nennen wie:

- Gefühlsarbeit in der Pflege (Paseka 1991; Overlander 1994),
- Stellenwert des Ekelgefühls in der Pflege (Sowinski 1991),
- Gehorsamsbereitschaft Pflegender (Elsbernd 1994).

Untersuchungen zu Erfahrungen mit Pflegesituationen aus dem Blickwinkel von Patienten sind z. B.:

- Erfahrungen mit postoperativem Schmerz (Osterbrink 1994),
- kulturelle Zusammenhänge im Erleben von Schmerz (Hüper 1995),
- Verletzung der Intimsphäre (Bauer 1996, Elsbernd u. Mitarb. 1996).

Von dem 1988 gegründeten Deutschen Verein zur Förderung von Pflegewissenschaft und -forschung wurden ebenfalls größer angelegte Untersuchungsvorhaben unterstützt.

Der erste Schritt zur Institutionalisierung von Pflegeforschung, das heißt, Pflegeforschung in eine gesellschaftlich anerkannte Form bringen, erfolgte 1991 durch die Gründung des Agnes-Karll-Instituts für Pflegeforschung (AKI) beim DBfK in Frankfurt/Main als verbandlich getragenes, aber inhaltlich unabhängiges, und erstes Institut für Pflegeforschung in Deutschland. Das erste Projekt des AKI befasste sich mit Strukturverbesserungen in der Krankenpflege durch den Einsatz von Stationsassistentinnen (Bartholomeyczik u. Mitarb. 1993). Weitere Pflegeforschungsinstitute entstanden 1995 an den Universitäten Bielefeld und Witten/Herdecke. Die erste wissenschaftliche Zeitschrift für den deutschsprachigen Raum -„Pflege"- wurde 1988 herausgegeben (**Abb. 5.1**).

Hierin werden internationale Forschungsergebnisse aus verschiedenen Bereichen der Pflege publiziert.

Bedeutend für die Entwicklung von Pflegeforschung war u. a. auch die Etablierung von pflegewissenschaftlichen Studiengängen. Der erste pflegeorientierte Vollzeitstudiengang begann 1991/1992 an der Fachhochschule Osnabrück. In der Bundesrepublik Deutschland gibt es mittlerweile an vielen Hochschulen pflegeorientierte Studiengänge mit unterschiedlichen Schwerpunkten.

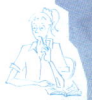

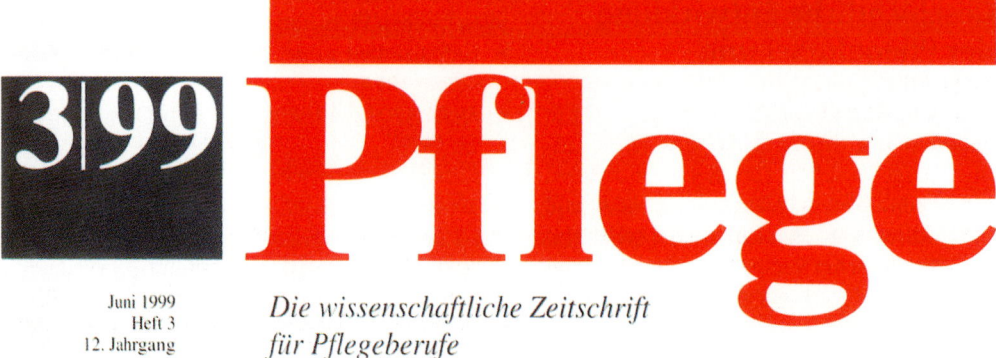

3|99

Pflege

Juni 1999
Heft 3
12. Jahrgang

Die wissenschaftliche Zeitschrift
für Pflegeberufe

Doris Schaeffer

Entwicklungsstand und -herausforderungen der bundesdeutschen Pflegewissenschaft

Silvia Käppeli

Was für eine Wissenschaft braucht die Pflege?

Sabine Bartholomeyczik

Zur Entwicklung der Pflegewissenschaft in Deutschland

Margaret Cotroneo, Michael Zimmer, Angelika Zegelin-Abt

Vorschläge für das Gesundheitssystem der Zukunft

Horst-Dieter Kloos

Schmerzkonzepte von Kindern nach schmerzhaften Interventionen

Heleen Prakke, Jahin Wurster

Gütekriterien für Qualitative Forschung

Cornelia Schmidli-Bless

Qualitätssicherung in der Pflege

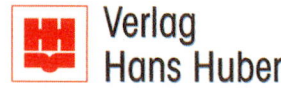

Verlag
Hans Huber

ISSN 1012-5302

Abb. 5.1 Titelblatt der wissenschaftlichen Zeitschrift „Pflege" Heft 5, 11. Jahrgang, Hans Huber Verlag, Bern, 1998

Es können grob vier Richtungen unterschieden werden:

1. Pflegemanagement,
2. Pflegepädagogik,
3. Pflegewissenschaft,
4. Pflegepraxis.

Ein universitäres Lehramtstudium bieten derzeit die Universität Bremen (Modellprojekt Lehramt Pflegewissenschaft), die Humboldt-Universität Berlin, die Universität Hamburg und die Universität Osnabrück an.

5.2 Quellen menschlichen Wissens und Forschung

Forschung dient der methodischen Wissensvermehrung, d.h. Wissen wird anhand einer bestimmten Systematik entwickelt. Da Pflege eine eigenständige Disziplin darstellt, können deren Fragestellungen nicht von anderen Forschungszweigen abgedeckt werden. Pflegeforschung befasst sich primär mit der methodischen Wissensvermehrung in der Praxis der Pflege. Um diesen Begriff zu erläutern, sollen im Folgenden verschiedene Quellen menschlichen Wissenserwerbs betrachtet werden.

5.2.1 Unstrukturierte Wissensquellen

Die Quellen des menschlichen Wissenserwerbs sind teilweise hoch, zum Teil aber auch völlig unstrukturiert. Zu den unstrukturierten Wissensquellen, die keinen festgelegten Regeln unterliegen, also ein ahnendes Erfassen von Sachverhalten darstellen, gehören Intuition, Versuch und Irrtum, Tradition, Erfahrung und Autorität (s. a. Kap. 6.2.1).

Unstrukturierte Wissensquellen können sich zwar als problematisch für den wissenschaftlichen Informationsgewinn erweisen, sie können sich aber dennoch kreativ und impulsgebend auf ein Untersuchungsvorhaben auswirken. Am Beispiel der Traditionsgebundenheit als Wissensquelle soll die Problematik verdeutlicht werden.

Zahlreiche Pflegehandlungen entstammen früheren Traditionen, die bis heute nicht überprüft wurden, d.h. pflegerische Arbeiten werden aus Gewohnheit getan, weil „es immer schon so gemacht wurde".

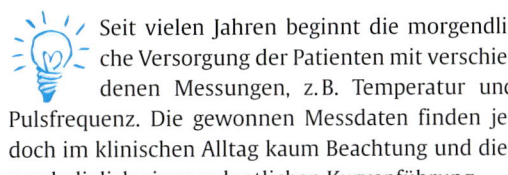 Seit vielen Jahren beginnt die morgendliche Versorgung der Patienten mit verschiedenen Messungen, z.B. Temperatur und Pulsfrequenz. Die gewonnen Messdaten finden jedoch im klinischen Alltag kaum Beachtung und dienen lediglich einer ordentlichen Kurvenführung.

Eine Untersuchung (Bartholomeyczik 1993) bestätigte, dass diese Messungen die Patienten in ihrem für den Heilungsprozess notwendigen Schlaf stören. Dieses zwar traditionsgeleitete aber unreflektierte Handeln in der Pflege ist also nicht nur unökonomisch sondern mitunter auch schädigend für den Patienten.

Einige Probleme, resultierend aus Erfahrung und Autorität als Quelle des Wissens, sollen an einem anderen Beispiel verdeutlicht werden:

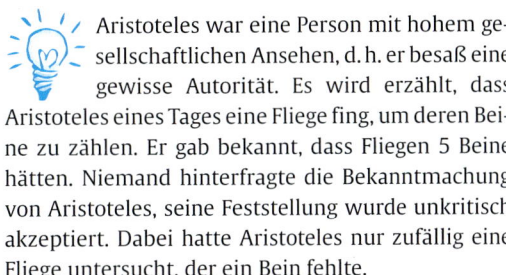 Aristoteles war eine Person mit hohem gesellschaftlichen Ansehen, d.h. er besaß eine gewisse Autorität. Es wird erzählt, dass Aristoteles eines Tages eine Fliege fing, um deren Beine zu zählen. Er gab bekannt, dass Fliegen 5 Beine hätten. Niemand hinterfragte die Bekanntmachung von Aristoteles, seine Feststellung wurde unkritisch akzeptiert. Dabei hatte Aristoteles nur zufällig eine Fliege untersucht, der ein Bein fehlte.

Die Geschichte mag wahr sein oder nicht, dennoch illustriert sie, dass auf persönliche Erfahrung und Autorität als Quelle von Wissen nur begrenzt Verlass ist.

Die beiden Beispiele verdeutlichen, dass unstrukturierte Wissensquellen nur unzureichend sind, deshalb benötigen wir strukturierte Prozesse des Wissenserwerbs. Prozesse des Wissenserwerbs wurden in den westlichen, wissenschaftlichen Kulturen strukturiert (gegliedert), formalisiert (in eine bestimmte Form gebracht) und systematisiert (in ein einheitlich geordnetes Ganzes gebracht).

5.2.2 Strukturierte Wissensquellen

Zu den strukturierten Wissensquellen gehören Induktion und Deduktion, die beiden wichtigsten Methoden des logischen Schlussfolgerns.

▌ Induktion

Induktives Schlussfolgern geht vom Besonderen hin zum Allgemeinen. Aus Beobachtungen mehrerer Einzelfälle wird eine allgemeine Annahme abgeleitet.

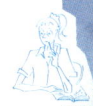

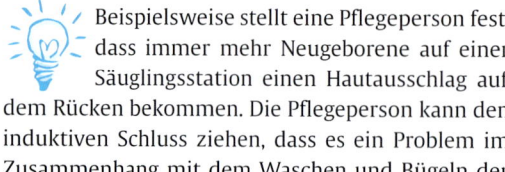 Beispielsweise stellt eine Pflegeperson fest, dass immer mehr Neugeborene auf einer Säuglingsstation einen Hautausschlag auf dem Rücken bekommen. Die Pflegeperson kann den induktiven Schluss ziehen, dass es ein Problem im Zusammenhang mit dem Waschen und Bügeln der Tücher gibt, auf dem die Neugeborenen liegen.

Aus mehreren Einzelbeobachtungen wird hier also eine allgemeine Schlussfolgerung abgeleitet. Beim induktiven Schlussfolgern muss jedoch eine große Zahl an Einzelbeobachtungen analysiert werden, weil die Ergebnisse nur dann als aussagekräftig und allgemein gültig gelten können. Wenn man aufgrund sehr spezifischer oder begrenzter Daten zu einer Schlussfolgerung kommt, dann können die Ergebnisse nur von begrenztem Wert sein. Die induktive Vorgehensweise wird häufig zur Theorienfindung eingesetzt. Beobachtungen aus der Praxis werden herangezogen, um allgemein gültige Erklärungsmodelle und Theorien zu entwickeln. Diese Vorgehensweise wird zum Beispiel bei der Entwicklung von Pflegediagnosen angewandt.

Deduktion

Beim deduktiven Schlussfolgern wird vom Allgemeinen auf den Einzelfall geschlossen. Diese Schlussfolgerung muss im Folgenden belegt/bestätigt (verifiziert) oder widerlegt (falsifiziert) werden.

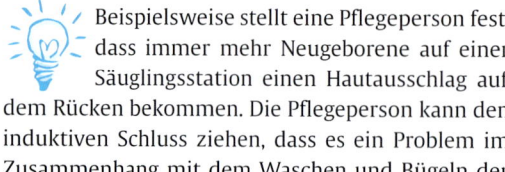 Eine allgemein bekannte Tatsache ist beispielsweise, dass bei bettlägerigen Menschen als Folge von stetigem oder ungleichmäßigen Druck auf Stellen, an denen Knochen direkt unter der Haut liegen, gewisse physiologische Veränderungen, so genannte Druckgeschwüre bzw. Dekubiti auftreten. Eine Krankenschwester zieht aus dieser allgemeinen Theorie den Schluss, dass der Einsatz von Methoden der Druckverminderung sowohl die Entstehung als auch die Intensität von Druckgeschwüren verringert.

Diese deduktive Schlussfolgerung kann und muss durch den systematischen Einsatz der wissenschaftlichen Methode überprüft werden. Wird sie bestätigt, kann das Ergebnis als neues, wissenschaftliches Wissen gelten.

In der Forschungspraxis kommen weder Induktion noch Deduktion idealtypisch vor, weil sie isoliert betrachtet nicht zufrieden stellend sind. Die beiden Methoden des logischen Schlussfolgerns sind aber häufig Ausgangspunkt für den wissenschaftlichen Ansatz bzw. ▶ *Forschungsansatz* (**Abb. 5.2**). Wenn sie koordiniert als Komponente der wissenschaftlichen Methode eingesetzt werden, kann dieser Prozess sehr effektiv sein und neues Wissen erzeugen.

5.2.3 Forschung

„Forschung ist die systematische Suche nach Tatsachen und theoretischen Zusammenhängen mit dem Ziel, gültige Antworten auf offene Fragen sowie praktische und theoretische Problemlösungen zu erlangen" (Notter/Hott 1994, S. 112).

Hier werden einige wichtige Aspekte angesprochen. Die systematische Suche meint, dass die Vorgehensweise in der Forschung planmäßig, in einer einheitlichen Gestaltung und zielgerichtet erfolgt. Der gesamte Forschungsverlauf muss nach bestimmten Voraussetzungen geplant und in jeder einzelnen Phase nachvollziehbar sein.

Die Gültigkeit der gefundenen Antworten beinhaltet eine Verbindlichkeit, d.h. die Anwendung oder Umsetzung der Ergebnisse ist nicht eine Frage der per-

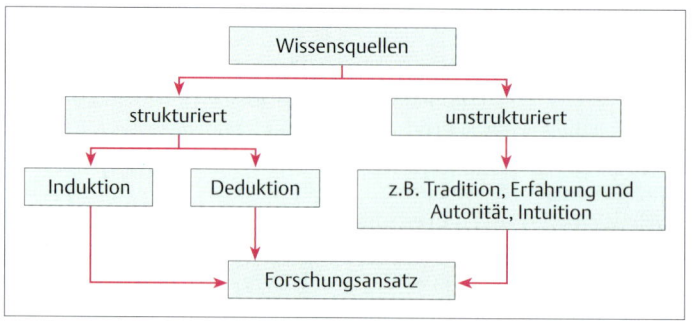

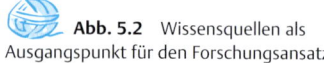 **Abb. 5.2** Wissensquellen als Ausgangspunkt für den Forschungsansatz

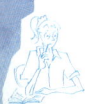

sönlichen Vorlieben der Pflegenden, sondern ist verpflichtend für alle professionellen Pflegepersonen.

Damit Forschung als wissenschaftlicher Ansatz zur Gewinnung von neuem Wissen anerkannt wird, muss die in der Forschung angewandte Methode gewissen Anforderungen gerecht werden. Hierzu gehören nach LoBiondo-Wood und Haber das Prinzip der Logik, Standards zur Sammlung und Analyse von Daten, Vorurteilsfreiheit der Wissenschaftler und Regeln, die sich auf die Generalisierbarkeit und Allgemeingültigkeit der Ergebnisse auswirken.

 Die wissenschaftliche Methode zur Erklärung, Vorhersage und/oder Kontrolle von Phänomenen wird als ▸ *Forschungsprozess* bezeichnet.

5.3 Pflegeforschung

„Im strengsten Sinne befasst sich die Pflegeforschung mit der systematischen Untersuchung der Pflegepraxis sowie mit den Auswirkungen dieser Praxis auf die betroffenen Kranken bzw. die Gesundheit der gesamten Bevölkerung" (Notter/Hott 1994, S. 18).

In erster Linie sind also Pflegepraxis und Pflegemaßnahmen Gegenstand von Studien der Pflegeforschung, damit das pflegerische Wissen erweitert und auf eine solide, wissenschaftliche Basis gestellt wird.

Dieser Ansicht ist auch die zentrale Arbeitsgruppe Pflegeforschung (ZAG) im Deutschen Berufsverband für Pflegeberufe (DBfK). Sie sieht die Erforschung der Pflegepraxis, die von forschungskompetenten Berufsangehörigen ausgeführt werden sollte, als wichtigsten Bereich der Pflegeforschung an. Die von der ZAG (ZAG, 1996) beschriebenen Aufgaben und Ziele der Pflegeforschung sind im Folgenden aufgeführt.

Augaben und Ziele der Pflegeforschung

- Pflegeforschung dient der methodischen Wissensvermehrung in der Praxis der Pflege. Sie befasst sich in erster Linie mit der Effektivität pflegerischen Handelns und mit den dieses Handeln unmittelbar beeinflussenden Faktoren.

- Auf einer konzeptionellen Grundlage und in einem relevanten theoretischen Rahmen werden Fragen aus der Perspektive der Pflege identifiziert und bearbeitet. Dies kann in beschreibender, vergleichender, analytischer und experimenteller Weise geschehen. Dazu bedient sich die Pflege gültiger und verlässlicher empirischer, historisch-analytischer und philosophischer Erkundungsweisen unter Anwendung quantitativer sowohl als auch qualitativer Verfahren.

- Die Erforschung der Pflegepraxis muss normalerweise von forschungskompetenten Berufsangehörigen ausgeführt werden. Erkenntnisse über die Pflege als Beruf, ihre Organisation, ihre Aus- und Weiterbildung und über ihre sozioökonomische Stellung und Bedeutung können neben der Pflegeforschung auch aus anderen Forschungsperspektiven gewonnen werden.

- Forschungskompetente Pflegepersonen leisten in multidisziplinären Forschungsprojekten, die der Gesundheitsförderung und der Qualitätssicherung der Gesundheitsversorgung gewidmet sind, einen wesentlichen fachspezifischen Beitrag.

- Das durch Pflegeforschung fundierte Wissen findet seine Anwendung nicht nur in der individuellen, direkten Pflege, sondern auch auf organisatorischen, institutionellen und politischen Entscheidungsebenen.

Zur Pflegeforschung aus dem Bereich der Pflegepraxis gehören beispielsweise Untersuchungen neuer oder tradierter Pflegemethoden oder Studien über die Pflege als Beziehungsprozess. Untersuchungen wie Kälte- und Wärmebehandlung als Dekubitusprophylaxe (Neander u. Mitarb. 1989; Bienstein u. Mitarb. 1990) und Gefühlsarbeit in der Pflege (Paseka 1991; Overlander 1994) sind Beispiele für Forschungsprojekte aus diesem Bereich der Pflegeforschung.

Neben der klinischen Forschung gibt es jedoch auch verschiedene andere Bereiche der Pflege, die Gegenstand von Pflegeforschung sind. Forschung zum Pflegemanagment beschäftigt sich mit der Pflege als Organisation und Institution. Vor diesem Hintergrund werden Untersuchungen zu Arbeitszeitstrukturen, Organisationssystemen der Pflege oder zu wirtschaftlichen Fragen durchgeführt. Berufspolitische Fragestellungen wie die Forderung nach Vorbehaltaufgaben für die Pflege, d.h. gesetzlich festgelegte Aufgaben, die ausschließlich von examinierten Pflegepersonen durchgeführt werden dürfen, oder Im-

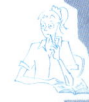

plementierung eines Selbstverwaltungssystems für die Pflege, sind zukunftsweisend und zeigen neue Perspektiven auf. Mit Selbstverwaltungssystem ist die Einrichtung einer Pflegekammer gemeint, die berufsregulierende Aufgaben, wie Organisation und Durchführung von Aus- und Weiterbildungen, Registrierung der Berufsangehörigen, Festlegung von verbindlichen Richtlinien für die Pflege etc. übernimmt.

Kellnhauser (1994) führte zum Thema „Krankenpflegekammer" eine vergleichende internationale Studie in den angelsächsischen Ländern durch. Ziel der Untersuchung war zu überprüfen, inwieweit die Einrichtung einer Pflegekammer den Professionalisierungsprozess der deutschen Krankenpflege voranbringen könnte und ob die Einrichtung einer Pflegekammer neue gesetzliche Strukturen erfordern würde.

Forschung zur Pflegeausbildung und Weiterbildung beschäftigt sich mit Themen wie Lehr-und Lernprozesse, Ausbildungsbedingungen und -inhalte oder Curriculumentwicklung.

Auch die Erforschung der Pflegegeschichte wird zum Gegenstand der Pflegeforschung.

Historische Themen sind beispielsweise die Arbeit von Steppe (1986) „Krankenpflege im Nationalsozialismus", die sich mit der Verquickung von Pflege und politischen Systemen auseinander setzt. Bischoff (1992) untersuchte die Frauenrolle und Frauenberufstätigkeit im 19. und 20. Jahrhundert.

Pflegeforschung stellt das Pflegewissen auf eine solide, wissenschaftliche Basis. Gegenstand der Pflegeforschung sind unterschiedliche Bereiche der Pflege.

5.4 Forschungsansätze

Prinzipiell können Forschungsvorhaben in ▶ *Grundlagenforschung* und ▶ *angewandte Forschung* unterschieden werden. Die Grundlagenforschung dient der Entwicklung, Verbesserung oder Verfeinerung von Theorien. Im Gegensatz zur angewandten Forschung können und sollen Ergebnisse der Grundlagenforschung nicht unmittelbar in die Praxis umgesetzt werden.

Unabhängig davon gibt es verschiedene Gründe für die Durchführung von Forschungsprojekten. Beispielsweise die Analyse und Beschreibung eines Problems (deskriptiver Ansatz), die Auslegung, Deutung bereits bekannter Tatsachen (historischer Ansatz) oder die Herstellung neuer Zusammenhänge zwischen Tatsachen mit der Durchführung von Experimenten (experimenteller Ansatz).

5.4.1 Deskriptiver Ansatz
Die deskriptive Forschung beschreibt und analysiert den Ist-Zustand. Deskriptive Daten werden typischerweise durch Fragebogenaktionen, Interviews und Beobachtungen eingeholt.

Bienstein (1988) beschäftigte sich z. B. mit der zentralen Frage, ob Beeinträchtigungen der Atmung vom Pflegepersonal adäquat erkannt werden. Um die Forschungsfrage zu präzisieren, wurde zunächst mittels teilnehmender Beobachtung analysiert, welche atemfördernden Maßnahmen von Pflegenden durchgeführt werden und welches atemfördernde Milieu auf den Stationen vorherrscht. Um die Beeinträchtigung der Atmung gefährdeter Patienten systematisch und adäquat einschätzen zu können, wurde eine Atemskala (vgl. **Tab. 5.1**) entwickelt, die in einem weiteren Untersuchungsabschnitt überprüft wurde.

Eine qualitative Studie von Siegfried Borker hat die alltägliche pflegerische Handlung „das Essenreichen in der Pflege" zum Gegenstand seiner Untersuchung gemacht. Die erhobenen Daten wurden u. a. aus Befragungen mit Pflegenden und aus Beobachtungen beim Essenreichen im Patientenzimmer gewonnen.

5.4.2 Historischer Ansatz
Die historische Methode ist auf eine systematische Sammlung von Daten zur Beschreibung eines vergangenen Ereignisses angewiesen. Die gewonnenen Daten werden herangezogen, um derzeitige Vorkommnisse zu erklären und zukünftige zu antizipieren. Beispiele hierfür sind die bereits genannten pflegehistorischen Studien von Claudia Bischoff und Hilde Steppe. Die historische Methode erfordert ein hohes Maß an Ausdauer zur Bearbeitung der Literatur.

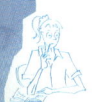

Tab. 5.1 Einschätzungsskala für die Atemgefährdung eines Patienten (aus: Workgroup of European Nurse Researches (WENR): Pflegeforschung für professionelle Pflegepraxis. Verlag Krankenpflege, Frankfurt 1990)

Name:

Kriterien Einstufung von 3–0 s. Legende Datum:	Bereitschaft zur Mitarbeit	vorliegende Lungenerkrankung	bereits durchgemachte Lungenerkrankung	Immunabwehrschwäche	manipulative Maßnahmen oro-tracheal	Raucher Passivraucher	Schmerzen	Schluckstörungen	Mobilitätseinschränkung	Lungengefährdender Beruf	Intubationsnarkose/ Beatmung	Bewußtseinslage	Atemtiefe	Atemfrequenz	Medikamente, die die Atmung sedieren	Gesamtergebnis:

Bewertung:
0 – 6 Punkte = nicht gefährdet
7 – 15 Punkte = gefährdet
16 – 45 Punkte = hochgradig gefährdet, bzw. Atemstörungen vorhanden

Auszug aus der Legende zur Atemskala

Bereitschaft zur Mitarbeit

0 = Eine hohe Bereitschaft zur Mitarbeit ist durch kontinuierliche Mitarbeit gekennzeichnet.

1 = Der Patient zeigt Bereitschaft zur Mitarbeit unter Aufforderung.

2 = Er zeigt ab und zu Bereitschaft zur Mitarbeit, jedoch nur bei Aufforderung.

3 = Er zeigt keine Bereitschaft zur Mitarbeit oder kann keine Bereitschaft deutlich machen.

Vorliegende Lungenerkrankungen (Atemorganerkrankungen)

0 = Es liegen keine Lungenerkrankungen vor.

1 = Es liegt ein leichter Infekt vor, der den nasalen und oralen Bereich betrifft.

2 = Es liegt ein Infekt vor, der auch den bronchialen Bereich mit einbezieht.

3 = Es liegen Lungenerkrankungen vor.

Bereits durchgemachte Lungenerkrankungen

0 = Der Patient hat keine Lungenerkrankungen durchgemacht.

1 = Der Patient hat leichte Lungenerkrankungen durchgemacht, z.B. bronchopulmonale Infekte aufgrund grippaler Infekte im letzten Vierteljahr.

2 = Der Patient hat schwere Verläufe durchgemacht.

3 = Der Patient hat schwere Lungenerkrankungen oder Atemorganerkrankungen durchgemacht, die eine wahrnehmbare Atemfunktionseinschränkung hinterlassen haben.

5.4.3 Experimenteller Ansatz

Bei der experimentellen Methode soll ein Ursachen-/Wirkungsverhältnis festgestellt werden. Damit lässt sich bestimmen, ob bei einer bestimmten Art von Pflege eine vorhergesagte Wirkung eintritt. Dazu wird in einer Versuchsgruppe eine bestimmte Situation bewusst manipuliert, um die Auswirkungen zu beobachten. Die Ergebnisse werden anschließend mit den Daten verglichen, die in einer Kontrollgruppe gewonnen wurden.

 Ein Beispiel für so ein Experiment ist die Studie von Neander u. Mitarb. (1988) über den Auflagedruck bei verschiedenen Matratzen. Über eine Sauerstoffmessung an bestimmten Auflagepunkten der Haut der Versuchspersonen wurden Rückschlüsse über den vorherrschenden Auflagedruck gewonnen.

Pflegeforschung:

- muss von Angehörigen der Berufsgruppe durchgeführt werden,
- Ziele sind Verbesserungen:
  - der Pflegepraxis,
  - der Pflegepädagogik,
  - des Pflegemanagements.
- Forschungsansätze werden unterschieden in:
  - deskriptiv,
  - historisch,
  - experimentell.

5.5 Schritte des Forschungsprozesses

Wie bereits in Kapitel 5.2 erwähnt, ist der Forschungsprozess die wissenschaftliche Methode zur Erklärung, Vorhersage und/oder Kontrolle von Phänomenen. Der Forschungsprozess ist ein strukturierter Ablauf von logisch aufeinander aufbauenden Schritten. Ähnlich wie im Pflegeprozess, lässt sich die Forschung in einem Regelkreislauf (**Abb. 5.3**) darstellen, der immer wieder von vorne beginnen kann. Die verschiedenen Schritte des Forschungsprozesses sind zum Teil eng miteinander verbunden, so dass eine parallele Bearbeitung verschiedener Phasen erforderlich wird.

Die einzelnen Schritte des Forschungsprozesses sollen im Folgenden beschrieben werden.

5.5.1 Identifikation des Problems

Am Anfang jeder Forschungsarbeit steht die Auswahl eines Forschungsthemas. Das Forschungsthema kann als Forschungsfrage oder als Forschungsproblem bezeichnet werden und hat zunächst nur vorläufigen Charakter. Forschungsvorschläge ergeben sich häufig aus einem Problembereich der alltäglichen Praxis, oder aus unbeantworteten, unbearbeiteten Fragen in der Literatur. Häufig sind soziale Probleme (Situation der Pflegenden im Nachtdienst) oder Probleme der Theorienbildung (Systematik der Ganzkörperwaschung) Anlass für die Formulierung einer Forschungsfrage. Auch Forschungsaufträge, beispielsweise vom Bundesministerium für JFFG

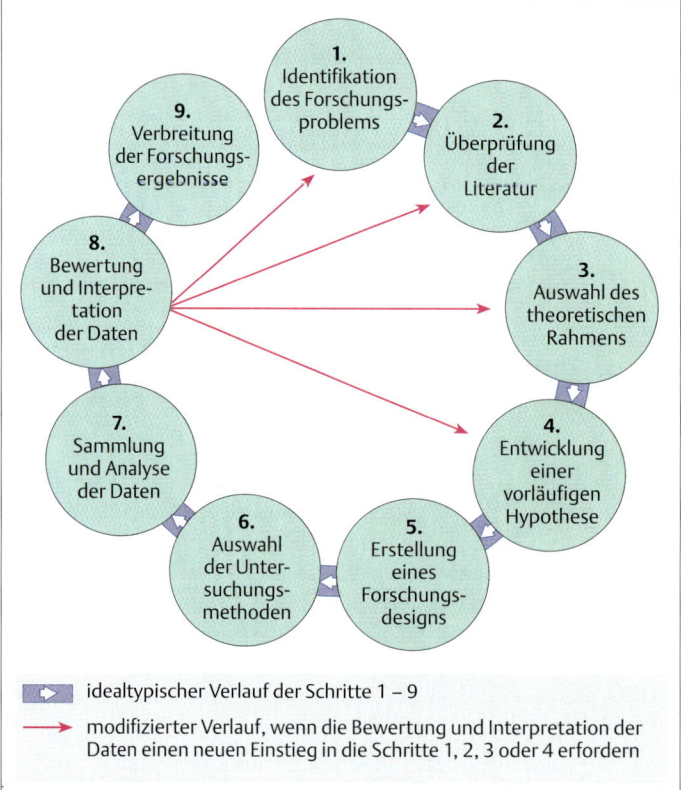

Abb. 5.3 Die neun Schritte des Forschungsprozesses als Regelkreislauf

idealtypischer Verlauf der Schritte 1 – 9

modifizierter Verlauf, wenn die Bewertung und Interpretation der Daten einen neuen Einstieg in die Schritte 1, 2, 3 oder 4 erfordern

können Forschungsprojekte anstoßen. Hier ist die Forschungsfrage vom Auftraggeber vorbestimmt.

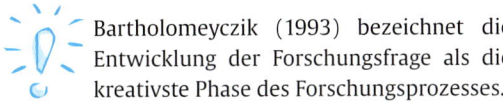 Bartholomeyczik (1993) bezeichnet die Entwicklung der Forschungsfrage als die kreativste Phase des Forschungsprozesses.

Die unterschiedlichen Ideen und Themenvorschläge müssen eingegrenzt und nach Prioritäten geordnet werden. Bei der Entwicklung des Forschungsprojekts „Die Belastungsmomente von Pflegenden im Nachtdienst, besonders in den letzten Stunden der Nacht" wurden zuvor viele andere Themen angedacht und diskutiert. Diesen Entwicklungsprozess hat Bartholomeyczik in Form eines „Forschungsfragetrichters" dargestellt (**Abb. 5.4**).

Die Präzisierung der Forschungsfrage grenzt sowohl den Inhalt des Forschungsprojektes als auch den Methodenbereich ein. Sie legt den Blickwinkel fest, unter dem die Forschungsfrage betrachtet werden soll. Im Rahmen der Eingrenzung des Forschungsproblems muss die Frage nach der Relevanz für die Pflegepraxis beantwortet werden: Besteht tatsächlich ein Lösungsbedarf für dieses Problem und ist es überhaupt erforschbar? Nachdem das Forschungsproblem eingegrenzt und benannt wurde, müssen Zweck und Ziele der Studie formuliert werden. Die Benennung des Forschungsziels verleiht der Studie eine klare Richtung und ermöglicht ein zielgerichtetes Arbeiten.

5.5.2 Überprüfung der Literatur

Nach der Benennung des Forschungsproblems folgt das intensive Literaturstudium. Durch die Überprüfung der Literatur wird ermittelt, was bereits über das Forschungsthema veröffentlicht wurde und welche Fragen in diesem Zusammenhang nicht beantwortet wurden. Das intensive Literaturstudium

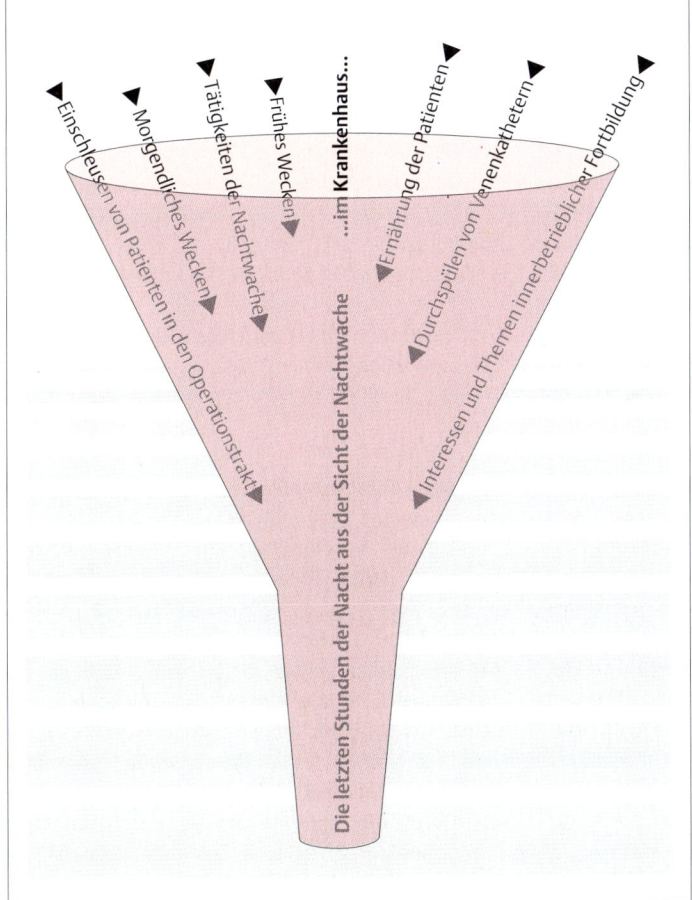

Abb. 5.4 Themenvorschläge für eine Forschungsfrage – dargestellt in Form eines Forschungsfragetrichters

deckt Übereinstimmungen und auch Widersprüche zum Forschungsproblem auf. Studien zu ähnlichen Forschungsthemen erleichtern die Auswahl des entsprechenden Forschungsdesigns, d.h. des Vorentwurfs der geplanten Vorgehensweise in der Untersuchung. Es finden sich Anregungen, wie die eigene Studie geplant werden kann und welche Instrumente und Methoden dafür geeignet sind.

Um die relevante Fachliteratur zu einem bestimmten Thema aufzuspüren, können unterschiedliche Literaturquellen genutzt werden. Fachzeitschriften, Fachbücher, Lexika, Broschüren, Enzyklopädien, Dissertationen und unveröffentlichte Arbeiten, die so genannte „Graue Literatur", bilden die Basis der Literaturüberprüfung.

Die Literatursuche kann konventionell in Buchhandlungen und Bibliotheken oder über eine EDV-gestützte Literaturrecherche erfolgen. Mittlerweile gibt es einige Datenbanken, die auch pflegerelevante Literatur erfassen. Der „Deutsche Verein zur Förderung von Pflegewissenschaft und -forschung" (DVP) gibt jährlich eine aktualisierte Literaturliste zur deutschsprachigen Pflegeforschungsliteratur heraus.

Bei der Bearbeitung der Fachliteratur muss sorgfältig zwischen Primär- und Sekundärquellen unterschieden werden. Eine Primärquelle ist ein Dokument, das direkt von einem bestimmten Ereignis Zeugnis gibt, beispielsweise Biographien, Orginalbriefe, Augenzeugenberichte, Tagebücher oder Zeitungsartikel. Auch Veröffentlichungen über Studien, die der Verfasser selbst geschrieben hat, gehören zu der so genannten Primärliteratur.

Eine Sekundärquelle ist ein Dokument, das nur indirekt bzw. aus zweiter Hand von einem bestimmten Ereignis berichtet. Hierzu gehören Abhandlungen über Studien und Interpretationen. Sekundärquellen und kurze Zusammenfassungen, so genannte Abstracts sollten nicht wie Primärliteratur eingesetzt oder zitiert werden, da die fraglichen Informationen zusammengefasst wurden und daher Interpretationen und Ungenauigkeiten beinhalten könnten.

Um die Bearbeitung der Literatur ökonomisch zu gestalten, hat sich zunächst das Lesen von Abstracts oder ein diagonales Lesen bewährt. Hilfreich kann auch das Anfertigen von Kurzzusammenfassungen der wichtigsten Literatur sein, weil es die anschließende Organisation der Texte erleichtert.

5.5.3 Auswahl eines theoretischen Rahmens

„Der theoretische Bezugsrahmen einer Forschungsarbeit stellt das Problem in einen theoretischen Kontext und weist dem Problem und den Ergebnissen der Studie damit eine bestimmte Bedeutung zu. Er fasst das über den zu untersuchenden Bereich existierende Wissen zusammen, macht die Verbindungen zwischen den definierten Konzepten deutlich und schafft so eine Grundlage für die Prognose bestimmter Ergebnisse oder die Bildung von Hypothesen" (LoBiondo-Wood/Haber 1996, S. 165).

Während der intensiven Literaturrecherche wird der theoretische Rahmen der geplanten Untersuchungen entwickelt. Die Forscher untersuchen die Literatur im Hinblick auf ähnliche Studien zum gleichen Thema oder Untersuchungen zu Teilgebieten des Forschungsthemas.

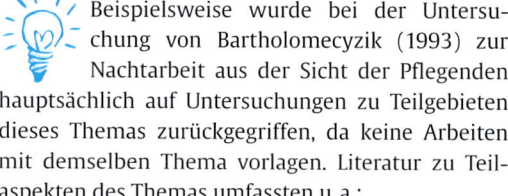 Beispielsweise wurde bei der Untersuchung von Bartholomecyzik (1993) zur Nachtarbeit aus der Sicht der Pflegenden hauptsächlich auf Untersuchungen zu Teilgebieten dieses Themas zurückgegriffen, da keine Arbeiten mit demselben Thema vorlagen. Literatur zu Teilaspekten des Themas umfassten u.a.:

- Studien zur Nachtarbeit anderer Berufsgruppen,
- arbeitsmedizinische Untersuchungen zur Nachtarbeit,
- Untersuchungen zu Arbeitsbedingungen Pflegender,
- pflegewissenschaftliche Untersuchungen zur Einteilung pflegerischer Arbeit,
- soziologische Literatur zur Frauenerwerbstätigkeit.

Wie aus vorangegegangenem Beispiel ersichtlich, können bei der Entwicklung des theoretischen Bezugsrahmens Erkenntnisse aus anderen Wissenschaftsdisziplinen (Medizin, Soziologie) oder direkt aus der Pflege genutzt werden. Umfassende, theoretische Erklärungsmodelle wurden bei dieser Untersuchung nicht herangezogen, können aber bei anderen Studien durchaus hilfreich sein. Beispielsweise können bei Untersuchungen zum Kommunikationsverhalten von Pflegenden allgemein gültige Kommunikationsmodelle zur Erklärung herangezogen werden. Durch die Sichtung der relevanten Literatur wird neben der inhaltlichen Dimension gleichzeitig die Methodenauswahl unterstützt. Dies ersetzt je-

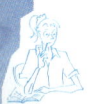

doch nicht die Auseinandersetzung mit der entsprechenden Basisliteratur zu methodologischen Fragen.

5.5.4 Aufstellung einer Hypothese

Wie bereits erwähnt, bildet der theoretische Bezugsrahmen die Basis für die Formulierung der Hypothese.

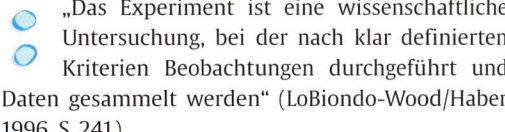 Eine Hypothese ist eine vorläufige Annahme des Forschers über die zu erwartende Beziehung zwischen den Faktoren oder Variablen einer wissenschaftlichen Untersuchung. Sie stellt eine vorläufige Lösung oder Erklärung des zu erforschenden Problems dar und gründet sich auf Beobachtungen der Erfahrungen sowie auf entsprechende Hinweise aus der Literatur.

Die Hypothese soll im Verlauf der Forschungsarbeit belegt oder widerlegt werden. Die Entwicklung der Hypothese bestimmt darüber, welche Art von Untersuchung durchgeführt wird und welche Variablen dabei analysiert werden. Variablen sind Faktoren, Eigenschaften oder Einstellungen, die es zu untersuchen gilt. Hypothesen können folgendermaßen lauten:

- die gezielte Anleitung von Schülerinnen und Schülern auf den Stationen verbessert signifikant die praktischen Leistungen, messbar an den Noten in den praktischen Beurteilungsbögen.
- die gezielte Information eines Patienten vor einer invasiven Pflegemaßnahme verringert signifikant die Menge der im Anschluss benötigten Schmerzmittel.

Die Hypothesen sagen bereits einiges über den Forschungsverlauf, denn sie bestimmen:

- die Gruppe von Menschen (Grundgesamtheit „Population"), über die geforscht werden soll: a) Schüler, b) Patienten,
- die gewählte Problemlösung; a) die gezielte Anleitung, b) gezielte Information,
- die Variablen, die untersucht werden sollen: a) Noten, b) Schmerzmittelbedarf.

Man unterscheidet bei den Variablen zwischen abhängigen und unabhängigen Variablen. Unabhängig ist eine Variable dann, wenn sie von außen manipuliert oder in eine Situation eingeführt wird. Die „gezielte Anleitung" ist ein Beispiel für eine unabhängige Variable. Die abhängige Variable wird beobachtet, um die Auswirkung der unabhängigen Variable zu messen. Die praktischen Noten oder die Anzahl der

verschriebenen Schmerzmittel sind Beispiele für abhängige Variablen.

5.5.5 Forschungsdesign

Das Design kennzeichnet die Struktur des Forschungsprozesses, die Population, den Einsatz der Methoden und ihre Auswertung. Es beschreibt insbesondere die Phasen des Forschungsprozesses, Arbeitssequenzen und Zeitabläufe. Die Entscheidung für ein Design hängt im Wesentlichen ab von der Fragestellung, der Zeit und den materiellen Ressourcen für das Projekt, sowie den Einsatzmöglichkeiten von Methoden. Es wird als Planung des ganzen Forschungsprozesses zu Beginn entworfen und sobald notwendig den aktuellen Erfordernissen angepasst. Beim Forschungsdesign können verschiedene Formen unterschieden werden.

▌ Experimentelle Forschungsdesigns

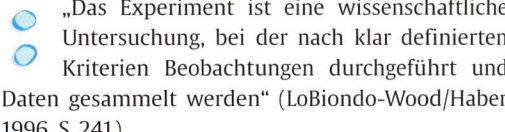 „Das Experiment ist eine wissenschaftliche Untersuchung, bei der nach klar definierten Kriterien Beobachtungen durchgeführt und Daten gesammelt werden" (LoBiondo-Wood/Haber 1996, S. 241).

Im Vordergrund steht hier die Überprüfung einer Ursache-Wirkung-Beziehung. Das klassische Experiment wird durch drei typische Merkmale charakterisiert:

1. Randomisierung,
2. Kontrolle und
3. Manipulation.

Randomisierung bedeutet die rein zufällige Verteilung von Versuchspersonen auf die Experimentalgruppe und die Kontrollgruppe. Beim Experiment werden die Rahmenbedingungen möglichst konstant gehalten, die unabhängige Variable wird manipuliert um die Auswirkung auf die abhängige Variable messen zu können.

 Beispielsweise haben Neander u. Mitarb. (1993) untersucht, wie gut Antidekubitusmatratzen tatsächlich zur Druckentlastung beitragen. Bei dieser Untersuchung wurde der Auflagedruck zwischen einer Gummipuppe und der Matratze gemessen, um menschliche Variationsmöglichkeiten auszuschalten. Es wurden lediglich die Matratzen ausgetauscht, so dass die Druckveränderungen ausschließlich auf die Matratzen zurückzuführen waren.

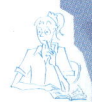

■ **Nicht-experimentelle Forschungsdesigns**

Diese beschreiben Ereignisse, wie sie auf natürliche Weise in Erscheinung treten: Die unabhängigen Variablen sind bereits existent, sie können nicht manipuliert werden. Korrelationsstudien untersuchen die Wechselbeziehung zwischen zwei oder mehreren Variablen. Dabei wird nicht die Auswirkung der einen Variable auf die andere überprüft, sondern ob sich die Variablen zusammen verändern. In diesem Design geht es um die Beziehung zwischen den Variablen.

Nicht-experimentelle Designs mit einer zeitlichen Perspektive werden Entwicklungsstudien genannt. Klassische Vertreter dieses Designs sind Querschnitt- und Längsschnittstudien. In Querschnittstudien werden Daten einmalig, zu einem bestimmten Zeitpunkt, bei denselben Versuchspersonen erhoben.

Eine einfache Querschnittuntersuchung wurde beispielsweise von Bartholomeyczik u. Mitarb. (1993) in ihrer Arbeit über die Situation von Pflegenden im Nachtdienst durchgeführt. Eine weitere Querschnittstudie, allerdings mit Vergleichsgruppe, ebenfalls von Bartholomeyczk u. Mitarb. durchgeführt, untersucht Arbeitsabläufe auf Stationen, die bereits eine Stationsassistentin eingestellt haben, und solche, die erst eine Stationsassistentin einsetzen wollen.

Längsschnittstudien, auch Longitudinal- oder Panelstudien genannt, untersuchen Daten bei derselben Gruppe zu verschiedenen Zeitpunkten. Sie beginnen in der Gegenwart und enden in der Zukunft. Als Beispiel für diese Untersuchungsart kann die Deutsche Herz-Kreislauf-Präventionsstudie angeführt werden, die die Gesundheitsentwicklung der Bevölkerung über einen Zeitraum hinweg beobachtet. Die Interventionsstudie ist eine Sonderform der Längsschnittstudie: Aufgrund der Ergebnisse der initialen Untersuchungen werden veränderte Maßnahmen (Interventionen) geplant und durchgeführt.

Das Forschungsprojekt von Krohwinkel u. Mitarb. (1993) „Der Pflegeprozess am Beispiel von Apoplexiekranken" verdeutlicht diese Vorgehensweise. Das Projekt wurde in drei Phasen durchgeführt:
1. Basisuntersuchung zur Erfassung der Ist-Situation,
2. Intervention mit interstationärer Schulung und innerstationärer Begleitung, Anleitung und Beratung des Pflegepersonals,
3. Postinterventionsuntersuchung, d. h. Ergebnisüberprüfung und vergleichende Analyse.

Für die Basis- und die Postinterventionsuntersuchung waren pro Projektkrankenhaus zunächst jeweils drei Monate und für die Interventionsphase jeweils sechs Monate geplant.

Das Design einer Fall-/Kontrollstudie ist retrospektiv, also zurückschauend, angelegt. Das heißt, die abhängige Variable wurde bereits von der unabhängigen Variable beeinflusst und jetzt sollen die gegenwärtigen Ereignisse mit den vergangenen Ereignissen in Verbindung gebracht werden. Ein Beispiel für ein solches Design ist die retrospektive Überprüfung von Patientendokumentationen: Patientinnen, die zum Offenhalten intravenöser Zugänge Heparin bekommen haben, werden mit solchen verglichen, die nur physiologische Kochsalzlösung bekommen haben. So kann die Wirksamkeit beider Methoden beurteilt werden.

Bei jeder Studienart unterscheidet sich das Design darüber hinaus nach den verwendeten Erhebungs- und Analysemethoden, nach Art und Umfang der Population und nach Zusammensetzung der Forschungsgruppe in Qualifikation und Zahl (**Abb. 5.5**).

5.5.6 Forschungsmethode

Der Weg des wissenschaftlichen Vorgehens wird als Methode bezeichnet. Problemstellung und Forschungsziel entscheiden weitgehend darüber, ob es sich um eine deskriptive, eine experimentelle oder eine historische Studie handelt und bestimmen somit auch die Forschungsmethode.

Zunächst soll zwischen quantitativer und qualitativer Forschung unterschieden werden. Quantitativer Forschung liegt die Auffassung zugrunde, dass

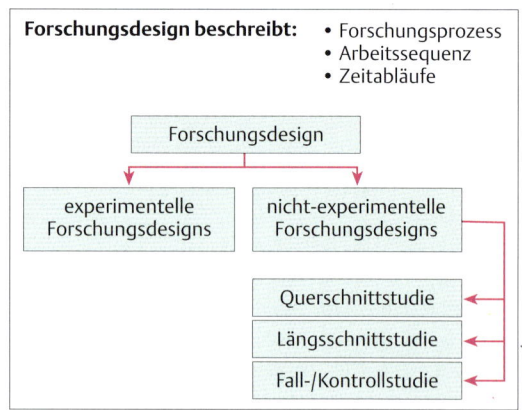

Abb. 5.5 Formen von Forschungsdesigns

der Mensch aus Organsystemen besteht, an denen objektive Messungen vorgenommen werden können. Einzelne Faktoren oder Merkmale des Menschen werden isoliert, aus dem Zusammenhang herausgenommen, um eine bessere Objektivierbarkeit zu erreichen. Zur Analyse der gewonnen Daten werden statistische Verfahren eingesetzt, um Beziehungen zwischen numerischen Daten zu beschreiben und einzuschätzen.

Der qualitative Forschungsansatz dagegen betrachtet den Menschen als ganzheitliches Wesen. Die Erfahrungen des Einzelnen, geprägt durch die individuellen Lebensumstände, sind hierbei von großer Bedeutung und werden entsprechend gewürdigt. Der Zugang zu diesen Erfahrungen erfolgt mittels subjektiver Beschreibung durch das Individuum selbst, ohne diese durch vorgegebene Fragen und Antworten einzuschränken. Die wichtigsten Unterscheidungsmerkmale zwischen quantitativen (standardisierten) und qualitativen Ansätzen werden in **Tabelle 5.2** dargestellt.

▌ **Definition der Stichprobe**

Die Definition der Stichprobe ist ein wichtiger Aspekt der Methodik in einer Forschungsarbeit.

Bei einer Stichprobe handelt es sich um eine Auswahl von Einzelpersonen aus einer Grundgesamtheit von Individuen, die mindestens ein gemeinsames, für die fragliche Untersuchung relevantes Merkmal besitzen. Die deskriptiven Merkmale der Population, wie Alter, Geschlechtszugehörigkeit, Bildungsniveau etc. bilden die Auswahlkriterien für die Stichprobe, z.B. eine Auswahl examinierter Krankenschwestern in einem Bundesland der BRD aus der Grundgesamtheit aller examinierten Krankenschwestern in diesem Bundesland.

Die Auswahl der Stichprobe aus der Grundgesamtheit muss repräsentativen Charakter haben, d.h. die Merkmale der Stichprobe müssen mit den Merkmalen der Grundgesamtheit übereinstimmen. Die Stichprobenbildung kann gesteuert oder als Wahrscheinlichkeitserhebung erfolgen. Gesteuerte Stichprobenerhebungen können zwar leichter durchgeführt werden, jedoch wird die Verallgemeinerbarkeit von Befunden eingeschränkt. Bei der Wahrscheinlichkeitserhebung erfolgt eine Zufallsauswahl der Elemente aus der Population, wobei jedes Element der Grundgesamtheit die gleiche Chance hat, in die Stichprobe aufgenommen zu werden.

Ein sorgfältig ausgearbeiteter Stichprobenplan steigert die Genauigkeit und Aussagefähigkeit der gewonnenen Daten und vergrößert die Möglichkeit, die Befunde von der Stichprobe auf die Population zu übertragen.

▌ **Methoden der Datenerhebung**

Zur Durchführung von Forschungsarbeiten gibt es verschiedene Möglichkeiten, um Informationen über Versuchspersonen oder bestimmte Phänomene

Tab. 5.2   Tabellarischer Vergleich des Einsatzes quantitativer (standardisierter) und qualitativer Methoden (aus: Bartholomyczik, S., E. Müller: Pflegeforschung verstehen. Urban & Schwarzenberg, München, 1977)

	Quantitativ	*Qualitativ*
Präzise Hypothese	vorher wichtig	kann entwickelt werden
Inhalte	• Bewusstseinsoberfläche • begrenztes Spektrum für alle gleich • allgemein orientiert	• tiefergehend • Spielraum für subjekte Interpretation • individuell orientiert
Population	große Anzahl	geringe Anzahl
Datendokumentation	im Formular für alle gleich	Aufzeichnungen (Tonband, Video) Transkription
Auswertung	• EDV, z.B. SPSS (Statistik-Software) • Häufigkeiten usw. • statistische Verfahren	• Zusammenfassung • Codierung • Gemeinsamkeiten, Muster • Kategorien
Arbeitsanfall	hoch vor Datenerhebung	hoch nach Datenerhebung

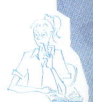

zu sammeln. Die Datensammlung muss objektiv und systematisch erfolgen. Objektivität wird erreicht, indem die Daten nicht beeinflusst werden durch denjenigen, der die Daten erhebt; die Systematik garantiert, dass jede an der Erhebung beteiligte Person die Daten auf die gleiche Art und Weise erhebt.

Wenn aus den Forschungsresultaten relevante Schlussfolgerungen getroffen werden sollen, müssen die Messmethoden gültig und zuverlässig sein. Die Zuverlässigkeit (Reliabilität) eines Messverfahrens bezieht sich auf dessen Stabilität und Wiederholbarkeit, das heißt ein zuverlässiges Messverfahren kommt bei einer Wiederholung zu gleichen Ergebnissen. Die Gültigkeit eines Messverfahrens (Validität) bezieht sich auf dessen Messgenauigkeit, das heißt, ob ein Messverfahren tatsächlich das misst, was es zu messen vorgibt. LoBiondo-Wood/Haber unterscheiden allgemein fünf Methoden der Datensammlung:

1. physiologische Messungen,
2. Beobachtungen,
3. Interviews,
4. Fragebögen und
5. die Nutzung von Aufzeichnungen oder anderem, schon vorhandenen Material.

Physiologische oder biologische Messungen

Viele Daten in der täglichen Praxis der Pflege wie die Ermittlung von Pulsfrequenz, Blutdruck oder Temperatur werden durch physiologische, biologische Messungen gewonnen. Diese Daten können auch im Bereich der Pflegeforschung von Nutzen sein.

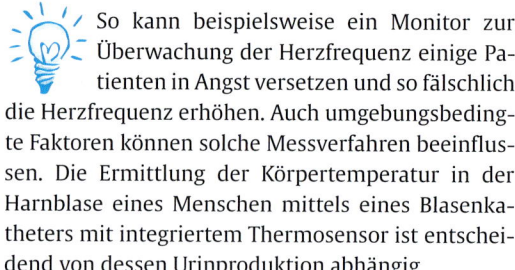 Beispielsweise soll die Hypothese, dass eine gezielte präoperative Anleitung von erwachsenen Patienten die postoperative Atmung signifikant verbessert, durch die Ermittlung der Messgrößen Vitalkapazität, maximale exspiratorische Strömungsrate und forciertes Exspirationsvolumen belegt werden.

Um diese Messungen durchzuführen, bedarf es technischer Hilfsmittel und spezieller Geräte, die durch ausgebildete Personen bedient werden. Der Vorteil bei dieser Art von Datengewinnung liegt in der Objektivität der Daten. Selbst bei einer Wiederholung der Messung durch eine andere Pflegeperson müssten die Ergebnisse annähernd gleich bleiben.

Berücksichtigt werden sollte bei solchen Messmethoden, dass der bloße Einsatz einer Methode bereits die Variablen verändern kann.

So kann beispielsweise ein Monitor zur Überwachung der Herzfrequenz einige Patienten in Angst versetzen und so fälschlich die Herzfrequenz erhöhen. Auch umgebungsbedingte Faktoren können solche Messverfahren beeinflussen. Die Ermittlung der Körpertemperatur in der Harnblase eines Menschen mittels eines Blasenkatheters mit integriertem Thermosensor ist entscheidend von dessen Urinproduktion abhängig.

Demzufolge ist es wichtig zu prüfen, ob solche beeinflussenden Variablen in einer Studie kontrolliert und bedacht wurden.

Beobachtung

Atteslander (1995) definiert den Begriff „Beobachtung" als „das systematische Erfassen, Festhalten und Deuten sinnlich wahrnehmbaren Verhaltens zum Zeitpunkt seines Geschehens".

Neben der alltäglichen Beobachtung kann diese auch als wissenschaftliche Beobachtung systematisch aus dem Blickwinkel der zu bearbeitenden Forschungsfrage eingesetzt werden. Eine wissenschaftliche Beobachtung erfüllt nach LoBiondo-Wood/Haber (1996) die folgenden Bedingungen.

> **Bedingungen einer wissenschaftlichen Beobachtung**
>
> 1. Die Beobachtungen stehen mit der Zielsetzung der Studie in Einklang.
> 2. Beobachtung und Aufzeichnung von Daten folgen einem standardisierten, systematischem Plan.
> 3. Alle Beobachtungen werden überprüft und kontrolliert.
> 4. Die Beobachtungen stehen mit wissenschaftlichen Konzepten und Theorien in Zusammenhang.

Formen der Beobachtung

Sozialwissenschaftliche Beobachtungen können sowohl quantitativ als auch qualitativ durchgeführt werden. Quantitativ orientierte Beobachtungen sind charakterisiert durch eine hochstrukturierte, theoriegeleitete und kontrollierte Wahrnehmung, Aufzeichnung und Auswertung. Festgelegte Beobachtungsschemata bestimmen vorab, was und wie es zu beobachten ist. Qualitative Beobachtungsstudien verzichten auf konstruierte Beobachtungsschemata und standardisierte Verfahrensweisen.

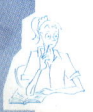

Allgemein lassen sich Formen der Beobachtung nach dem Grad ihrer Strukturiertheit, ihrer Offenheit und ihrer Teilnahme typisieren. Die Dimension der Strukturiertheit bezieht sich sowohl auf den Prozess der Wahrnehmung als auch auf den der Aufzeichnung. Beides kann von äußerst strukturiert bis unstrukturiert reichen.

Die Dimension der Offenheit bezieht sich auf die Transparenz der Beobachtungssituation für die Beobachteten. Bei einer offenen Beobachtung wissen die Versuchspersonen, im Gegensatz zur verdeckten Beobachtung, dass sie beobachtet werden.

Die Dimension der Teilnahme bezieht sich auf die Beteiligung des Beobachters an der beobachteten sozialen Situation. Die Teilnahme variiert zwischen einer hohen Beteiligung (aktive Teilnahme) und einer niedrigeren Beteiligung (passive Teilnahme). Bei einer passiven Teilnahme beschränkt der Beobachter sich ganz auf die Rolle des forschenden Beobachters, ohne aktiv am sozialen Geschehen teilzunehmen. Bei der aktiven Teilnahme hingegen wird der Beobachter zum Teilnehmer und pflegt intensiven Kontakt mit den Untersuchungspersonen.

Dennoch haben auch wissenschaftliche Beobachtungen Grenzen und Mängel. So treten im Zusammenhang mit verdeckten Beobachtungen evtl. ethische Bedenken auf. Oder es können die durch Beobachtung gewonnenen Daten durch die selektive Wahrnehmung des Beobachters verfälscht werden. Emotionen, Wertvorstellungen, Erfahrungen und Vorurteile des Beobachters beeinflussen nicht nur die Aufnahme von Daten, sondern auch deren anschließende Dokumentation.

Interviews und Fragebögen

Interviews und Fragebögen verfolgen den Zweck, die Versuchspersonen selbst berichten zu lassen. Das Interview ist eine mündliche Form der Befragung, der Fragebogen dient der schriftlichen Form der Kommunikation. Interviews können wenig strukturiert, teilstrukturiert und stark strukturiert durchgeführt werden. Wenig strukturierte Interviews verlangen eine flexible Gesprächsführung und eine hohe kommunikative Kompetenz des Interviewers.

Die teilstrukturierte Form der Befragung erfolgt in der Regel nach einem Gesprächsleitfaden, das heißt, dass Fragen zwar vorformuliert werden, aber die Abfolge der Fragen offen ist. Es besteht die Möglichkeit, Themen, die sich aus dem Gespräch ergeben, aufzunehmen und entsprechend weiter zu verfolgen.

Die stark strukturierte Befragung eignet sich besonders bei begrenzten Themen und zeichnet sich durch eindeutige und präzise formulierte Fragen aus. In der Fachliteratur werden unterschiedliche Arten von Fragetypen beschrieben.

Fragen können offen oder geschlossen sein. Offene Fragen enthalten keine vorgegebenen Antwortkategorien. Es soll erreicht werden, dass die Versuchsperson ihre Antwort mit eigenen Worten formuliert. Bei geschlossenen Fragen werden die Beantwortungskategorien vorgegeben, lediglich die Auswahl der zutreffenden Antwort erfolgt durch die Versuchsperson.

 Ein klassisches Beispiel für die geschlossene Frageform ist der „Ja-Nein-Typ". Es handelt sich dabei um eine Frage, die mit Ja oder Nein ausreichend beantwortet werden kann.

Mehrere Beantwortungsalternativen findet man in Skala-Fragen. Mit Skala-Fragen werden Werte, Meinungen, Gefühle oder Handlungen bezüglich ihrer Intensität oder Häufigkeit eingeschätzt.

 Zum Beispiel:
„Wie oft lesen Sie eine Pflegefachzeitschrift?" - immer - häufig - gelegentlich - selten - nie-

Ein weiteres Beispiel für Skalen ist die Einschätzungsskala (**Abb. 5.6**) für die Schmerzintensität (s. a. Band II, Kap. 19).

Für die Formulierung von Fragen sollten die folgenden Grundregeln beachtet werden.

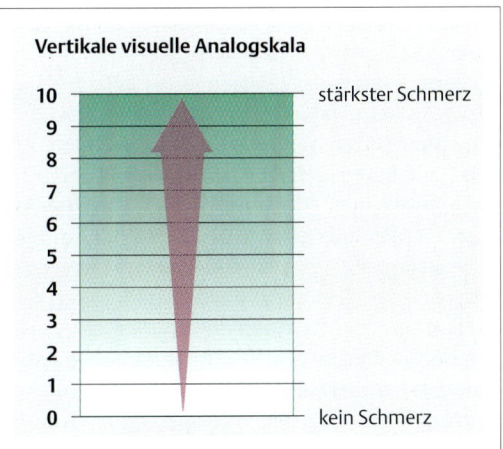

Abb. 5.6 Vertikale visuelle Analogskala zur Einschätzung von Schmerz

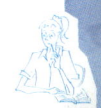

Grundregeln

- Fragen sollten einfache Wörter enthalten; d.h. keine Verwendung von nicht gebräuchlichen Fachausdrücken, keine Verwendung von Fremdwörtern, keine Verwendung von Abkürzungen oder Slangausdrücken,
- Fragen sollten kurz formuliert werden,
- Fragen sollten konkret sein, d.h. die Frage „Wie zufrieden sind Sie mit Ihrer Arbeitssituation?", ist besser als die Frage „Wie zufrieden sind Sie mit Ihrem Leben?"; abstrakte Begriffe sollten in konkrete überführt werden,
- Fragen sollten keine bestimmte Beantwortung provozieren (Vermeidung von „Suggestivfragen"); die Frage „haben Sie je den Film 'Vom Winde verweht' gesehen?", ist besser als die Formulierung: „Den Film 'Vom Winde verweht' haben mehr Menschen gesehen als jeden anderen Film dieses Jahrhunderts. Haben Sie diesen Film gesehen?"
- Fragen sollten neutral formuliert sein, keine „belastenden" Worte (wie z.B. „Kommunist", „Bürokrat", „Boss", „Freiheit", „Leistungswille", „Ehrlichkeit") enthalten,
- Fragen sollten nicht hypothetisch formuliert werden; d.h. Fragen wie „Angenommen, Sie würden im Lotto gewinnen, würden Sie das Geld sofort ausgeben, oder würden Sie das Geld sparen?", sind unzulässig,

- Fragen sollten sich nur auf einen Sachverhalt beziehen (Vermeidung von Mehrdimensionalität); die Frage „Würden Sie Marihuana zwar für den Gebrauch im Privatbereich, nicht aber für den Gebrauch in der Öffentlichkeit legalisieren wollen?", ist eine Frage nach zwei Sachverhalten. Sie sollte in zwei Fragen geteilt werden.
- Fragen sollten keine doppelten Negationen enthalten,
- Fragen sollten den Befragten nicht überfordern; z.B. erfordert die Frage „Wie viel Prozent Ihres monatlichen Einkommens geben Sie für Miete aus?", die Berechnung eines Prozentsatzes; besser wäre eine Frage nach der Höhe des Einkommens und eine zweite Frage nach der Höhe der Miete,
- Fragen sollten zumindest formal „balanciert" sein, d.h. in der Frage sollten alle negativen und positiven Antwortmöglichkeiten enthalten sein, um die gleichwertige Berechtigung jeder vom Befragten gewählten Antwort zu demonstrieren. In der einfachsten Form sollte eine Frage wie „Sollte Frauen in den ersten Wochen einer Schwangerschaft ein Schwangerschaftsabbruch auf Wunsch erlaubt werden, oder sollte dies nicht erlaubt sein?", der Vorzug vor einer Frage gegeben werden, die nur eine Entscheidungsmöglichkeit formuliert.

(nach: Atteslander, 1995)

Der Fragebogen ist die schriftliche Form einer strukturierten Befragung. Die Validität und Reliabilität eines entwickelten Fragebogens sollte durch einen entsprechenden Vortest, den so genannten Pretest, und durch Probeläufe überprüft und evtl. korrigiert werden. Ob in einer Forschungsstudie Interviews oder Fragebögen eingesetzt werden, hängt häufig von der Verfügbarkeit der Instrumente und den materiellen sowie personellen Ressourcen ab. Beide Methoden haben Vor- und Nachteile.

Vorteile des persönlichen Interviews liegen darin, dass zum Beispiel Kinder, Blinde und Analphabeten zwar keine Fragebögen ausfüllen können, jedoch sehr wohl auf Interviewfragen antworten können. Des Weiteren können im Interview falsch verstandene Fragen direkt durch Nachfragen berichtigt werden.

Fragebögen dagegen sind kostengünstiger, da sie meistens nur verschickt werden und somit keine speziell ausgebildeten Interviewer erfordern. Bei hoher Rücklaufquote der beantworteten Fragebögen kann eine größere und vielfältigere Stichprobe gewonnen werden. Darüber hinaus gewähren Fragebögen völlige Anonymität der Befragten, was sich besonders bei Befragungen zu heiklen Themengebie-

ten, wie beispielsweise zum Thema Sexualität, positiv auswirken kann.

▌ Nutzung von Aufzeichnungen oder anderen verfügbaren Daten

Aufzeichnungen und bereits verfügbare Daten sind wichtige Quellen für Forschungsdaten. Hierbei werden die Informationen aus bereits existierenden Materialien gewonnen. Die Daten werden unter einem neuen Aspekt beleuchtet, um so der Beantwortung einer neuen, spezifischen Forschungsfrage dienen zu können.

Auf den ersten Blick scheinen diese Daten vor allem für die historische Forschung nützlich zu sein, aber es existieren auch umfangreiche Datenbestände, die zur Erforschung von neuen Phänomenen hilfreich sein können. Quellen mit derartigen Aufzeichnungen sind beispielsweise:

- Listen von Unfällen und Vorfällen, die sich im klinischen Bereich ereignen,
- Pläne über die Vergabe von freien Tagen,
- Arbeitsbelastungsstrukturen und andere Aufzeichnungen aus dem Bereich des Pflegemanagements,

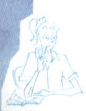

- allgemeine Krankenhausunterlagen, Pflegepläne und -berichte,
- Kliniksinterne Statistiken, die die Anzahl bestimmter Diagnosen oder spezifische Behandlungsverfahren nachweisen oder
- Veröffentlichungen des Statistischen Bundesamtes.

Vorausgesetzt, dass ein uneingeschränkter Zugang zu den vorhanden Unterlagen möglich ist, kann diese Art der Datengewinnung eine beträchtliche Geld- und Zeitersparnis bei der Datensammlung ermöglichen. Probleme ergeben sich evtl. durch den Datenschutz, wenn die Identität einzelner Personen aus den Unterlagen hervorgeht. Der Schutz des Individuums muss gewährleistet sein. Ein weiteres Problem

ergibt sich, wenn die vorhandenen Aufzeichnungen nicht repräsentativ für alle Daten sind, denn hierdurch können Verfälschungen entstehen. Auch die Authentizität der Aufzeichnungen kann sich als problematisch erweisen, wenn nicht sorgfältig zwischen Primär- und Sekundärliteratur unterschieden wurde.

 Jede Methode der Datensammlung hat Vor- und Nachteile, die bei der Auswahl eines Instrumentes für eine Studie bedacht werden sollten.

Für eine kritische Bewertung der Methoden kann die folgende Fragesammlung hilfreich sein.

Fragensammlung für die Bewertung der Methoden

1. Werden alle Instrumente für die Datensammlung klar benannt und beschrieben?
2. Wird eine vernünftige Begründung für ihre Auswahl gegeben?
3. Eignet sich die Methode für das zu untersuchende Problem?
4. Eignet sich die Methode für die klinische Situation?
5. Wurden die Daten bei allen Versuchspersonen auf die gleiche Art und Weise gesammelt?

Phyiologische Messmethoden

1. Eignet sich das Instrument für das Forschungsproblem? Wird es mit Gewalt den Erfordernissen angepasst?
2. Wird für die Auswahl eines bestimmten Instrumentes eine vernünftige Begründung gegeben?
3. Werden Vorkehrungen getroffen, um die Genauigkeit der Instrumente und die Zuverlässigkeit der Personen, die sie benutzen, beurteilen zu können?

Methoden der Beobachtung

1. Wer führte die Beobachtung durch?
2. Waren die Beobachter geschult, um das Auftreten von Verfälschungen zu minimieren?
3. Gab es Richtlinien für die Durchführung der Beobachtung?
   Mussten die Beobachter Schlussfolgerungen aus ihren Beobachtungen ziehen?
5. Gibt es Grund zu der Annahme, dass die Anwesenheit der Beobachter das Verhalten der Versuchsperson beeinflusst hat? u. a.

Interviews

1. Ist der Erhebungsbogen so genau beschrieben, dass man beurteilen kann, ob er alle Untersuchungsthemen abdeckt?
2. Gibt es eindeutige Hinweise darauf, dass die Versuchspersonen die Aufgaben und Fragen verstanden haben?
3. Wer waren die Interviewer und wie wurden sie geschult? u. a.

Fragebögen

1. Ist der Erhebungsbogen so genau beschrieben, dass man beurteilen kann, ob er alle Untersuchungsthemen abdeckt?
2. Gibt es Belege, dass die Versuchspersonen in der Lage waren, die Aufgabe zu erledigen?
3. Gibt es eindeutige Hinweise, dass die Versuchspersonen den Fragebogen verstanden haben?
4. Gilt für die Mehrzahl der Items, dass die offene bzw. geschlossenen Fragestellung angemessen war?

Verfügbare Daten und Aufzeichnungen

1. Eignen sich die Aufzeichnungen für das zu untersuchende Problem?
2. Werden die Daten so untersucht, dass sie zu neuen Informationen führen und nicht eine bloße Zusammenfassung der Aufzeichnungen sind?
3. Hat sich der Autor/die Autorin mit Fragen der inneren und äußeren kritischen Überprüfung auseinander gesetzt?
4. Gibt es in den verfügbaren Aufzeichnungen irgendwelche Hinweise auf Verfälschungen, die auf die Auswahl zurückzuführen sind?

(nach: LoBiondo-Wood u. Mitarb., 1996)

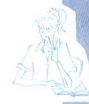

5.5.7 Datenanalyse

Die Analyse der Daten ist meist eng mit der Erhebungsmethode verbunden, deshalb sollte man bereits bei der Wahl der Messmethode die Datenanalyse und spätere Interpretation der Daten im Auge haben. Es muss berücksichtigt werden, welche Daten erhoben werden und auf welche Weise das geschieht bzw. ob sie überhaupt erhoben werden können.

Eine sorgfältige Vorplanung und genaue Definition der zu untersuchenden Variablen erleichtert die Auswahl der richtigen Methode für die durchzuführende Studie. Wird auf diese Vorgehensweise verzichtet, kann im Verlauf einer Untersuchung festgestellt werden, dass bestimmte erforderliche Daten nicht erfasst wurden.

Im Folgenden sollen die Methoden zur Datenanalyse in quantitative und qualitative Methoden unterschieden werden (**Abb. 5.7**). Wie bereits im Kapitel 5.5.6 erwähnt, bezieht sich die quantitative Forschung primär auf Daten in Form von Zahlen, wohingegen die qualitative Forschung Daten aus differenzierten Textinterpretationen gewinnt. In beiden Fällen besteht das übergeordnete Ziel darin, in den gewonnen Daten Muster zu erkennen oder aus ihnen Trends herauszuarbeiten.

▌ Quantitative Datenanalyse

Bei der Analyse von quantitativen Daten werden Beziehungen zwischen numerischen Daten beschrieben und eingeschätzt. Um die Daten zu strukturieren und ihr Verständnis zu erleichtern, können Tabellenkalkulations- oder Statistikprogramme eingesetzt werden.

Eine Datenanalyse beginnt fast immer damit, dass die gesammelten Daten geordnet werden. Die Strukturierung der so genannten Rohdaten kann am einfachsten durch eine Anordnung der Zahlen in Spalten und Zeilen (Tabellen) erfolgen.

Man spricht von einem beschreibenden (deskriptiven) Verfahren, wenn eine Zusammenfassung und Darstellung der Beobachtungsdaten mit Hilfe von beschreibenden Maßzahlen und graphischen Darstellungen verdeutlicht wird. Die Beschreibung kann sich auf einzelne messbare Beobachtungs-merkmale (z. B. Alter, Geschlecht, soziale Herkunft) beziehen und mit Hilfe von Verhältniszahlen, Prozentwerten, Häufigkeitsverteilungen etc. veranschaulicht werden, oder den Zusammenhang mehrerer Merkmale, beispielsweise zwischen Schmerzäußerung und Kulturkreis darstellen.

Um die Beobachtungsdaten zu quantifizieren, werden den verschiedenen Objekten und Ereignissen, nach bestimmten Regeln, Zahlen zugeordnet und in Form von Tabellen veranschaulicht.

▌ Verschiedene Skalenniveaus

Es gibt vier Messniveaus, die Nominal-, die Ordinal-, die Intervall- und die Verhältnisskala. Das niedrigste Messniveau tritt auf, wenn sich nach Einteilung von Objekten in Kategorien, die Kategorien gegenseitig ausschließen. Die den Kategorien zugeordneten Zahlen lassen keine Rückschlüsse auf das Merkmal zu. Derartige Skalen werden als Nominalskalen bezeichnet. Lässt sich anhand der Zahlenzuordnung eine Rangfolge von Objekten oder Ereignissen aufzeigen, so spricht man von Ordinal- oder Rangskala. Die Intervallskala ist eine Skala mit festgelegten Intervallen und willkürlicher Nullpunktbestimmung. Der Unterschied zur Ordinalskala liegt in den gleichen Abständen zwischen den Skaleneinheiten. Die Temperaturmessung nach Fahrenheit erfolgt beispielsweise auf Intervallniveau.

Das höchste Skalenniveau bietet die Verhältnisskala. Auch hier wird die Rangfolge von Ereignissen und Objekten auf Skalen mit gleichem Abstand aber absolutem Nullpunkt beschrieben. Dieses Skalenniveau wird hauptsächlich in den Naturwissenschaften benutzt.

Beispiele hierfür sind die Messungen von Größe, Gewicht, Pulsfrequenz und Blutdruck.

▌ Häufigkeitsverteilung

Die Häufigkeitsverteilung bietet die Möglichkeit, Daten in tabellarischer oder graphischer Form darzu-

---

Forschungsmethode	
quantitative Forschung • maximale Objektivität/ isolierte Faktoren	**qualitative Forschung** • subjektive Beschreibung • ganzheitlicher Ansatz

Datenerhebung:
 Wichtig ist Reliabilität und Validität der Daten!

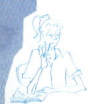 **Abb. 5.7** Forschungsmethoden

stellen und diese gleichzeitig zu berechnen. Bei der Häufigkeitsverteilung wird entweder jedes einzelne Ereignis gezählt oder die Daten werden in Gruppen zusammengefasst, und die Häufigkeit wird pro Gruppe angegeben.

Statistische Maßzahlen

Die wichtigsten statistischen Maßzahlen sind Maße der zentralen Tendenz.

Maße der zentralen Tendenz werden benötigt um zusammenfassende Antworten auf Fragen zu finden, z. B. auf die Frage „wie hoch ist die durchschnittliche berufliche Verweildauer von Pflegepersonen im stationären Bereich?" Das Ergebnis der Frage ergibt eine einzige Zahl, die einen mittleren Wert für die Gruppe (Stichprobe) angibt.

Das Maß der zentralen Tendenz charakterisiert die Werte aus einer Stichprobe in ihrer Gesamtheit. Die Statistik beschreibt den Begriff Durchschnitt als unspezifisch und zu allgemein. Es werden drei Möglichkeiten aufgezeigt, um die zentrale Tendenz zu messen:

1. Modus,
2. Median und
3. Mittelwert.

Der Modus oder Modalwert ist der Wert bzw. das Ereignis, das am häufigsten auftritt. Der Median oder Zentralwert beschreibt den exakten mittleren Wert; 50% aller Werte liegen darüber und 50% darunter. Der Mittelwert, umgangssprachlich als Durchschnitt bezeichnet, wird durch das arithmetische Mittel bestimmt.

In manchen Forschungsstudien ist die Streubreite von Interesse. Die Ergebnisse von Tests beispielsweise vor und nach gezielten Instruktionen können stark variieren. Die Streubreite bezeichnet dann die Differenz zwischen maximalem und minimalem Ergebnis.

Darstellung von Ergebnissen

Die optische Darstellung der Daten kann auf vielfältige Weise erfolgen und richtet sich nach den Ergebnissen. Wenn es um die Darstellung von prozentualen Anteilen verschiedener Parameter geht, bieten Kreisdiagramme eine gute Veranschaulichung.

Seidl u. Mitarb. 1988 untersuchten Pflegedokumentationen und analysierten dabei, wie viel Prozent der Pflegeproblemformulierung am Aufnahmetag, am zweiten und dritten Tag und sogar später er-

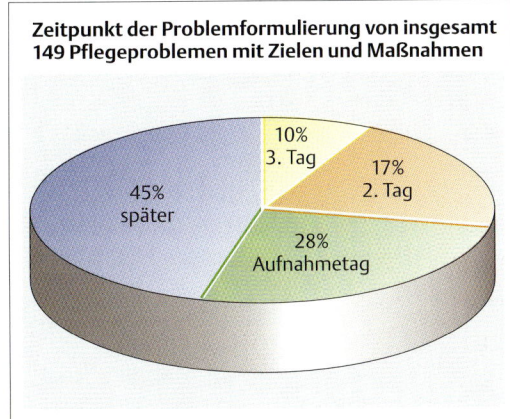

Zeitpunkt der Problemformulierung von insgesamt 149 Pflegeproblemen mit Zielen und Maßnahmen

10%
3. Tag

17%
2. Tag

45%
später

28%
Aufnahmetag

Abb. 5.8   Kreisdiagramm

folgten (**Abb. 5.8**). Die Daten wurden in einem Kreisdiagramm dargestellt.

Bei der Darstellung von Wahlergebnissen werden häufig Balkendiagramme benutzt. Die Verdeutlichung eines Verlaufs wird am günstigsten mit Kurven dargestellt. Den Kurven liegen meistens Säulendiagramme zugrunde, die an den Säulenspitzen miteinander verbunden wurden.

Eine weitere Möglichkeit der Darstellung ist das Polaritätsprofil (**Abb. 5.9**). Bei dieser Methode werden unter einem bestimmten Überbegriff Gegensatzpaare formuliert. Zwischen diesen Gegensatzpaaren muss der Befragte seine Meinung einordnen.

Qualitative Datenanalyse

Qualitative Forschung versucht, reichhaltige Beschreibungen zu liefern und so eine valide Theorie zu entwickeln. Sie ist immer dann sinnvoll, wenn ein Phänomen aus der subjektiven Perspektive des Patienten, seiner Angehörigen oder der Pflegenden untersucht werden soll. Die Einstellungen und Annahmen der untersuchten Personen und deren Ursachen werden aus dem Kontext abgeleitet, in dem sie vorkommen. Diese induktive Vorgehensweise bedeutet, dass sich aus dem Datenmaterial erst während der Datensammlung und nach Beginn der Analyse, Hypothesen und Theorien entwickeln.

In qualitativen Studien arbeiten die Forscher fast ausschließlich mit Texten, die oft in Form von Transkripten, z. B. niedergeschriebenen Tonbandaufnahmen von Interviews, vorliegen. Auch bei dieser Art von Untersuchung wird versucht, die gewonnen Da-

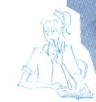

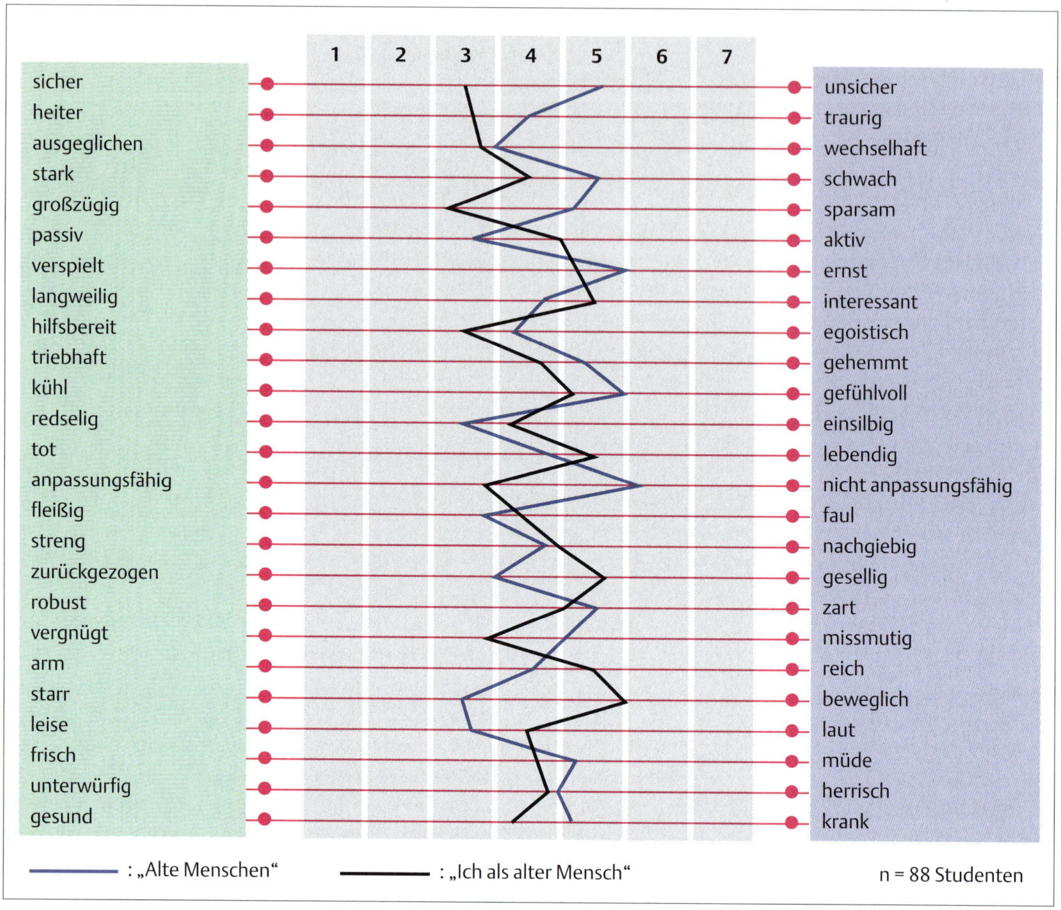

	1	2	3	4	5	6	7	
sicher								unsicher
heiter								traurig
ausgeglichen								wechselhaft
stark								schwach
großzügig								sparsam
passiv								aktiv
verspielt								ernst
langweilig								interessant
hilfsbereit								egoistisch
triebhaft								gehemmt
kühl								gefühlvoll
redselig								einsilbig
tot								lebendig
anpassungsfähig								nicht anpassungsfähig
fleißig								faul
streng								nachgiebig
zurückgezogen								gesellig
robust								zart
vergnügt								missmutig
arm								reich
starr								beweglich
leise								laut
frisch								müde
unterwürfig								herrisch
gesund								krank

——— : „Alte Menschen"   ——— : „Ich als alter Mensch"   n = 88 Studenten

Abb. 5.9 Polaritätsprofil mit Gegensatzpaaren. 88 Studenten sollten mit Hilfe von Gegensatzpaaren den Begriff „alter Mensch" charakterisieren. Sie konnten dabei auf einer Skala mit sieben Stufen wählen

ten in kleinere Einheiten zu zerlegen. Die Texte werden im Hinblick auf bestimmte Muster, Themen-gebiete, Kategorien und Meinungseinheiten untersucht.

Die wichtigsten Methoden der qualitativen Forschung sind:

- Phänomenologie,
- Grounded Theory,
- Ethnographie,
- qualitative Ethologie,
- Ethnolinguistik und Ethnosemantik und
- Gruppendiskussionen.

Phänomenologie

Die Phänomenologie stammt aus der Philosophie. Sie versucht die erlebten Erfahrungen von Individuen und ihre Absichten in ihrer „Eigenwelt" zu verstehen und zu beschreiben. Die Erfahrungen der einzelnen Personen werden so genommen, wie diese sie in ihrem Bewusstsein erleben. Vorgefasste Meinungen oder Erwartungen sind in der Phänomenologie nicht zugelassen; die Lebenswelt der untersuchten Personen dient als primäre Datenquelle.

Ethnographie

Als Ethnographie wird die beschreibende Völkerkunde bezeichnet. Das spezifische Verhalten anderer Kulturen soll untersucht und verstanden werden, indem man sich der Sicht der Betroffenen bedient. Auf diese Weise erhält man auch Zugang zu den Einstellungen und Überzeugungen einer Kultur in gesundheitlichen Fragen. In längeren Auslandsaufenthalten untersuchte Leiniger (1998) die Gemeinsamkeiten (Universalität) und die Unterschiede (Diversität) der

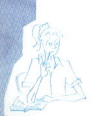

menschlichen Fürsorge in unterschiedlichen Kulturen und entwickelte daraus die Theorie der kulturspezifischen Fürsorgediversität und -universalität. Leininger geht davon aus, dass die menschliche Fürsorge der Mittelpunkt der professionellen Pflege ist.

Grounded Theory
Die Grounded Theory bezieht sich auf den symbolischen Interaktionismus, der besagt, dass sich das menschliche Verhalten durch Interaktion mit anderen und mit seiner Umwelt ausbildet. Im Zentrum dieser Methode steht also das Verständnis vom menschlichen Verhalten.

Qualitative Ethologie
Die Ethologie ist eine Wissenschaft, die sich mit der Erforschung von menschlichem und tierischem Leben beschäftigt.

 Unter qualitativer Ethologie wird eine Methode verstanden, die Verhalten präzise aufzeichnet, beschreibt und davon Erklärungen ableitet.

Die Beobachtungen werden auf Video aufgezeichnet, um Verhaltensstrukturen sowie deren Voraussetzungen und Wirkungen zu analysieren. So kann diese Methode beispielsweise eingesetzt werden, um das Verhalten von älteren Menschen, geistig Behinderten, von Säuglingen und psychiatrischen Patienten zu erfassen.

Ethnolinguistik und Ethnosemantik
Die Ethnolinguistik und -semantik stammen aus der Linguistik, wobei die Strukturanalyse der Phonologie und der Grammatik als Basis für die Datenanalyse dienen. Ethnolinguisten und -semantiker leiten daraus, wie Menschen Sprache einsetzen um über ihre Erfahrungen zu reden, die Einstellung zu diesen Erfahrungen ab.

Gruppendiskussion
Das Ziel von Gruppendiskussionen besteht darin, die Teilnehmer zu ermutigen, ihre Gedanken und Vorstellungen auszutauschen. Um eine möglichst unverhüllte Selbstdarstellung der Teilnehmer zu erreichen, sollte die Gruppe relativ homogen und nicht größer als zehn Personen sein. Der Moderator der Diskussion stellt dirigierende Fragen und kontrolliert die Interaktion in der Gruppe.

Bei der Vielfalt der qualitativen Methoden, die hier nur kurz dargestellt werden konnten, ergibt sich das Problem, die richtige Methode für die geplante Untersuchung zu finden. Die Methodenauswahl kann nur im Kontext der Fragestellung erfolgen, jede der qualitativen Methoden passt zu einer bestimmten Fragestellung.

 So ist beispielsweise die Phänomenologie am besten geeignet für eine Fragestellung, wie sie in der Arbeit von Elsbernd/Glane (1996) „Ich bin doch nicht aus Holz" untersucht wurde. Die Autoren beschreiben anhand ihrer Untersuchungsergebnisse, wie Patienten verletzende und schädigende Pflege erleben.

 Datenanalyse
Eine Gegenüberstellung von quantitativer und qualitativer Datenanalyse zeigt **Abb. 5.10**.

5.5.8 Dateninterpretation
Nach erfolgreicher Datenanalyse folgt im Rahmen der Dateninterpretation die Interpretation und Diskussion der Forschungsergebnisse. Dies kann als besonders anspruchsvolle Aufgabe angesehen werden,

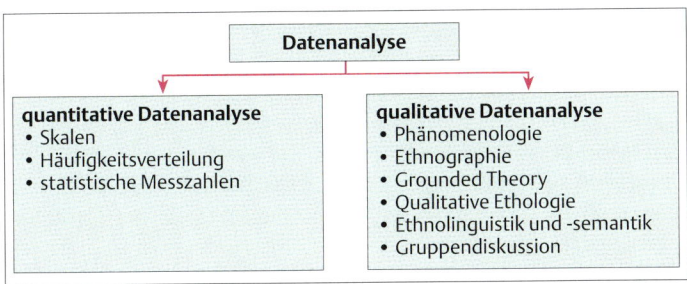

Abb. 5.10 Methoden der Datenanalyse

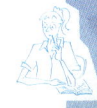

da keine methodischen Hilfsmittel zur Verfügung stehen. Logisches Denken und intellektuelle Fähigkeiten sind neben Kreativität die wichtigsten Eigenschaften für die Arbeit der Forscher in dieser Phase.

Einschränkungen, wie beispielsweise zu kleine oder nicht repräsentative Stichproben und unzureichend getestete Instrumente, sollten im Forschungsbericht offen dargelegt werden, damit sie bei der Diskussion der Ergebnisse relativierend angeführt werden können.

Die Interpretation ist auch eine Überprüfung der Ergebnisse in Bezug auf das Forschungsziel, die Hypothese und die gewählten Methoden zur Datenerhebung und -analyse. Sie sollten möglichst im Einklang miteinander stehen. Das bedeutet, dass der Forschungsprozess von neuem beginnt, wenn sich bei der Bewertung und Interpretation der Daten neue Forschungsfragen und vorläufige Hypothesen ergeben bzw. eine erneute Überprüfung der Literatur nötig wird (siehe auch **Abb. 5.4**).

Abschließende Folgerungen und Empfehlungen sollten vorsichtig formuliert werden, damit sie nicht über die tatsächliche Aussagekraft der Daten hinausgehen. Hilfreich kann in diesem Zusammenhang das Lesen des entsprechenden Kapitels in anderen Forschungsberichten sein.

Formulierungen wie „die Ergebnisse scheinen anzudeuten" oder „die Ergebnisse legen nahe" bewahren vor Überinterpretationen der eigenen Forschungsdaten.

5.5.9 Verbreitung von Forschungsergebnissen

Nach abgeschlossener Forschungsarbeit folgt der Forschungsbericht, der die gewonnen Erkenntnisse auch anderen Pflegepersonen und Forschern zugänglich macht. Die beiden Zielgruppen verfolgen jedoch unterschiedliche Interessen. Pflegeforscher betrachten die Studie im Hinblick auf ihre eigene Forschungstätigkeit und ob das Forschungsprojekt in einem anderen Zusammenhang zu wiederholen ist. Pflegepersonen, die in der Praxis arbeiten, interessieren sich mehr für die praktische Umsetzung und Anwendung der Ergebnisse.

Der Forschungsbericht sollte übersichtlich sein und Aussagen zum Forschungsproblem, zum Literaturstudium, zum theoretischen Bezugsrahmen, zur Forschungsfrage oder Hypothese, zu den gesammelten Daten, zur Datenanalyse und zu den gezogenen Schlussfolgerungen enthalten. Des Weiteren sollten abschließend Vorschläge für weiterführende Forschungsarbeiten gemacht werden.

Notter und Hott (1994) empfehlen für die formale Gestaltung des Forschungsberichts ein Abfassen in Vergangenheitsform und den Verzicht auf Personalpronomen wie „ich" oder „wir". Falls sich der Bezug auf sich selbst nicht vermeiden lässt, wird von „Verfasser"/„Verfasserin" oder „Autor"/„Autorin" gesprochen.

An dieser Stelle soll noch einmal auf einen sorgfältigen Quellennachweis und die Beachtung der Zitierregeln hingewiesen werden. Wenn bestimmte Sätze oder Passagen inhaltlich oder wortwörtlich übernommen werden, müssen diese entsprechend gekennzeichnet sein.

Zur Verbreitung der Forschungsergebnisse gibt es verschiedene Darstellungsformen. Eine Möglichkeit ist die verbale Präsentation in Form eines Vortrags. Diese Vorgehensweise kann visuell mit unterschiedlichen Medien unterstützt werden. Auch Posterpräsentationen können wirksam Forschungsergebnisse darstellen.

Die schriftliche Form der Verbreitung von Forschungsergebnissen ist die Publikation. Ein breites Publikum erreicht man durch eine Veröffentlichung in einer Fachzeitschrift. Die entsprechenden Verlage geben genaue Richtlinien für die Manuskriptgestaltung heraus.

Für die erste Anfrage, ob Interesse an einem Artikel zu dem Thema der Forschungsarbeit vorliegt, ist es sinnvoll, eine kurze Zusammenfassung der wichtigsten Inhalte (abstract) einzureichen. Des weiteren können die Forschungsergebnisse als Beitrag in einem Sammelband oder als Buch veröffentlicht werden.

5.6 Ethische Aspekte in der Pflegeforschung

Ethische Aspekte müssen bei allen Forschungsvorhaben berücksichtigt werden. Die ersten ethischen Richtlinien wurden nach dem zweiten Weltkrieg angesichts des Missbrauchs von Menschen für so genannte medizinische Forschung durch die Ärzte des nationalsozialistischen Regimes aufgestellt. Der Nürnberger Kodex beinhaltet zehn Regeln, die die Beachtung ethischer Grundsätze in der Forschung festlegen:

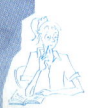

Die Artikel des Nürnberger Kodex

1. Die freiwillige Zustimmung der Versuchspersonen ist oberstes Gebot.
2. Eine Untersuchung sollte so beschaffen sein, dass sie zum Wohl der Gesellschaft zu fruchtbaren Ergebnissen führt, die mit anderen wissenschaftlichen Mitteln nicht zu erreichen sind; die Studie sollte nicht ziel- und nutzlos sein.
3. Das Experiment sollte so angelegt und durch Tierversuche, die Kenntnis des natürlichen Verlaufs der Krankheit oder andere in der Erforschung befindliche Probleme abgesichert sein, so dass die zu erwartenden Ergebnisse seine Durchführung rechtfertigen.
4. Das Experiment sollte so durchgeführt werden, dass alle unnötigen körperlichen und psychischen Leiden und Verletzungen vermieden werden.
5. Es sollte kein Experiment durchgeführt werden, bei dem man schon vorher abschätzen kann, dass Tod bzw. eine behindernde Verletzung die Folge sein könnte.
6. Das in Kauf zu nehmende Risiko sollte niemals größer sein als das Risiko, welches das zu lösende Problem für die Menscheit darstellt.
7. Es sollten geeignete Vorbereitungen getroffen und adäquate Einrichtungen zur Verfügung gestellt werden, um die Versuchspersonen vor Verletzung, Invalidität oder Tod zu bewahren.
8. Das Experiment sollte nur von wissenschaftlich qualifizierten Personen durchgeführt werden.
9. Die Versuchsperson sollte die Freiheit haben, das Experiment von sich aus zu beenden.
10. Wenn Grund zu der Annahme besteht, dass die Fortsetzung des Experiments zu Verletzungen, Invalidität oder Tod der Versuchspersonen führen könnte, beendet der Wissenschaftler das Experiment.

(nach: LoBiondo-Wood, 1996)

Weitere detaillierte ethische Richtlinien für die medizinische Forschung wurden 1964 in der Deklaration von Helsinki vom Welt-Ärztebund unterzeichnet. Die in der medizinischen Forschung oder der Forschung im Gesundheitswesen geltenden ethischen Prinzipien müssen auch innerhalb der Pflegeforschung beachtet werden. Grundsätzlich hat die Pflege – ob in der Pflegepraxis oder in der Pflegeforschung – die Pflicht, die Rechte der Patienten zu schützen und zu wahren.

Ein internationaler Kodex für Pflegeforschung wurde 1996 vom ICN verabschiedet. Hierin wurden für die Durchführung von Pflegeforschungsarbeiten zentrale ethische Prinzipien formuliert.

Achtung vor der Person

Das Prinzip der Achtung vor der Person gesteht jedem Menschen das Recht auf Selbstbestimmung und eine Behandlung als autonome Person zu. Zu den grundlegenden Faktoren des Persönlichkeitsschutzes in der Forschung gehören sowohl die umfassende Information als auch die freiwillige Zustimmung seitens aller Teilnehmer.

Die Beteiligten müssen über die Ziele und den Zweck der beabsichtigten Studie ausführlich aufgeklärt werden. Die Teilnahme an der Datenerhebung darf nur mit ausdrücklicher Zustimmung erfolgen. Dementsprechend muss auch akzeptiert werden, wenn jemand nicht an einem Forschungsprojekt teilnehmen möchte. Sollte jemand aufgrund seines geistigen Zustandes (geistige Behinderung oder Bewusstlosigkeit) nicht dazu imstande sein, seine Zustimmung zu geben, muss das Einverständnis von einem bevollmächtigten Vertreter eingeholt werden.

Teilnehmer, die sich in Abhängigkeit von anderen befinden, werden als so genannte Risikogruppe bezeichnet und bedürfen einer zusätzlichen Fürsorge. Die ethischen Aspekte müssen hier besonders sorgfältig geprüft werden.

Alle erhobenen Daten werden streng vertraulich behandelt, anonymisiert und ausschließlich für die angegebenen Forschungsziele verwendet.

Prinzip des Wohlwollens

Das Prinzip des Wohlwollens gewährleistet den Schutz des Individuums, Pflegeforschung darf keinen Schaden verursachen.

Prinzip der Gerechtigkeit

Auch das Prinzip der Gerechtigkeit muss beachtet werden. Alle Teilnehmer sollen in gleichem Maße Unterstützung erhalten. Ungerechtigkeiten entstehen dann, wenn bestimmten Personen Vorteile vorenthalten werden, auf die sie einen Anspruch hätten, oder wenn diesen Personen in unzulässiger Weise Belastungen zugemutet werden. Beispielsweise

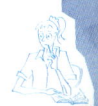

wurde in dem bereits erwähnten Experiment von Neander (1988), Veränderung des Auflagedruckes beim Einsatz von verschiedenen Lagerungshilfsmitteln, die Stichprobe so gewählt, dass ältere kranke Menschen ausgespart wurden, da ihnen die Strapazen eines solchen Versuchs nicht zugemutet werden konnten.

▌ Interessenkonflikte

Wenn das Aufgabenfeld einer Pflegeperson neben der Pflege des Patienten gleichzeitig auch Forschungsarbeit beinhaltet, kann es zu einem Interessenkonflikt kommen. Die Rolle als Pflegeperson und die Rolle als Forscher treten u. U. in Konkurrenz zueinander. Solche Gefahren sollten schon vor Beginn der Forschungsarbeit bedacht und entsprechende Lösungskonzepte entwickelt werden.

▌ Kontrollinstanz

Um den beschriebenen, vielfältigen ethischen Dimensionen der Forschung gerecht zu werden, bedarf es einer Kontrollinstanz, die Forschungsvorhaben systematisch auf die Einhaltung ethischer Richtlinien überprüft. Beispielsweise kann ein Forschungsvorhaben durch eine Ethikkommission untersucht und bewertet werden. In vielen deutschen Kliniken gibt es mittlerweile solche Ethikkommissionen. Im Folgenden einige Fragen, die eine Ethikkommission in der Pflegeforschung im Rahmen eines Forschungsprotokolls stellen könnte:

Mögliche Fragen

1. Ist die geplante Studie den Aufwand wert und wissenschaftlich wertvoll?
2. Haben die Forscher die nötige Kompetenz und Erfahrung, die Studie erfolgreich durchzuführen?
3. Enthält die Studie ein inakzeptables Risiko, Beschwerlichkeiten und Unannehmlichkeiten für die Teilnehmer?
4. Wird die Forderung nach Freiwilligkeit und Information vollständig erfüllt?
5. Liegen eventuelle Interessenkonflikte vor?
6. Sind ausreichend Reserven (personelle und materielle) vorhanden, um sicherzustellen, dass die Studie beendet werden kann?

(nach: ICN-Materialien zum Tage der Krankenpflege)

 Ethik in der Pflege:
- zehn Regeln des Nürnberger Kodex, nach 1945,
- Deklaration von Helsinki, 1964,
- Internationaler Kodex für Pflegeberufe, 1996.

Grundregeln
- Achtung vor der Person,
- Prinzip des Wohlwollens,
- Prinzip der Gerechtigkeit.

5.7 Forschungsförderung

Da Forschungsarbeit nicht kostenfrei und parallel zu einem Arbeitsverhältnis erledigt werden kann, muss über eine entsprechende Finanzierung nachgedacht werden. Neben den Personalkosten, d. h. den Kosten für den Lebensunterhalt der Forscher, entstehen auch Kosten durch die Forschung selbst, z. B. für:
- EDV-gestützte Literaturrecherche,
- Ausstattungskosten (Computer, Drucker, Kopierkosten),
- Telefon- und Telefaxkosten,
- Portokosten,
- Reisekosten,
- Personalkosten durch weitere Mitarbeiter (Statistiker, Interviewer, externe Berater).

Ein größeres Forschungsprojekt mit aufwändigen Sachmittel- und Personalkosten kann schnell einen Kostenumfang von 50 000 DM bis 100 000 DM im Jahr überschreiten.

 Hier ein Beispiel für die Erstellung eines Kostenplans:
1. Personal
- Aufgaben:
  - Koordination der Erhebungsphase,
  - Überprüfung von Daten,
  - Aufbereitung für die EDV,
  - Durchführung der anfallenden EDV-Berechnungen.
- Anforderungen:
  - Ausbildung und Praxis in der Krankenpflege,
  - Weiterbildung mit Forschungserfahrung,
  - Fähigkeit zur selbständigen Ausführung der genannten Aufgaben,

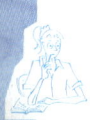

Werkvertrag mit Bezahlung in Anlehnung an BAT III: 1 Person für 12 Monate à 20 Stunden / Woche DM 38.250,00

2. Reisekosten zur Durchführung der quantitativen und qualitativen Datenerhebung in 25 Krankenhäusern, insgesamt 120 Pflegeeinheiten pro Krankenhaus DM 400,00 (Fahrtkosten und Spesen) (25 × 400,00 DM) DM 10.000,00

3. Sachmittel
Telefonanschluss (Installation und monatl. Grundgebühr für 12 Monate)
(65,00 DM + 12 × 27,00 DM) DM 389,00
3 Kassettenrecorder
(3 Interviewer) à 198,00 DM 594,00
15 Kassetten
(15 Interviews) à 7,90 DM 118,50

Gesamtkostenvoranschlag DM 49.351,50

Eine Förderung, d. h. finanzielle Unterstützung pflegerelevanter Forschungsprojekte kann u. a. bei folgenden Einrichtungen beantragt werden:

- Stiftungsfonds Agnes-Karll für Pflegeforschung und Pflegeentwicklung e.V.,
- Deutscher Verein zur Förderung von Pflegewissenschaft und -forschung (DV Pflegewissenschaft),
- Robert Bosch Stiftung, Stuttgart,
- Braun-Stiftung.

Des Weiteren gibt es Firmen, Banken, Versicherungen und auch Krankenkassen, die Förderpreise für gesundheitsbezogene Projekte vergeben. Beispielsweise vergab der *Thieme Verlag* 1995 gemeinsam mit der *Agnes-Karll-Stiftung* erstmalig einen pflegewissenschaftlichen Preis in Höhe von DM 5.000. Auch die Firma Hartmann vergibt jährlich einen Pflegepreis. Darüber hinaus können Forschungsmittel bei Bundes- und Landesministerien beantragt werden. Forschungsvorhaben werden auch in der öffentlichen Presse ausgeschrieben. Das Bundesministerium für Arbeit und Sozialordnung inserierte 1994 in der „Zeit" die Vergabe des Forschungsprojektes „Die Bedeutung des Pflegeplanes für die Qualitätssicherung in der Pflege". Eine Bewerbung um Forschungsmittel, ob aus eigener Initiative oder auf eine Ausschreibung hin, erfolgt durch einen ausführlich begründeten Forschungsantrag mit Zeitplan und Kostenaufstellung.

5.8 Pflegeforschung und Pflegepraxis

Die Rekrutierung von pflegespezifischem Wissen durch Pflegeforschung ist ein bedeutender Schritt zur Etablierung der Pflege als eigenständige Wissenschaftsdisziplin. Pflegeforschung entwickelt Theorien, Modelle und Konzepte um pflegerische Arbeit und deren Wirksamkeit zu beschreiben. Was Pflegepersonen tun, und wie sie es tun, wird eingebunden in ein theoretisches Konzept.

Pflegeforschung wird nicht zum Selbstzweck betrieben, sondern u. a. mit dem Ziel, die Pflegepraxis zu verbessern. Das bedeutet, dass pflegepraktische Themen zum Gegenstand der Pflegeforschung werden und in der Praxis vorherrschende Fragen und Probleme aufgegriffen und gültige Antworten gesucht werden. Direkte Auswirkungen von Forschungsergebnissen auf die Pflegepraxis ergeben sich beispielsweise durch Untersuchungen von traditionellen Pflegemethoden.

 So hat die Studie von Neander (1989) zur Überprüfung der Effektivität von Eisen und Föhnen als Dekubitusprophylaxe bewirkt, dass diese Methode in der Pflegepraxis kaum noch angewandt wird, da sie sich als unwirksam herausstellte.

Auch eine wissenschaftliche Überprüfung von Pflegehilfsmitteln kann entscheidend zur Verbesserung der pflegerischen Praxis beitragen.

 Ein Beispiel hierfür ist die Untersuchung von Bienstein (1990) über den unphysiologischen Aufbau von Krankenhausbetten. Auf die in der Studie gewonnen Erkenntnisse reagierte die Industrie, indem die Betten entsprechend den physiologischen Anforderungen angepasst wurden.

Die Umsetzung der wissenschaftlich gesicherten Erkenntnisse in der Praxis erzeugt und sichert Qualität in der Pflege. Pflegefehler werden reduziert und pflegerische Arbeit kann ökonomischer gestaltet werden. Eine Pflege, die zum Wohle des Patienten verbessert wird, erzeugt nicht nur eine höhere Patientenzufriedenheit, sondern steigert auch die Berufsidentität der Pflegenden. Pflegeerfolge auf der Basis wissenschaftlich gesicherter Erkenntnisse verdeutli-

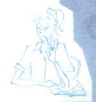

chen die therapeutische Relevanz von pflegerischer Arbeit und machen pflegerisches Handeln begründbar.

Wenn Forschungsergebnisse für die Pflegepraxis nützlich sein sollen, dann müssen die gewonnen Erkenntnisse in der Praxis anwendbar sein und vor allem müssen sie den Praktikern zugänglich gemacht werden. Der Zugang zur Forschungsliteratur gestaltet sich in der Praxis oft schwierig. Wissenschaftliche Fachzeitschriften und pflegespezifische Bibliotheken sind für Pflegende in der Praxis häufig nur schwer erreichbar.

Die Anwendung der Forschungsergebnisse setzt auch voraus, dass die publizierten Erkenntnisse der Studien in einer verständlichen Sprache dargestellt werden, so dass sie auch ohne spezielles Wissen nachvollzogen werden können. Um Verständnisproblemen beim Lesen und Interpretieren von Forschungsberichten entgegenzuwirken, empfehlen Lindquist u. Mitarb. (1992) zwei Strategien: Im Rahmen von innerbetrieblicher Fortbildung können zum einen neue Verfahren, Methoden oder Instrumentarien vorgestellt und deren Anwendung gelehrt, zum anderen kann die Analyse und Interpretation von Forschungsberichten geübt werden. Darüber hinaus sollte Pflegeforschung methodisch und auch inhaltlich Bestandteil der Aus-, Fort- und Weiterbildung in den Pflegeberufen sein.

Die Anwendung von Forschungsergebnissen bedeutet Veränderungen im Arbeitsablauf innerhalb von Einrichtungen des Gesundheitswesens. Die Veränderungen können sich auf strukturelle, organisatorische Dinge beziehen, verlangen aber oft auch ein Umdenken der Pflegepersonen. Bei der konkreten Umsetzung von Forschungsergebnissen in der Praxis kann eine Beratung und Unterstützung durch kompetente Forscher vor Ort hilfreich sein. Eine enge Zusammenarbeit zwischen Forschern und Praktikern erleichtert die Kommunikation zwischen beiden Bereichen und hilft Vorbehalte abzubauen.

Die systematische Erschließung von pflegerelevantem Wissen mittels Forschung führt zu einer professionellen, theoriegeleitete Pflege, wenn es gelingt, Forschung und Praxis in richtiger Weise miteinander zu vernetzen.

Forschungsergebnisse müssen nicht immer unmittelbar in der Praxis anwendbar sein. Krohwinkel u. Mitarb. (1991) betonen, dass die Entwicklung prä-

ventiver und fördernder Pflege sowohl der angewandten Pflegeforschung als auch der Grundlagenforschung bedarf.

Darüber hinaus ist die Erweiterung des Anwendungsspektrums von Forschungsergebnissen auch auf organisatorische, institutionelle und politische Ebenen auszudehnen.

Fazit: Pflegeforschung bedient sich zur Generierung neuen Wissens der wissenschaftlichen Methode des Forschungsprozesses. Seit Mitte der 80er Jahre wird in Deutschland vermehrt Pflegeforschung von Angehörigen der Pflegeberufe selbst betrieben.

Zum Gegenstand von Forschungsprojekten werden neben der Pflegepraxis auch Pflegemanagement, Geschichte der Pflege und Pflegepädagogik. Je nach Forschungsgegenstand werden unterschiedliche Forschungsansätze eingesetzt.

Wichtig ist, dass bei der Durchführung von Forschungsvorhaben zentrale ethische Prinzipien berücksichtigt werden.

Eine maßgebliche Funktion der Pflegeforschung besteht auch darin, sowohl den Professionalisierungsprozess der Pflege als auch die Pflegepraxis zu unterstützen.

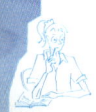

Atteslander, P.: Methoden der empirischen Sozialforschung. de Gruyter, Berlin, New York 1995

Bartholomeyczik, S., E. Müller : Pflegeforschung verstehen. Urban & Schwarzenberg, München, Wien, Baltimore 1997

Bartholomeyczik, S.: Die unsichtbaren Arbeiten im Forschungsprozess. Pflege aktuell 9/93, 530–533

Bartholomeyczik, S. et al.: Die Nacht im Krankenhaus aus Sicht der Pflegenden. Verlag Krankenpflege, Eschborn 1993

Bartholomeyczik, S.: Die Bedeutung der Pflegeforschung für die Krankenpflege. Pflege aktuell 5/92, 322–327

Bischoff, C.: Frauen in der Krankenpflege. Campus, Frankfurt, New York 1992

Burnard, Ph., P. Morrison: Forschen in der Pflege. Lambertus Verlag, Freiburg im Breisgau 1995

Chinn, P. L., M. K. Kramer: Pflegetheorie. Ullstein Mosby Verlag, Berlin, Wiesbaden 1996

Duden: Das Fremdwörterbuch. 5. neubearb. u. erw. Aufl. Dudenverlag, Mannheim 1990

Elsbernd, A., A. Glane: Ich bin doch nicht aus Holz. Wie Patienten verletzende und schädigende Pflege erleben. Ullstein Mosby, Berlin 1996

Holloway, I., St. Wheeler: Qualitative Pflegeforschung. Ullstein Medical Verlagsgesellschaft mbH & Co, Wiesbaden 1997

ICN-Materialien übersetzt von Wagner, K.: Ethische Aspekte in der Pflegeforschung. Pflege Aktuell 5/1996

Kellnhauser, E.: Krankenpflegekammern und Professionalisierung der Pflege. Bibliomed, Melsungen 1994

Kellnhauser, E.: Studienmaterial zur Vorlesung Pflegeforschung an der Katholischen Fachhochschule Mainz 1996

Krohwinkel, M. et al.: Der pflegerische Beitrag zur Gesundheit in Forschung und Praxis. Schriftenreihe des Bundesministeriums für Gesundheit, Bd. 12., Nomos Verlagsgesellschaft, Baden-Baden 1993

Leininger, M.: Kulturelle Dimensionen menschlicher Pflege. Lambertus, Freiburg im Breisgau 1998

Lindquist, R., D. J. Brauer, B. J. Lekander, K. Foster: Angewandte Forschung: Praktische Überlegungen für die Anwendung von Pflegeforschung in der Pflegepraxis. Pflege, Band 5, Heft 3 (1992) 169–176

LoBiondo-Wood, G., J. Haber: Pflegeforschung Methoden - Kritische Einschätzung - Anwendung. Ullstein Mosby, Berlin 1996

McCaffery, M., A. Beebe, J. Latham, J. Osterbrink (Hrsg.): Schmerz. Ullstein Mosby, Berlin/Wiesbaden 1997

Morse, J. M., P. A. Field: Qualitative Pflegeforschung. Ullstein Mosby, Berlin 1998

Müller, E.: Pflegeforschung in der Intensivpflege. intensiv 2, (1994) 127–130, Thieme Verlag, Stuttgart, New York 1994

Notter, L. E., J. R. Hott: Grundlagen der Pflegeforschung. Hans Huber Verlag, Bern, Göttingen, Toronto, Seattle 1994

Seidl, E. (Hrsg.): Betrifft: Pflegewissenschaft. Verlag Wilhelm Maudrich, Wien, München, Bern 1993

Walsh, M., P. Ford: Pflegerituale. Ullstein Mosby, Berlin, Wiesbaden 1996

Wittneben, K.(Hrsg.): Forschungsansätze für das Berufsfeld Pflege. Thieme Verlag, Stuttgart, New York 1998

Workgroup of European Nurse Researches (WENR): Pflegeforschung für professionelle Pflegepraxis. Verlag Krankenpflege, Frankfurt 1990

Zentrale Arbeitsgruppe Pflegeforschung DBfK: Leitfaden Pflegeforschung für den Unterricht. DBfK Verlag, Eschborn 1996

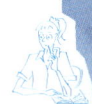

6 Pflegeprozess

Astrid Hammer

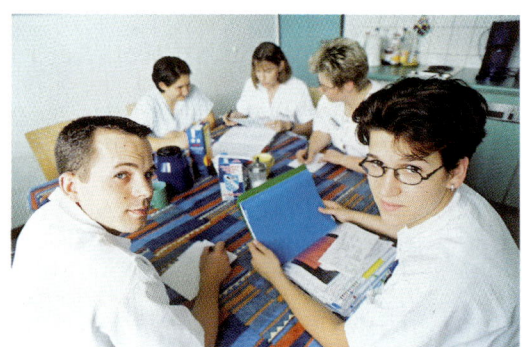

Schlüsselbegriffe

▶ *Problemlösungsprozess*
▶ *Beziehungsprozess*
▶ *Informationssammlung*
▶ *Pflegeprobleme*
▶ *Ressourcen*
▶ *Pflegeziele*
▶ *Pflegemaßnahmen*
▶ *Pflegeplan*
▶ *Evaluation*
▶ *Pflegestandard*
▶ *Standardpflegeplan*

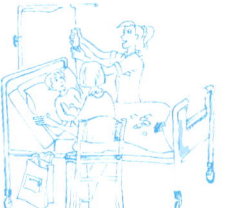

Einleitung

Methodisches Arbeiten spielt im Alltag eine große Rolle. Wann immer Menschen auf Probleme treffen, wird ein Prozess in Gang gesetzt, der das Problem identifiziert, nach Handlungsalternativen sucht und die durchgeführte Handlung hinsichtlich ihrer Effektivität bewertet.

In der beruflich ausgeübten Pflege wird die bewusste, systematische, zielgerichtete und prozesshafte Methode als Pflegeprozess bezeichnet. Er gestaltet sich sowohl als Problemlösungsprozess als auch als Beziehungsprozess zwischen Pflegeperson und pflegebedürftigem Menschen.

Berufliche Pflege wird in der Regel in einem Team ausgeübt. Kontinuität in der Pflege kann nur dann sichergestellt werden, wenn alle erforderlichen Infor-

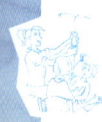

mationen über einen Menschen jederzeit abrufbar und für andere Pflegepersonen nachvollziehbar sind. Deshalb kommt der schriftlichen Dokumentation im Rahmen des Pflegeprozesses große Bedeutung zu. Das Instrument des Pflegeprozesses trägt so zu einem professionellen, aus der persönlichen Beliebigkeit des Einzelnen genommenen pflegerischen Alltag bei. Die Anwendung des Pflegeprozesses ist darüber hinaus eine Möglichkeit, die Inhalte der Pflege und die erbrachte Pflegeleistung im interdisziplinären Team sichtbar zu machen sowie qualitätssichernd zu arbeiten.

Das folgende Kapitel beschreibt die geschichtliche Entwicklung des Pflegeprozesses als Methode der Pflege, stellt die Phasen des Pflegeprozesses vor und geht auf die Anwendung des Pflegeprozesses in Verbindung mit Pflegetheorien und Pflegestandards ein.

6.1 Geschichtliche Entwicklung des Pflegeprozesses

Seit Mitte der 70er Jahre wird die Methode des Pflegeprozesses unter den beruflich Pflegenden diskutiert. In vielen Krankenhäusern, Pflegeheimen und ambulanten Diensten wird nach dieser Methode gearbeitet. In anderen Einrichtungen laufen Projekte zur Einführung des Pflegeprozesses.

Lange Zeit gab es in der Geschichte der Krankenpflege keine eigene Systematik im Sinne des Pflegeprozesses. Pflege beschränkte sich auf eine „gute Krankenbeobachtung", das Verrichten einzelner Pflegetätigkeiten und die Reinhaltung der Umgebung des Kranken (s. a. Kap. 2). Wie bei den Pflegetheorien, liegen auch die Anfänge der Entwicklung des Pflegeprozesses in den USA. In den 50er Jahren des 20. Jahrhunderts begannen amerikanische Pflegewissenschaftlerinnen, sich verstärkt mit den Inhalten der Pflege auseinanderzusetzen. Die ersten Theorien über die Pflege entstanden.

Wenig später begann die Auseinandersetzung mit der Methodik der Pflege, d. h. es wurde nach Möglichkeiten gesucht, die theoretischen Überlegungen systematisch und strukturiert in das konkrete pflegerische Handeln umzusetzen.

Das Ergebnis dieser Überlegungen ist der Pflegeprozess, der als Begriff erstmals 1955 von Hall geprägt

wurde. Ende der 50er Jahre stellten die amerikanischen Pflegetheoretikerinnen D. Johnson, I. J. Orlando und E. Wiedenbach ein „Drei Phasen-Modell" vor. Knowles veröffentlichte 1967 das sogenannte „5 D-Modell", in dem die Schritte „Discover" (deutsch: entdecke), „Delve" (deutsch: untersuche), „Decide" (deutsch: entscheide), „Do" (deutsch: handle) und „Discriminate" (deutsch: unterscheide) unterschieden wurden. Im gleichen Jahr gaben auch die Western Interstate Commision of Higher Education, kurz WICHE genannt, und die katholische Universität von Amerika ihre Ergebnisse zum Pflegeprozess bekannt. Die WICHE beschrieb die Schritte des Pflegeprozesses als:
1. Wahrnehmung und Kommunikation,
2. Interpretation,
3. Durchführung/Intervention und
4. Bewertung/ Evaluation.

Die katholische Universität von Amerika unterteilte die Schritte des Pflegeprozesses in:
1. Einschätzung (engl.: Assessment),
2. Planung (engl.: Planning),
3. Durchführung (engl.: Intervention),
4. Bewertung (engl.: Evaluation).

Dieses vier Phasen-Modell entspricht dem von der Weltgesundheitsorganisation (WHO) favorisierten Modell des Pflegeprozesses.

Das erste Buch über den Pflegeprozess wurde 1967 von Yura und Walsh veröffentlicht. Sie stellten die von ihnen als „Krankenpflegeprozess" bezeichnete Methode der Pflege erstmalig als einen ▶ *Problemlösungsprozess* vor und unterschieden zwischen den vier Phasen Erhebung, Planung, Durchführung und Auswertung. 1973 wurden die Pflegediagnosen als eine gesonderte Phase zwischen der Einschätzung und Planung in das Modell aufgenommen.

Im deutschsprachigen Raum wird der Pflegeprozess seit Anfang der 80er Jahre diskutiert; seit 1985 ist er im Krankenpflegegesetz, seit 2001 im bundeseinheitlichen Altenpflegegesetz verankert.

Ende der achtziger Jahre war der Begriff des „Pflegenotstandes" täglich in den Medien präsent. Die Politik versuchte, dem Personalmangel in der Pflege über eine gesellschaftliche Aufwertung der Pflegeberufe zu begegnen. Dies geschah u. a. durch die Förderung der Pflegeforschung. In diesem Rahmen führte z. B. Krohwinkel ihre Forschungsstudie „Der Pflegeprozess am Beispiel von Apoplexiekranken", geför-

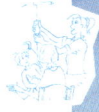

dert vom Bundesministerium für Jugend, Frauen, Familie und Gesundheit, durch. Durch diese politischen und gesellschaftlichen Gegebenheiten konnte die Entwicklung der professionellen Pflege in Deutschland positiv unterstützt und vorangetrieben werden.

Mittlerweile ist der Pflegeprozess fester Bestandteil der Ausbildung in den Pflegeberufen. Trotzdem ist er in der deutschen Pflegepraxis noch nicht überall verbreitet.

Im Folgenden soll zunächst auf die verschiedenen Ansätze des Pflegeprozesses zur Lösung von Problemen eingegangen werden.

Entwicklung des Pflegeprozesses:
Ziel: Pflege als strukturiertes, systematisches Handeln,
- in den 50er Jahren in den USA entwickelt,
- in Deutschland seit den 80er Jahren bezüglich Organisation und Durchführung der Pflege,
- seit 1985 im Krankenpflegegesetz verankert.

6.2 Ansätze zur Problemlösung

Wie in anderen Disziplinen kommen auch in der Pflege unterschiedliche problemlösende Ansätze zur Anwendung. Unterschieden werden hierbei nicht-rationale und rationale Problemlösungsansätze.

Bei den nicht-rationalen Ansätzen werden Lösungen für Probleme nach Gefühl und Intuition gefunden. Eine zweite Person kann die Problemlösung nicht oder nur schwer nachvollziehen. Bei den rationalen Ansätzen werden Problemlösungen unter Bezug auf Kenntnisse und Wissen nach vernünftigen und verstandesbetonten Überlegungen gesucht. Die betreffende Person kann ihre Vorgehensweise genau beschreiben und begründen. Für eine zweite Person wird der Lösungsweg transparent und nachvollziehbar.

Eine problemlösende Methode ist eine Handlungsabfolge, mit deren Hilfe ein bestehendes Problem erkannt, bewertet und einer Lösung zugeführt werden soll.

6.2.1 Nicht-rationale Ansätze zur Problemlösung
Zu den nicht-rationalen Problemlösungsansätzen gehören das Handeln aus Tradition, Intuition und unter Berufung auf eine Autorität sowie die Methode „Versuch und Irrtum" (s. a. Kap. 5.2).

 Tradition

Tradition ist die Übernahme beziehungsweise die Weitergabe von Brauchtum, Sitten, Lebenserfahrungen und Wissen von einer auf die nächste Generation.

Wird nach einer Begründung für die traditionelle Vorgehensweise gefragt, ist die Antwort oft: „Das war schon immer so und es ist gut so." Die traditionelle Problemlösung basiert auf gewachsenen Werten und Normen. Auch im Pflegeberuf werden von einer Generation von Pflegenden zur nächsten Traditionen weitergegeben. Dabei kann das Resultat sowohl positiv als auch negativ ausfallen. Die Tradition ist als Orientierungshilfe sehr von Nutzen, da nicht jede Person jedes Problem selbst durchlebt und erfahren haben muss.

Ein Beispiel für das Handeln aus Tradition ist, dass noch in vielen Krankenhäusern jeden Morgen, nach Beginn des Frühdienstes, sämtliche Betten der Station gemacht werden müssen. Dies geschieht unabhängig davon, ob einige Patienten das Bedürfnis haben morgens länger als 6 : 30 Uhr zu schlafen, oder ob sie vielleicht so selbständig sind, dass sie ihr Bett selbst machen können, oder es eventuell gar nicht nötig ist, das Bett zu machen.

Hier kann auch vom sogenannten ritualisierten Handeln gesprochen werden. Pflegerituale müssen jedoch hinterfragt werden.

Als Abschlussarbeit der Weiterbildung Pflege an der DBfK-Bildungsstätte in Gauting untersuchten Seit und Schäfer (1999) den Nutzen des Stecklakens, das auch Durchzug beziehungsweise Querlaken genannt wird. Sie bestätigten ihre aufgestellte Hypothese, dass das Stecklaken ein „Relikt aus frühen Tagen der Krankenpflege" sei, „zu dem es heute gute Alternativen gibt". Sie setzten einen Kriterienkatalog ein, nach welchem nur einzelne Betten mit einem Stecklaken bestückt wurden. Erhöht pflegebedürftige Patienten wurden mit einer waschbaren Inkontinenzhilfe versorgt und nur bei mehrmals am Tage auftretender starker Verschmutzung des Bettes wurde ein Stecklaken verwendet. Das Ergebnis waren enorme Einsparungen im Wäscheverbrauch und im Personalaufwand. Zudem konnten Forscher durch eine Messung die Ergebnisse der Studie von Neander/Flohr (1995) unter-

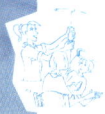

stützen, in der herausgefunden wurde, dass sich der Auflagedruck mit jeder hinzukommenden Lage zwischen liegender Person und Matratze erhöht und damit das Dekubitusrisiko steigt.

Pflegepersonen, die Traditionen oder Pflegerituale brechen oder verändern wollen, stoßen oft auf den Widerstand von Kollegen. Aufgrund der Resultate der Pflegeforschung können Vorschläge zur Veränderung rational begründet werden und es kann so der ablehnenden Haltung von Kollegen entgegen gewirkt werden.

▌ Intuition

Ein weiterer nicht-rationaler Problemlösungsansatz ist das Vorgehen nach Intuition.

> Unter Intuition wird das sofortige, unmittelbare Erfassen und Reagieren auf eine Situation verstanden, ohne dass dieses Verhalten durch Erklärungen oder Beweise begründet wird.

Bei der Intuition wird die Lösung eines Problems ohne rationale Begründung, im Sinne einer Ahnung, gefunden. Auch die Intuition kann sowohl zum richtigen als auch zum falschen Resultat führen. Im Rahmen einer professionellen Pflege muss eine Pflegeperson nach jedem Einsatz von Intuition ihr Handeln durch fach- und sachgerechte Aussagen und Argumente begründen können. Sie muss ihr intuitives Handeln reflektieren. Dadurch können Ahnungen überprüft und gegebenenfalls das pflegerische Handeln angepasst, beziehungsweise verbessert werden.

> In diesem Sinne kann von einer pflegekundigen Intuition gesprochen werden. Die Pflegeexpertin kann auf Grund ihres fundierten Wissensstandes, ihrer komplexen Fähigkeiten und ihrer langjährigen Erfahrungen im Beruf intuitiv schneller reagieren als eine Berufsanfängerin, was die amerikanische Pflegewissenschaftlerin Patricia Benner in einer Studie 1984 bestätigte (s. a. Kap. 4.3.9).

Sie kann einen Transfer von bekannten Situationen auf neue Gegebenheiten leisten und pflegerische Komplikationen eher vorhersehen und ihnen prophylaktisch entgegenwirken. Intuition kann den Vorgang der Problemlösung unterstützen, als alleiniges

Mittel zur Problemlösung ist sie jedoch nicht ausreichend.

▌ Handeln nach einer Autorität

Auch das Handeln nach einer Autorität gehört zu den nicht-rationalen Problemlösungsansätzen.

> Handeln unter Berufung auf eine Autorität setzt voraus, dass die Macht oder Überlegenheit einzelner Personen, Gruppen oder einer Institution von einer oder mehreren Personen anerkannt ist und nach ihren Vorgaben gehandelt wird.

Werden Pflegemaßnahmen nach der Vorgabe einer Autorität ohne eigene Reflexion durchgeführt, können auch sie zum richtigen oder falschen Resultat führen. Wichtig ist, dass auch Autoritäten falsche, ineffektive Vorgehensweisen vorschlagen können, weshalb auch Meinungen bzw. Vorschläge solcher Personen kritisch reflektiert werden müssen.

▌ Versuch und Irrtum

Das Verfahren nach Versuch und Irrtum, welches auch als „Trial and Error-Methode" bezeichnet wird, gehört ebenfalls zu den nicht-rationalen Problemlösungsansätzen. Versuch ist eigentlich ein anderes Wort für Experiment. Irrtum ist das fälschliche „Für-Wahr-Halten" eines Sachverhaltes.

> Die Person, welche die Versuch und Irrtum Methode anwendet, denkt sich einen in ihren Augen richtigen Lösungsweg für ein Problem aus, kennt jedoch nicht die Wirkung ihres Handelns.

Auch beim Anwenden der Versuch-und-Irrtum-Methode kann das Resultat sowohl positiv als auch negativ ausfallen. Warum das Ergebnis jedoch so ausfällt, kann nicht nachvollzogen werden. Die Basis dieses Vorgehens bilden das Glück und der Zufall.

> So wurden zum Beispiel nach dem Prinzip des Versuch und Irrtums jahrelang zur Dekubitusbehandlung die betroffenen Körperstellen geeist und anschließend geföhnt. Dadurch sollte die Durchblutung und somit der Heilungsprozess der Haut beschleunigt werden. Neander konnte 1997 durch systematische, wissenschaftliche Untersuchungen feststellen, dass die Annahme, einen Dekubitus durch Eisen und Föhnen zu therapieren, eine Fehlannahme ist. Es wurden häufig Erfrierungen und

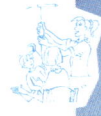

Verbrennungen der entsprechenden Körperpartien festgestellt. Zudem konnte nachgewiesen werden, dass bei dieser Vorgehensweise vermehrt Infektionen auftraten, da durch das Fönen Krankheitserreger verwirbelt wurden.

Das Vorgehen nach dem Prinzip „Versuch und Irrtum" ist in der Pflege auf Grund der wachsenden Erkenntnisse aus der Pflegewissenschaft nicht mehr akzeptabel.

Nicht-rationale Problemlösungsansätze sind weder zielgerichtet noch systematisch und für andere Personen nachvollziehbar. Sie sollten daher nie isoliert angewendet werden, da eventuell die Situation einer zu betreuenden Person nicht oder nur zum Teil korrekt erkannt wird und sie dadurch gefährdet wird.

Nicht-rationale Ansätze zur Problemlösung:

- Handeln aus Tradition,
- Handeln aus Intuition,
- Handeln nach einer Autorität,
- Handeln nach Versuch und Irrtum,
- nicht begründbar, nicht transparent, nicht nachvollziehbar.

6.2.2 Rationale Ansätze zur Problemlösung

Rationale Problemlösungsansätze sind im Gegensatz zu den nicht-rationalen Ansätzen zielgerichtet und folgen einer bestimmten Systematik. Sie sind gekennzeichnet durch eine Abfolge von einzelnen Schritten, die das Ergebnis, die Problemlösung nachvollziehbar und begründbar machen.

Außerdem besteht:

- eine Verbindung oder Beziehung zwischen der gewählten Lösung und dem vorhandenen Problem,

- eine große Zahl von Angaben und Daten zum Klären des Problems,
- eine Beurteilung der eventuellen Folgen und Auswirkungen des Tuns,
- eine Reihe von weiteren Handlungsmöglichkeiten.

Zu den rationalen Problemlösungsansätzen gehören die wissenschaftliche und die allgemein problemlösende Methode (**Abb. 6.1**).

▌ Wissenschaftliche Methode

Die wissenschaftliche Methode wird im Rahmen von Forschungsstudien eingesetzt. Sie wird auch als Forschungsprozess bezeichnet.

Die Schritte des Forschungsprozesses umfassen:

1. Identifikation des Forschungsproblems,
2. Überprüfung der Literatur,
3. Auswahl eines theoretischen Rahmens,
4. Aufstellung einer Hypothese,
5. Erstellen eines Forschungsdesigns,
6. Auswahl einer geeigneten Forschungsmethode,
7. Sammlung und Analyse der Daten,
8. Interpretation der erhobenen Daten,
9. Formulierung und Verbreitung der Ergebnisse (s. a. Kap. 5.5.).

Mit der expandierenden Pflegewissenschaft nimmt auch der Anteil an wissenschaftlichen Untersuchungen in der Pflege zu.

Derzeit bestehen eine Reihe von Fragen zu Problemen, in denen Pflegepersonen lediglich nach ihren Erfahrungen handeln, sich jedoch noch nicht immer auf wissenschaftliche Ergebnisse berufen können. Der Bereich der Pflegeforschung nimmt aufgrund der vielen Anregungen aus der Praxis an Bedeutung zu (s. a. Kap. 5).

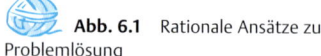
Abb. 6.1 Rationale Ansätze zur Problemlösung

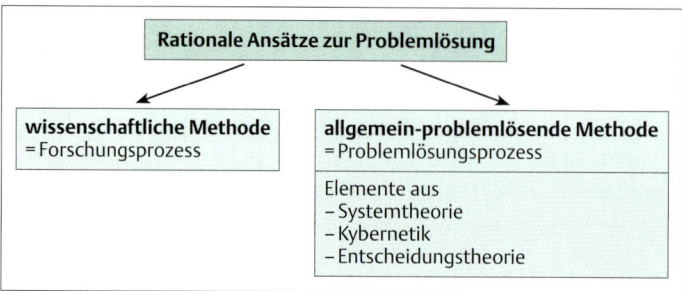

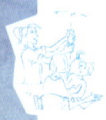

Die wissenschaftliche Methode geht systematisch und zielgerichtet vor. Dabei werden die Schritte des Forschungsprozesses eingehalten.

Allgemein problemlösende Methode

Die allgemein problemlösende Methode wird auch als Problemlösungsprozess bezeichnet. Diese Technik findet bereits in vielen Fachbereichen Anwendung. Soziologen, Pädagogen, Physiotherapeuten, Psychologen, Ärzte, Naturwissenschaftler und viele andere Berufsgruppen arbeiten danach. Die Methode des Problemlösungsprozesses enthält Elemente der Systemtheorie, der Kybernetik und der Entscheidungstheorie.

Systemtheorie

Die Systemtheorie ist eine interdisziplinäre Wissenschaft, deren Gegenstand die formale Beschreibung und Erklärung der strukturellen und funktionalen Eigenschaften von natürlichen, sozialen oder technischen Systemen ist.

Durch sie sollen nicht nur die statischen, feststehenden, sondern auch die sich verändernden, dynamischen Aspekte eines Systems dargestellt werden. Ein System besteht aus mehreren Einzelteilen, auch Subsysteme genannt, diese stehen strukturell oder funktional in einer Wechselbeziehung. Die Änderung eines Subsystems führt zur Veränderung der restlichen Subsyteme im gesamten System. Das Bezeichnende dieser Theorie sind folgende Schritte: Informationen werden aus der Umgebung aufgenommen, der sogenannte „Input". Im System wird mit diesen Informationen gearbeitet, das sogenannte „Throughput". Nach dem Durchlauf des Prozesses werden die Informationen wieder an die Umgebung abgegeben, was als sogenanntes „Output" bezeichnet wird. Durch eine Rückkoppelung, oder Feedback wird das erreichte Ergebnis mit dem zuvor gesteckten Ziel verglichen und gegebenenfalls zur Korrektur wieder ins System eingebracht. So gleicht sich das neu eingegebene Input immer mehr an das eigentlich beabsichtigte Ziel an. Es entsteht ein dynamischer Prozess, bei dem sich das System kontinuierlich an die Einflussfaktoren der Umgebung angleichen kann.

Ein Beispiel für ein System aus der Pflege ist das Krankenhaus, das aus einzelnen Subsystemen, den speziellen Fachgebieten und Abteilungen besteht. Veränderungen in einem dieser Subsysteme, z.B. in Bezug auf die personelle Besetzung, haben Auswirkungen auf alle anderen Subsysteme sowie auf das System "Krankenhaus" als solchem.

Auch das Organsystem des Menschen ist ein System, welches aus den einzelnen Organen Leber, Herz, Lunge etc. als untergeordneten Subsystemen besteht.

Kybernetik

Die zweite Theorie, auf der der Problemlösungsprozess beruht, ist die Kybernetik. Der Begriff Kybernetik stammt von dem griechischen Wort „kyberntike" und wird mit „Steuermannskunst" übersetzt.

Die Kybernetik arbeitet genau wie die Systemtheorie interdisziplinär und fächerübergreifend.

Ihr Inhalt ist die Zielanalyse und Zielerreichung. Dabei wird ein Regelkreissystem angewendet, bei dem ein sogenannter „Ist-Wert" nicht mit dem „Soll-Wert" identisch ist und mittels gezielter Steuerung so lange beeinflusst wird, bis er dem „Soll-Wert" entspricht.

Entscheidungstheorie

Die dritte Theorie, die in den Problemlösungsprozess einfließt, ist die Entscheidungstheorie.

Die Entscheidungstheorie ist die interdisziplinäre Lehre von Entscheidungsinhalten, Entscheidungsprozessen und Entscheidungsverhalten des Einzelnen und von Gruppen. Unter mehreren Möglichkeiten soll der optimale Weg zur Zielerreichung ausgewählt werden.

Der Entscheidungsprozess besteht aus der:
1. Informationsphase,
2. Problemphase,
3. Alternativphase,
4. Entscheidungsphase,
5. Beurteilungsphase.

Nach Durchlaufen der aufeinanderfolgenden Phasen wird der neue Stand der Dinge mit der Ausgangslage verglichen. Es werden verschiedene Lösungsmöglichkeiten durchprobiert, bis das Ergebnis zufriedenstellend ist. Treten mehrere gleiche Probleme auf, kann der bereits erfolgreich durchlaufene Lösungs-

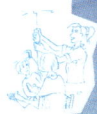

weg auf die jeweils anderen Probleme übertragen werden.

In der deutschen Pflege wird die allgemein problemlösende Methode in Form des Pflegeprozesses seit Ende der 70er Jahre diskutiert und angewandt. Wie oben gezeigt, ist die Anwendung der problemlösenden Methode keine Erfindung der Pflege.

Die allgemein problemlösende Methode wird in der Pflege in Form des Pflegeprozesses eingesetzt und angewandt.

Im Pflegeprozess finden sich dementsprechend Elemente der drei vorgestellten Theorien wieder.

Im Sinne der Systemtheorie beschreibt der Pflegeprozess die formalen Gegebenheiten in der Pflege. Diese entsprechen der äußeren Form der Pflege, den Vorschriften, welche die einzelne Pflegeperson einhalten muss. Dazu gehört die im § 4 des Krankenpflegegesetzes geforderte „umfassende und geplante Pflege". Die Pflegeperson erhält in der ▸ *Informationssammlung* das für ihren Beruf notwendige Input durch den hilfsbedürftigen Menschen und seine Bezugspersonen. Gemeinsam können sie Probleme und vorhandene Ressourcen erkennen. Das Durchlaufen des Systems, das Throughput, entspricht der Planung der Pflege mit Zielsetzung und Maßnahmenformulierung, sowie der durchgeführten Pflege an sich. Das Output entspricht dem Ergebnis der Pflege, welches durch die durchgeführten Pflegemaßnahmen erreicht wurde.

Im Sinne der Kybernetik ist der Pflegeprozess ein Regelkreissystem. Das erzielte Ergebnis wird analysiert und erneut in den dynamischen Prozess gebracht. Diese Feedbackfunktion wird solange durchgeführt, bis das geplante Pflegeziel erreicht ist.

Im Sinn der Entscheidungstheorie geht es um die Lösung von Pflegeproblemen. Indem die Phasen der Entscheidungstheorie eingehalten werden, ist eine Optimierung des Handelns gewährleistet. Dabei entspricht die Informationsphase in der Entscheidungstheorie dem ersten Schritt des Pflegeprozesses nach Fiechter/Meier (s. a. 6.3.3), der Informationssammlung und die Problemphase dem zweiten Schritt, dem Erkennen von Problemen und Ressourcen des Patienten.

Die Alternativphase in der Entscheidungstheorie tritt im Pflegeprozess erst auf, wenn die geplanten Pflegemaßnahmen nicht zum erwünschten Ziel geführt haben. Die Entscheidungsphase entspricht

dem dritten, vierten und fünften Schritt des Pflegeprozesses mit Festlegung der Pflegeziele und Planung der Pflegemaßnahmen und Durchführung derselben. Die Beurteilungsphase entspricht dem sechsten und letzten Schritt des Pflegeprozesses, der Beurteilung der Wirkung der Pflege auf den Patienten.

6.3 Modelle des Pflegeprozesses

Es finden sich in der Literatur mehrere Modelle des Pflegeprozesses, die sich hauptsächlich in der Anzahl der aufeinanderfolgenden Phasen beziehungsweise der Gliederung der Schritte unterscheiden. Im Folgenden werden drei Pflegeprozessmodelle vorgestellt:
1. „Vier-Phasen-Modell" von Yura/Walsh,
2. „Fünf-Phasen-Modell" nach Brobst,
3. „Sechs-Phasen-Modell" von Fiechter/Meier.

6.3.1 Vier-Phasen-Modell

Die beiden amerikanischen Pflegewissenschaftlerinnen Yura und Walsh unterscheiden in ihrem Modell vier Phasen des Pflegeprozesses (vgl. **Abb. 6.2**). Diese sind:
1. Einschätzen des Pflegebedarfs/Pflegeanamnese (engl.: Assessing),
2. Planen der Pflege (engl.: Planning),
3. Durchführen der Pflege (engl.: Implementing),
4. Evaluieren/Bewerten der Pflege (engl.: Evaluating).

Dabei gehen Yura und Walsh davon aus, dass die einzelnen Phasen in ihrer Bezeichnung, ihrer Dauer, ihrem Ausmaß und ihrer Abfolge modifiziert werden

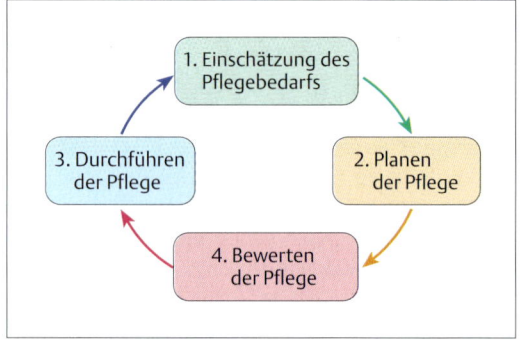

Abb. 6.2 Vier-Phasen-Modell des Pflegeprozesses nach Yura und Walsh

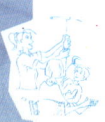

können. Die im Pflegeprozess Tätigen sollen sich darüber hinaus die Faktoren bewusst machen, die ihr Handeln beeinflussen. Zu diesen Einflussfaktoren rechnen Yura und Walsh:

- Rollenzuschreibung und Rollenerwartungen der an der Pflege Beteiligten,
- Qualifikation bzw. Bildungsstand der Interaktionspartner,
- Ort der Interaktion,
- Wertvorstellungen,
- vorherrschende Traditionen und Rituale,
- historische Entwicklung des Gesundheitswesens,
- Trends in der Gesundheitsversorgung und -politik,
- ökonomische Faktoren,
- Infrastruktur und Verfügbarkeit der Gesundheitsdienste (nach Mischo-Kelling/Zeidler 1992).

6.3.2 Fünf-Phasen-Modell

Die amerikanische Pflegedozentin Ruth Brobst und ihre Mitarbeiterinnen beschreiben in ihrem Buch „Der Pflegeprozess in der Praxis" (1996) den Pflegeprozess anhand von fünf Phasen (**Abb. 6.3**).

Diese fünf Phasen lauten:

1. Einschätzung (engl.: assessing),
2. Diagnose (engl.: diagnosis),
3. Planung (engl.: planning),
4. Umsetzung (engl.: implementing) und,
5. Auswertung (engl.: evaluating).

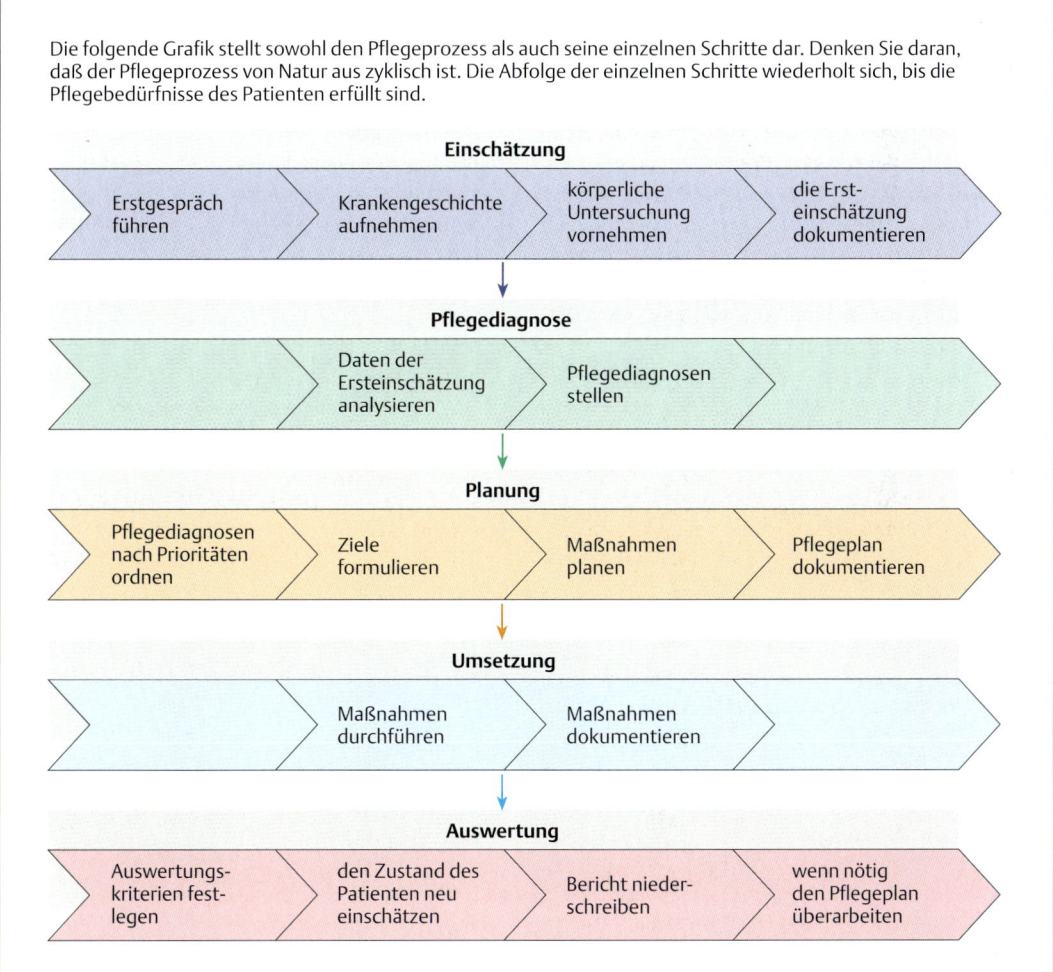

Die folgende Grafik stellt sowohl den Pflegeprozess als auch seine einzelnen Schritte dar. Denken Sie daran, daß der Pflegeprozess von Natur aus zyklisch ist. Die Abfolge der einzelnen Schritte wiederholt sich, bis die Pflegebedürfnisse des Patienten erfüllt sind.

Einschätzung

Erstgespräch führen → Krankengeschichte aufnehmen → körperliche Untersuchung vornehmen → die Ersteinschätzung dokumentieren

Pflegediagnose

Daten der Ersteinschätzung analysieren → Pflegediagnosen stellen

Planung

Pflegediagnosen nach Prioritäten ordnen → Ziele formulieren → Maßnahmen planen → Pflegeplan dokumentieren

Umsetzung

Maßnahmen durchführen → Maßnahmen dokumentieren

Auswertung

Auswertungskriterien festlegen → den Zustand des Patienten neu einschätzen → Bericht niederschreiben → wenn nötig den Pflegeplan überarbeiten

Abb. 6.3 Fünf-Phasen-Modell des Pflegeprozesses

Das „Vier-Phasen-Modell" von Yura und Walsh wird von Brobst und ihren Mitarbeiterinnen um die Phase der Diagnose erweitert. Dies entspricht der klinischen Praxis in der USA, in der die Pflegediagnosen enorm an Bedeutung gewonnen haben.

In der Einschätzungsphase liegt der Schwerpunkt pflegerischen Handelns auf der Beobachtung des Patienten, der Aufnahme der Krankengeschichte und der körperlichen Untersuchung. In der Diagnosephase werden die Aufnahmeinformationen analysiert. Es wird eine Tabelle erstellt, in der aktuelle und potentielle Gesundheitsprobleme des Patienten unterschieden werden.

Die einzelnen Gesundheitsprobleme werden jeweils einer Pflegediagnose zugeordnet (s.a. Kap. 7). In der Planungsphase werden gemeinsam mit dem Patienten die Pflegediagnosen nach ihrer Wichtigkeit geordnet. Es werden Ziele und Erwartungen des Patienten formuliert und die geeigneten Pflegemaßnahmen ausgewählt. Dabei wird ein Zeitraum festgelegt, in welchem die erwarteten Ziele erreicht werden sollen, d.h. es wird ein Pflegeplan gemeinsam mit dem Patienten und dessen Angehörigen erarbeitet.

In der Umsetzungsphase werden die geplanten Pflegemaßnahmen durchgeführt. Dabei können die Pflegemaßnahmen an andere Personen, wie zum Beispiel Berufskollegen oder Angehörige delegiert werden.

Um einen Nachweis für die erbrachte Pflege zu erhalten, werden die einzelnen Maßnahmen in einem Maßnahmenkatalog oder einem Verlaufsbericht von den durchführenden Personen dokumentiert.

In der Auswertungsphase werden die festgestellten Ergebnisse mit den zuvor festgelegten Pflegezielen verglichen.

6.3.3 Sechs-Phasen-Modell

Die schweizerischen Pflegelehrerinnen Verena Fiechter und Martha Meier beschreiben ein "Sechs-Phasen-Modell" des Pflegeprozesses (**Abb. 6.4**). Sie bezeichnen die systematische, patientenorientierte Pflegeplanung als Krankenpflegeprozess.

Die einzelnen Phasen sind:
1. Informationssammlung,
2. Erkennen von Pflegeproblemen und Ressourcen des Patienten,
3. Festlegung der Pflegeziele,
4. Planung der Pflegemaßnahmen,
5. Durchführung der Pflege,
6. Beurteilung der Wirkung der Pflege auf den Patienten.

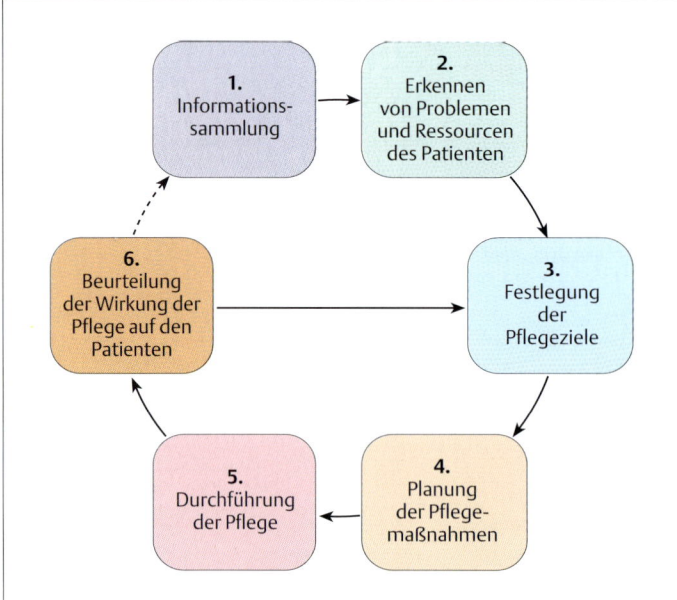

Abb. 6.4 Sechs-Phasen-Modell des Pflegeprozesses

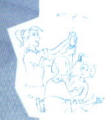

Im Vergleich zu dem „Vier-Phasen-Modell" von Yura und Walsh wird die erste Phase, das Einschätzen des Pflegebedarfs, unterteilt in Informationssammlung und das Erkennen von Pflegeproblemen und Ressourcen des Patienten. Die zweite Phase, das Planen der Pflege, wird bei Fiechter/Meier in die Festlegung der Pflegeziele und die Planung der Pflegemaßnahmen untergliedert.

 Fiechter/Meier veranschaulichen die Schritte des Pflegeprozesses mit einem Problem aus dem Alltag, da auch diese systematisch und strukturiert angegangen werden.

Besteht ein Problem, fragt sich die betroffene Person, was sie an der momentanen Situation stört, wie sie in diese ungünstige Lage gekommen ist, welche Gründe es dafür gibt und was an dem Zustand positiv beziehungsweise negativ ist. Sie versucht, das Problem zu erkennen und macht sich Gedanken darüber, welche Situation sie als besser empfinden würde. Es werden Möglichkeiten zur Lösung des Problems gesammelt und eine geeignete Möglichkeit angewendet. Im Anschluss hieran wird das Ergebnis mit der ursprünglich geforderten Situation verglichen. Entspricht das Resultat dem gesetzten Ziel, gibt es keinen erneuten Handlungsbedarf. Werden jedoch Abweichungen zwischen gestecktem Ziel und dem momentanen Ergebnis festgestellt, muss der Prozess erneut durchlaufen werden.

Ein Beispiel aus dem Alltagsleben soll das Vorgehen nach den sechs Phasen des Pflegeprozess-Modells von Fiechter/Meier verdeutlichen.

1. Informationssammlung =
(Erfassen der Ist-Situation)
Der Raum ist dunkel, das Licht im Raum kann nicht angeschaltet werden, es funktioniert nicht.

2. Problemformulierung und Erkennen von Ressourcen = (Definition des Problems)
Das Lesen im Zimmer ist unmöglich, da das Licht nicht anzuschalten ist. Die Glühbirne ist defekt. Es ist eine Glühbirne als Reserve im Haus (Erkennen der Ressourcen).

3. Zielfestlegung = (Formulierung des Soll – Zustandes)
Der Raum ist beleuchtet. Das Lesen im Raum ist wieder möglich.

4. Maßnahmenplanung = (Suche nach Entscheidungs- und Lösungsmöglichkeiten)
Die Glühbirne mit der entsprechenden Wattzahl auswählen. Kann ich die Birne selbständig austauschen oder brauche ich eine Hilfsperson? Werden Hilfsmittel, z.B. eine Leiter benötigt?

5. Durchführung der geplanten Maßnahmen
Das Warten auf eine Hilfsperson ist nicht notwendig. Die Glühlampe wird unter Zuhilfenahme einer Leiter ausgetauscht.

6. Maßnahmenbeurteilung =
(Vergleich zwischen Soll- und Ist-Zustand)
Die Birne sitzt korrekt in der Fassung, das Licht brennt, das Lesen im Raum ist wieder möglich. Das Ziel bzw. der Soll - Zustand ist erreicht. Der Problemlösungsprozess ist erfolgreich abgeschlossen.

In **Tabelle 6.1** werden die einzelnen Schritte der Vier-, Fünf- und Sechs-Phasen-Pflegeprozess-Modelle zur Veranschaulichung gegenübergestellt.

Alle vorgestellten Modelle gehen übereinstimmend davon aus, dass es sich bei dem Pflegeprozess

Tab. 6.1 Gegenüberstellung der Pflegeprozess-Modelle

Vier-Phasen-Modell	Fünf-Phasen-Modell	Sechs-Phasen-Modell
1. Einschätzen des Pflegebedarfs	1. Einschätzung 2. Diagnose	1. Informationssammlung 2. Erkennen von Pflegeproblemen und Ressourcen
2. Planen der Pflege	3. Planung	3. Festlegen der Pflegeziele 4. Planung der Pflegemaßnahmen
3. Durchführung der Pflege	4. Umsetzung	5. Durchführung der Pflege
4. Evaluieren der Pflege	5. Auswertung	6. Beurteilung der Wirkung der Pflege

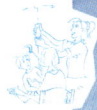

um einen dynamischen, zyklischen Vorgang handelt. Die einzelnen Schritte bzw. Phasen bauen jeweils aufeinander auf. Die pflegerische Versorgung passt sich beim Arbeiten nach dem Pflegeprozess kontinuierlich den Bedürfnissen des zu pflegenden Menschen und seiner Umwelt an, bis dieser die Pflege nicht mehr benötigt.

Alle drei Modelle enthalten folgende vier Hauptkomponenten:

1. Erfassen der Situation des betroffenen Menschen,
2. Planen der Pflege,
3. Durchführung der geplanten Pflege und die
4. Auswertung der durchgeführten Pflege.

 Der Pflegeprozess ist eine wissenschaftliche, systematische, zielgerichtete, kontinuierliche und dynamische Methode der Pflege zur Problemlösung. Er beginnt mit dem ersten Kontakt der Pflegeperson mit der zu betreuenden Person und endet mit dem letzten Kontakt zu diesem Menschen. Die einzelnen Schritte bzw. Phasen des Pflegeprozesses bauen logisch aufeinander auf und stehen in einer Wechselbeziehung zueinander.

Modelle des Pflegeprozesses:
- unterscheiden sich weniger im Inhalt als in ihrer Gliederung,
- Wechselbeziehungen zwischen den einzelnen Phasen (dynamischer Prozess),
- Prozess muss zyklisch durchlaufen werden, bis kein weiterer Handlungsbedarf mehr besteht.

6.4 Pflegeprozess als Problemlösungs- und Beziehungsprozess

Verena Fiechter und Martha Meier beschreiben den Pflegeprozess nicht nur als Problemlösungs- sondern auch als ▸ *Beziehungsprozess*. Für sie verfolgt der Pflegeprozess das Ziel, auf systematische Art und Weise dem Bedürfnis des Patienten nach pflegerischer Betreuung zu entsprechen.

Der Pflegeprozess besteht „aus einer Reihe von logischen, voneinander abhängigen Überlegungs-, Entscheidungs- und Handlungsschritten, die auf eine Problemlösung, also auf ein Ziel hin, ausgerichtet sind und im Sinne eines Regelkreises einen Rückkoppelungseffekt (Feedback) in Form von Beurteilung

und Neuanpassung enthalten" (Fiechter/Meier 1988, S. 30).

Pflege ist für sie darüber hinaus „ein zwischenmenschlicher Beziehungsprozess, bei dem zwei Personen (Pflegender und Gepflegter) zueinander in Kontakt treten, um ein gemeinsames Ziel, das Pflegeziel zu erreichen. Schwester und Patient stehen zueinander in einer Wechselwirkung und beeinflussen ihr Verhalten gegenseitig. Beide sind in ihren Wahrnehmungen von verschiedenen Faktoren, die in der gegenwärtigen Situation liegen oder aus der persönlichen Lebensgeschichte stammen, beeinflusst" (Fiechter/Meier 1988, S. 31).

Diese Definition enthält die beiden zentralen Aussagen:

1. Der Pflegeprozess ist eine systematische, zielgerichtete Methode zur Problemlösung. Bei der Pflege von Menschen muss ein rationaler Problemlösungsansatz eingesetzt werden.
2. Der Pflegeprozess ist ein zwischenmenschlicher Beziehungsprozess, bei dem eine Pflegeperson und ein hilfsbedürftiger Mensch in Beziehung zueinander treten. Er ist auf alle Altersgruppen von Menschen, Neugeborene, Kleinkinder, Jugendliche, Erwachsene oder alte Menschen anwendbar. Nicht nur die betroffene hilfsbedürftige Person, sondern auch deren soziales Umfeld, wie Angehörige, Lebenspartner, Freunde, Nachbarn oder sonstige Personen, welche in die Pflege integriert sind, sollen in den Prozess mit einbezogen werden damit auch sie sich – wenn nötig – zu bestehenden Problemen, Gewohnheiten und vorhandenen Fähigkeiten äußern können.

Als Methode zur Problemlösung (Problemlösungsprozess) beinhaltet der Pflegeprozess die Voraussetzung für wissenschaftliches, methodisches Vorgehen. Die Arbeitsweise muss organisiert und strukturiert sein (s. a. 6.2.2.). Außerdem wird durch systematisches Pflegen eine gleichbleibende Pflegequalität gewährleistet, der Pflegebedarf der einzelnen Person wird genau dargelegt und begründet.

Der Pflegeprozess gibt somit ein System vor, das sich jede Pflegeperson zu eigen machen sollte, um ein systematisches, organisiertes, strukturiertes, koordiniertes und kontinuierliches Pflegen zu ermöglichen.

Der Pflegeprozess verläuft darüber hinaus zielgerichtet. Menschen, die auf Grund einer Erkrankung in eine Abhängigkeit geraten sind, wird durch bewusstes pflegerisches Handeln im Rahmen des Pflegepro-

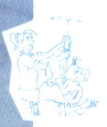

zesses geholfen, ihren persönlichen Bedürfnissen des alltäglichen Lebens gerecht zu werden.

Die wissenschaftliche Methode der Problemlösung dient als Hilfsmittel für die Beschreibung und Bewertung der Pflege. Mit Hilfe des Pflegeprozesses können die Aufgaben und Tätigkeiten der Pflege transparent dargestellt und der Erfolg überprüft werden. Die Pflege als Berufsgruppe kann ihren eigenen Aufgabenbereich verdeutlichen, sich gegenüber anderen Berufsgruppen im Gesundheitswesen abgrenzen und vor allem die Zusammenarbeit mit den Personen, die ihre Dienstleistung in Anspruch nehmen, verbessern.

Der Pflegeprozess gestaltet sich auch als ein dynamischer Beziehungsprozess. Durch ihn werden die intersubjektiven (zwischenmenschlichen) und intrasubjektiven (innermenschlichen) Dimensionen deutlich, die bei jedem Aufeinandertreffen von Menschen stattfinden.

Der Pflegeprozess wird nur dann optimal und somit effektiv durchlaufen, wenn auch eine erfolgreiche zwischenmenschliche Beziehung zwischen der Pflegeperson und der zu betreuenden Person besteht.

Sie muss geprägt sein von gegenseitiger Akzeptanz auch bei unterschiedlichen Werten und Normen, von Aufmerksamkeit, Engagement, von der Bereitschaft zur Unterstützung, von Zuwendung und Anteilnahme. Hierdurch entsteht eine Atmosphäre, in der Vertrauen und Wohlbefinden der hilfsbedürftigen Person wachsen kann; die Lebenskräfte, Reserven und Energien werden für den Genesungsprozess aktiviert. Diese Atmosphäre gibt Raum für eine offene Begegnung, in der der betreute Mensch Fragen stellen und seine Wünsche, Bedürfnisse und Befürchtungen mitteilen und somit aktiv in den Pflegeprozess einbe-

zogen werden kann. Auf diese Weise können nicht nur die physischen, sondern auch die psychischen Belange eines Menschen Berücksichtigung finden.

In allen Phasen des Pflegeprozesses wird die zwischenmenschliche Beziehung zwischen Pflegeperson und zu Pflegenden – in unterschiedlicher Intensität – entwickelt. Die Aufnahme und Entwicklung einer erfolgreichen pflegerischen Beziehung ist an verschiedene Bedingungen geknüpft.

So muss die Pflegeperson sich ihrer eigenen Persönlichkeit bewusst sein.

Dazu gehört auch die Fähigkeit, Faktoren zu kennen, die menschliches Verhalten beeinflussen. Pflegepersonen sind darüber hinaus gefordert, ihr eigenes Erleben und ihre Gefühle ehrlich wahrzunehmen, sie sich bewusst zu machen und kontinuierlich zu reflektieren.

Auch Meinungen, Überzeugungen und Einstellung zu Themen wie Krankheit, Gesundheit, Alter, Tod, Geburt, Drogenkonsum, etc. müssen bewusst reflektiert werden, da sie die Haltung gegenüber einem anderen Menschen beeinflussen. Diese Reflexion ermöglicht einen beruflichen wie auch persönlichen Reifungsprozess und die Entwicklung einer professionellen Haltung gegenüber pflegebedürftigen Menschen. Letztlich können Pflegepersonen nur so auf die sich immer wieder verändernden Lebenssituationen der einzelnen Menschen eingehen.

Der Pflegeprozess ist nicht nur eine systematische, logische Methode der Pflege, sondern er ist auch ein Beziehungsprozess zwischen zu Pflegenden und professionell Pflegenden.

Er dient als Strukturierungshilfe, die mit den konkreten Inhalten der jeweiligen Pflege gefüllt werden muss (**Abb. 6.5**).

Abb. 6.5 Pflegeprozess als Problemlösungs- und Beziehungsprozess

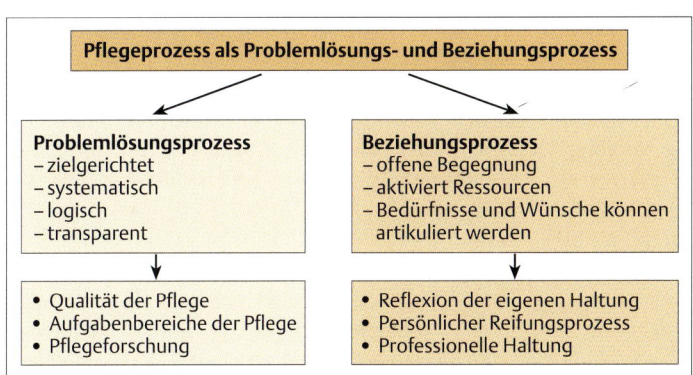

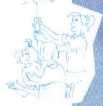

6.5 Schritte des Pflegeprozesses nach Fiechter/Meier

Im Folgenden werden die Schritte des Pflegeprozesses näher beschrieben. Dabei wird das Modell des Pflegeprozesses nach Fiechter/Meier zugrunde gelegt, da ihr Modell im deutschsprachigen Raum gut bekannt ist und sehr häufig angewandt wird.

6.5.1 Informationssammlung

Der erste Schritt im Pflegeprozess nach Fiechter und Meier ist die ▸ *Informationssammlung.*

Das Wort Information stammt von dem lateinischen „informatio", was so viel wie „Bildung" oder „Belehrung" bedeutet. Im Bereich der Kommunikation ist die Information eine Mitteilung, Nachricht oder Auskunft.

Informationen über den pflegebedürftigen Menschen können durch die Erhebung von Daten, zum Beispiel im Rahmen von Messungen, Beobachtungen oder Befragungen gewonnen werden (s. a. Band II, Kap. 3). Ziel und Zweck einer umfassenden Informationssammlung in der Pflege ist es, den Menschen, welcher gepflegt werden soll, kennenzulernen und seine Gesundheits- beziehungsweise Krankheitssituation so vollständig wie möglich zu erfassen.

Die Informationssammlung ist ein kontinuierlicher Prozess. Sie findet bei der ersten und bei jeder weiteren Interaktion mit dem zu betreuenden Menschen statt. Informationen beziehungsweise Daten können unterschiedlich klassifiziert werden. Unterschieden werden objektive, subjektive, direkte und indirekte Daten. Ebenso werden Beobachtung der hilfsbedürftigen Menschen und Gespräche mit ihnen und ihren Angehörigen als Methoden der Datenerhebung im Rahmen der Informationssammlung unterschieden.

 Die gesammelten Informationen sind die Basis für alle weiteren Schritte im Pflegeprozess. Nur wenn alle pflegerelevanten Informationen bekannt sind, können Pflegeprobleme, Ressourcen und Pflegeziele richtig erkannt und benannt, sowie die geeigneten Pflegemaßnahmen ausgewählt werden.

▌ Objektive und subjektive Daten

Im Rahmen der Informationssammlung wird zwischen objektiven und subjektiven Daten unterschieden.

Unter objektiven Daten werden Daten beziehungsweise Informationen verstanden, die unvoreingenommen und unparteiisch, ohne persönliche Wertung und nicht von persönlichen Gefühlen und Vorurteilen bestimmt sind. Sie sind unabhängig von einer subjektiven Sichtweise. Zu den objektiven Daten gehören alle messbaren Werte.

 Objektive Daten sind zum Beispiel die Körpergröße, das Körpergewicht, die Körpertemperatur, die Blutdruckwerte, die Pulsfrequenz, die Menge der Flüssigkeitsein- und -ausfuhr, alle Laborwerte, Pupillenreaktion, etc.

Würde eine zweite Person bei übereinstimmenden Bedingungen die Daten bei der gleichen Person ermitteln, käme sie zu identischen Ergebnissen.

Subjektive Daten hingegen sind immer auf ein Subjekt bezogen, sie sind vom Subjekt ausgehend und von diesem abhängig. Subjektive Daten sind von Gefühlen, Stimmungen und Urteilen bestimmt, also bewertet und parteiisch. So kann ein und derselbe ausgelöste Schmerzreiz (gleiche Dauer, dieselbe Intensität, gleiche Lokalisation) von mehreren Personen unterschiedlich stark empfunden werden. Subjektive Daten sind Äußerungen über ein Empfinden.

 Subjektive Daten können zum Beispiel Äußerungen über Schmerzen, Ängste, Einsamkeit, Müdigkeit, Zukunftssorgen oder Erwartungen und Vorstellungen sein.

Subjektive Daten müssen neutral zugeordnet und als subjektive Informationen gekennzeichnet werden. Dies kann durch den Zusatz „Laut Aussage des Patienten" o. ä. geschehen.

Um subjektiv geäußerte Informationen besser zuordnen zu können, ist genaues Nachfragen erforderlich. Hierdurch werden subjektive Informationen so genau wie möglich beschrieben und damit für andere Personen nachvollziehbar.

Subjektive Äußerungen des Betreffenden, wie zum Beispiel: „Ich musste mich ständig übergeben", können durch Nachfragen „Wie oft mussten Sie sich in der letzten Stunde über-

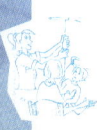

geben?" eingegrenzt und geklärt werden. Dabei kann u. a. herausgefunden werden, wann der Patient sich das erste Mal übergeben musste, oder ob ein Zusammenhang mit der Aufnahme von Nahrungsmitteln, einer Medikamenteneinnahme oder Stresssituationen besteht.

In diesem Zusammenhang wird auch von der größtmöglichen Objektivierung subjektiver Informationen gesprochen. Die „PQRST-Gedächtnisstütze" kann als Hilfsmittel zur Klärung von subjektiven Informationen eingesetzt werden (**Abb. 6.6**).

Subjektive Aussagen können auch durch den Einsatz von Hilfsmitteln objektiviert werden. Die subjektiv empfundene Schmerzintensität lässt sich beispielsweise von dem betroffenen Menschen auf einer Skala von 1–10 einschätzen. Auf diese Weise kann bei erneutem Auftreten von Schmerzen leichter eine Vergleichsbeurteilung erreicht werden.

Ein weiterer Aspekt im Zusammenhang mit subjektiven Daten bzw. Informationen ist der subjektive Eindruck von Pflegepersonen bezüglich bestimmter Sachverhalte oder anderer Personen. Auch Empfindungen, Wertungen und Eindrücke von Pflegepersonen bezüglich der Situation eines Menschen müssen in der mündlichen und schriftlichen Dokumentation und Informationsweitergabe als subjektive Eindrücke gekennzeichnet werden, z. B. "Frau Z. wirkt heute auf mich sehr niedergeschlagen".

Zu den objektiven Daten gehören alle messbaren Werte. Zu den subjektiven Daten werden alle Informationen, die durch die Aussagen von der zu betreuenden Person über ihr jeweiliges Empfinden erhoben werden, gerechnet. Sie sind nicht messbar.

▌ Direkte und indirekte Daten

Die Unterscheidung zwischen direkten oder indirekten Daten gibt Auskunft darüber, aus welcher Datenquelle die Informationen stammen. Direkte Daten stammen direkt von dem entsprechenden pflegebedürftigen Menschen, deshalb werden sie auch als Daten „aus erster Hand" bzw. primäre Daten bezeichnet. Grundsätzlich können direkte Daten sowohl objektiv als auch subjektiv sein. Da sie direkt vom betroffenen Menschen stammen, haben sie naturgemäß eine hohe Aussagekraft. Dabei spielen neben verbalen auch nonverbale Äußerungen, zum Beispiel mittels der Mimik, Gestik, Körperhaltung, etc. eine

P Provokative und palliative Umstände
- Was taten Sie gerade, als das Symptom zum ersten Mal auftrat oder Sie es erstmals bemerkten? Wodurch wird es verstärkt: durch Stress? eine bestimmte Körperhaltung? bestimmte Aktivitäten? Streit?
- Was verschlimmert das Symptom?
- Was schwächt das Symptom ab: eine andere Ernährung? veränderte Körperhaltung oder Lagerung? die Einnahme von Medikamenten? aktiv sein?

Q Qualität und Quantität
- Wie würden Sie das Symptom beschreiben – wie fühlt es sich an, wie sieht es aus, wie hört es sich an?
- Wie stark spüren Sie es im Augenblick? Ist es so stark, dass es Sie an jeder Aktivität hindert? Ist es stärker oder schwächer, als Sie es früher empfanden?

R Region und Radiation
- Wo tritt das Symptom auf?
- Strahlt es aus? Bewegt sich der Schmerz den Rücken oder den Armen, den Nacken oder den Beinen entlang?

S Schwereskala
- Wo würden Sie die Schmerzen auf einer Skala von 1 bis 10 einordnen, wenn die 10 den stärksten Schmerz bezeichnet? Zwingt Sie der Schmerz, sich hinzulegen, sich zu setzen oder langsamer zu werden?
- Scheint sich das Symptom zu bessern, zu verschlechtern, oder bleibt es ziemlich gleich?

T Timing
- An welchem Tag trat das Symptom zum ersten Mal auf? Um wieviel Uhr hat es angefangen? Wie fing das Symptom an: plötzlich? allmählich?
- Wie oft spüren Sie das Symptom: stündlich? täglich? wöchentlich? monatlich?
- Wann tritt es meist auf: untertags? abends? am frühen Morgen? Weckt es Sie auf? Tritt es vor, während oder nach dem Essen auf? Tritt es periodisch auf?
- Wie lange hält das Symptom an?

Abb. 6.6 Von der subjektiven zur objektiven Information – Die PQRST-Gedächtnisstütze

Rolle. Sie müssen gemeinsam mit dem betroffenen Menschen auf ihre Bedeutung hin eingeordnet werden.

Indirekte Daten werden aus sogenannten Sekundärquellen gewonnen. Die Information kann nur indirekt, das heisst „aus zweiter Hand" erhoben werden. Auch sie können objektiver oder subjektiver Natur sein. Indirekte Daten werden von sogenannten Drittpersonen, zum Beispiel Verwandte, Lebenspart-

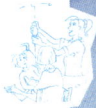

ner, Freunde, Nachbarn, Pflegepersonal, Ärzte etc. gewonnen. Auch Patientendokumente wie Kurven, Überweisungsbögen, Anamnesebögen, Krankengeschichte, Befunde jeglicher Art etc. können Quellen für indirekte Daten sein.

Ein vollständiges Bild der Situation des betroffenen Menschen kann nur entstehen, wenn so viele Datenquellen wie möglich genutzt werden.

 Direkte Daten beziehungsweise Informationen werden direkt vom betroffenen Menschen erhoben. Dieser stellt hierbei die primäre Quelle der Information dar. Indirekte Daten werden aus Sekundärquellen, also von anderen Personen oder aus schriftlichen Aufzeichnungen gewonnen.

Methoden der Datenerhebung

Zu den Methoden der Datenerhebung im Rahmen der Informationssammlung gehören die Beobachtung des Menschen sowie Gespräche, insbesondere das Aufnahmegespräch.

Beobachtung

Als Beobachtung wird das aufmerksame und bewusste, zielgerichtete und systematische Wahrnehmen eines Zustandes, Verhaltens oder einer Situation bezeichnet. Beobachtung geschieht über die Sinne und kann durch Hilfsmittel und technische Geräte unterstützt werden. Zu den Sinnen werden gerechnet:

- Sehen (optischer Sinn),
- Hören (akustischer Sinn),
- Tasten (haptischer, taktiler Sinn),
- Riechen (olfaktorischer Sinn),
- Schmecken (gustatorischer Sinn).

Je mehr Sinne aktiviert und eingesetzt werden, desto differenzierter und umfassender ist die Beobachtung.

Die Beobachtung unterliegt wie die Wahrnehmung verschiedenen Einflussfaktoren. Hierzu gehören physische Faktoren, wie z.B. Müdigkeit, psychische Faktoren, z.B. Liebeskummer oder äußere Rahmenbedingungen, die sich auf die Qualität der Beobachtung auswirken (s. a. Band II, Kap. 1 u. 2).

Auch sollten sich beobachtende Pflegepersonen darüber im Klaren sein, dass es sich in einer Pflegesituation meist um eine teilnehmende Beobachtung handelt. Bei der teilnehmenden Beobachtung nimmt

der Beobachter durch seine Anwesenheit auf die beobachtete Situationen Einfluss. Es ist wichtig, seine eigenen Gefühle und das eigene Verhalten als Einflussfaktoren auf die Qualität der Beobachtung zu kennen. Es hängt zu einem großen Teil von dem Beobachter ab, was er sieht und was er sehen möchte.

Im Zusammenhang mit der Beobachtung ist auch die körperliche Untersuchung, das Messen und Ermitteln von pflegerelevanten physischen Daten bei der Informationssammlung von Bedeutung.

Durch den Einsatz von Hilfsmitteln werden objektive Parameter, wie zum Beispiel der Blutdruckwert, die Pulsfrequenz, das Körpergewicht, die Körpergröße, die Körpertemperatur, die Atemfrequenz etc. festgestellt. Das Erfassen dieser körperlichen Parameter kann in ein Aufnahmegespräch zwischen Pflegeperson und Patient integriert werden.

 Eine Reihe von Hilfsmitteln können in der Pflege zur Messung eingesetzt werden, z. B. Blutdruckmessgerät, Stethoskop, Pulsuhr, Waage, Messlatte, Thermometer etc.

Die so ermittelten Informationen gehören zu den objektiven Daten. Auch Wunden, Bewegungseinschränkungen des pflegebedürftigen Menschen o. ä. müssen im Rahmen der Informationssammlung (**Abb. 6.7**) so präzise wie möglich beschrieben werden (s. a. Band 2).

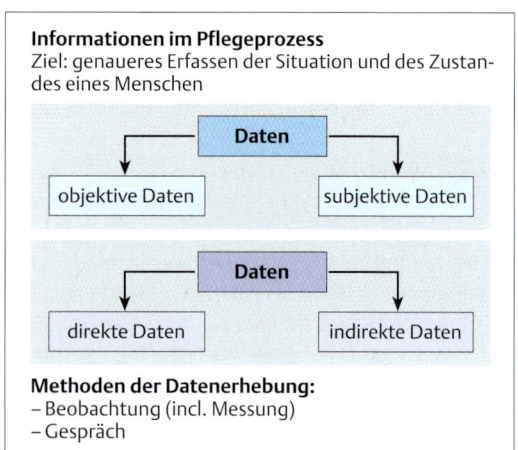

Informationen im Pflegeprozess
Ziel: genaueres Erfassen der Situation und des Zustandes eines Menschen

Daten → objektive Daten / subjektive Daten

Daten → direkte Daten / indirekte Daten

Methoden der Datenerhebung:
– Beobachtung (incl. Messung)
– Gespräch

 Abb. 6.7 Datenerhebung in der Informationssammlung

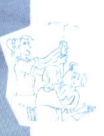

Beobachten ist das aufmerksame und bewusste, zielgerichtete und systematische Wahrnehmen eines Zustandes, Verhaltens oder einer Situation. Beim Beobachten werden alle Sinnesorgane aktiviert. Ziel der Beobachtung in der Pflege ist es, Informationen zu erhalten, um die Situation und den Zustand eines Menschen genau erfassen zu können.

Aufnahmegespräch

Es gibt viele Gesprächssituationen, in denen Informationen ausgetauscht werden, zum Beispiel zwischen pflegebedürftigem Menschen und Pflegeperson, Angehörigen und anderen an der Pflege Beteiligten oder zwischen der Pflegeperson und den Angehörigen. Diese Gesprächssituationen ergeben sich bei der Pflegevisite, bei der Dienstübergabe, den Teambesprechungen, bei der Verrichtung einer Pflegetätigkeit oder dem Besuch eines Angehörigen etc.

Das Erstgespräch zwischen pflegebedürftigen Menschen und betreuender Pflegeperson nimmt bei der Informationssammlung eine besondere Stellung ein, da es der Beginn der pflegerischen Beziehung ist.

Für das erste Gespräch zwischen Pflegeperson und pflegebedürftigem Menschen gibt es verschiedene sprachliche Begriffe. Dementsprechend sind die entsprechenden Formulare für die Dokumentation der Informationen, welche aus diesem Gespräch entnommen werden, unterschiedlich überschrieben.

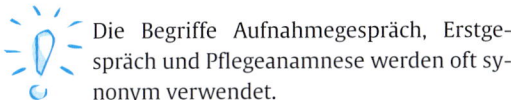 Die Begriffe Aufnahmegespräch, Erstgespräch und Pflegeanamnese werden oft synonym verwendet.

Sobald er im Krankenhaus oder Pflegeheim aufgenommen ist oder der erste Besuch in der häuslichen Pflege stattgefunden hat, sollte das Erstgespräch mit dem pflegebedürftigen Menschen geplant werden. Dabei sind auch Angehörige in das Gespräch einzubeziehen. Der Inhalt, Ablauf und zeitliche Umfang des Erstgespräches ist in starker Weise von dem Befinden und den Bedürfnissen des zu Pflegenden und seiner Angehörigen abhängig.

In der Regel findet das Aufnahmegespräch im Krankenhaus nach einer kurzen Ruhepause, im Anschluss an die Aufnahme, statt. Lässt der Zustand des pflegebedürftigen Menschen kein Gespräch zu, kann es auf einen späteren Termin verschoben werden. Dieser sollte jedoch innerhalb der ersten 24 Stunden nach der Aufnahme liegen.

Um auf das Gespräch gut vorbereitet zu sein, sollten zuvor die Einweisungspapiere mit der Einweisungsdiagnose und evtl. durchgeführten Untersuchungen und deren Ergebnisse von der Pflegeperson gesichtet werden. Für das gegenseitige Kennenlernen ist ein angenehmes Klima während der Gesprächssituation sehr fördernd.

Zum Gespräch gehört, dass sich die Pflegeperson mit Namen vorstellt und ihre berufliche Qualifikation nennt. Falls noch nicht geschehen, zeigt die Pflegeperson zu Beginn die Räumlichkeiten der Station. Sie weist den pflegebedürftigen Menschen auf seinen privaten Bereich für die Zeit des Krankenhausaufenthaltes hin, nennt die zuständigen Pflegepersonen und Stationsärzte, bespricht den Stationsablauf und das weitere Vorgehen bei der Diagnose oder Therapie.

Um eine entspannte Atmosphäre zu schaffen, setzt sie sich mit ihren Gesprächspartnern in eine Sitzgruppe oder sucht einen Extraraum auf. Ist dies nicht möglich, sollten mobile Mitpatienten aus dem Zimmer gebeten werden. Der gemeinsame Austausch sollte nicht unterbrochen werden. Um Ablenkungen von außen zu vermeiden, kann ein Schild „Bitte nicht stören" an der Zimmertür angebracht werden.

Während der Besprechung sollten auf keinen Fall gleichzeitig Pflegeinterventionen durchgeführt werden. Die Pflegeperson informiert die am Gespräch teilnehmenden Personen über Sinn, Inhalt und Dauer des Gesprächs. Das Gespräch sollte ruhig, entspannt aber mit Aufmerksamkeit und voller Konzentration durchgeführt werden. Nur so können sich die Gesprächspartner ganz auf den Dialog mit ihrem Gegenüber einlassen.

Die Pflegeperson leitet das Gespräch und achtet dabei gleichzeitig auf verbale und nonverbale Äußerungen ihres Gesprächspartners. Der pflegebedürftige Mensch soll die Möglichkeit haben, ihn beschäftigende Fragen zu stellen.

Die Pflegeperson macht sich während des Gespräches ein Bild von der aktuellen Situation, den Fähigkeiten, Problemen und den momentanen Lebensgewohnheiten des pflegebedürftigen Menschen. Gute Fachkenntnisse und eine geschulte Beobachtungsgabe sind hierfür Voraussetzungen.

Ziel des Gespräches ist es, ein Vertrauensverhältnis aufzubauen, auf dessen Basis die aufgenommene Person sich auf detaillierte Aussagen einlassen kann. Dabei sollten überwiegend offene Fragen gestellt

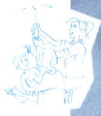

a

Fallstudie Frau Knapp

Frau Hilde Knapp, 26 Jahre, kommt am 20.07. mit Fieber, Flankenschmerzen sowie Schmerzen und Brennen beim Wasserlassen in die Klinik. Sie gibt an, zu Hause Schüttelfrost gehabt zu haben. Die axillare Temperaturmessung ergibt 39,6 °C.
Auffällig sind Aphthen, Rhagaden und Fieberbläschen am Mund, sowie eine trockene, borkige Zunge. Frau Knapp fühlt sich schlapp und entkräftet vom Fieber. Sie ist verheiratet, hat 2 Kinder (4 und 2 Jahre), um die sie sich große Sorgen macht und die in ihrer Abwesenheit von einer Freundin betreut werden, da Herr Knapp geschäftlich viel außer Haus ist. Frau Knapp gibt an, schon früher häufig Blasenentzündungen (Cystitiden) und Nierenbeckenentzündungen (Pyelonephritiden) gehabt zu haben. Sie kennt Maßnahmen und Übungen zur Thromboseprophylaxe aus früheren Krankenhausaufenthalten.
Der behandelnde Arzt diagnostiziert eine Cystitis und Pyelonephritis und verordnet eine Infusionstherapie mit Antibiose und Spasmolyse. Zu diesem Zweck bekommt Frau Knapp eine Venenverweilkanüle am linken Unterarm gelegt. Gleichzeitig soll sie viel trinken. Für die nächsten Tage ist Bettruhe und bei Temperaturen über 39,0 °C axillar die Verabreichung von Wadenwickeln zur Fiebersenkung verordnet. Eine Temperaturkontrolle soll tagsüber alle 4 Stunden erfolgen, nachts einmal um 24:00 Uhr.

b

Krankenhaus X – Stadt Aufnahmeprotokoll	
Name/Alter/Geschlecht (Evtl. Patientenaufkleber)	*Hilde Knapp, 26 Jahre weiblich*
Einweisungs-/ Klinikdiagnose	*fieberhafte Cystitis und Pyelonephritis*

Eigene Angaben zum Wohlbefinden und gesundheitsfördernden Maßnahmen	Erläuterungen/Sonstiges
☐ Rauchen	*spielt 2x pro Woche Tennis*
☐ Alkohol	*Zahnarzt (1x pro Jahr)*
☐ Drogen	*Gynäkologe (1x pro Jahr)*
☒ sportliche Aktivitäten	*hatte früher schon Cystitiden und Pyelonephritiden*
☒ Arztbesuche	*fühlt sich derzeit schlapp und kraftlos (eigene Aussage)*
☒ häusliche Medikamente	*Ovulationshemmer (1x morgens)*

Essen und Trinken	Erläuterungen/Sonstiges
☒ ohne Besonderheiten	
☐ Diät	
☒ Vorlieben	*trinkt gerne Fencheltee*
☐ Abneigungen	
☐ Zahnprothese	
☐ Zahnspange	
☒ Mundschleimhaut	*Aphthen, Rhagaden, Fieberbläschen*
Größe: *1,70m* Gewicht: *60kg*	

Bewegung/Mobilität	Erläuterungen/Sonstiges
☐ ohne Einschränkung	*derzeit aufgrund Fieber inaktiv*
☐ Spastik	*ärztlich verordnete Bettruhe*
☐ Lähmung	
☐ Gehhilfe	
☐ Amputation	

Schlaf	
☒ ohne Einschränkungen	*schäft 6-8 h täglich*
☐ Einschlafprobleme	
☐ Durchschlafprobleme	
☐ Medikamente	

Kommunikation	Erläuterungen/Sonstiges
☒ ohne Einschränkungen	*spricht fließend russisch*
☐ Sprachstörung	
☒ Brille ☒ kurzsichtig ☐ weitsichtig	
☐ Kontaktlinsen	
☐ Glasauge	
☐ Hörgerät	

Bewusstseinslage	Erläuterungen/Sonstiges
☒ orientiert	
☐ desorientiert ☐ zeitlich ☐ örtlich ☐ zur Person	
☐ wach/ansprechbar	
☐ somnolent	
☐ komatös	

Waschen und Kleiden	Erläuterungen/Sonstiges
☐ selbständig	*normalerweise selbständig (duscht 1x Tag)*
☒ Hilfestellung	*Hilfestellung aufgrund Bettruhe erforderlich*
☐ Übernahme	
☐ spezielle Gewohnheiten	

Hautzustand	Erläuterungen/Sonstiges
	altersentsprechender Hautzustand
	Feuermal an der rechten Schulter über dem Schlüsselbein

Ausscheidungen	Erläuterungen/Sonstiges
☐ ohne Einschränkung	*Dysurische Beschwerden (Schmerzen und Brennen bei der Miktion)*
☒ Miktionsprobleme	
☐ Defäkationsprobleme	*1x tgl. morgens Stuhlgang*
☐ Laxantien	
☒ spezielle Gewohnheiten	

Abb. 6.8 a, b (Fortsetzung ▶)

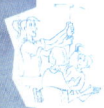

Atmen/Kreislauf regulieren	Erläuterungen/Sonstiges	Wünsche/Erwartungen der Patienten/der Angehörigen
Blutdruck: 110/70		Möchte schnell wieder nach Hause zu ihren Kindern, da ihr Mann geschäftlich viel unterwegs ist. Macht sich Sorgen um die Kinder. Möchte Telefon mieten.

Atmen/Kreislauf regulieren	Erläuterungen/Sonstiges
Blutdruck: 110/70	
Körpertemperatur: 39,6°C ax.	
Puls: 103/min	
Atmung: ☒ ohne Beschwerden ☐ Husten ☐ Geräusche ☐ Zyanose	Erläuterungen
Schmerzen bei der Miktion brennende Schmerzen Flankenschmerzen beidseitig in der Nierengegend	**Soziale Situation** wohnt in eigenem Haus mit Ehemann und 2 Kindern (4 und 2 Jahre alt) Freundin betreut Kinder während Krankenhausaufenthalt

Wünsche/Erwartungen der Patienten/der Angehörigen		
Möchte schnell wieder nach Hause zu ihren Kindern, da ihr Mann geschäftlich viel unterwegs ist. Macht sich Sorgen um die Kinder. Möchte Telefon mieten.		
Aufnehmende Pflegeperson Annegret Hassel	Datum: 20.07.	
	Uhrzeit: 16⁰⁰ Uhr	

Abb. 6.8a, b **a** Fallstudie Frau Knapp, **b** Beispiel für ein Pflege-Aufnahme-Protokoll anhand der Fallstudie von Frau Knapp

werden, die dem Gesprächspartner Gelegenheit geben, seine Belange mit seinen Worten zu äußern. Durch aktives Zuhören und eine offene Körperhaltung signalisiert die Pflegeperson ihr Interesse an ihrem Gesprächspartner (s. a. Kap. 10). Wichtig ist hierbei auch eine vorurteilsfreie und empathische Haltung der Pflegeperson, damit der zu Pflegende seine Wünsche und Probleme offen ansprechen kann.

Auf keinen Fall sollte ein „Frage- und Antwortspiel" entstehen, weshalb in diesem Zusammenhang auf einen kritischen Umgang mit standardisierten Fragebögen hingewiesen werden soll. Checklisten über die einzelnen Problem- und Lebensbereiche können als Strukturierungshilfe unterstützend bei den ersten Gesprächen hinzugenommen werden. Sie dienen jedoch lediglich als Merkhilfe und dürfen nicht wie beim Fragebogen Punkt für Punkt „abgehakt" werden. Die Ergebnisse des Gespräches werden auf einem entsprechenden Formular schriftlich dokumentiert (**Abb. 6.8a** u. **b**).

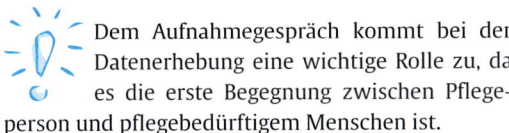

Dem Aufnahmegespräch kommt bei der Datenerhebung eine wichtige Rolle zu, da es die erste Begegnung zwischen Pflegeperson und pflegebedürftigem Menschen ist.

Dokumentation der erhobenen Daten

Die Dokumentation der erhobenen Daten sollte direkt im Anschluss an die Informationssammlung erfolgen. Dabei muss die Vollständigkeit der erhobenen Daten gewährleistet sein. Es sind bestimmte Kriterien zu berücksichtigen, um ein einheitliches Vorgehen aller an der Dokumentation beteiligten Personen zu gewährleisten.

Es wird kurz, knapp, klar und präzise formuliert. Dabei müssen die Daten, wenn sie Eigeneinschätzungen, Wertungen oder Interpretationen enthalten, entsprechend als subjektive Daten gekennzeichnet werden. Dies gilt gleichermaßen für Aussagen der pflegebedürftigen Menschen oder der Angehörigen wie für subjektive Eindrücke des Pflegepersonals.

Die Schrift muss für alle am Pflegeprozess Beteiligten lesbar sein. Jeder Eintrag wird mit Datum, Uhrzeit und einer Unterschrift bzw. einem Handzeichen versehen. Sobald von der Norm abweichende Daten erhoben werden, sind diese sofort dem Arzt und den weiteren betreuenden Personen zu melden.

Bei der fortlaufenden Informationserhebung werden die Reaktionen auf die Behandlung im Kurvenblatt und dem Pflegebericht dokumentiert. Jede Zustandsveränderung wird eingetragen und mit der Situation am Aufnahmetag oder den gesetzten pflegerischen Zielen verglichen. Gegebenenfalls erfordert die fortlaufende Informationssammlung eine Änderung im Pflegeplan (s. a. 6.5.4).

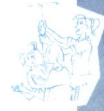

Informationssammlung im Gespräch:

- besonders wichtig: Erstgespräch,
- Vorbereitung und geplante Durchführung absolut notwendig,
- anschließende schriftliche Dokumentation im Pflege-Aufnahme-Protokoll:
  - Vollständigkeit der Daten,
  - jeder Eintrag erhält Datum, Uhrzeit und Unterschrift.

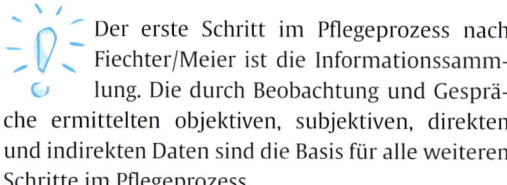

Der erste Schritt im Pflegeprozess nach Fiechter/Meier ist die Informationssammlung. Die durch Beobachtung und Gespräche ermittelten objektiven, subjektiven, direkten und indirekten Daten sind die Basis für alle weiteren Schritte im Pflegeprozess.

6.5.2 Erkennen von Pflegeproblemen und Ressourcen des Patienten

Der zweite Schritt im Pflegeprozess nach Fiechter/Meier umfasst das Erkennen von ▸ *Pflegeproblemen* und ▸ *Ressourcen* des Patienten.

❚ Pflegeprobleme

Fiechter/Meier definieren ein Problem als eine „Beeinträchtigung des Patienten in irgendeinem Lebensbereich, die seine Unabhängigkeit einschränkt und ihn belastet. Wenn er dieses Defizit nicht selber kompensieren kann, braucht er Pflege. Wenn er selber damit fertig wird, ist es weder für ihn noch für die Schwester ein Problem" (Fiechter/ Meier 1988, S. 49).

Im Rahmen des Pflegeprozesses lassen sich fünf Arten von Pflegeproblemen unterscheiden:

1. aktuelle Pflegeprobleme,
2. potentielle Pflegeprobleme,
3. verdeckte Pflegeprobleme,
4. generelle Pflegeprobleme und
5. individuelle Pflegeprobleme.

Ein aktuelles Problem ist Realität, es ist momentan vorhanden und kann durch die Pflegeperson beobachtet oder durch eine körperliche Untersuchung festgestellt werden. Der pflegebedürftige Mensch bestätigt meist das aktuelle Problem.

Ein Beispiel für ein aktuelles Problem ist: Herr M. leidet unter Schmerzen aufgrund einer Stomatitis.

Potentielle Pflegeprobleme sind mögliche Probleme, die bei einem pflegebedürftigen Menschen aufgrund einer spezifischen Situation eintreten können, aber nicht zwangsläufig eintreten müssen. Sie können durch eine qualifizierte Pflegeperson vorhergesehen werden.

Potentielle Pflegeprobleme sind momentan nicht akut, treten aber mit einer großen Wahrscheinlichkeit in Zukunft auf. Durch prophylaktische Maßnahmen kann verhindert werden, dass ein potentielles zum aktuellen Problem wird.

Ein Beispiel für ein potentielles Problem ist: Herr M. ist aufgrund einer Nahrungs- und Flüssigkeitskarenz soor- und parotitisgefährdet.

Verdeckte Pflegeprobleme sind nicht offenkundig. Entweder kennt der betroffene Mensch sie und möchte nicht darüber reden oder er ist sich ihrer nicht bewusst. Die Pflegeperson kann verdeckte Pflegeprobleme anhand des Verhaltens und der Stimmungslage eines Menschen lediglich vermuten.

Ein Vertrauensverhältnis zwischen Pflegeperson und der zu betreuenden Person ist sehr wichtig, damit verdeckte Pflegeprobleme offen ausgesprochen werden können.

Beispielsweise könnte eine Pflegeperson beobachten, dass Herr M. nach dem Besuch seiner Tochter sehr deprimiert ist. Sie vermutet die Ursache hierfür in einer problematischen Beziehung von Herrn M. zu seiner einzigen Tochter.

Die Qualität der Beziehung zwischen Herrn M. und der entsprechenden Pflegeperson wird maßgeblich darüber entscheiden, ob Herr M. bereit ist, über die Schwierigkeiten mit seiner Tochter zu sprechen.

Als generelle Pflegeprobleme werden typische voraussehbare Probleme bezeichnet, die den meisten Patienten unter gleichen Bedingungen und mit den gleichen Risikofaktoren gemeinsam sind.

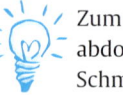

Zum Beispiel sind alle Menschen nach einer abdominalen Operation aufgrund von Schmerzen und unterschiedlichen Zu- und Ableitungssystemen in ihrer Mobilität eingeschränkt.

Generelle Pflegeprobleme betreffen häufig die Physiologie des Menschen, es sind Mechanismen, die bei

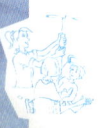

allen Menschen ähnlich ablaufen und zudem wissenschaftlich erforscht werden können. Bei generellen Pflegeproblemen kommt außerdem ein gewisser Erfahrungswert hinzu. Für generelle Pflegeprobleme können standardisierte Pflegepläne ausgearbeitet werden (s. a. 6.8.2).

Ein generelles Problem kann immer auch zu einem individuellen Problem werden, sobald eine besondere Disposition des pflegebedürftigen Menschen vorliegt oder Abweichungen vom typischen Verlauf zu erkennen sind

Ein solcher Fall liegt vor, wenn die Mobilität eines Menschen in der postoperativen Phase zusätzlich durch eine vorliegende Bewegungseinschränkung wie eine Hemiplegie beeinträchtigt ist.

Individuelle Pflegeprobleme dagegen sind charakteristisch für einen bestimmten Menschen. Sie sind für ihn typisch und betreffen seine persönliche Lebenssituation und sein persönliches Erleben.

Individuelle Pflegeprobleme lassen sich nicht generalisieren. Sie treten zu generellen Pflegeproblemen hinzu.

Ein Beispiel für ein individuelles Problem ist: Herr M. kann sich aufgrund seiner Sehbehinderung nicht selbständig in der für ihn ungewohnten Umgebung des Krankenhauses bewegen.

Dokumentation der Pflegeprobleme

Im Pflegeplan werden die Pflegeprobleme nach ihrer Priorität, d. h. entsprechend ihrer Dringlichkeit und Wichtigkeit aufgelistet.

Die Pflegeprobleme, denen die Pflegeperson die meiste Bedeutung zumisst und von denen sie überzeugt ist, dass sie vorrangig behandelt werden müssen, stehen in der Rangfolge der Pflegeprobleme ganz oben. Hierzu gehören z. B. Probleme, die eine vitale Bedrohung darstellen, oder auch Schmerzen, gegen die vorrangig Maßnahmen ergriffen werden müssen, da sie sich auf alle anderen Belange des betroffenen Menschen auswirken. In der Regel handelt es sich hierbei um aktuelle Probleme.

Die Pflegeprobleme müssen vollständig erhoben und dokumentiert sein. Erst wenn alle pflegerelevanten Probleme erfasst sind, können entsprechende Ziele formuliert und die entsprechenden Maßnah-

men eingeleitet werden. Nur dann kann bei der Auswertung der Pflege auch ein gutes Ergebnis erzielt werden.

Das Problem wird kurz, prägnant und knapp beschrieben. Dabei ist auf eine lesbare Schrift und Übersichtlichkeit zu achten.

Die Problemformulierung umfasst den Namen der pflegebedürftigen Person, die Art und Weise des Defizits, den Bereich der Beeinträchtigung, den Umfang des Problems sowie dessen Ursachen und Auswirkungen auf den betroffenen Menschen.

Die Angabe von Ursachen für die bestehenden Pflegeprobleme ist deshalb notwendig, weil nur so in einer späteren Phase des Pflegeprozesses das Problem richtig gelöst werden kann. Wenn die Ursache des Problems nicht bekannt ist, ist eine Vielzahl von Maßnahmen zur Problemlösung denkbar.

Leidet ein Mensch beispielsweise unter einer Immobilität aufgrund einer Hemiplegie nach einem apoplektischen Insult, werden die Maßnahmen zur Mobilisation anders aussehen als bei einem Menschen, der immobil ist, weil er im Umgang mit seiner neuen Unterarmgehstütze noch ungeübt ist.

Hiermit wird deutlich, dass eine effektive Maßnahmenplanung bzw. Problemlösung nur dann möglich ist, wenn die Ursache des Pflegeproblems bekannt ist.

Wird nach einer speziellen Pflegetheorie gearbeitet, dann wird bei der Dokumentation der Pflegeprobleme z. B. nach Orem festgehalten, in welchem Lebensbereich das Selbstfürsorgedefizit besteht, beziehungsweise bei Bezug auf die Lebensaktivitäten von Roper/Logan und Tierney, wird notiert welcher Bereich der Lebensaktivitäten auf welche Weise betroffen ist (s. a. Kap. 4).

Die gemachten Beobachtungen werden ohne Bewertungen und Interpretationen in der Spalte „Pflegeprobleme" im Pflegeplan festgehalten. **Tabelle 6.2** zeigt ein mögliches Formular für einen Pflegeplan. Von links nach rechts werden folgende Punkte dokumentiert:

- Datum,
- Pflegeprobleme des Patienten,
- Ressourcen des Patienten,

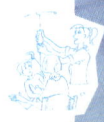

Tab. 6.2 Formular für den Pflegeplan

Datum	Pflegeprobleme	Ressourcen	Pflegeziele	Pflegemaßnahmen	Handzeichen	Stopp

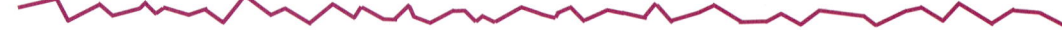

- Pflegeziele,
- Pflegemaßnahmen,
- Handzeichen der betreffenden Pflegeperson,
- Spalte für das Absetzen gelöster Probleme („Stopp").

Mittlerweile gibt es von unterschiedlichen Firmen eine Reihe von Dokumentationssystemen, die im Wesentlichen die oben genannten Elemente enthalten.

Pflegeprobleme:
- es werden 5 Arten von Pflegeproblemen unterschieden,
- diese werden nach ihrer Priorität im Pflegeplan aufgelistet,
- werden vollständig erfasst in Pflegeziel und Maßnahmen,
- keine Bewertung und keine Interpretation.

Ressourcen

Der Begriff der Ressourcen wird in vielen Fachrichtungen benutzt.

In der Psychologie wird darunter die Art verstanden, wie Menschen die an sie gestellten Anforderung verarbeiten; der persönliche, individuelle Verarbeitungsstil des Einzelnen zur Bewältigung von auftretenden Lebensaufgaben, die sogenannte Handlungskompetenz.

Nur wenn die Handlungskompetenz größer ist als die an den Menschen gestellte Anforderung, kann diese bewältigt werden.

Das Ziel in der Pflege ist es, die Ressourcen des einzelnen Menschen optimal zu nutzen und in die Pflege einzubeziehen, damit dieser seinen Gesundungsprozess selbst aktiv unterstützen kann.

Schwester Liliane Juchli hat den Begriff der Ressourcen bereits in den 70er Jahren verstärkt angewandt. Sie sieht in ihm auch heute noch einen Gegenpol zu der stark defizit- und krankheitsbezogenen Pflege. Ihr Ziel ist es, sich stärker am Gesunden des Menschen zu orientieren, seine noch vorhandenen Möglichkeiten und Fähigkeiten sowie seine Selbstheilungskräfte in die Pflege einzubinden.

Häufig werden die Ressourcen in der Praxis nicht oder nur unzureichend formuliert. Auch das andere Extrem kann beobachtet werden: Jedem Pflegeproblem wird unbedingt eine Ressource zugeordnet, was aber nicht immer möglich ist.

Insgesamt ergibt sich ein großer Umfang an möglichen Ressourcen. Um einen sinnvollen Überblick der Gesamtheit aller möglichen Ressourcen zu erhalten, werden diese in unterschiedliche Kategorien eingeteilt.

Zu den körperlichen Ressourcen zählen alle körperlichen Leistungen wie zum Beispiel die Sehfähigkeit, das Hörvermögen, die Bewegungsmöglichkeiten, die wieder unterteilt werden in Fein- und Grobmotorik, in passive und aktive Bewegungsvorgänge. Des Weiteren gehören dazu die Aufnahme von Flüssigkeit und Nahrungsmitteln, das Atmen etc.

Zu den inneren, intellektuellen, persönlichen oder geistigen Ressourcen werden z. B. gerechnet:
- Entwicklung von eigenen Problemlösungsstrategien,
- Vertrauen in die eigene Person,
- Verstand, Vernunft, Verstehen,
- logisches und rationales Denkvermögen,
- Sprachgefühl, Wahrnehmungsfähigkeit, Lernfähigkeit,
- die Möglichkeit das eigene Leben zu gestalten,
- die Fähigkeit, das eigene Tun zu reflektieren und verantwortliche Entscheidungen zu treffen,
- Lebensmut und Lebenslust,
- Kreativität, Phantasie und Flexibilität,
- Humor und Freude etc.

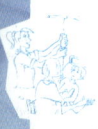

Aus dieser Kategorie ist die größte Aktivierung von Lebenskräften und Energie möglich, da sie sämtliche Existenzebenen des Menschen berührt und damit beeinflusst.

Unter der dritten Kategorie, den räumlichen Ressourcen, wird die Umgebung des Menschen verstanden. Lebt er zum Beispiel in einer Millionenstadt mit guter Infrastruktur aber schlechter Luft oder in einem ländlichen Gebiet mit weniger ausgeprägter Infrastruktur, dafür aber einer „natürlicheren" Umgebung?

Die vierte Kategorie umfasst die sozialen Ressourcen. Hierunter werden die soziale Umwelt des Einzelnen, sein soziales Netz, wie zum Beispiel Freunde und Verwandte, und seine sozialen Aktivitäten verstanden. Dazu gehört unter anderem die Frage, welche seiner Verwandten und Freunde in die Pflege einbezogen werden können.

Bei Kindern ist z. B. das Wissen und Können der Eltern eine wichtige Ressource. Um sich ein möglichst vollständiges Bild des Menschen machen zu können, ist es auch wichtig seinen persönlichen Lebensstil zu kennen. Welche sozialen Erwartungen und Werte besitzt er, was ist ihm wichtig? Wie gestaltet er, wenn er noch beruflich tätig ist, sein Berufsleben, wie seine Freizeit? Welche Hobbys pflegt er?

Zu den ökonomischen Ressourcen eines Menschen gehören materielle Güter und finanzielle Möglichkeiten, die zum Beispiel die Gestaltung des Lebensraums ermöglichen.

Unter spirituellen Ressourcen werden die Werte verstanden, welche die betreffende Person verinnerlicht hat. So ist es von Bedeutung, ob die zu betreuende Person einer Glaubensrichtung angehört oder ob sie nicht gläubig ist, ob sie Vorbilder für ihr Leben hat, Sinn in ihrem Leben sieht und voller Hoffnung ist oder eher mutlos und die Hoffnung in das Leben aufgegeben hat.

Tabelle 6.3 gibt einen Überblick über die Einteilung der Ressourcen in sechs mögliche Kategorien und nennt jeweils ein Beispiel aus der Praxis.

Das Erkennen von Ressourcen erfordert Übung. Viele Pflegepersonen handeln problemorientiert, d. h. sie erkennen sofort die Pflegeprobleme und möchten diese möglichst schnell beseitigen. Dabei werden die Fertigkeiten und Fähigkeiten der zu betreuenden Person oft übersehen.

Tab. 6.3 Praxisbeispiele zu den Kategorien der Ressourcen

Kategorie der Ressourcen	Praxisbeispiel
Körperliche Ressourcen	Fr. K. kann sich selbstständig im Bett herumdrehen.
Ökonomische Ressourcen	Hr. M. verfügt über die finanziellen Mittel, für die Pflege zu Hause soziale Dienste in Anspruch zu nehmen.
Soziale Ressourcen	Fr. I. hat eine Tochter, die sie regelmäßig besuchen kommt.
Spirituelle Ressourcen	Hr. S. ist evangelischer Christ, nimmt jeden Sonntag am Gottesdienst teil und findet in seinem Glauben Unterstützung für die Lebensbewältigung.
Räumliche Ressourcen	Fr. F. wohnt im Erdgeschoss, so dass sie keine Treppen steigen muss.
Innere, persönliche, geistige Ressourcen	Hr. L. ist politisch sehr interessiert und liest jeden Morgen die Tageszeitung.

Werden die Ressourcen im Pflegeplan berücksichtigt, erlangt der hilfsbedürftige Mensch schneller seine Selbständigkeit zurück.

Ressourcen sind Fähigkeiten und Fertigkeiten, die dem einzelnen Menschen zur Verfügung stehen und durch eine aktivierende Pflege gefördert werden können, um seinen Genesungsprozess positiv zu beeinflussen oder eine kritische Lebenssituation beziehungsweise -aufgabe sinnvoll zu bewältigen.

■ **Dokumentation der Ressourcen des Patienten**
Die ermittelten Ressourcen des Menschen werden sinnvoll den jeweiligen Pflegeproblemen zugeordnet.

Zum Beispiel könnte eine mögliche Ressource bei einer alleinerziehenden Mutter, die stationär aufgenommen werden muss und sich um die Betreuung ihres Kindes sorgt, darin bestehen, dass ihre Eltern das Kind während ihres Krankenhausaufenthaltes zu sich nehmen.

Im Pflegeplan werden die ermittelten Ressourcen des betroffenen Menschen in der dafür vorgesehenen Spalte schriftlich festgehalten (vgl. **Tabelle 6.2**). Sie werden dabei den Pflegeproblemen zugeordnet, zu deren Bewältigung sie beitragen.

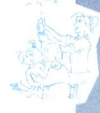

Ressourcen in der Pflege:
- Def.: Fähigkeiten, Möglichkeiten eines Menschen,
- bisher: Krankheits- und defizitorientierte Pflege,
- jetzt: Fähigkeiten und Selbshilfe- und Selbstheilungskräfte des Patienten in den Pflegeprozess integriert.

6.5.3 Festlegung der Pflegeziele

Jeder Mensch setzt sich Ziele in seinem Leben, sei es im privaten oder beruflichen Bereich. Gäbe es keine Ziele in unserem Dasein, würden wir die Richtung unseres Lebens nicht kennen. Unter diesen Umständen wäre es für den Einzelnen schwer, den Sinn seines Lebens zu definieren. Realistische Ziele regen zum Handeln an und motivieren, an einer Aufgabe so lange zu arbeiten, bis sie mit Erfolg abgeschlossen ist; dann kann mit Stolz darauf zurückgeschaut werden.

Auch im Rahmen des Pflegeprozesses werden Ziele festgesetzt. Zu jedem formulierten Pflegeproblem gehört ein ▸ *Pflegeziel*, an dem die zu planenden Pflegemaßnahmen ausgerichtet werden.

Pflegeziele müssen realistisch, erreichbar und überprüfbar sein. Die Ziele müssen realistisch und erreichbar sein, um sowohl den hilfsbedürftigen Menschen als auch die an der Pflege beteiligten Personen zu motivieren, dieses Ziel zu erreichen. Wenn ein Mensch die angestrebten Ziele kennt und um die Maßnahmen weiß, die ihn zu diesem Ziel führen, kann er aktiv mitarbeiten. Aus diesem Grund sollten die Pflegeziele im Rahmen der Pflegeplanung auch immer gemeinsam mit dem betroffenen Menschen und dessen Angehörigen erarbeitet und festgelegt werden.

Pflegeziele müssen überprüfbar sein, da sie Kriterien und Maßstäbe für die Effektivität der Pflege sind. Als Kriterium wird z. B. ein bestimmter Zeitraum angegeben, in dem ein Ziel erreicht werden soll. Aber auch die Formulierung konkreter Messwerte bzw. Mengenangaben, z. B. „Hr. X. trinkt 3 Liter Flüssigkeit am Tag" macht ein Ziel überprüfbar. Nur durch die Überprüfung kann festgestellt werden, ob ein geplantes Ziel auch erreicht ist: Die aktuelle Situation des Patienten (Ist-Zustand) wird mit dem zu erreichenden Ziel (Soll-Zustand) verglichen.

Die Festlegung von Pflegezielen macht die durchgeführten Pflegemaßnahmen bewertbar, d. h. es kann bewertet werden, ob die ausgewählten Maßnahmen zum Erreichen des festgelegten Ziels geführt haben.

Pflegeziele beziehen sich nicht nur auf den körperlichen, sondern auch auf den psychischen Lebensbereich. Die Zielsetzung kann auf folgende Kriterien Bezug nehmen:
- Leistung und Können eines Menschen,
- Wissen des Menschen,
- Verhalten und Erleben des Menschen,
- Messbare Befunde und Ergebnisse,
- Körperlicher Zustand,
- Gefahren und Risiken.

Praxisbeispiele zu den einzelnen Bezugskriterien sind in **Tabelle 6.4** aufgeführt.

Jedes Pflegeziel muss der Lebenssituation des Menschen angepasst sein.

Tab. 6.4 Beispiele einzelner Pflegezielsetzungen mit den dazugehörigen Bezugskriterien (nach Juchli 1991)

Bezug des Pflegeziels	Praxisbeispiel
Leistung/Können des Menschen	Fr. A. kann innerhalb von 6 Tagen mit den Unterarmgehstützen selbstständig laufen. Hr. B. kann innerhalb von 5 Tagen unter Anleitung seinen Stomabeutel wechseln.
Wissen des Menschen	Fr. C. kennt die Risiken bei Einnahme blutverdünnender Medikamente und hält sich an die Verhaltensvorschriften. Hr. D. kennt die Wirkungsweise seiner Medikamente und nimmt diese jeden Morgen um die gleiche Zeit (8.00 Uhr) ein.
Verhalten und Erleben des Menschen	Hr. E. kann über seine Trauer um seine verstorbene Tochter reden. Peter geht jeden Tag mindestens eine Stunde lang ins Spielzimmer, um mit anderen Kindern zu spielen.
Messbare Befunde und Ergebnisse	Fr. G. nimmt täglich eine reduzierte Trinkmenge von 1200 ml zu sich. Hr. H. verliert innerhalb von einer Woche 1 kg Körpergewicht.
Körperlicher Zustand	Fr. I. hat eine belagfreie Zunge und eine feuchte Mundschleimhaut. Hr. K. hat bei liegender Nasensonde eine intakte Nasenschleimhaut.
Gefahren und Risiken	Fr. L. kennt die gesundheitlichen Risiken des Nikotinabusus und reduziert die tägl. Menge der Zigaretten schrittweise. Hr. M. kennt die Gefahr der Thrombose und führt prophylaktische Maßnahmen selbstständig durch.

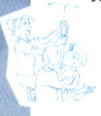

Nicht immer kann von einer vollständigen Gesundung als Ziel ausgegangen werden. Manchmal muss die betreffende Person lernen, mit Behinderungen zu leben. Ein Ziel kann auch sein, einen würdigen, schmerzfreien Tod zu haben.

Pflegeziele werden in Nah- und Fernziele, beziehungsweise Kurzzeit- oder Teilziele und Langzeitziele unterschieden. Fiechter/Meier beschreiben Fernziele als den Zustand, der nach Ablauf des gesamten Pflegeprozesses erreicht sein soll. Sie sind auf einen längeren Zeitraum bezogen, der bis zur Entlassung eines Menschen aus dem Krankenhaus oder darüber hinaus reichen kann.

Demgegenüber sind Nahziele kleine Etappen auf dem Weg zu einem End- oder Fernziel. Jedes erreichte Nahziel vermittelt dem pflegebedürftigen Menschen, dessen Angehörigen und der Pflegeperson, dem Fernziel ein Stück näher gekommen zu sein. In einem Gesundungsprozess können Nahziele die Motivation des Kranken sehr unterstützen. Zu hoch gesteckte, nicht erreichbare Pflegeziele, sei es Fern- oder Nahziele, können sich auf Patient und Pflegeperson demotivierend und entmutigend auswirken.

Eine mögliche Teilung eines Fernziels in mehrere Nahziele zeigt das folgende Beispiel:

Fernziele sind übergeordnete Ziele, welche den Zustand des Menschen nach Durchlaufen des Pflegeprozesses beschreiben. Nahziele sind einzelne Teilziele, die zum Erreichen der Fernziele eingesetzt werden.

Fernziel
Frau K. kann nach dem Einsetzen der TEP (Total-Endo-Prothese) am 25.07. selbständig auf dem Stationsflur mit Unterarmgehstützen laufen.

Nahziele
- Fr. K. kann am 21.07. mit Unterstützung vor dem Bett stehen.
- Fr. K. kann am 22.07. mit Hilfe einer Pflegeperson und Unterarmgehstützen einige Schritte im Zimmer machen.
- Fr. K. kann am 23.07. selbständig mit Unterarmgehstützen ins Bad gehen.
- Fr. K. kann am 24.07. mit Hilfe einer Begleitperson und Unterarmgehstützen den Stationsflur einmal auf- und abgehen.

Dokumentation von Pflegezielen

Die Formulierung von Pflegezielen bereitet Pflegepersonen häufig Schwierigkeiten, was manchmal dazu führt, dass sie ganz weggelassen werden. Dann werden Pflegeprobleme sofort den Pflegemaßnahmen zugeordnet, ohne dass über die zu erreichenden Ziele nachgedacht wurde.

Dieses Vorgehen begünstigt das unreflektierte Handeln nach Intuition, Tradition oder Berufung auf eine Autorität. Die Begründung für die durchgeführte Pflege ist nicht nachvollziehbar.

Deshalb müssen Pflegeziele formuliert und dokumentiert werden.

Die Formulierung der Pflegeziele erfolgt aus Sicht des Patienten, auf positive Art und Weise und so präzise wie möglich. Das bedeutet, dass die Kriterien zur Überprüfung der Ziele, z. B. Zeiträume oder Mengenangaben so genau wie möglich angegeben sein müssen.

Dabei ist darauf zu achten, dass Ziele eindeutig, kurz, knapp und präzise formuliert sind. Sie werden in der Gegenwartsform, im Präsens, verfasst.

Die Dokumentation der Pflegeziele (**Abb. 6.9**) erfolgt in der dafür vorgesehenen Spalte im Pflegeplan (vgl. **Tabelle 6.2**).

Pflegeziele beschreiben den Zustand und legen Ergebnisse fest, die durch eine geplante Pflege gemeinsam mit dem betroffe-

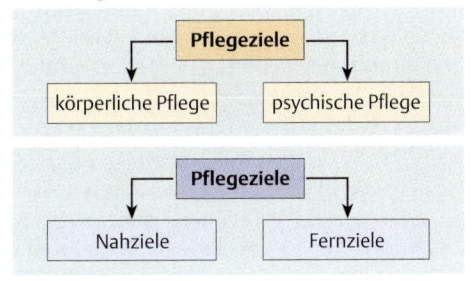

Pflegeziele
- müssen realistisch, erreichbar und überprüfbar sein
- gemeinsam mit Patient und Angehörigen erarbeiten und festlegen

```
          Pflegeziele
     ┌─────────┴─────────┐
körperliche Pflege   psychische Pflege

          Pflegeziele
     ┌─────────┴─────────┐
   Nahziele           Fernziele
```

- Dokumentation im Pflegeplan: positiv, kurz, präzise = > **Überprüfbarkeit**

Abb. 6.9 Erhebung der Pflegeziele

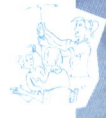

nen Menschen angestrebt werden. Sie sind als Soll-Zustand definiert und leiten sich von dem Ist-Zustand ab. Sie sind richtungsweisend für die vorgenommenen Pflegemaßnahmen.

6.5.4 Planung der Pflegemaßnahmen

Nach der Formulierung von Pflegeproblemen, Ressourcen und Pflegezielen erfolgt im vierten Schritt des Pflegeprozesses nach Fiechter/Meier die Planung der ▶ *Pflegemaßnahmen*. Hier bringt die Pflegeperson ihr Fachwissen und ihre praktischen Erfahrungen in den Pflegeprozess ein. Die Pflegemaßnahmen orientieren sich an den bekannten Pflegeproblemen und Ressourcen des Patienten sowie an den gesetzten Pflegezielen.

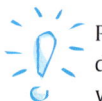 Pflegemaßnahmen sind die ausgewählten Mittel, mit denen die im vorherigen Schritt des Pflegeprozesses formulierten Pflegeziele erreicht werden können. Sie werden gemeinsam mit dem Betroffenen unter Berücksichtigung seiner Wünsche und ggf. denen seiner Angehörigen formuliert.

Dabei wird nicht nur die Art der Pflegemaßnahmen bestimmt, sondern auch, wer, wie, wann, womit und wie häufig diese Pflegemaßnahme durchführt. Die einzelnen Maßnahmen werden so konkret beschrieben, dass jede Pflegeperson sie auf die gleiche Art und Weise durchführen kann. Hierdurch wird die Kontinuität der Pflege gesichert und eine Bewertung oder Beurteilung der Pflege überhaupt erst möglich.

Ist beispielsweise bei einem dekubitusgefährdeten Menschen zum Erreichen des Pflegeziels „intakte Haut" ein zweistündlicher Lagewechsel von 30° linker Seitenlage und 30° rechter Seitenlage als Maßnahme zur Dekubitusprophylaxe festgelegt, so lässt sich nur bei kontinuierlicher Durchführung der festgelegten Maßnahme die Effektivität dieser Maßnahme ermitteln.

Der Gegensatz dazu ist die ungeplante Pflege ohne Erstellung eines Pflegeplanes ein intuitives Handeln jedes Einzelnen aus der Situation, wobei nicht ermittelt werden kann, ob bzw. welche Maßnahme effizient ist. Die Pflegemaßnahmen ergeben sich hierbei aus der zufälligen Entscheidung einzelner Personen, in Abhängigkeit von ihrem Wissen und Können. Dadurch variieren die Pflegemaßnahmen, so dass die Ergebnisse der Pflegehandlungen nicht ausgewertet werden können.

▌ Dokumentation der Pflegemaßnahmen

Die erforderlichen Pflegemaßnahmen werden kurz, knapp und verständlich formuliert. Darüber hinaus werden sie in eine systematische und logische Reihenfolge gebracht und in der dafür vorgesehenen Spalte des Pflegeplanes dokumentiert (vgl. **Tab. 6.2**). Dabei werden festgelegt:

- die Personen, welche die Pflegemaßnahmen ausführen. Das können Pflegepersonen, Angehörige oder spezielle Fachleute aus anderen Fachgebieten wie zum Beispiel Logopäden oder die Krankengymnasten sein,
- Art und Anwendung der verwandten Materialien,
- die Lokalisation der Anwendung (betroffenes Körperteil),
- Häufigkeit, Zeitpunkt und Zeitraum der Maßnahme,
- ggf. der einzuplanende Zeitaufwand der Anwendung.

Die Zusammenstellung von Pflegeproblemen, vorhandenen Ressourcen, Pflegezielen und geplanten Pflegemaßnahmen wird ▶ *Pflegeplan* genannt. Der Pflegeplan ist von großer Bedeutung, da er als verbindliche Pflegeverordnung für alle an der Pflege beteiligten Personen gilt.

Pflegeprobleme, Ressourcen des pflegebedürftigen Menschen, Pflegeziele und ausgewählte Pflegemaßnahmen werden im sogenannten Pflegeplan dokumentiert. Er ist verbindliche Grundlage für alle an der Pflege beteiligten Personen.

Der Pflegeplan umfasst:
- Pflegeprobleme des Patienten/Bewohners,
- Ressourcen des Patienten/Bewohners,
- Pflegeziele beziehungsweise die zu erreichenden Ergebnisse,
- Pflegemaßnahmen in systematischer und logischer Reihenfolge als verbindliche Pflegeverordnung.

Je intensiver pflegebedürftiger Mensch und Angehörige in den Pflegeprozess einbezogen werden, desto mehr können sie an der Behebung der Pflegeprobleme mitwirken. **Tabelle 6.5** zeigt den möglichen Pflegeplan für Frau Knapp.

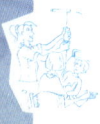

Tab. 6.5   Pflegeplan für Frau Knapp

Datum	Pflegeprobleme	Ressourcen	Pflegeziele	Pflegemaßnahmen	Hand-zeichen	Stop
20.07.	Frau Knapp leidet aufgrund der Pyelonephritis und Cystitis unter Schmerzen beim Wasserlassen (Dysurie) und Flankenschmerzen	Frau Knapp kennt das Krankheitsbild der Cystitis und Pyelonephritis, weiß, woher die Schmerzen kommen und kann diese äußern	Frau Knapp hat weniger Schmerzen und fühlt sich mit ihren Schmerzen angenommen	• Frau Knapp darauf hinweisen, dass sie sich bei starken Schmerzen melden soll • Spasmolytika und Analgetika nach Arztanordnung	A.H.	
20.07.	Frau Knapp fühlt sich schlapp und entkräftet aufgrund des Fiebers und hat Bettruhe • Kann deswegen die Körperpflege nicht selbstständig durchführen	Frau Knapp kann den Intimbereich im Bett selbstständig waschen	**Fernziel:** Frau Knapp führt die Körperpflege selbstständig durch **Nahziel:** Frau Knapp fühlt sich sauber und gepflegt	• 2 × tägl. (7:00 und 19:00 Uhr) Waschschale und eigene Körperpflegeutensilien am Bett bereitstellen • Je nach Zustand von Frau Knapp Unterstützung bei/ Übernahme der Körperpflege anbieten • Bei Bedarf kühle Abwaschungen ermöglichen • Wechsel der Bettwäsche nach Bedarf	A.H.	
20.07.	Frau Knapp ist thrombosegefährdet aufgrund der Bettruhe und des Fiebers	Frau Knapp kennt die Gefahr und entsprechende vorbeugende Maßnahmen und Übungen aus früheren Krankenhausaufenthalten	Frau Knapp führt prophylaktische Maßnahmen eigenständig durch und hat einen guten venösen Rückfluss	• Frau Knapp auf die Thrombosegefahr und die eigenständige Durchführung der Maßnahmen/ Übungen hinweisen	A.H.	
20.07.	Frau Knapp leidet unter Aphthen, Rhagaden, Fieberbläschen sowie einer trockenen, borkigen Zunge aufgrund des Fiebers • Gefahr weiterer Mundschleimhautveränderungen		**Fernziel:** Frau Knapp hat eine intakte Mundschleimhaut mit belagfreier Zunge und geschmeidigen Lippen **Nahziel:** Frau Knapp erleidet keine weiteren Mundschleimhautveränderungen	• Frau Knapp nach jeder Mahlzeit und nach Bedarf Mundpflege ermöglichen • Mundspüllösung auf Wunsch bereitstellen • Anleitung zur selbstständigen Lippenpflege mit Panthenol-Salbe • 1 × tägl. (8:00 Uhr) Inspektion der Mundhöhle auf Veränderungen	A.H.	
20.07.	Frau Knapp leidet unter Fieber aufgrund der Pyelonephritis	Frau Knapp kennt das Krankheitsbild	Frau Knapp hat eine Körpertemperatur unter 39°C	• Temperaturkontrolle tagsüber alle 4 Stunden (7:00 Uhr usw.) • Wadenwickel bei Temperatur > 39°C Frau Knapp über die Maßnahme informieren Wassertemperatur ca. 5°C unter aktueller Körpertemperatur Dauer je nach Kreislaufsituation • Antibiotika nach Arztanordnung	A.H.	

Fortsetzung ▲

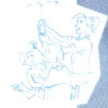

Tab. 6.5 (Fortsetzung)

Datum	Pflegeprobleme	Ressourcen	Pflegeziele	Pflegemaßnahmen	Hand-zeichen	Stop
	• Gefahr der Exsikkose	Frau Knapp kann Einfuhr selbst dokumentieren, trinkt gerne Fencheltee	Frau Knapp hat einen ausgeglichenen Wasser- und Elektrolythaushalt 3 Liter Flüssigkeitszufuhr/Tag	Frau Knapp über Gefahr und Maßnahmen informieren (Exsikkose, viel trinken, Dokumentation der Einfuhr über 24 Stunden) Flüssigkeitsausscheidung messen 1 × tägl. Flüssigkeitsbilanz (7:00 Uhr) Fencheltee in ausreichender Menge bereitstellen 1 × tägl. (7:00 Uhr) Inspektion der Haut (Turgor) Infusionsprogramm nach Arztanordnung		
	• Gefahr der Obstipation		Frau Knapp hat einen regelmäßigen (individuell), geschmeidigen Stuhlgang • führt die Darmmassage selbstständig durch	• Stuhlentleerungsfrequenz und -gewohnheiten erfragen • Gewohnheiten soweit möglich berücksichtigen • Anleitung zur Darmmassage		
20.07.	Frau Knapp hat eine Venenverweilkanüle am linken Unterarm zur Infusionstherapie • Gefahr der Infektion der Einstichstelle und der Venenentzündung (Phlebitis)		• Frau Knapp kennt den Bewegungsradius und akzeptiert Kanüle und Infusion • Kann mit dem System umgehen • Hat eine reizlose Einstichstelle und keine Phlebitis	• Frau Knapp über Sinn, Zweck, voraussichtliche Liegedauer und Umgang mit der Kanüle und dem Infusionssystem (keine Manipulationen, Bewegungsradius, Abknickungen) informieren • 1 × tägl. (9:00 Uhr) aseptischer Verbandwechsel der Einstichstelle mit Inspektion der Einstichstelle und des Venenverlaufs auf Entzündungszeichen)	A.H.	
20.07.	Frau Knapp macht sich Sorgen um ihre beiden Kinder	• Frau Knapp äußert ihre Sorgen • Ihre Freundin kümmert sich während ihres Krankenhausaufenthaltes um die Kinder	Frau Knapp fühlt sich mit ihren Sorgen ernst genommen	• Telefonanmeldung • Freie Besuchszeiten für die Familie ermöglichen • Gelegenheiten zu helfenden Gesprächen nutzen	A.H.	

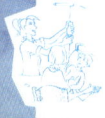

Wurde ein Pflegeziel erreicht, wird die dazugehörige Maßnahme mit einem Absetzungszeichen (zum Beispiel: >) im Pflegeplan abgesetzt, evtl. neu auftretende Pflegeprobleme werden im Pflegeplan ergänzt.

Wenn man auf die geschilderte Art und Weise mit dem Pflegeplan arbeitet, wird er zu einem nützlichen und wertvollen Hilfsmittel in der Pflege. Mit ihm kann die Pflege individuell auf den Empfänger der Pflege abgestimmt werden.

Auch die interdisziplinäre Kommunikation und Kooperation wird gefördert. Pflegerische, medizinische und andere Verordnungen können besser koordiniert werden, die Pflege selbst wird transparent und der Nachweis der Pflege wird möglich. Gerade deshalb ist der Pflegeplan in der Aus- und Fortbildung von besonderer Bedeutung. Er erleichtert die Entwicklung von Fachwissen. Da die Ergebnisse der Pflege sichtbar gemacht werden, steigt auch die berufliche Zufriedenheit der Pflegeperson. Zuletzt darf der rechtliche Aspekt, der juristisch geforderte Nachweis der Dienstleistung Pflege, nicht vergessen werden.

Tabelle 6.6 zeigt die Definition, Arten und Kriterien für die Formulierung von Pflegeproblemen, Ressourcen, Pflegezielen und Pflegemaßnahmen in der Übersicht.

> Die Auswahl und das Zusammenstellen der erforderlichen Pflegemaßnahmen erfordert den optimalen Einsatz von fachlichem Wissen und praktischen Erfahrungen. Der pflegebedürftige Mensch und seine Angehörigen müssen aktiv einbezogen werden.

Tab. 6.6 Definition, Arten und Kriterien für die Formulierung von Pflegeproblemen, Ressourcen, Pflegezielen und Pflegemaßnahmen

	Pflegeproblem	Ressource	Pflegeziel	Pflegemaßnahme
Definition	Beeinträchtigung des Patienten in einem Lebensbereich, die seine Unabhängigkeit einschränkt und ihn belastet	Fertigkeiten und Fähigkeiten, die dem einzelnen Menschen zur Verfügung stehen um seinen Genesungsprozess positiv zu beeinflussen oder seine kritische Lebenssituation bzw. -aufgabe sinnvoll zu bewältigen	Zustand, der durch die geplante Pflege gemeinsam mit dem Betroffenen angestrebt wird	Pflegerische Tätigkeiten, die zum Erreichen der Pflegeziele ergriffen werden
Arten	• Aktuelle • Potentielle • Verdeckte • Generelle • Individuelle	• Körperliche • Innere, persönliche, geistige • Räumliche • Soziale • Ökonomische • Spirituelle	Nah- und Fernziele Nehmen Bezug auf: • Leistung und Können eines Menschen • Wissen • Verhalten und Erleben • Messbare Befunde und Ergebnisse • Körperlicher Zustand • Gefahren und Risiken	Orientiert an Pflegeproblemen und formulierten Pflegezielen
Kriterien zur Formulierung	Unter Angabe von: • Name des betroffenen Menschen • Art und Umfang der Beeinträchtigung • Ursachen und Auswirkungen des Pflegeproblems Kurz, präzise und frei von Interpretationen	Sinnvolle Zuordnung der Ressourcen zu Pflegeproblemen	• Aus Sicht des betroffenen Menschen • Realistisch und erreichbar • Präzise, d. h. unter Angabe von Kriterien zur Überprüfung (z. B. Mengenangaben, Zeiträume)	So präzise, dass jede Pflegeperson sie auf die gleiche Art und Weise durchführen kann, d. h. unter Berücksichtigung der W-Fragen: • Wer • Was • Wie • Wann • Wie oft • Womit • Wo

Planung der Pflegemaßnahmen:

- konkrete Beschreibung jeder Maßnahme,
- systematische und logische Dokumentation im Pflegeplan:
  - kann dann von allen Pflegepersonen auf dieselbe Weise durchgeführt werden
  - sichert Kontinuität in der Pflege

6.5.5 Durchführung der Pflege

In der fünften Phase des Pflegeprozesses wird die Pflege nach dem bestehenden Pflegeplan durchgeführt. Dabei muss der Pflegeplan von allen beteiligten Personen immer wieder kritisch reflektiert und hinterfragt werden. Um einen Nachweis für die durchgeführten Pflegemaßnahmen und damit für die erbrachten Leistungen zu haben, werden diese im Durchführungsnachweis der Pflegedokumentation festgehalten.

 Die Pflegedokumentation dient auch im Fall eines Schadensersatzanspruches der rechtlichen Absicherung.

Die durchgeführten Maßnahmen werden mit einem Handzeichen unter dem jeweiligen Datum und der entsprechenden Uhrzeit abgezeichnet.

Werden Veränderungen im Zustand des pflegebedürftigen Menschen festgestellt, müssen diese im Pflegebericht notiert werden. Der Pflegebericht gibt Auskunft über die Veränderungen, die durch die Pflegemaßnahmen eintreten. Auch vom Pflegeplan abweichende Pflegemaßnahmen werden hier begründet und kurz beschrieben. Treten solche Handlungen in einem kurzen Zeitraum gehäuft auf, ist dies ein Signal dafür, dass ein neues Pflegeproblem aktuell

wurde, welches in den Pflegeplan aufgenommen werden muss. Die Eintragungen im Pflegebericht erfolgen stichwortartig, präzise, klar, kurz und knapp im dafür vorgesehenen Formular. **Tab. 6.7** zeigt einen Auszug aus dem Pflegebericht für Frau Knapp.

Der Bericht muss sinnvoll gegliedert werden, die Aussagen sollten objektiv, wertfrei und für jeden gut lesbar sein. Sie enthalten Datum, Uhrzeit und das Handzeichen der jeweiligen Pflegeperson. Die Eintragungen sind auf die Pflegeprobleme und Pflegeziele bezogen und werden direkt nach der durchgeführten Pflege dokumentiert.

 Der Pflegebericht ist ein Teil der Pflegedokumentation. Er gibt über den aktuellen Zustand des pflegebedürftigen Menschen Auskunft, dabei finden dessen Reaktionen auf die Pflege, aber auch z. B. auf Besuche von Angehörigen, diagnostische Maßnahmen o. ä. besondere Berücksichtigung.

6.5.6 Beurteilung der Wirkung der Pflege auf den Patienten

Im sechsten Schritt des Pflegeprozesses wird die nach dem Pflegeplan durchgeführte Pflege hinsichtlich ihrer Effizienz bewertet und beurteilt. Die Bewertung wird auch als ► *Evaluation* bezeichnet. Der Begriff „Evaluation" wird von dem lateinischen Wort „valere" abgeleitet, was „stark sein" oder „wert sein" bedeutet. Evaluation bedeutet die sach- und fachgerechte Bewertung, also das Einschätzen eines Objektes oder eines Sachverhaltes nach seinem Wert und seiner Bedeutung. In den Sozialwissenschaften und der Technik wird damit die Analyse und Bewertung eines Sachverhalts beziehungsweise die Effizienz- und Erfolgskontrolle bezeichnet.

Tab. 6.7 Auszug aus dem Pflegebericht von Frau Knapp

Datum	Zeit	Pflegebericht	Handzeichen
21.07.	7:00 Uhr	Frau Knapp hat die Körperpflege bis auf das Waschen der Beine selbstständig im Bett durchgeführt, was sie sehr angestrengt hat	A.H.
21.07.	10:00 Uhr	Frau Knapp klagt über starke Flankenschmerzen, bekommt 20 Tropfen Novaminsulfon auf Arztanordnung, nach 30 Min. laut Frau Knapp deutliche Besserung	A.H.
21.07.	16:00 Uhr	Frau Knapp hatte Besuch von ihren Kindern und ihrer Freundin, wirkte danach deutlich entspannter	P.W.
21.07.	19:00 Uhr	Temperatur rectal 39.5 °C. 15 Min. Wadenwickel durchgeführt, Temperatur anschließend 38,1 °C. Frau Knapp hat die Wadenwickel gut vertragen, hatte keine Kreislaufprobleme	P.W.

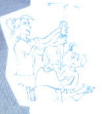

Zur Beurteilung der Wirkung der Pflege auf den Patienten werden die festgelegten Pflegeziele (Soll-Zustand) mit der aktuellen Situation des Patienten (Ist-Zustand) verglichen. Dabei werden die Auswirkungen der Pflege offen dargelegt und somit die Pflegeplanung auf ihre Sinnhaftigkeit hin überprüft.

Sind die formulierten Pflegeziele erreicht, können die entsprechenden Pflegeprobleme und Pflegemaßnahmen abgesetzt werden, da der gewünschte Soll-Zustand mit dem Ist-Zustand identisch ist. Wurden die formulierten Ziele nicht erreicht, wird gegebenenfalls die Situation des pflegebedürftigen Menschen neu eingeschätzt, d. h. es werden neue Informationen gesammelt. In der Folge müssen entweder neue Pflegeziele formuliert oder andere Pflegemaßnahmen ausgewählt bzw. die Intensität oder die Häufigkeit der bereits durchgeführten Pflegemaßnahmen variiert werden.

Als Hilfsmittel für die Bewertungsphase im Pflegeprozess gilt der Pflegebericht. Er wird auch als Rechenschaftsbericht über die Wirkung der Pflege sowie über den sich ändernden Zustand des pflegebedürftigen Menschen gesehen. Er fungiert als Feedbacksystem, das die Entwicklung des Gesundheitszustandes nachvollziehbar macht.

In der Praxis ergeben sich einige Einschnitte, an denen es sinnvoll ist, die Pflege zu evaluieren.

Auf einer chirurgischen Station könnte das zum Beispiel der Zeitpunkt nach Abschluss der präoperativen Phase, nach der Operation oder zu Beginn der Rehabilitationsphase sein.

Fragen zur Evaluation
- Gibt es neue Informationen?
- Sind neue Pflegeprobleme entstanden?
- Welche Pflegeprobleme sind gelöst?
- Wurden neue Ressourcen geweckt oder entdeckt?
- Welche Ziele wurden erreicht, teilweise erreicht oder nicht erreicht?
- Müssen neue Ziele formuliert werden?
- Sind andere Ziele nicht mehr erstrebenswert?
- Welche Pflegemaßnahmen sind wirkungsvoll, weniger wirkungsvoll oder wirkungslos?
- Müssen neue Pflegemaßnahmen ergriffen werden?
- Können Pflegemaßnahmen abgesetzt werden?
- Inwieweit muss der Pflegeplan geändert werden?

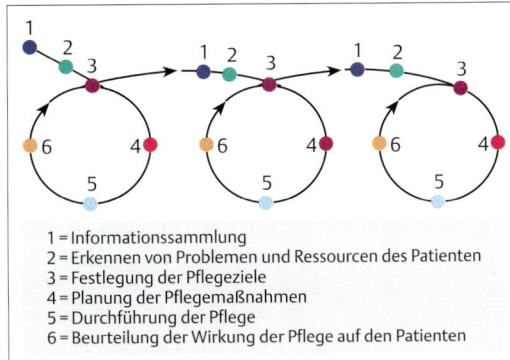

1 = Informationssammlung
2 = Erkennen von Problemen und Ressourcen des Patienten
3 = Festlegung der Pflegeziele
4 = Planung der Pflegemaßnahmen
5 = Durchführung der Pflege
6 = Beurteilung der Wirkung der Pflege auf den Patienten

Abb. 6.10 Der Pflegeprozess als Spirale

Treten bei der Evaluation neue Pflegeprobleme auf, beginnt der Pflegeprozess von vorne.

Fiechter/Meier tragen dieser Möglichkeit Rechnung, indem sie den Verlauf des Pflegeprozesses als Spirale darstellen (**Abb. 6.10**).

Durchführung und Evaluation:
- Durchführung der Maßnahmen wird entsprechend im Pflegeplan dokumentiert,
- Vergleich Ist-Zustand mit Soll-Zustand, die Auswirkung der Pflege wird deutlich,
- Pflegebericht enthält Änderung des Zustandes aufgrund der Pflegemaßnahmen, ein Feedbacksystem für Evaluation.

6.6 Einflussfaktoren auf die Durchführung der Pflege nach dem Pflegeprozess

Die Durchführung der Pflege nach dem Pflegeprozess ist von vielen Faktoren abhängig. In Anlehnung an Fiechter/Meier können drei Einflussgrößen unterschieden werden, die im Folgenden näher beschrieben werden.

Qualifikation und Motivation der betreuenden Personen

Im Arbeitsleben werden unter Qualifikation die Merkmale eines Menschen hinsichtlich seiner Arbeitsfähigkeit (= Wissen), seiner Arbeitsdisposition und Arbeitskondition (= Können) und seiner Arbeitsbereitschaft (= Wollen) verstanden. Zu den Merkmalen der Qualifikation eines Menschen gehören:

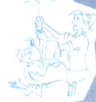

- kognitive Merkmale (Kenntnisse, Verstehen, Fähigkeit der Problemlösung),
- affektive Merkmale (Interessen, Empfinden, Werthaltung),
- sensomotorische Merkmale (manuelle Geschicklichkeit, Körpergeschicklichkeit, Reaktionsvermögen) und
- physiologische Merkmale (Belastbarkeit, Ausdauer, körperliche Kraft, Kondition, Sehen, Hören).

Die Qualifikationen der betreuenden Personen verlangen außerdem die sogenannten Schlüsselqualifikationen. Hierunter werden berufsübergreifende Qualifikationen, wie Teamfähigkeit oder Fähigkeit zur selbständigen Problemlösung, verstanden (s. a. Kap. 3). Diese sind in allen Arbeitsbereichen auf Grund der schnellen Entwicklung der Technik und Wissenschaft von großer Notwendigkeit. Das Krankenpflegegesetz vom 4. Juni 1985 fordert in § 4:

„Die Ausbildung für Krankenschwester und Krankenpfleger und für Kinderkrankenschwestern und Kinderkrankenpfleger soll die Kenntnisse, Fähigkeiten und Fertigkeiten zur verantwortlichen Mitwirkung bei der Verhütung, Erkennung und Heilung von Krankheiten vermitteln (Ausbildungsziel)" (Kurtenbach/ Golombek/ Siebers 1992, S. 115).

Ausschlaggebend ist die Bezeichnung der „verantwortlichen Mitwirkung". Demnach ist jede Pflegeperson für ihr Tun eigenverantwortlich. Um eigenverantwortlich handeln zu können, sind neben dem Fach- und Sachwissen auch Qualifikationen aus anderen Bereichen nötig. Hierzu gehören zum Beispiel Wissen über Arbeitsorganisation, Arbeits- und Lerntechniken, Kommunikations- und Kooperationsfähigkeit, etc. (s. a. Kap. 2).

> Die Durchführung der Pflege nach dem Pflegeprozess hängt maßgeblich von der Qualifikation der jeweiligen Pflegepersonen ab.

▍ Arbeitsorganisation des Pflegedienstes

Der Pflegedienst muss Rahmenbedingungen schaffen, die eine geplante Pflege nach dem Pflegeprozess ermöglicht. Da die verschiedenen Institutionen des Gesundheitswesens unterschiedliche Ziele verfolgen, sind entsprechend jeweils unterschiedliche Zielvorgaben und Rahmenbedingungen von Bedeutung. Je nach den räumlichen, materiellen und personellen Gegebenheiten ergeben sich dadurch unterschiedliche Möglichkeiten für eine prozessorientierte Pflege. Im Folgenden werden einige Rahmenbedingungen beschrieben, die eine geplante Pflege nach dem Pflegeprozess unterstützen.

Rahmenbedingungen:
- Auf jeder Station sollte ein Stationshandbuch mit Beschreibung der Stationsgegebenheiten, angewandten Pflegemethoden und gültigen Pflegestandards als Orientierung für alle Mitarbeiter vorhanden sein.
- Ein Pflegedokumentationssystem, das die prozessorientierte Pflegedokumentation erlaubt, sichert die Kontinuität der Information über die Pflege des einzelnen Patienten.
- In regelmäßigen Abständen sollten in stationären Pflegeeinrichtungen Dienstübergaben stattfinden. Sie dienen dem Austausch und der Information über die erbrachte Pflege. In einer besonderen Form können sie auch als Übergabe am Patientenbett durchgeführt werden (s. a. Kap. 10).
- Die Durchführung von Pflegevisiten dient einem regelmäßigen Informationsaustausch zwischen der betreuenden Pflegeperson und dem betreuten Menschen (s. a. Kap. 10).
- Für die Durchführung der Pflege nach dem Pflegeprozess ist auch eine ausreichende Anzahl qualifizierter Pflegepersonen in einer Pflegeeinheit erforderlich. Sie wird im sog. Stellenplan festgeschrieben.
- Der Dienstplan sollte so strukturiert sein, dass eine kontinuierliche Betreuung der pflegebedürftigen Menschen und damit der Aufbau und die Fortsetzung einer Pflegebeziehung möglich sind.
- Die Durchführung der Pflege nach dem Pflegeprozess verlangt darüber hinaus auch ein sog. patientenorientiertes Pflegesystem, damit eine Beziehung zwischen pflegebedürftigem Menschen und Pflegeperson entstehen kann (s. a. Kap. 8).

Alle genannten Rahmenbedingungen sind Elemente der pflegerischen Arbeitsorganisation und beeinflussen die Durchführung der Pflege nach dem Pflegeprozess.

▍ Zusammenarbeit im interdisziplinären Team

Auch die Zusammenarbeit im interdisziplinären Team, das auch als therapeutisches Team bezeichnet wird, beeinflusst die Durchführung der Pflege nach dem Pflegeprozess. Zum interdisziplinären Team gehören Mitglieder aller Berufsgruppen, die an der Be-

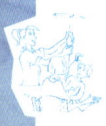

treuung der Patienten beteiligt sind, wie zum Beispiel Pflegepersonal, Ärzte, Psychologen, Sozialarbeiter, Logopäden, Physiotherapeuten, Seelsorger etc.

Interdisziplinäre Besprechungen geben den verschiedenen Berufsgruppen die Möglichkeit, die Arbeit der anderen kennen und schätzen zu lernen. Sie fördern die Kooperationsbereitschaft, machen die gemeinsame Zielsetzung transparent und unterstützen die Abstimmung der Arbeit der jeweiligen Berufsgruppen.

 Einflussfaktoren auf die Durchführung der Pflege:
- Qualifikation und Motivation der Pflegenden,
- unterstützende Rahmenbedingungen bezüglich der Arbeitsorganisation,
- Zusammenarbeit im Team: Abstimmung der Arbeit der verschiedenen, am Gesundungsprozess beteiligten Berufsgruppen.

6.7 Pflegeprozess und Pflegetheorie

Der Pflegeprozess ist eine Methode, die das planmäßige und systematische Vorgehen bei der Pflege von Menschen unterstützt.

 Als Methode macht er jedoch keine konkreten Angaben darüber, wie Pflegepersonen im Einzelfall richtig handeln bzw. ihre Pflege ausführen sollen.

Beim praktischen Arbeiten mit dem Pflegeprozess muss dieser mit „Inhalt" gefüllt werden. Konkret heißt das, dass ein theoretischer Bezugsrahmen benötigt wird, der definiert:
- Was gilt als Pflegeproblem?
- Wann werden pflegerische Aktivitäten erforderlich?
- Welche Ziele verfolgt die Pflege?
- Welche Pflegemaßnahmen sind zum Erreichen der Pflegeziele erforderlich?

Vielfach werden diese Fragen mit dem Rückgriff auf das persönliche Pflegeverständnis einer Pflegeperson beantwortet.

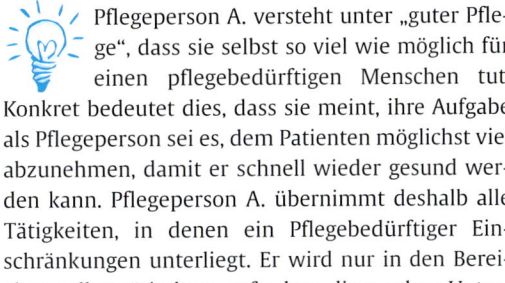 Das persönliche Pflegeverständnis kann als eine Art „Alltagstheorie" über Pflege bezeichnet werden. Jede Pflegeperson entwickelt in der Auseinandersetzung mit ihrer beruflichen Tätigkeit eigene Ansichten oder Vorstellungen darüber, was „gute Pflege" ausmacht.

Die Konsequenz hieraus ist, dass die Sichtweise über Pflege von Pflegeperson zu Pflegeperson unterschiedlich sein kann, wie die folgenden Beispiele verdeutlichen:

Pflegeperson A. versteht unter „guter Pflege", dass sie selbst so viel wie möglich für einen pflegebedürftigen Menschen tut. Konkret bedeutet dies, dass sie meint, ihre Aufgabe als Pflegeperson sei es, dem Patienten möglichst viel abzunehmen, damit er schnell wieder gesund werden kann. Pflegeperson A. übernimmt deshalb alle Tätigkeiten, in denen ein Pflegebedürftiger Einschränkungen unterliegt. Er wird nur in den Bereichen selbst tätig bzw. gefordert, die er ohne Unterstützung ausführen kann.

Pflegeperson B. versteht unter „guter Pflege", dass sie die hilfsbedürftigen Menschen so viel wie möglich selbst tun lässt. Ihre Aufgabe als Pflegeperson sieht sie darin, sie in den Bereichen, in denen sie Einschränkungen unterliegen, zu unterstützen. Sie ist der Ansicht, dass das Ziel „Gesundheit" schneller erreicht werden kann, wenn hilfsbedürftige Menschen aktiv in die Pflege einbezogen werden, weil auf diese Weise das Vertrauen in ihre eigenen Fähigkeiten gestärkt wird und sie schneller lernen, mit Einschränkungen zurecht zu kommen.

Die Beispiele zeigen, wenn auch auf idealtypische Weise, dass Unterschiede im Pflegeverständnis bzw. in der persönlichen Sichtweise von Pflege Auswirkungen haben können auf:
- Art und Umfang, wie hilfsbedürftige Menschen in die pflegerischen Aktivitäten einbezogen werden,
- Art und Umfang der Handlungen der Pflegeperson und
- Zielsetzung der Pflege.

Hieraus können eine Reihe von Schwierigkeiten, z. B. für die Kooperation in einer Pflegeeinheit, aber auch für die jeweiligen hilfsbedürftigen Menschen entste-

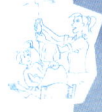

hen, da sie von den in den Beispielen beschriebenen Pflegepersonen eine recht unterschiedliche Pflege erfahren.

Pflegetheorien können an dieser Stelle zu einem gemeinsamen, mehr einheitlicheren Pflegeverständnis beitragen. Darüber hinaus machen Pflegetheorien Aussagen zu:

- pflegerisch bedeutsamen Konzepten, wie z. B. Gesundheit, Krankheit, Pflege etc.,
- Art und Umfang pflegerischer Aktivitäten,
- der Rolle der Pflegepersonen im Gesundheitswesen und
- der Zielsetzung der Pflege.

Sie wirken sich so auf die inhaltliche Gestaltung aller Schritte des Pflegeprozesses aus.

> Der Pflegeprozess ist eine Methode, die das strukturierte und systematische Vorgehen bei der Pflege von Menschen ermöglicht. Er muss in den theoretisch-konzeptuellen Bezugsrahmen einer Pflegetheorie eingebunden werden, um mit Inhalt gefüllt werden zu können.

Im Folgenden wird exemplarisch anhand zweier Pflegetheorien (s. a. Kap. 4) beschrieben, wie diese sich auf die inhaltliche Gestaltung des Pflegeprozesses auswirken.

6.7.1 Roper/Logan und Tierney: Die Elemente der Kankenpflege

> Die Pflegetheorie der englischen Pflegewissenschaftlerinnen Nancy Roper, Winifred Logan und Alison Tierney ist im deutschsprachigen Raum bekannt, wird in vielen Fachbüchern besprochen und liegt einigen Curricula für die Ausbildung in der Pflege zugrunde.

Roper/Logan und Tierney veröffentlichten ihre Theorie in dem 1980 erschienen Buch „Die Elemente der Krankenpflege". Die drei Pflegetheoretikerinnen verbinden dabei Erkenntnisse aus der Psychologie, der Physiologie und der Pflege. Ihrer Theorie liegt ein Modell des Lebens zugrunde, das wesentlich durch die zwölf Lebensaktivitäten charakterisiert ist, die allem Menschen gemeinsam sind. Der einzelne Mensch führt diese Lebensaktivitäten im Verlauf der Lebensspanne von der Geburt bis zum Tod mit unterschiedlich großer Unabhängigkeit bzw. Abhängigkeit von anderen Menschen aus (s. a. Kap. 4).

Die 12 Lebensaktivitäten nach Roper, Logan und Tierney sind:

1. Für eine sichere Umgebung sorgen,
2. Kommunizieren,
3. Atmen,
4. Essen und trinken,
5. Ausscheiden,
6. Sich sauber halten und kleiden,
7. Die Körpertemperatur regulieren,
8. Sich bewegen,
9. Arbeiten und spielen,
10. Sich als Mann und Frau fühlen und verhalten,
11. Schlafen,
12. Sterben.

Roper, Logan und Tierney gehen davon aus, dass die Unterschiede im Verhalten der jeweiligen Menschen sich aus deren biologischen Lebensläufen und den von ihnen in ihrem kulturellen und sozialen Umfeld gemachten Erfahrungen ergeben.

> Sobald ein Mensch aus einer relativen Unabhängigkeit in eine relative Abhängigkeit in einer oder mehreren Lebensaktivitäten gerät, ist das ein Grund für ein Eingreifen der Pflege.

Dabei ist es die Aufgabe der Pflegeperson, den betroffenen Menschen darin zu unterstützen, schnell wieder eine größtmögliche Unabhängigkeit in der betroffenen Lebensaktivität zu erlangen oder mit einer bleibenden Abhängigkeit zurecht zu kommen.

Die Phasen des Pflegeprozesses können gut auf die Theorie von Roper, Logan und Tierney angewendet werden. In der Informationssammlung ermitteln Pflegeperson und pflegebedürftiger Mensch gemeinsam Pflegeprobleme und Ressourcen bezogen auf die Lebensaktivitäten.

In der zweiten Phase des Pflegeprozesses wird ermittelt, in welchen Lebensaktivitäten eine aktuelle oder potentielle Abhängigkeit (Problem) vorliegt und über welche früheren Gewohnheiten und Bewältigungsstrategien der Patient verfügt (Ressourcen).

Auf die gleiche Art und Weise werden die angestrebten Ziele bzw. der zu erreichende Grad der Unabhängigkeit in den einzelnen Lebensaktivitäten festgehalten.

In Abhängigkeit von den formulierten Zielen werden in einem vierten Schritt die Pflegemaßnahmen ausgewählt, die zum Erreichen des Ziels führen.

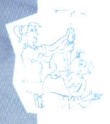

Zur Beurteilung bzw. Evaluation der Pflege werden die Lebensaktivitäten vor und nach der Durchführung der Pflege beurteilt und mit den geplanten Zielen verglichen. Dabei gilt der erreichte Grad der Unabhängigkeit des Patienten als Kriterium für die Zielerreichung.

Sollte das vereinbarte Ziel in einem oder mehreren Bereichen der Lebensaktivitäten nicht erreicht sein, werden entweder neue Pflegemaßnahmen ausgewählt, die Intensität der bereits durchgeführten Maßnahmen gesteigert oder neue Pflegeziele formuliert. **Tabelle 6.8** veranschaulicht die Schritte des Pflegeprozesses in der Pflegetheorie von Roper, Logan und Tierney.

6.7.2 Hildegard Peplau: Interpersonale Beziehungen in der Pflege

Hildegard Peplau veröffentlichte ihre Theorie der psychodynamischen Pflege 1952. Sie wird den sog. Interaktionsmodellen zugerechnet, da im Zentrum die Beziehung zwischen Pflegeperson und Patient steht. Peplau bezeichnet Pflege als einen psychody-

namischen Prozess, in welchem die Beziehung zwischen Pflegeperson und Patient unterschiedliche Phasen durchläuft und die beteiligten Personen wechselnde Rollen innehaben (s.a. Kap. 4). Peplau beschreibt vier Phasen der Interaktion zwischen Pflegeperson und Patient:

1. Orientierung,
2. Identifikation,
3. Nutzung,
4. Ablösung.

In jeder dieser Phasen sind die Schritte des Pflegeprozesses anwendbar.

Die Orientierungsphase beschreibt Peplau als den Beginn der pflegerischen Beziehung. Pflegeperson und Patient begegnen sich zum ersten Mal. Gemeinsam soll das Problem des Patienten ermittelt werden. In der Identifikationsphase hat sich laut Peplau eine Vertrauensbasis zwischen Pflegeperson und Patient entwickelt, die es dem Patienten ermöglicht, sich der Pflegeperson zu öffnen. Der Patient erkennt die Pflegeperson als einen Menschen, der ihm bei der Befriedigung seiner Bedürfnisse bzw. der Bearbeitung seiner Probleme helfen kann. Gemeinsam kann in dieser Phase ein Pflegeplan für den Patienten erstellt werden. In der Phase der Nutzung nimmt der Patient die ihm gebotene Unterstützung in Anspruch und zieht bedingungslosen Nutzen aus den Angeboten, die ihm von der Pflege entgegengebracht werden. Gemeinsam werden die Probleme des Patienten bearbeitet. Die Ablösungsphase ist dadurch gekennzeichnet, dass die Bedürfnisse des Patienten befriedigt sind. In dieser Phase steckt er sich Ziele für die Zukunft. In der Ablösungsphase berät und unterstützt die Pflegeperson den Patienten in seinem Bemühen, künftig ohne fremde Hilfe handeln zu können.

Der Verlauf der Phasen in Peplaus Theorie ist linear, d.h. die einzelnen Phasen laufen idealtypisch entlang einer gedachten Achse in einer geraden Linie hintereinander ab (Überschneidungen bzw. „Rückfälle" in frühere Phasen sind möglich). Der Pflegeprozess mit seinen sechs Phasen ist ein zyklisches Geschehen, d.h. er wird im Sinne eines Regelkreises innerhalb der einzelnen Phasen so lange durchlaufen, bis das jeweilige Problem des Patienten in der Phase gelöst ist. Treten nach dem Lösen eines Problems in einer Phase neue Probleme auf, beginnt der Pflegeprozess in dieser Phase von Neuem.

Tab. 6.8 Schritte des Pflegeprozesses nach Fiechter/Meier im Rahmen der Pflegetheorie von Roper, Logan und Tierney

Schritte des Pflegeprozesses nach Fiechter/Meier	Inhalte nach der Pflegetheorie von Roper, Logan und Tierney
1. Informationssammlung	Erheben des relativen Abhängigkeitsgrades in allen 12 Lebensaktivitäten
2. Erkennen von Problemen und Ressourcen des Patienten	Feststellen der aktuellen und/oder potentiellen Abhängigkeit in Bezug auf die 12 Lebensaktivitäten, Ermitteln der Gewohnheiten und Ressourcen in Bezug auf die 12 Lebensaktivitäten
3. Festlegung der Pflegeziele	Welche relative Unabhängigkeit kann/soll in den einzelnen Lebensaktivitäten erreicht werden?
4. Planung der Pflegemaßnahmen	Planung der Pflegemaßnahmen in Bezug auf die Lebensaktivitäten
5. Durchführung der Pflege	Durchführung von vorbeugenden, das Leben erleichternden und unterstützenden Pflegemaßnahmen unter Einbezug der Ressourcen
6. Beurteilung der Wirkung der Pflege auf den Patienten	Beurteilung des erreichten Selbstständigkeitsgrades in Bezug auf die Lebensaktivitäten; ggf. Festlegung neuer Ziele und/oder Anpassung der Pflegemaßnahmen

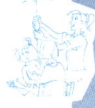

Tab. 6.9 Phasen der Interaktion zwischen Pflegeperson und Patient (nach Peplau) und der Pflegeprozess

Pflegeprozess		Interaktionsphasen nach Peplau
Assessment (Einschätzung)	sammeln Sie Informationen; erstellen Sie eine Pflegediagnose	Orientierungsphase
Planung	setzen Sie Prioritäten, schreiben Sie Pflegeziele auf	Identifikationsphase
Durchführung	führen Sie die Pflege durch	Nutzungsphase
Evaluation (Bewertung)	betrachten Sie die Pflege noch einmal, bewerten Sie die Pflege	Ablösungsphase
der Pflegeprozess ist ein zyklischer Vorgang; es gibt kurzfristige und langfristige Ziele der Pflege: in jeder Phase des Peplauschen Modells kann es mehr als nur einen Pflegezyklus geben		das Modell von Peplau ist linear: es hat einen Anfang und ein Ende

Entscheidend ist, dass das Bewusstsein der jeweiligen Pflegeperson über die Phase, in der sich die Beziehung zwischen ihr und dem Patienten befindet, dazu beiträgt, den Patienen effektiver beim Erkennen und Bewältigen seiner Probleme zu unterstützen.

Tabelle 6.9 zeigt die Phasen der Interaktion zwischen Pflegeperson und Patient (nach Peplau) in Verbindung mit dem Pflegeprozess.

Pflege bezeichnet Peplau dann als hilfreich, wenn beide, Pflegeperson und Patient aus der pflegerischen Beziehung heraus sich persönlich weiterentwickeln und etwas lernen konnten.

Wie exemplarisch an den Pflegetheorien von Roper/Logan und Tierney und Peplau beschrieben, können auch andere Pflegetheorien als theoretisch-konzeptueller Bezugsrahmen für den Pflegeprozess dienen.

Wichtig ist, dass der Pflegeprozess in einen theoretischen Bezugsrahmen eingebunden wird, wenn er sinnvoll eingesetzt werden und den Bedürfnissen von Patienten und Patientinnen Rechnung tragen soll.

Diese Ansicht vertreten auch Höhmann u. Mitarb., die in ihrer im Auftrag des Bundesministeriums für Arbeit und Sozialforschung durchgeführten Forschungsstudie „Die Bedeutung des Pflegeplanes für die Qualitätssicherung in der Pflege" 1996, eine Schwierigkeit bei der Umsetzung des Pflegeprozesskonzeptes in die Pflegepraxis darin sehen, dass der Pflegeprozess häufig ohne Einbindung in theoretische Überlegungen in Pflegeeinrichtungen eingeführt und damit zu einem rein mechanistischen Handlungsmodell wird.

6.8 Pflegeprozess und Pflegestandards

Im Allgemeinen wird unter einem Standard eine Richtschnur, ein Maßstab oder eine Norm verstanden. Ziel der Einführung eines Standards ist das Erzeugen und die Sicherstellung einer bestimmten Leistung.

Die berufliche Pflege erbringt ihre Leistung im Dienstleistungsbereich. Auch diese Arbeit muss strukturiert erfolgen und Qualität garantieren. Die hier eingesetzten Standards werden als ▸ *Pflegestandards* bezeichnet. Der Einsatz von Pflegestandards im Rahmen des Pflegeprozesses kann die pflegerische Arbeit u. a. dahingehend unterstützen, dass:

- die Qualität der zu erbringenden Pflege auf einem festgeschriebenen Niveau sichergestellt,
- die Einheitlichkeit von Arbeitsabläufen und Pflegemaßnahmen unterstützt,
- ein ökonomisches Zeitmanagement ermöglicht und
- die schriftliche Dokumentation erleichtert wird.

Pflegestandards sind Dienstanweisungen, die allgemein anerkannt und verpflichtend für alle Mitarbeiter sind. Die Kriterien in einem Pflegestandard sind eindeutig formuliert und sollten wissenschaftlich begründet sein. So definierte die WHO 1983 in ihrem „Leitfaden für die Entwicklung von Standards" den Pflegestandard als „ein vereinbartes Maß für einen bestimmten Zweck benötigter pflegerischer Betreuung". Auch in dieser Definition ist an dem Begriff „vereinbartes Maß" die Verbindlichkeit eines Standards deutlich zu erkennen.

Pflegestandards sind allgemein gültige und anerkannte Maßstäbe für das Erbringen der Pflege. Sie liefern Kriterien, an Hand derer die Qualität in bestimmten Bereichen der Pflege erreicht und überprüft werden kann.

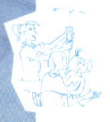

Für die Pflege gibt es eine Reihe unterschiedlicher Standards, die verschiedenen Klassen zugeordnet werden. Eine Klassifizierung bzw. Einteilung von Pflegestandards kann u. a. hinsichtlich ihrer Größenordnung und Art vorgenommen werden.

Bienstein (1995) unterteilt Standards in Abhängigkeit von ihrer jeweiligen Größe. Standards der Makro-Ebene beziehen sich auf den Gesamtstandard eines Krankenhauses oder anderer Institutionen des Gesundheitswesens. Mediale Standards definieren übergreifende, größere pflegerelevante Handlungseinheiten im Gegensatz zu Mikrostandards, die einzelne Pflegesituationen beschreiben.

Neben dieser Einteilung der Standards nach ihrer Größenordnung, ist die Zuordnung zu verschiedenen Standardarten gebräuchlich. Hierbei werden Pflegestandards in drei Arten unterschieden:

1. strukturorientierte Standards,
2. prozessorientierte Standards und
3. ergebnisorientierte Standards.

6.8.1 Strukturorientierte Standards

Strukturorientierte Standards beziehen sich allgemein auf die Organisationsstruktur eines Krankenhauses oder einer anderen Pflegeinstitution. Speziell davon abgeleitet beschreiben sie die Organisationsform in der Pflege. Dabei berücksichtigen strukturorientierte Standards die betriebliche Zielsetzung, budgetäre Verhältnisse, Personalbedarf und die Qualifikationen der einzelnen Pflegepersonen, Materialien und Ausstattung mit medizinischen Geräten sowie räumliche Erfordernisse etc.

Beispiele für strukturorientierte Standards in Pflegeeinrichtungen sind:

- Jeder Leiter einer Station hat die Weiterbildung zur Leitung einer Station oder Funktionseinheit erfolgreich abgeschlossen.
- Auf jeder Station gibt es mindestens einen Mentor zur Einarbeitung neuer Mitarbeiter und zur Begleitung der praktischen Ausbildung von Lernenden in der Pflege.
- Patienten dürfen nur unter Begleitung einer examinierten Pflegeperson aus dem Aufwachraum abgeholt werden.
- Jede Pflegeperson muss mindestens 2mal jährlich an einer Fortbildung „Korrektes Handeln in Notfallsituationen" teilnehmen.
- Jedes Zimmer eines Wohnbereiches hat maximal zwei Betten und eine räumlich abgetrennte Dusche mit Waschbecken und WC.

- Mit jedem Bewohner wird ein Aufnahmegespräch durch die betreuende examinierte Pflegeperson geführt.
- Sofern vorhanden wird das soziale Umfeld des Patienten, wie Angehörige, Lebenspartner, Freunde, Bezugspersonen im früheren Alten- oder Wohnheim etc., in die Pflege mit einbezogen.
- Bei jedem Patienten wird die Pflege nach dem Pflegeprozess strukturiert und systematisiert.

Strukturstandards können besonders in ihren räumlichen Vorgaben je nach Einrichtung erhebliche Abweichungen voneinander aufzeigen. Durch die institutionsinternen Vorgaben, wie zum Beispiel Aufbau, personelle Besetzung, finanzielle Möglichkeiten, Ausstattung, etc. werden der Pflege bestimmte Rahmenbedingungen gegeben, mit denen sie sich arrangieren muss.

Manche Strukturstandards, wie zum Beispiel die räumliche Gestaltung, lassen sich nur auf lange Sicht hin verändern.

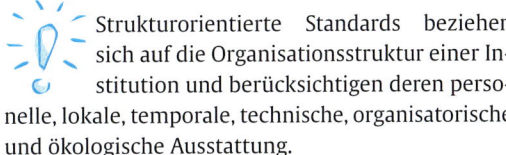 Strukturorientierte Standards beziehen sich auf die Organisationsstruktur einer Institution und berücksichtigen deren personelle, lokale, temporale, technische, organisatorische und ökologische Ausstattung.

6.8.2 Prozessorientierte Standards

Die prozessorientierten Standards sagen etwas über den Ablauf der einzelnen Tätigkeiten in der Pflege aus. Dabei ist der Pflegeprozess richtungsgebend. Der prozessorientierte Standard beinhaltet Art und Umfang der pflegerischen Maßnahmen. Die Pflegemaßnahmen werden durch pflegerische Zielsetzungen, zum Beispiel durch das Arbeiten nach einer Pflegetheorie, geleitet. In dieser Art von Standards ist die Prozessqualität, d. h. die Qualität der durchgeführten einzelnen Pflegemaßnahmen in den Bereichen der Diagnostik, Therapie und Behandlung, dokumentiert. Prozessorientierte Standards können unterschieden werden in:

- Durchführungsstandards und
- Standardpflegepläne.

Durchführungsstandards

Durchführungsstandards standardisieren, wie die Bezeichnung bereits ausdrückt, die Durchführung

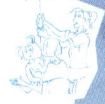

einzelner pflegerischer Tätigkeiten. Sie enthalten Angaben dazu, auf welche Weise diese Tätigkeiten ausgeführt werden sollen. Sie können z.B. im Rahmen von Arbeitsgruppen in den verschiedenen Institutionen des Gesundheitswesens entwickelt werden. Zumeist werden die entwickelten Pflegestandards mit einer Nummer versehen. Im Pflegebericht sind bei der Durchführung einer Pflegemaßnahme nach einem Pflegestandard auf diese Weise nur noch die entsprechende Nummer des Standards und evtl. aufgetretene Besonderheiten zu dokumentieren. Hierdurch kann der Zeitaufwand für die Dokumentation erheblich gesenkt werden. Einen Durchführungsstandard für das Vorgehen bei der Haarwäsche im Bett zeigt folgendes Beispiel:

Krankenhaus X – Stadt
Pflegestandard 3.2: Haarwäsche im Bett

Qualifikation:
1 Krankenschwester

Ziel:
Wohlbefinden des pflegebedürftigen Menschen, Reinigung der Haare.

Häufigkeit:
nach Wunsch des pflegebedürftigen Menschen, mindestens 1 × pro Woche.

Vorbereitung
Material:
- 1 Kamm oder Bürste (patientenbezogen), Einmalschürze,
- 1 Föhn,
- 1 Spezialwanne zur Haarwäsche im Bett,
- 1 Eimer zum Auffangen des Spülwassers,
- 1 wasserundurchlässiger Bettschutz,
- 2 Handtücher (nach Möglichkeit patienteneigene verwenden),
- Shampoo (nach Möglichkeit patienteneigenes),
- 1 Waschschale mit Wasser,
- 1 Gefäß zum Spülen.

Pflegebedürftiger Mensch:
- Information,
- Bett in Arbeitshöhe bringen,
- Kopfkissen entfernen,
- 1 Handtuch unter den Nacken legen.

Pflegeperson:
- Hygienische Händedesinfektion

Raum:
- Fenster schließen

Durchführung
- Schürze anziehen,
- Kopfteil des Bettes flach stellen,
- Bettschutz einziehen,
- Haarwaschwanne unter dem Oberkörper des Patienten positionieren,
- Eimer zum Auffangen des Spülwassers positionieren,
- Haare anfeuchten,
- Haare shampoonieren, dabei die Kopfhaut mit kreisenden Bewegungen der Finger massieren,
- Haare so oft ausspülen, bis sich kein Shampoo mehr im Haar befindet,
- 2. Handtuch um den Kopf wickeln, Haare frottieren,
- Waschwanne entfernen,
- Patient nach Möglichkeit im Sitzen frisieren, Haare gründlich trocknen,
- Patient in gewünschter Position lagern.

Nachbereitung
Material:
- Waschwanne desinfizieren,
- Einmalutensilien entsorgen.

Pflegeperson:
- hygienische Händedesinfektion,
- Dokumentation der Maßnahme im Pflegebericht.

Standardpflegepläne
Nach Fiechter/Meier (1981) ist ein ▸ *Standardpflegeplan* eine konstante pflegerische Verordnung für ein typisches, unter bestimmten Umständen auftretendes Problem.

In bestimmten Pflegebereichen tauchen spezifische Pflegeprobleme generell bei bestimmten Gruppen von Patienten auf.

Beispielsweise leiden alle Patienten nach einem abdominal-chirurgischen Eingriff unter einer eingeschränkten Mobilität, die eine Reihe von potentiellen Pflegeproblemen, wie z.B. Dekubitus, Thrombose oder Pneumonie nach sich ziehen können.

Im Standardpflegeplan werden solche generellen und potentiellen Pflegeprobleme festgehalten, welche bei der Mehrzahl der Patienten einer bestimm-

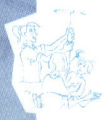

ten Patientengruppe auftreten. Den einzelnen Pflegeproblemen werden die entsprechenden Pflegeziele und -maßnahmen zugeordnet, die sich durch berufliche Erfahrung und wissenschaftliche Forschung bestätigt haben. Dabei haben auch die Ziele und Maßnahmen einen generellen Charakter.

Standardpflegepläne können für Patienten sowie für typische pflegerische Situationen erarbeitet werden. Häufig werden sie für Patienten mit einer bestimmten typischen medizinischen Diagnose, beispielsweise für Menschen, die an einer Pneumonie, einem Herzinfarkt etc. erkrankt sind, formuliert. Auch für Pflegediagnosen ist die Entwicklung von Standardpflegeplänen möglich. Eine andere Möglichkeit der Zuordnung sind Pläne für bestimmte pflegerische Situationen, z.B. für die postoperative Pflege nach abdominalen Operationen oder für beatmungspflichtige Patienten im Bereich der Intensivpflege.

Die Vorgehensweise beim Erstellen eines Standardpflegeplanes ist jeweils identisch: Generelle und potentielle Pflegeprobleme werden erarbeitet und mit den entsprechenden Pflegezielen und -maßnahmen versehen.

Das Arbeiten mit Standardpflegeplänen erleichtert die pflegerische Berufsausübung vor allem dahingehend, dass das Einarbeiten neuer Mitarbeiter und Berufsanfänger sowie Lernender in den Pflegeberufen unterstützt wird. Der Zeitaufwand für die schriftliche Dokumentation wird minimiert, und eine bestimmte Qualität der zu erbringenden Pflegeleistung sichergestellt. **Tabelle 6.10** zeigt einen Auszug aus einem Standardpflegeplan für Patienten nach einem abdominell-chirurgischen Eingriff.

Tab. 6.10 Auszug aus einem möglichen Standardpflegeplan für pflegebedürftige Menschen nach abdominal-chirurgischen Eingriffen

Pflegeproblem	Pflegeziel	Pflegemaßnahme
Schmerzen im Wundgebiet aufgrund der intraoperativen Gewebsverletzung	• Äußert Schmerzen • Kennt Verhaltensweisen zur Schmerzreduktion (Lagerung) • Kennt die Möglichkeit der Schmerzkontrolle durch Gabe von Analgetika	• Information über Schmerzursache (OP-Reizung/Wunde) und Maßnahmen zur Schmerzlinderung (Lagerung/Analgetika nach Arztanordnung) **Lagerung:** • Bauchdecke entspannen (Kissen unter die Knie legen) • Oberkörper leicht erhöht
Kann die Körperpflege nicht selbstständig durchführen aufgrund postoperativer Immobilität	• Hat gepflegtes Äußeres und fühlt sich erfrischt • Führt Körperpflege ab 3. postoperativen Tag am Waschbecken überwiegend selbstständig durch	• 2 × täglich Körperpflege im Bett mit eigenen Körperpflegeutensilien ermöglichen • Hilfestellung/Übernahme durch die Pflegeperson je nach Zustand des Patienten • 1. und 2. postoperativer Tag Körperpflege im Bett • 3. postoperativer Tag Körperpflege am Waschbecken
Gefahr der Infektion der Einstichstelle und von Phlebitis aufgrund der Venenverweilkanüle zur Infusionstherapie	• Reizlose Einstichstelle und Venenverlauf • Kennt Anzeichen einer beginnenden Infektion und meldet sich bei auftretenden Anzeichen • Kennt Bewegungsradius und Umgang mit Infusionssystem	• Information über Sinn, Zweck, voraussichtliche Liegedauer und Umgang mit der Kanüle und dem Infusionssystem (keine Manipulationen, Bewegungsradius, Abknickungen) • 1 × tägl. aseptischer Verbandwechsel der Einstichstelle mit Inspektion der Einstichstelle und des Venenverlaufs auf Entzündungszeichen
Gefahr der postoperativen Darmatonie aufgrund der intraoperativen Manipulation am Bauchfell	• Führt am 3. postoperativen Tag ab • Kennt Notwendigkeit des Abführens	• Wenn bis zum 3. postoperativen Tag keine spontane Defäkation erfolgt: • am 3. postoperativen Tag Abführmaßnahmen nach Arztanordnung • Information über Sinn und Zweck sowie Wirkung der Abführmaßnahme
Gefahr des postoperativen Harnverhalts	• Lässt spontan und beschwerdefrei innerhalb von 6 Stunden nach OP Urin	• Wenn postoperativ nach 6 Stunden keine spontane Miktion erfolgt: • Stimulation der Miktion (Laufenlassen von Wasser/ Hände in lauwarmes Wasser legen) • Evtl. Einmalkatheterismus nach Arztanordnung

Dabei ist jedoch unbedingt zu beachten, dass jeder Standardpflegeplan auf die individuellen Bedürfnisse und Ressourcen des pflegebedürftigen Menschen abgestimmt und angepasst werden muss. Auf keinen Fall dürfen Standardpflegepläne in der jeweiligen Situation unreflektiert für einen Patienten übernommen werden.

Individuelle Pflegeprobleme, die keinem Standard entnommen werden können, werden dem Standard hinzugefügt. Genauso werden Abweichungen vom Standard im Pflegebericht dokumentiert. Um mit Standardpflegeplänen effektiv arbeiten zu können, müssen diese in festgelegten Zeitabständen immer wieder überarbeitet und auf den aktuellen Stand der Wissenschaft gebracht werden.

Ein Standardpflegeplan umfasst generelle und potentielle Pflegeprobleme, -ziele und -maßnahmen, die bei der Mehrzahl einer Patientengruppe auftreten. Er kann für Menschen mit bestimmten Krankheitsbildern, einzelne Pflegediagnosen oder typische pflegerische Situationen erarbeitet werden.

6.8.3 Ergebnisorientierte Standards

Ergebnisorientierte Standards oder „Outcome-Standards" beschreiben die Wirkung der Pflegetätigkeiten. Es werden generelle Pflegeziele formuliert, nach denen beurteilt wird, ob durch die durchgeführten Pflegetätigkeiten das Endziel erreicht bzw. nicht erreicht und warum es nicht erreicht wurde.

Der ergebnisorientierte Standard bezieht sich auf den im Pflegeprozess letzten Schritt, die „Beurteilung der Wirkung der Pflege auf den Patienten", also auf die Evaluation der Pflegemaßnahmen und der gesetzten Fernziele.

Ein Beispiel für einen ergebnisorientierten Standard ist: Patienten, die aus der speziellen Diabetes-Klinik entlassen werden, können sich bei der Entlassung selbständig die jeweils erforderliche Menge Insulin injizieren.

Der ergebnisorientierte Standard beschreibt den Gesundheits- und Zufriedenheitszustand des pflegebedürftigen Menschen, der Angehörigen und der betreuenden Personen. Er ist das Maß des Erfolges, welcher durch das Erreichen, teilweise Erreichen oder Nichterreichen der Pflegeziele nachweisbar ist.

Die unterschiedlichen Standardarten sind unmittelbar von einander abhängig. Der Ergebnisstandard kann nur so gut sein, wie der strukturorientierte und prozessorientierte Standard dies ermöglichen. Es müssen immer alle drei Bereiche betrachtet und bearbeitet werden, um eine gute Pflegequalität zu erreichen und zu sichern (**Abb. 6.11**).

6.8.4 Vorteile und kritische Aspekte beim Arbeiten mit Pflegestandards

Das Arbeiten mit Pflegestandards bringt eine Reihe von Vorteilen mit sich. Pflegestandards gewährleisten eine qualitativ hochwertige und einheitliche Pflege für die betroffenen Menschen, indem sie ein bestimmtes Maß an Pflegequalität vorgeben. Sie sind ein rationales Arbeitsinstrument, da die zu beachtenden Punkte bei der Durchführung bestimmter Pflegemaßnahmen im Standard enthalten sind.

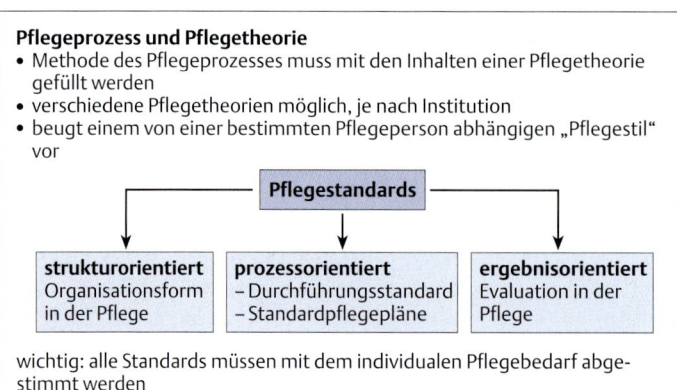

Abb. 6.11 Pflegeprozess in der Wechselwirkung mit Pflegetheorien und Pflegestandards

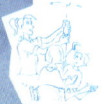

Arbeiten Pflegepersonen nach den Standards, ist routiniertes Handeln mit einem geringeren Zeitaufwand möglich. Dadurch wird wirtschaftliches Pflegen unterstützt. In vielen Institutionen des Gesundheitswesens haben sich Projektgruppen gebildet, die sich mit der Entwicklung von Pflegestandards beschäftigen.

Hierdurch wird gleichzeitig die Auseinandersetzung der Pflegepersonen mit beruflichen Themen gefördert. Die eigenen Tätigkeiten werden reflektiert, was sowohl die persönliche als auch die berufliche Weiterentwicklung unterstützt.

Auch der zeitliche Aufwand für die Dokumentation kann mit Hilfe von Standards vermindert werden. So kann z. B. im Pflegebericht vermerkt werden, dass der Dauerkatheter nach Standard X. gelegt wurde. Dann müssen nur noch das Datum, die Zeit, die Charrière (Durchmesser des Katheterlumens), evtl. aufgetretene Komplikationen und das entsprechende Handzeichen der ausführenden Person dokumentiert werden.

Wurden die Standards gemeinsam von allen im Behandlungsteam Tätigen erarbeitet, werden sie in der Regel akzeptiert und somit eine Kontinuität der geleisteten Pflege und eine gute Zusammenarbeit im Team ermöglicht.

Des Weiteren kann eine Leistungserfassung der Pflegetätigkeiten durch Pflegestandards erfolgen, indem durch Vergleichsstudien der benötigte Zeitaufwand für bestimmte standardisierte pflegerische Tätigkeiten ermittelt wird.

Wird nun ein Pflegeplan an Hand von Standards für einen Patienten erstellt, kann auf Grund des ermittelten Zeitaufwandes einzelner standardisierter Pflegetätigkeiten aus dem Dokumentationssystem die erbrachte Leistung im Sinne des Zeitaufwandes ermittelt werden.

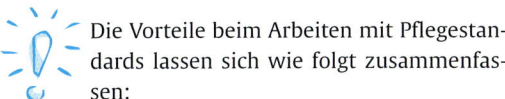 Die Vorteile beim Arbeiten mit Pflegestandards lassen sich wie folgt zusammenfassen:

- Pflegestandards machen Pflegeleistungen sichtbar und messbar,
- Pflegestandards dienen als Instrument für die Evaluation der Pflegequalität,
- Pflegestandards können eingesetzt werden, um den Bedarf an Pflegepersonal zu eruieren,
- Pflegestandards sind Richtlinien für die Inhalte von Curricula in Aus-, Fort- und Weiterbildung,
- Pflegestandards erleichtern im Zusammenhang mit dem Pflegeprozess die Pflegedokumentation,

- Pflegestandards unterstützen die Einarbeitung neuer Mitarbeiter, Berufsanfänger und Lernender in den Pflegeberufen,
- Pflegestandards tragen zur Rationalisierung von Arbeitsabläufen bei, ohne die individuelle Patientenversorgung zu beeinträchtigen.

Beim Arbeiten mit Pflegestandards sind allerdings auch einige kritische Aspekte zu beachten. Pflegestandards dürfen nicht unüberlegt angewendet werden. Der unreflektierte Einsatz von Standards führt dazu, dass pflegerische Handlungen automatisch ablaufen und in unvorhergesehenen, plötzlich eintretenden Situationen u. U. nicht angemessen reagiert wird.

Werden Standardpflegepläne nicht an die individuelle Situation eines pflegebedürftigen Menschen angepasst, kann keine auf die individuellen Bedürfnisse und Ressourcen des Menschen abgestimmte Pflege erfolgen.

6.9 Pflegeprozess und EDV

Die elektronische Datenverarbeitung (EDV) wird allgemein in Arbeitsbereichen eingesetzt, die:
- sich häufig wiederholen,
- standardisierbar sind,
- einen hohen Speicheraufwand aufweisen und
- einen hohen mathematischen und logischen Aufwand erfordern.

Auch in den Institutionen des Gesundheitswesens kommen mittlerweile verstärkt Computer zum Einsatz. So können viele administrative Aufgaben wie Dienstplanerstellung, Belegungsstatistiken, Datenerfassung von Labor, Röntgen, Physiotherapie, Küche etc. computergestützt erledigt werden.

Auch im Zusammenhang mit dem Pflegeprozess bzw. der Pflegeplanung kann entsprechende Hardware und Software eingesetzt werden, um die gesamte Patientendokumentation zu vereinfachen und zu beschleunigen.

Für jeden Patienten wird eine elektronische Akte angelegt, in die alle Daten gespeichert und bei Bedarf auf dem Bildschirm abgerufen oder als Formulare ausgedruckt werden. Es existiert bereits Software, die Standardpflegepläne enthält, die durch individuelle Pflegeprobleme und dazugehörige Pflegeziele und Pflegemaßnahmen ergänzt werden können. In Zukunft sollen spezielle Software-Programme die

Entscheidungsfindung in der Phase der Problemfindung und Planung der geeigneten Pflegemaßnahmen unterstützen.

Durch den Einsatz von EDV kann darüber hinaus die statistische Auswertung von Information für das Pflegemanagement und die Pflegeforschung erleichtert werden. Dazu ist eine einheitlich definierte Fachsprache ebenso wichtig wie die Definition und Klassifizierung von Pflegeproblemen, Pflegezielen und Pflegemaßnahmen. Verschiedene europäische Komitees wie zum Beispiel die Association For Common European Nursing Diagnosis, Interventions and Outcomes, kurz ACENDIO, arbeiten an der Klassifikation von gemeinsamen europäischen Pflegediagnosen, Maßnahmen und Ergebnissen (s. a. Kap. 7).

Für den Einsatz der EDV müssen einige Rahmenbedingungen und Grundvoraussetzungen geschaffen sein. Aufgrund des Datenschutzes muss genau festgelegt sein, wer Zugriff zu den erhobenen Daten hat, diese ändern oder Daten hinzufügen darf. Für die Einführung einer EDV-gestützten Pflegeplanung müssen die Mitarbeiter mit der Methode des Pflegeprozesses vertraut und entsprechende Pflegestandards erarbeitet sein. Darüber hinaus müssen auch Schulungen der Mitarbeiter zum Umgang mit Computern durchgeführt werden.

6.10 Gesetzliche Grundlagen des Pflegeprozesses in Deutschland

Seit 1985 ist die Durchführung der Pflege nach dem Pflegeprozess im Krankenpflegegesetz, seit 2001 im Altenpflegegesetz verankert. Damit unterliegt der Einsatz des Pflegeprozesses nicht länger der persönlichen Beliebigkeit, sondern wird zum gesetzlich geforderten Vorgehen bei der Durchführung der Pflege. Auch im Sozialgesetzbuch V und XI gibt es Regelungen, die die Verpflichtung zur prozesshaften Pflege beinhalten und zur Dokumentation der Pflege auffordern.

▮ Krankenpflegegesetz/Altenpflegegesetz

Im Gesetz über die Berufe in der Krankenpflege vom 4. Juni 1985 heißt es in § 4: „… Die Ausbildung soll insbesondere gerichtet sein auf …
1. die sach- und fachkundige, umfassende, geplante Pflege des Patienten, …" (Kurtenbach/ Golombek/ Siebers 1992, 115)

Im Gesetz über die Berufe in der Altenpflege, das am 1. August 2001 in Kraft tritt, heißt es in § 3: „… Die Ausbildung in der Altenpflege (…) umfasst insbesondere:
1. die sach- und fachkundige, den allgemein anerkannten pflegewissenschaftlichen, insbesondere den medizinisch-pflegerischen Erkenntnissen entsprechende, umfassende und geplante Pflege …" (Deutscher Bundestag, Drucksache 514/00, S. 1 f).

Mit „geplanter Pflege" ist hier die Pflege unter Einsatz des Pflegeprozesses gemeint. Damit ist der Pflegeprozess fester Bestandteil der Ausbildung in Pflegeberufen.

▮ Sozialgesetzbuch V (SGB V) – Gesetzliche Krankenversicherung

Eine zweite gesetzliche Vorgabe beinhaltet das Sozialgesetzbuch V, das vom 20. Dezember 1988 stammt und in § 137 „Qualitätssicherung in der stationären Versorgung" auf Bedingungen zur Qualitätssicherung eingeht:

„Die nach § 108 zugelassenen Krankenhäuser sowie die Vorsorge- oder Rehabilitationseinrichtungen, mit denen ein Vertrag nach § 111 besteht, sind verpflichtet, sich an Maßnahmen zur Qualitätssicherung zu beteiligen. Die Maßnahmen sind auf die Qualität der Behandlung, der Versorgungsabläufe und der Behandlungsergebnisse zu erstrecken. Sie sind so zu gestalten, dass vergleichende Prüfungen ermöglicht werden."

Demnach sind alle Krankenhäuser, Vorsorge- und Rehabilitationseinrichtungen verpflichtet, Maßnahmen der Qualitätssicherung durchzuführen.

> Qualitätssicherung beinhaltet das Beschreiben von Zielen, die in der Pflege verwirklicht werden sollen, das Messen der tatsächlich vorhandenen Pflegequalität und letztlich das Erarbeiten und Festlegen von Maßnahmen, um die Pflegepraxis zu verbessern. Die Qualitätssicherung fordert strukturierte Prozesse, welche die Qualität pflegerischer Arbeit messen sowie Schwachstellen aufzeigen und beheben können.

Zu den Systemen, in deren Rahmen qualitativ hochwertige Pflege geplant, durchgeführt und bewertet werden können, gehört unter anderem der Pflegeprozess. Durch ihn findet eine lückenlose problem-

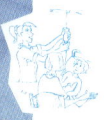

und bedürfnisorientierte Dokumentation und damit ein Nachweis der erbrachten Pflegeleistung statt. Es entsteht ein übersichtlicher Verlauf, der auch die Möglichkeit der Selbstkontrolle bietet. Die gesetzlich geforderten „vergleichenden Prüfungen" werden durchführbar.

■ Sozialgesetzbuch XI (SGB XI) – Soziale Pflegeversicherung

Eine dritte gesetzliche Grundlage zum Arbeiten mit dem Pflegeprozess ist das Pflege-Versicherungsgesetz im Sozialgesetzbuch XI.

Mit Einführung des Pflege-Versicherungsgesetzes (PflegeVG) im SGB XI werden die Institutionen in § 80 „Qualitätssicherung" zu dieser verpflichtet:

„Die Spitzenverbände der Pflegekassen, die Bundesarbeitsgemeinschaft der überörtlichen Träger der Sozialhilfe, die Bundesvereinigung der kommunalen Spitzenverbände und die Vereinigung der Träger der Pflegeeinrichtungen auf Bundesebene vereinbaren gemeinsam und einheitlich Grundsätze und Maßstäbe für die Qualität und die Qualitätssicherung der ambulanten und stationären Pflege sowie für das Verfahren zur Durchführung von Qualitätsprüfungen."

Zur Durchführung von Qualitätsprüfungen ist in Absatz 2 festgehalten:

„Die Pflegeeinrichtungen haben auf Verlangen der Landesverbände der Pflegekassen dem Medizinischen Dienst der Krankenversicherung oder den von den Landesverbänden bestellten Sachverständigen die Prüfung der Qualität ihrer Leistung durch Einzelprüfungen, Stichproben und vergleichende Prüfungen zu ermöglichen. Die Prüfungen sind auf die Qualität der Pflege, der Versorgungsabläufe und der Pflegeergebnisse zu erstrecken."

Diese Prüfungen werden unter Bezugnahme auf die Pflegeprozessdokumentation durchgeführt.

Aus den gesetzlichen Vorgaben des SGB V und SGB XI lässt sich die Verpflichtung zur Durchführung der Pflege nach dem Pflegeprozess nur indirekt ableiten. Sie verpflichten die Institutionen über die Qualitätssicherung in erster Linie zur schriftlichen Dokumentation, d. h. zum Nachweis der erbrachten Pflegeleistung.

Dennoch ist eine sinnvolle Dokumentation der Pflege nur dann möglich, wenn hieraus auch die Begründung für die Notwendigkeit erbrachter Pflegeleistungen hervorgeht.

Die Verpflichtung zur Durchführung der Pflege nach dem Pflegeprozess ergibt sich aus § 4 des Krankenpflegegesetzes von 1985 und aus § 3 des Altenpflegegesetzes von 2001. Auch die Verpflichtung der Institutionen des Gesundheitswesens zum Ergreifen von Maßnahmen zur Qualitätssicherung im SGB V und SGB XI erfordert indirekt den Einsatz des Pflegeprozesses bei der Pflege von Menschen.

Fazit: Der Pflegeprozess wird seit Mitte der 70er Jahre des 20. Jahrhunderts in der deutschen Pflege diskutiert. Seit seiner gesetzlichen Verankerung im Krankenpflegegesetz von 1985 und im Altenpflegegesetz von 2001 ist er zur Pflicht in der professionellen Pflegepraxis geworden.

Der Pflegeprozess ist eine systematische, zielgerichtete und dynamische Methode der Pflege zur Lösung von Problemen. Es sind verschiedene Modelle des Pflegeprozesses bekannt, die sich in erster Linie durch die Anzahl der aufeinanderfolgenden Schritte unterscheiden. Alle Modelle ermöglichen ein geplantes, systematisches und strukturiertes Arbeiten in der Pflege.

In den deutschsprachigen Ländern ist das „Sechs-Phasen-Modell" des Pflegeprozesses nach Fiechter/Meier am weitesten verbreitet. Sie sehen den Pflegeprozess sowohl als einen Problemlösungs- als auch als einen Beziehungsprozess. Dabei unterscheiden sie die Phasen der Informationssammlung, des Erkennens von Pflegeproblemen und Ressourcen des Patienten, der Festlegung der Pflegeziele, der Planung der Pflegemaßnahmen, der Durchführung der Pflege und der Beurteilung der Wirkung der Pflege auf den Patienten.

In den einzelnen Phasen ist die schriftliche Dokumentation zur Ergebnissicherung und Weitergabe von Informationen im interdisziplinären Team von spezieller Bedeutung. Dabei spielen der Pflegeplan und der Pflegebericht eine besondere Rolle.

Der Pflegeprozess ist als formales Handlungsmodell eine Methode, die keine Angaben zur inhaltlichen Gestaltung der einzelnen Phasen macht und der Einbindung in einen theoretischen Bezugsrahmen bedarf.

Das Arbeiten mit dem Pflegeprozess kann durch den Einsatz von EDV und Pflegestandards unterstützt werden. Bei dem Einsatz dieser Hilfsmittel muss jedoch immer die individuelle Situation des zu betreuenden Menschen im Auge behalten und berücksichtigt werden.

Arets, J., F. Obex, J. Vaessen, F. Wagner: Professionelle Pflege. Theoretische und praktische Grundlagen. Band 1. Eicanos-Verlag, Bocholt 1996,

Backs, S., R. Lenz: Kommunikation und Pflege. Eine Untersuchung von Aufnahmegesprächen in der Pflegepraxis. Ullstein Medical Verlag, Berlin 1998

Bienstein, C.: Pflegestandards – Teil 2. Pflege aktuell 49 (1995) 103

Brobst, R., et al.: Der Pflegeprozess in der Praxis. Verlag Hans Huber, Bern 1996

Brockhaus Enzyklopädie: Band 16, 17, 18, 18. Aufl., Brockhaus Verlag, Mannheim 1986

Bundesministerium für Arbeit und Sozialforschung (Hrsg.): Die Bedeutung des Pflegeplanes für die Qualitätssicherung in der Pflege. Forschungsbericht 261, 1996

Burnard, P., P. Morrison: Forschen in der Pflege. Lambertus Verlag, Freiburg i. Br. 1995

Chalmers, A., H. Chalmers: Pflegemodelle und Pflegeprozess. Deutsche Krankenpflegezeitschrift, Beilage Heft 5, 1989

Chalmers, A., H. Chalmers: Zukunftsmodelle für die Pflege. Der Umgang mit Pflegemodellen im europäischen Ausland. Deutsche Krankenpflegezeitschrift, Beilage Heft 10, 1993

Deutscher Bundestag: Gesetz über die Berufe in der Altenpflege (Altenpflegesetz – AltPflG) sowie zur Änderung des Krankenpflegegesetzes. Drucksache 514/00

Fiechter, V., M. Meier: Pflegeplanung. Eine Anleitung für die Praxis. RECOM-Verlag, Basel 1988

Juchli, L.: Pflege. Praxis und Theorie der Gesundheitsförderung und Pflege Kranker. 7. Aufl., Thieme, Stuttgart 1994

Käppeli, S.: Pflegekonzepte. Gesundheits-, entwicklungs- und krankheitsbezogene Erfahrungen. Verlag Hans Huber, Bern 1993

Kappelmüller, I.: Der Pflegeprozess. Eine geeignete Methode für die Pflegearbeit. Facultas Universitätsverlag, Wien 1993

Kistner, W.: Der Pflegeprozeß in der Psychiatrie. Beziehungsgestaltung undProblemlösung in der psychiatrischen Pflege, 2., überarb. u. erw. Aufl., Gustav Fischer Verlag, Stuttgart 1994

Korecic, J.: Pflegestandards Altenpflege. Springer Verlag, Berlin 1996

Krohwinkel, M.: Der Pflegeprozess am Beispiel von Apoplexiekranken. Eine Studie zur Erfassung rehabilitativer Prozesspflege. Nomos Verlagsgesellschaft Baden-Baden. Schriftenreihe des Bundesministeriums für Gesundheit, Bonn, Band 16; 1993

Kruijswijk Jansen, J., H. Mostert: Pflegeprozeß. Die Pflegemodelle von Orem und King im Pflegeprozeß. Ullstein Mosby, Berlin 1997

Kurtenbach, H., G. Golombek, H. Siebers: Krankenpflegegesetz mit Ausbildungs- und Prüfungsverordnung für die Berufe in der Krankenpflege. Kommentar, 3., neubearb. Aufl., Kohlhammer Verlag, Stuttgart 1992

Mischo-Kelling, M., H. Zeidler (Hrsg.): Innere Medizin und Krankenpflege, 2. Aufl., Urban und Schwarzenberg, München 1992

Müller-Daubig, U.: Der Krankenpflegeprozess. Methode der geplanten individuellen und ganzheitlichen Pflege. Leitfaden für das Krankenhauspersonal. RECOM-Verlag, Basel 1990

Peplau, H.: Interpersonale Beziehungen in der Pflege. Ein konzeptueller Bezugsrahmen für eine psychodynamische Pflege. RECOM-Verlag, Basel 1995

Potter, P., A. Perry: Fundamentals of Nursing – Concepts, Process and Practice. C.V. Mosby, St. Louis 1993

Pschyrembel Klinisches Wörterbuch, 255. Aufl., de Gruyter Verlag, Berlin 1986

Reimer, W., F. Fueller: Der Pflegeprozess. Theoretischer Hintergrund und Klassifikation, Diagnose, Interventionen, Ergebnisse, mit Vorschlägen für die praktische Arbeit. Universitätsverlag Ulm, Ulm 1998

Reisach, B., A. Zegelin-Abt: Die Ressourcen des Patienten erkennen – was ist das? Die Schwester/Der Pfleger 37 (1998) 672

Roper, N., W. Logan, A. Tierney: Die Elemente der Krankenpflege, 2. Aufl., RECOM-Verlag, Basel 1989

Rüller, H. (Hrsg.): 3000 Jahre Pflege. Von den ersten Schritten zum Pflegeprozess. Ein Lehrbuch für den berufskundlichen Unterricht. Band 1. Prodos-Verlag, Brake/Unterweser 1995

Seitz, E., R. Schäfer: Der Durchzug (das Stecklaken) – gefährlicher Luxus. Die Schwester/Der Pfleger 38 (1999) 38

Simpson, H.: Pflege nach Peplau. Lambertus Verlag, Freiburg im Breisgau 1997

Snowley, G., P. Nicklin, J. Birch: Pflegestandards und Pflegeprozess. Grundlagen pflegerischer Qualitätssicherung. Ullstein Mosby, Wiesbaden 1998

Sozialgesetzbuch, 21. Aufl., Deutscher Taschenbuch Verlag, 1998

Stösser, A. von: Pflegestandards. Erneuerung der Pflege durch Veränderung der Standards, 3. erw. u. überarb. Aufl., Springer Verlag, Berlin 1999

Völkel, I., M. Ehmann: Spezielle Pflegeplanung in der Altenpflege. Stationäre und ambulante Pflege alter Menschen. Gustav Fischer Verlag, Stuttgart 1997

Walter-Jung, B.: Dokumentation und EDV für Krankenpflegeberufe. Thieme, Stuttgart 1989

Weigert, J.: Pflegestandards – Altenpflege. Brigitte Kunz Verlag, Hagen 1996

WHO: WHO – People's need for nursing care. Copenhagen 1987

Wieteck, P.: Pflegeplanung – Vom Anspruch zur Umsetzung in der Pflegepraxis. Die Schwester/Der Pfleger 38 (1999) 408

Wieteck, P., H-J. Velleuer: Pflegeprobleme formulieren – Pflegemaßnahmen planen. Leitfaden zur Dokumentation pflegerischer Interventionen. BVS Verlag & Software Baunatal 1996

Zawada, U., E. Kellnhauser: Pflegeplanung und Dokumentation in der ambulanten Pflege. Visitas, Institut für Kranken- und Altenpflege GmbH (Hrsg.), Düsseldorf 1994

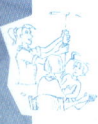

7 Pflegediagnosen

Annette Lauber

Schlüsselbegriffe

▸ *Nordamerikanische Pflegediagnosenvereinigung (NANDA)*
▸ *Pflegefachsprache*
▸ *Klassifikation*
▸ *Taxonomie*

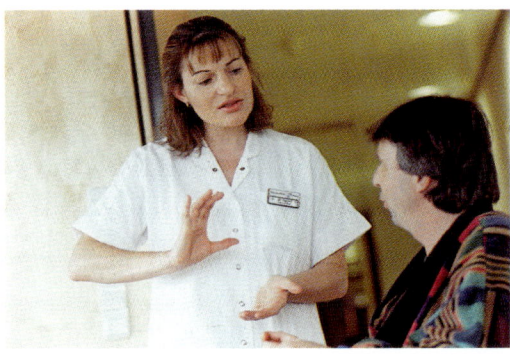

Einleitung

Viele Menschen denken bei dem Begriff „Diagnose" spontan nur an die bei einer Erkrankung von Ärzten gestellte, medizinische Diagnose. Es werden jedoch auch von anderen Berufsgruppen häufig Diagnosen gestellt: Ein Automechaniker, der ein defektes Auto reparieren soll und nach genauer Untersuchung ein „verstärktes Fahrgeräusch aufgrund defekten Auspuffs" feststellt, stellt ebenso eine Diagnose, wie der Friseur, der einen vermehrten Schuppenbefall der Kopfhaut entdeckt.

Auch in der Pflege gibt es seit Mitte des 20. Jahrhunderts den Begriff „Pflegediagnose". Das folgende Kapitel gibt einen Überblick über die Entstehung und Entwicklung der Pflegediagnosen, stellt verschiedene Arten von Pflegediagnosen und deren Anwendung und Nutzen vor und geht kurz auf die Kritik an dem Konzept der Pflegediagnosen ein.

7.1 Geschichtliche Entwicklung der Pflegediagnosen

Der Begriff Diagnose bezeichnet eine auf Grund genauerer Beobachtungen oder Untersuchungen abgegebene Feststellung oder Beurteilung über den Zustand und/oder die Beschaffenheit von etwas, beispielsweise von einer Krankheit.

Diagnose ist ein gewöhnliches Fremdwort, das in vielen Zusammenhängen gebraucht wird und dessen Verwendung nicht auf die Berufsgruppe der Mediziner beschränkt ist. Der Begriff Pflegediagnose wurde 1953 erstmals von V. Fry in den USA geprägt. Die Formulierung einer Pflegediagnose sah sie als einen notwendigen Schritt bei der Festlegung eines Pflegeplans an. Beides, die Formulierung einer Pflegediagnose und die Festlegung eines individualisierten Pflegeplans, stellte ihrer Meinung nach die wichtigste Aufgabe für jemanden dar, der kreativer pflegen will.

Aufgrund der starken Nähe zur Medizin, setzte sich die Verwendung des Begriffs Diagnose in der Pflege jedoch nur zögerlich durch. Er hielt verstärkt Einzug in die amerikanische Pflegeliteratur nach dem ersten Treffen der National Group for the Classification of Nursing Diagnosis 1973, bei dem sich Pflegepersonen aus Kanada und den USA zu einer Konferenz zur Klassifikation von Pflegediagnosen trafen. Diese Gruppe nannte sich ab 1982 ▸ *Nordamerikanische Pflegediagnosenvereinigung (North A merican Nursing Diagnosis Association = NANDA)*.

7.1.1 Die Pflegediagnosen der NANDA

Die NANDA trifft sich seit 1973 in zweijährigem Abstand, um anerkannte Diagnosen zu entwickeln, zu überprüfen und neue Diagnosen zu klassifizieren. Bis heute hat sie eine Liste von mehr als 130 anerkannten Pflegediagnosen formuliert, die fortlaufend ergänzt und evaluiert werden. Eine große Zahl dieser Pflegediagnosen ist in die deutsche Sprache übersetzt worden, so dass das Konzept der Pflegediagnosen auch in Deutschland verstärkt diskutiert wird.

Vorschläge für neue Pflegediagnosen kommen aus der Pflegepraxis, beispielsweise von praktisch tätigen Pflegepersonen, Lehrkräften oder Pflegefor

Tab. 7.1 Alphabetische Übersicht der NANDA-Pflegediagnosen nach der 10. Konferenz der NANDA 1992 (nach Brobst et al.)

Aktivitätsintoleranz	Hautdefekt, bestehend	Selbstpflegedefizit beim Essen
Aktivitätsintoleranz, hohes Risiko	Hautdefekt, hohes Risiko	Selbstpflegedefizit bei der Ausscheidung
Angst	Herzzeitvolumen, vermindert	Selbstschutz, verändert
Anpassung beeinträchtigt	Hoffnungslosigkeit	Selbstverstümmelung, hohes Risiko
Aspirationsgefahr, hohes Risiko		Selbstwertgefühl, chronisch tief
Atemvorgang, ungenügend	Inaktivitätssyndrom, hohes Risiko	Selbstwertgefühl, situationsbedingt tief
	Infektionsgefahr	Selbstwertgefühl, Störung
Behandlungsvorschriften, unwirksames Handhaben	Inkontinenz, funktional	Sexualverhalten, Veränderung
	Inkontinenz, total	Sexuelle Störung
Beschäftigungsdefizit		Sinneswahrnehmungen, verändert (visuell, auditiv, kinästhetisch, gustatorisch, taktil, olfaktorisch)
Bewältigungsformen, defensiv	Kommunikation, beeinträchtigt, verbal	
Bewältigungsformen, ungenügend	Kooperationsbereitschaft, fehlend	
Bewältigungsformen der Familie, Entwicklungsmöglichkeiten	Körperbild, Störung	Soziale Interaktion, beeinträchtigt
	Körperschädigung, Gefahr	Soziale Isolation
Bewältigungsformen der Familie, hemmendes Verhalten	Körpertemperatur, verändert, potentiell	Spirituelle Not
	Körpertemperatur, erhöht	Spontanatmung, ungenügend
Bewältigungsformen der Familie, verletzendes Verhalten	Körpertemperatur, erniedrigt	Stillen, erfolgreich
		Stillen, unterbrochen
	Machtlosigkeit	Stillen, unwirksam
Denkprozesse, verändert	Mobilität, körperlich, beeinträchtigt	Stressinkontinenz
Dranginkontinenz	Müdigkeit	Stuhlinkontinenz
Durchfall	Mundschleimhaut, verändert	
Dysreflexie		Trauern, nicht angemessen
	Nahrungsaufnahme, verändert, Gefahr der Überernährung	Trauern, vorzeitig
Elterliche Pflege, verändert		
Elterliche Pflege, verändert, potenziell	Nahrungsaufnahme, verändert, mehr als der Körperbedarf	Urinausscheidung, gestört
Elternrollenkonflikt		
Entscheidungskonflikt	Nahrungsaufnahme, verändert, weniger als der Körperbedarf	Vergewaltigungssyndrom
Entwöhnung vom Respirator, gestörte Reaktion		Vergewaltigungssyndrom, komplexe Reaktion
	Nahrungsaufnahme des Säuglings, beeinträchtigt	
Erstickungsgefahr		Vergewaltigungssyndrom, stille Reaktion
		Vergiftungsgefahr
Familienprozess, verändert	Periphere, neurovaskuläre Störung, hohes Risiko	Verlegungsstress-Syndrom
Flüssigkeitsdefizit		Verletzungsgefahr
Flüssigkeitsdefizit, potentiell	Persönliche Identität, Störung	Vernachlässigung, halbseitig
Flüssigkeitsüberschuss	Posttraumatische Reaktion	Verneinung, unwirksam
Freihalten der Atemwege, ungenügend		Verstopfung
Furcht	Reflexinkontinenz	Verstopfung, Kolon
	Rolle als Pflegende, Belastung	Verstopfung, subjektiv
Gasaustausch, beeinträchtigt	Rolle als Pflegende, Belastung, hohes Risiko	
Gesundheitsförderung	Rollenerfüllung, gestört	Wachstum und Entwicklung, verändert
Gesundheitsverhalten, verändert		Wärmeregulation, ungenügend
Gewalttätigkeit, potentiell, gegen sich oder andere	Schlafgewohnheiten, gestört	Wissensdefizit
	Schlucken, beeinträchtigt	
Gewebedurchblutung, verändert	Schmerzen	
Gewebeschädigung	Schmerzen, chronisch	
	Selbstpflegedefizit beim Waschen und Sich-sauber-halten	
Harnverhalt		
Haushaltsführung, ungenügend	Selbstpflegedefizit beim Kleiden und Pflegen der äußeren Erscheinung	

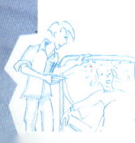

schern. Diese Vorschläge werden an den Prüfungsausschuss der NANDA weitergegeben, der sie entweder zur erneuten Überarbeitung an die Autoren zurückgibt oder an das Expertenkomitee weiterleitet. Wenn das Komitee die Empfehlung zur Aufnahme der neuen Pflegediagnose ausspricht, erfolgt die letzte Prüfung durch den NANDA-Vorstand und die schriftliche Abstimmung der Mitglieder auf den zweijährlich stattfindenden Generalversammlungen. Bei mehrheitlich positiver Abstimmung wird die Pflegediagnose zur Überprüfung in der Pflegepraxis empfohlen und in die Liste der Pflegediagnosen der NANDA aufgenommen.

Tabelle 7.1 zeigt die von der NANDA anerkannten Pflegediagnosen der 10. NANDA-Konferenz 1992 in alphabetischer Ordnung.

Die NANDA definiert Pflegediagnose wie folgt:

> „Eine Pflegediagnose stellt eine klinische Beurteilung der Reaktion eines Individuums, einer Familie oder einer Gemeinschaft auf aktuelle oder potentielle Gesundheitsprobleme/Lebensprozesse dar. Pflegediagnosen bilden die Grundlage für eine definitive Behandlung zur Erreichung von Ergebnissen, für die die Pflegeperson verantwortlich ist." (Zit. n. Collier 1998, S. 21).

Diese Definition enthält drei zentrale Aussagen:

1. Ausgangspunkt für die Formulierung einer Pflegediagnose ist die Reaktion eines Menschen auf Gesundheitsprobleme oder Lebensprozesse. Pflegediagnosen beziehen sich demnach auf das individuelle Verhalten und Erleben des Patienten und nicht, wie beispielsweise medizinische Diagnosen, auf die Krankheit selbst.
2. Bei der Planung der Pflege wählt die Pflegeperson die Pflegemaßnahmen und erreichbaren Pflegeziele aus, die sich auf die in der Pflegediagnose beschriebenen Reaktionen des Patienten beziehen. Die Pflegediagnose ist Ausgangspunkt für die Planung, Durchführung und Evaluation der Pflege.
3. Die Pflegeperson ist verantwortlich für das Erreichen der aus der Pflegediagnose abgeleiteten Pflegeziele.

> Pflegediagnosen beziehen sich auf die Reaktion eines Menschen auf Gesundheitsprobleme oder Lebensprozesse.

7.2 Pflegediagnose und medizinische Diagnose im Vergleich

Pflegediagnosen betrachten Patienten aus einem anderen Blickwinkel als medizinische Diagnosen. Bei Pflegediagnosen sind nicht die Erkrankungen oder Gesundheitsprobleme, also pathophysiologische Veränderungen im Körper eines Patienten der Ausgangspunkt der Betrachtung, sondern das Verhalten und die physiologischen Reaktionen eines Patienten auf diese Gesundheitsprobleme oder Lebensprozesse.

Dementsprechend wird für die NANDA-Pflegediagnosen ein von Pflegetheoretikern entwickeltes ▶ *Klassifikationssystem* verwendet, welches die einzelnen Pflegediagnosen menschlichen Verhaltensmustern zuordnet. Im Gegensatz hierzu verwendet die Medizin die Organe bzw. die Krankheitslehre als Ordnungssystem. Bis die Krankheit oder Organstörung geheilt ist, bleiben medizinische Diagnosen unverändert; Pflegediagnosen können sich ändern, wann immer sich die Reaktionen des Patienten auf Gesundheitsprobleme oder Lebensprozesse verändern.

Pflegediagnosen beschreiben sowohl diejenigen Patientenprobleme und -bedürfnisse, die mit der medizinischen Diagnose zusammenhängen, als auch solche, die davon unabhängig sind. Darüber hinaus gibt es verschiedene Pflegediagnosen, die nicht auf einzelne Menschen beschränkt sind, sondern das soziale Umfeld eines Patienten (z. B. seine Familie) integrieren. Medizinische Diagnosen beschreiben die Krankheit des Patienten normalerweise ohne Berücksichtigung seiner Beziehungen zur Familie oder anderen sozialen Gruppen.

Die Formulierung einer Pflegediagnose ist wie die Formulierung eines Pflegeproblems, der Ausgangspunkt für die Planung, Durchführung und Evaluation der Pflege. Hierfür übernehmen die Pflegepersonen die Verantwortung und können für ihr Handeln zur Rechenschaft gezogen werden. Im Gegensatz hierzu sind medizinische Diagnosen der Ausgangspunkt für die medizinische Behandlung und Evaluation der Therapie, wofür Ärzte die Verantwortung übernehmen.

An der Durchführung der medizinischen Therapie sind, anders als bei der Pflege, die ausschließlich von Pflegepersonen durchgeführt wird, neben den Ärz-

Tab. 7.2   Pflegediagnose und medizinische Diagnose im Vergleich

	Pflegediagnosen	Medizinische Diagnosen
Definition	Bezeichnungen für menschliche Reaktionen auf aktuelle oder potentielle Gesundheitsprobleme oder Lebensprozesse	Bezeichnungen für Krankheiten oder Organstörungen
Ordnungssystem	z. B. neun menschliche Reaktionsmuster („human response patterns") der NANDA	Organe Nosologie (Krankheitslehre)
	z. B. elf menschliche Verhaltensmuster („functional health patterns") von Gordon	
	kein international anerkanntes, einheitliches Klassifikationssystem	International anerkanntes, einheitliches Klassifikationssystem (International Classification of Diseases – ICD der WHO)
Gegenstand	Menschliches Verhalten und Erleben	Krankheit selbst
	Folgen und Reaktionen auf Gesundheitsprobleme und Lebensprozesse	Pathophysiologische Veränderungen im Körper
Merkmale	Sind eher flexibel, d. h. sie können sich ändern, wann immer sich die Reaktion des Patienten auf die Gesundheitsprobleme oder Lebensprozesse ändert	Sind eher statisch, d. h. sie bleiben unverändert, bis die Krankheit oder Organstörung geheilt ist
	Individuell; abhängig von Person und Lebensumständen	Relativ unabhängig von Person und Lebensumständen
	Spezifische Pflegediagnosen integrieren das soziale Umfeld des Patienten und beschreiben z. B. die Familie als Funktionseinheit	Werden im Allgemeinen ohne Berücksichtigung der sozialen Beziehungen des Patienten formuliert
Verantwortlichkeit	Ausgangspunkt für Planung, Durchführung und Evaluation der Pflege	Ausgangspunkt für medizinische Therapie und deren Evaluation
		Durchführung der Therapie von Ärzten, aber auch von anderen Berufsgruppen
	Verantwortung der Pflegeperson	Verantwortung des Arztes

ten häufig auch andere Berufsgruppen (z. B. Physiotherapeuten u. a.) beteiligt. **Tabelle 7.2** zeigt Pflegediagnose und medizinische Diagnose im Vergleich.

Pflegediagnosen:
- Pflegediagnosen beziehen sich auf Verhalten und Reaktionen von Patienten,
- Pflegediagnosen können sich verändern,
- Verantwortung liegt bei den Pflegepersonen.

7.3   Arten von Pflegediagnosen

Alle von der NANDA anerkannten Pflegediagnosen werden mit einem Pflegediagnosetitel und einer zugehörigen Definition versehen. Der Pflegediagnosetitel ist eine Bezeichnung, die kurz und präzise die Reaktion eines Menschen auf Gesundheitsprobleme/ Lebensprozesse beschreibt.

Der Pflegediagnosetitel „Flüssigkeitsdefizit" wird beispielsweise von der NANDA definiert als „der Zustand, bei dem ein Mensch eine intravasale, intrazelluläre oder interstitielle Dehydratation erlebt".

Der Vorteil dieser Vorgehensweise liegt darin, dass alle Pflegepersonen, die mit den NANDA-Pflegediagnosen arbeiten, erstens dieselbe Formulierung, also eine einheitliche Terminologie verwenden und zweitens genau wissen, was sich hinter dem Pflegediagnosetitel „Flüssigkeitsdefizit" verbirgt.

Um die Verwendung der einheitlichen Terminologie auch bei der Erstellung von Pflegediagnosetiteln zu gewährleisten, werden hierfür von der NANDA anerkannte Bestimmungswörter verwendet. Neue Pflegediagnosen dürfen ausschließlich mit diesen Bestimmungswörtern formuliert werden, wenn sie von der NANDA anerkannt werden sollen. **Tabelle 7.3** gibt eine Übersicht über die von der NANDA empfohlenen Bestimmungswörter.

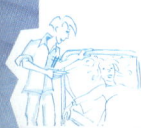

Tab. 7.3 Anerkannte Bestimmungswörter der NANDA (aus: Brobst et al.: Der Pflegeprozess in der Praxis. Huber, Bern 1997)

Bestimmungs-wort	Definition
Akut	Ernst, aber von kurzer Dauer
Verändert	Abweichung von der Grundlinie
Chronisch	Lang anhaltend Gewohnheitsmäßig Konstant
Herabgesetzt	Geringere Größe, Menge oder Maß
Mangelhaft	Größe, Menge oder Maß ungenügend Fehlerhaft Ungenügend Unvollständig
Dezimiert	Ganz oder teilweise leer Erschöpft
Gestört	Erregt Unterbrochen Schwankungen nach oben oder unten
Dysfunktional	Abnormal Unvollkommenes Funktionieren
Exzessiv	Menge oder Anzahl größer als notwendig, erwünscht oder nützlich
Gesteigert	Form, Anzahl oder Menge vergrößert
Beeinträchtigt	Verschlechtert, geschwächt Beschädigt, herabgesetzt Verschlimmert
Ungenügend	Bringt nicht den gewünschten Effekt hervor
Intermittierend	Endet oder beginnt in bestimmten Abständen Periodisch Zyklisch
Möglichkeit zu erhöhtem	Etwas größer oder besser zu machen (bei Gesundheitsverhalten)

Damit verkörpern Pflegediagnosen einen Teil der ► *Pflegefachsprache*, die der Verständigung von Pflegepersonen untereinander dient, indem sie die gezielte Informationssammlung und die Identifikation potentieller und aktueller Patientenprobleme unterstützt und eine präzise und effiziente mündliche und schriftliche Informationsweitergabe ermöglicht.

Gleichzeitig tragen Pflegediagnosen auch dazu bei, das eigentliche Wissensgebiet der Pflege näher zu beschreiben und damit den Verantwortungs- und Zuständigkeitsbereich von Pflegepersonen zu bestimmen.

Beides, die Entwicklung einer Fachsprache und die Beschreibung und Erweiterung des berufseigenen Wissens sind wichtige Faktoren für die Berufsentwicklung der Pflege zu einer Profession (s. a. Kap.

4.1). Hier liegt auch der entscheidende Unterschied zu der in Kapitel 6 beschriebenen Formulierung von Pflegeproblemen: Während Pflegeprobleme eine individuelle und damit uneinheitliche Formulierung zulassen, ist die Verwendung des Pflegediagnosetitels vorgegeben, von einer exakten Definition gestützt und erscheint als einheitliche Terminologie, zum Beispiel:

> Pflegeproblem: Hr. F. ist exsikkiert aufgrund lang anhaltender Durchfälle.
> Pflegediagnose: Flüssigkeitsdefizit beeinflusst durch Diarrhoe angezeigt durch trockene Haut und Schleimhäute.

> Pflegediagnosen sind feststehende, mit einer Definition versehene Begriffe. Im Gegensatz zu Pflegeproblemen bieten sie den Vorteil einer einheitlichen Terminologie.

Hinsichtlich ihrer Struktur unterscheidet man aktuelle Pflegediagnosen, Risiko-Pflegediagnosen, Verdachts–Pflegediagnosen, Syndrom–Pflegediagnosen und Gesundheitsdiagnosen.

7.3.1 Aktuelle Pflegediagnosen

> Aktuelle Pflegediagnosen beschreiben die aktuellen, d. h. derzeitigen Reaktionen des Patienten auf Gesundheitsprobleme oder Lebensprozesse.

Sie bestehen aus drei Elementen: dem Pflegediagnosetitel, beeinflussenden, ätiologischen (ursächliche) Faktoren sowie Symptomen und Zeichen. Die einzelnen Elemente werden mit den Formulierungen „beeinflusst durch" bzw. „angezeigt durch" verbunden. Die Struktur einer aktuellen Pflegediagnose zeigt folgende Übersicht:

Struktur einer aktuellen Pflegediagnose:
1. Pflegediagnosetitel (PD)
   beeinflusst durch (b/d),
2. Beeinflussende, ätiologische Faktoren
   angezeigt durch (a/d),
3. Symptome und Zeichen.

Symptome und Zeichen, die in der amerikanischen Fachliteratur häufig als „cue" bezeichnet werden,

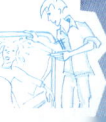

können sowohl objektiver als auch subjektiver Natur sein. Objektive, d.h. messbare körperliche Zeichen wie beispielsweise „erhöhte Körpertemperatur" oder „verminderter Hautturgor" gehören ebenso dazu wie subjektive Zeichen, beispielsweise beobachtete Verhaltensänderungen oder Aussagen des Patienten selbst. Die Zeichen und Symptome der aktuellen Pflegediagnosen lassen sich in Hauptkennzeichen (treten in 80–100% der Fälle auf) und Nebenkennzeichen (treten in 50–79% der Fälle auf) unterscheiden.

Das oben angeführte Beispiel „Flüssigkeitsdefizit" könnte in der pflegerischen Praxis wie folgt formuliert werden: Flüssigkeitsdefizit beeinflusst durch (b/d) Diarrhoe, angezeigt durch (a/d) trockene Haut und Schleimhäute.

7.3.2 Risiko-Pflegediagnosen

Risiko-Pflegediagnosen benennen in der Diagnose einen oder mehrere Risikofaktoren beim Patienten, die das Auftreten dieser Reaktion begünstigen. Als Risikofaktoren werden Umstände bezeichnet, die eine besondere Gesundheitsgefährdung begründen.

Eine Risiko-Pflegediagnose besteht aus zwei Elementen: dem Pflegediagnosetitel und einem oder mehreren Risikofaktoren. Bei der Formulierung einer Risiko-Pflegediagnose wird der Pflegediagnosetitel mit dem Wort „Gefahr" ergänzt. Die folgende Übersicht zeigt die Struktur einer Risiko-Pflegediagnose.

Struktur einer Risiko-Pflegediagnose:
1. Gefahr von Pflegediagnosetitel (PD)
   beeinflusst durch (b/d)
2. Risikofaktor

Die Risikodiagnose „Flüssigkeitsdefizit, Gefahr" wird von der NANDA als „der Zustand, bei dem ein Mensch der Gefahr einer intravasalen, intrazellulären oder interstitiellen Dehydratation ausgesetzt ist" definiert.

In der pflegerischen Praxis könnte diese Diagnose dann wie folgt aussehen: Gefahr eines Flüssigkeitsdefizits beeinflusst durch (b/d) übermäßigen Flüssigkeitsverlust durch Diarrhoe.

7.3.3 Verdachts-Pflegediagnosen

Verdachts-Pflegediagnosen beschreiben vermutete Reaktionen eines Menschen auf ein Gesundheitsproblem. Sie stellen eine Sonderform von Pflegediagnosen dar, da sie mögliche vorliegende Probleme des Patienten beschreiben, für deren Bestätigung oder Ausschluss jedoch zusätzliche Informationen benötigt werden.

In der NANDA-Klassifikation sind die Verdachts-Pflegediagnosen nicht aufgeführt; grundsätzlich können aber alle NANDA-Pflegediagnosen als Verdachtsdiagnosen formuliert werden. Vor den Pflegediagnosetitel wird dann der Zusatz „Verdacht auf" gesetzt. Wird von einer Pflegeperson eine Verdachts-Pflegediagnose gestellt, sind neben ihr alle anderen Pflegepersonen gefordert, zusätzliche Informationen zu sammeln, damit die Verdachtsdiagnose entweder in eine aktuelle Pflegediagnose oder eine Risikodiagnose überführt werden oder ganz ausgeschlossen werden kann.

Verdachts-Pflegediagnosen bestehen aus zwei Elementen: dem Pflegediagnosetitel, dem der Zusatz „Verdacht auf (V.a.)" vorangestellt wird und den ätiologischen Faktoren, die die Pflegeperson zur Formulierung der Verdachts-Pflegediagnose veranlasst haben. Die folgende Übersicht zeigt die Struktur einer Verdachts-Pflegediagnose.

Struktur einer Verdachts-Pflegediagnose:
1. Verdacht auf Pflegediagnosetitel (PD)
   beeinflusst durch (b/d),
2. Beeinflussende, ätiologische Faktoren.

Als Verdachts-Pflegediagnose formuliert könnte die Pflegediagnose „Flüssigkeitsdefizit" in der pflegerischen Praxis wie folgt aussehen: Verdacht auf (V.a.) Flüssigkeitsdefizit beeinflusst durch (b/d) aktiven Verlust von Körperflüssigkeit durch Diarrhoe.

7.3.4 Syndrom-Pflegediagnosen

Syndrom-Pflegediagnosen umfassen eine Gruppe von aktuellen Pflegediagnosen oder Risiko-Pflegediagnosen, die aufgrund eines bestimmten Ereignisses oder einer bestimmten Situation voraussichtlich auftreten.

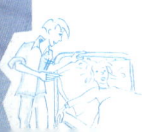

Der Pflegediagnosetitel einer Syndrom-Pflegediagnose enthält eine Aussage über die ätiologischen, ursächlichen Faktoren. Wird beispielsweise die Syndrom-Pflegediagnose „Immobilitätssyndrom" (Pflegediagnosetitel) gestellt, ist hiermit eine Ansammlung von Pflegediagnosen gemeint, die sich aus der Immobilität eines Menschen als verursachender Faktor ergeben. Da lediglich der Pflegediagnosetitel des Syndroms und nicht die einzelnen damit zusammenhängenden Pflegediagnosen aufgeführt werden, stellen Syndrom-Pflegediagnosen eine effiziente Möglichkeit dar, komplexe Problemsituationen zu dokumentieren.

Bislang gibt es drei von der NANDA anerkannte Syndrom-Pflegediagnosen: „Vergewaltigungssyndrom", „Verlegungsstress-Syndrom" und „Immobilitätssyndrom". Letztere wird von der NANDA als „der Zustand, bei dem ein Mensch der Gefahr eines körperlichen Abbaus als Folge auferlegter oder unvermeidbarer muskuloskeletaler Inaktivität ausgesetzt ist" definiert. Unter der Syndrom-Pflegediagnose „Immobilitätssyndrom" werden elf Risikodiagnosen und aktuelle Pflegediagnosen zusammengefasst:

PD: Inaktivitätssyndrom:

1. PD: Obstipationsgefahr,
2. PD: Gefahr eines ungenügenden Atemvorgangs,
3. PD: Infektionsgefahr,
4. PD: Gefahr einer Aktivitätsintoleranz,
5. PD: Verletzungsgefahr,
6. PD: Beeinträchtigte körperliche Mobilität,
7. PD: Dekubitusgefahr,
8. PD: Gefahr beeinträchtigter Denkprozesse,
9. PD: Gefahr einer Körperbildstörung,
10. PD: Gefahr von Machtlosigkeit,
11. PD: Gefahr einer Gewebeschädigung.

7.3.5 Gesundheitsdiagnosen

Eine andere Art von Pflegediagnosen sind Gesundheitsdiagnosen, die auch als Wellness-Pflegediagnosen bezeichnet werden.

Gesundheitsdiagnosen beschreiben die Fähigkeiten und Ressourcen des Patienten, die er einsetzen kann, um sein Wohlbefinden zu verbessern und beziehen sich damit auf die Möglichkeit zur Steigerung des Gesundheitszustandes.

Voraussetzung für die Formulierung einer Gesundheitsdiagnose ist erstens die vom Patienten gezeigte Bereitschaft oder der vorhandene Wille zur Verbesserung eines bereits gesunden Zustandes. Dies kann beispielsweise geschehen, indem ein Patient den Wunsch äußert, sein Wissen über die Ernährung bei Diabetes mellitus zu vertiefen. Zweitens muss der Patient bereits einen stabilen Gesundheitszustand aufweisen.

Auch der Begriff „stabiler Gesundheitszustand" ist von der NANDA genau definiert:

- es werden dem Alter entsprechende präventive Maßnahmen gegen Krankheit ergriffen,
- der Klient berichtet über eine gute oder ausgezeichnete Gesundheit,
- bei bestehender Krankheit sind ihre Zeichen und Symptome unter Kontrolle.

Gesundheitsdiagnosen werden dann formuliert, wenn ein nach diesen Kriterien gesunder Mensch den Wunsch äußert, sein Gesundheitsverhalten zu verbessern und von einem bestehenden Gesundheitsniveau zu einem höheren zu gelangen. Bei dieser Art von Pflegediagnosen wird der pflegerische Aufgabenbereich der Prävention und der Gesundheitsberatung betont. Gesundheitsdiagnosen sind einteilige Aussagen. Ein Beispiel für eine Gesundheitsdiagnose ist „Gesundheitsförderung anstrebende Verhaltensweisen (zu spezifizieren)". Diese wird von der NANDA als „der Zustand, bei dem ein Mensch von stabiler Gesundheit aktiv nach Möglichkeiten sucht, sein Gesundheitsverhalten oder sein Umfeld so zu verändern, dass ein verbesserter Gesundheitszustand erreicht wird" definiert.

Möchte ein Patient beispielsweise sein Ernährungsverhalten verbessern, wird die Gesundheitsdiagnose in dieser Richtung spezifiziert und mit den Worten „Möglichkeit eines verbesserten ..." formuliert. Sie könnte dann „Möglichkeit eines verbesserten Ernährungsverhaltens" lauten.

Tabelle 7.4 zeigt die verschiedenen Arten von Pflegediagnosen in der Übersicht.

Tab. 7.4 Arten von Pflegediagnosen

	Aktuelle Pflegediagnosen	Risiko-Pflegediagnosen	Verdachts-Pflegediagnosen	Syndrom-Pflegediagnosen	Gesundheitsdiagnosen
Situation des Patienten	Es bestehen ein oder mehrere Gesundheitsprobleme	Es liegen ein oder mehrere Risikofaktoren für ein Gesundheitsproblem vor	Es werden ein oder mehrere Gesundheitsprobleme vermutet	Es liegt eine komplexe Reaktion aufgrund eines besonderen Erlebnisses oder einer besonderen Situation vor	Zustand der Ausgeglichenheit; Stabiler Gesundheitszustand
Struktur	Pflegediagnosetitel + beeinflussende, ätiologische Faktoren + Kennzeichen und Symptome (dreiteilig)	Pflegediagnosetitel + Risikofaktor (zweiteilig) Zusatz im Titel: „Gefahr von …"	Pflegediagnosetitel + beeinflussende ätiologische Faktoren (zweiteilig) Zusatz im Titel: „Verdacht auf …"	Pflegediagnosetitel (einteilig)	Pflegediagnosetitel (einteilig) Formulierung: „Möglichkeit eines verbesserten …"
Beispiel	Flüssigkeitsdefizit b/d Diarrhoe a/d trockene Haut und Schleimhäute	Gefahr eines Flüssigkeitsdefizits b/d übermäßigen Flüssigkeitsverlust durch Diarrhoe	Verdacht auch Flüssigkeitsdefizit b/d aktiven Verlust von Körperflüssigkeit durch Diarrhoe	Immobilitätssyndrom	Gesundheitsförderung anstrebende Verhaltensweisen Möglichkeit eines verbesserten Ernährungsverhaltens

Pflegediagnose:

- Aufbau einer Pflegediagnose: Pflegediagnosetitel und Definition,
- 5 Typen von Pflegediagnosen:
  - aktuelle Pflegediagnose,
  - Risiko-Pflegediagnose,
  - Verdachts-Pflegediagnose,
  - Syndrom-Pflegediagnose,
  - Gesundheitsdiagnose.

7.4 Klassifikation von Pflegediagnosen

Ähnlich wie bei der Ordnung von Pflegetheorien (s. a. Kap. 4.2.5) werden auch bei der Ordnung von Pflegediagnosen Klassifikationssysteme verwendet, die den Umgang mit und die Anwendung von Pflegediagnosen erleichtern sollen.

7.4.1 Die Klassifikation der NANDA

Zu Beginn ihrer Arbeit listete die NANDA die anerkannten Pflegediagnosen alphabetisch auf. Um Übersichtlichkeit und Anwendung der Pflegediagnosen zu erleichtern, entwarf eine Gruppe von Pflegetheoretikern ein ▸ Klassifikationssystem. Ein Klassifikationssystem kann vereinfacht als eine Ordnungshilfe beschrieben werden, die die Zuordnung einzelner Elemente zu verschiedenen Klassen ermöglicht. Das Klassifikationssystem der NANDA geht von neun menschlichen Reaktionsmustern („human response patterns") aus.

Neue Pflegediagnosen werden ihrer Definition entsprechend klassifiziert, d. h. dem jeweils passenden Reaktionsmuster zugeordnet. Gleichzeitig werden sie innerhalb der einzelnen Reaktionsmuster hierarchisch mittels Dezimalziffern geordnet. Je spezifischer die Diagnose ist, desto mehr Ziffern bekommt sie.

 Die aktuellen Pflegediagnosen „Urinausscheidung, verändert" und „Stressinkontinenz" werden beispielsweise beide dem Verhaltensmuster 1 „Austauschen" zugeordnet. „Urinausscheidung, verändert" trägt die Klassifikationsnummer 1.3.2. Die Pflegediagnose „Stressinkontinenz" ist spezifischer, d. h. sie beschreibt die Art der veränderten Urinausscheidung genauer und bekommt deshalb mit 1.3.2.1.1 mehr Ziffern.

Diese Art der hierarchischen Ordnung wird auch als ▸ Taxonomie bezeichnet. Sie erleichtert beispielsweise die computerisierte Erfassung der Pflegediagnosen. Die neun, von der NANDA als Diagnosekategorien verwendeten Reaktionsmuster zeigt die folgende Übersicht:

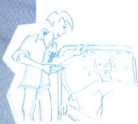

Diagnosekategorien:

1. Austauschen,
2. Kommunizieren,
3. In Beziehung treten,
4. Wertschätzen,
5. Wählen,
6. Sich bewegen,
7. Wahrnehmen,
8. Wissen,
9. Fühlen.

Tab. 7.5 zeigt einen Ausschnitt der Struktur der NANDA-Taxonomie I, überarbeitete Fassung.

■ **Vorteile von Klassifikationssystemen**

Die Klassifikation der Pflegediagnosen bringt eine Reihe von Vorteilen mit sich. Ein Klassifikationssystem ermöglicht die Ordnung und Strukturierung pflegerischen Wissens und trägt dazu bei, wissenschaftlich fundiertes Pflegewissen zu beschreiben und zu entwickeln. Dies trägt wesentlich bei zur Auswahl und Bestimmung von Ausbildungsinhalten in den Pflegeberufen.

Das Klassifikationssystem ermöglicht außerdem die computergesteuerte Erfassung, Analyse und Synthese pflegerischer Daten sowohl für die Pflegepraxis als auch für die Pflegeforschung. Gerade für den Bereich der Pflegeforschung sind eine einheitliche Terminologie und ein Klassifikationssystem wichtig, um Forschungsstudien vergleichbar machen und Forschungsergebnisse evaluieren zu können. Die Entwicklung neuer Pflegediagnosen kann auch als ein Beispiel für die induktive Vorgehensweise bei der Pflegeforschung gesehen werden (s.a. Kap. 5). Au-

Tab. 7.5 NANDA-Taxonomie I, überarbeitete Fassung (aus: Brobst et al.: Der Pflegeprozess in der Praxis. Huber, Bern 1997)

1.3.1	Stuhlausscheidung, verändert
1.3.1.1	Verstopfung
	1.3.1.1.1 Verstopfung, subjektiv
	1.3.1.1.2 Verstopfung, Kolon
1.3.1.2	Durchfall
1.3.1.3	Stuhlinkontinenz
1.3.2.	Urinausscheidung, verändert
	1.3.2.1.1 Stressinkontinenz
	1.3.2.1.2 Reflexinkontinenz
	1.3.2.1.3 Dranginkontinenz
	1.3.2.1.4 Inkontinenz, funktional
	1.3.2.1.5 Inkontinenz, total

ßerdem wird durch die Verwendung klassifizierter Pflegediagnosen die Leistungserfassung und Berechnung pflegerischer Leistungen nach pflegerischen (und nicht nach medizinischen) Diagnosen ermöglicht.

 Die NANDA ordnet die von ihr anerkannten Pflegediagnosen in einem Klassifikationssystem, das von neun menschlichen Reaktionsmustern ausgeht.

7.4.2 Andere Klassifikationssysteme

Eine andere Art der Zuordnung von Pflegediagnosen wird von der amerikanischen Professorin für Pflege Marjory Gordon vorgeschlagen. Sie verwendet als Diagnosekategorien elf funktionelle Verhaltensmuster („functional health patterns"). Neben den anerkannten und noch im Anerkennungsprozess befindlichen Pflegediagnosen der NANDA finden sich in ihrem, auch in deutscher Sprache vorliegenden Handbuch weitere Pflegediagnosen, die sich in der Praxis als nützlich erwiesen haben, aber noch nicht von der NANDA anerkannt wurden.

Die elf von Gordon beschriebenen Verhaltensmuster zeigt die folgende Übersicht:

Verhaltensmuster nach Gordon:

1. Wahrnehmung und Umgang mit der eigenen Gesundheit,
2. Ernährung und Stoffwechsel,
3. Ausscheidung,
4. Aktivität und Bewegung,
5. Schlaf und Ruhe,
6. Kognition und Perzeption,
7. Selbstwahrnehmung und Selbstkonzept,
8. Rollen und Beziehungen,
9. Sexualität und Reproduktion,
10. Bewältigungsverhalten (Coping) und Stresstoleranz,
11. Werte und Überzeugungen.

Unabhängig davon, ob das Klassifikationssystem der NANDA oder Gordons funktionelle Verhaltensmuster zur Ordnung der Pflegediagnosen herangezogen werden, ergeben sich für die Übertragbarkeit der NANDA-Pflegediagnosen auf die Pflege in Europa und damit auch in Deutschland zwei große Problembereiche.

Erstens ist es schwierig, die NANDA-Pflegediagnosen in die deutsche Sprache zu übersetzen. Sprache und Wortwahl sind immer auch Ausdruck der jeweiligen Kultur, in der sie entstanden sind, deshalb muss bei den einzelnen Übersetzungen geprüft werden, ob sie für die bislang im deutschsprachigen Raum verwendete Sprache in der Pflege „passen". Pflegediagnosen wie „Ineffektive Handhabung des Behandlungsprogramms" oder „Veränderter Selbstschutz" klingen in deutschen Ohren doch ein wenig seltsam.

Zweitens hat die Pflege in Amerika einen anderen, erheblich mehr medizinorientierten und größeren psychosozialen Zuständigkeitsbereich als in Deutschland. Auch diese Tatsache macht die Übernahme der NANDA-Pflegediagnosen problematisch.

Deshalb existieren neben der Klassifikation der NANDA verschiedene Projekte unterschiedlicher Verbände zur Schaffung anderer Klassifikationssysteme. Dazu gehört beispielsweise die Arbeit der Vereinigung für gemeinsame europäische Pflegediagnosen, Pflegeinterventionen und Pflegeergebnisse (Association for Common European Nursing Diagnosis, Interventions and Outcomes-ACENDIO), die seit 1993 mit der Entwicklung einer Klassifikation für europäische Pflegediagnosen beschäftigt ist. Seit 1989 besteht ein Projekt des International Council of Nurses (ICN), das International Classification of Nursing Practice (ICNP) genannt wird und inhaltlich alle bestehenden Klassifikationssysteme sowie Interventionen und Ergebnisse einschließen soll.

Alle genannten Klassifikationen sind nicht nach einer bestimmten Pflegetheorie standardisiert oder formuliert. Vorbild aller Klassifikationen ist die Internationale Klassifikation der Krankheiten (International Classification of Diseases- ICD) der Weltgesundheitsorganisation (World Health Organization-WHO); es gibt Anstrengungen, die NANDA-Klassifikation an die ICD anzupassen.

In Deutschland wird das Konzept der Pflegediagnosen seit ca. Mitte der 90er Jahre verstärkt diskutiert. 1995 fand die erste deutsche Tagung zum Thema „Pflegediagnosen" statt, veranstaltet vom Agnes Karll-Institut für Pflegeforschung. Mittlerweile gibt es eine Reihe von Handbüchern in deutscher Sprache, die sich mit dem Konzept der Pflegediagnosen beschäftigen (**Abb. 7.1**).

7.5 Pflegediagnosen und Pflegeprozess

In Kapitel 6 dieses Buches ist der Pflegeprozess mit seinen einzelnen Schritten ausführlich dargestellt worden. Wenn Pflegeprobleme formal definiert sind, werden sie Pflegediagnosen genannt. Pflegediagnosen stellen folglich eine standardisierte sprachliche Form, d. h. einheitliche Terminologie für die aus der Informationssammlung abgeleiteten Probleme des Patienten, dar und können an deren Stelle in den Pflegeprozess integriert werden. Bei der Erstellung einer Pflegediagnose empfiehlt es sich, mit einem der in deutscher Sprache erhältlichen Handbücher über Pflegediagnosen zu arbeiten. In Anlehnung an Abderhalden (1997) und Gordon (1998) können die Schritte auf dem Weg zur Erstellung einer Pflegediagnose wie folgt beschrieben werden:

1. Sammlung und Analyse subjektiver und objektiver Informationen aus allen verfügbaren Informationsquellen (s. a. Kap. 6),
2. Auswahl möglicher Pflegediagnosen aus der Pflegediagnosenliste,
3. Prüfung der einzelnen Pflegediagnosen hinsichtlich der Übereinstimmung zwischen Definitionen und Merkmalen und den gesammelten Patientendaten,
4. Streichung nicht zutreffender Pflegediagnosen,
5. Dokumentation der definitiven Diagnosenliste (aktuelle Pflegediagnosen, Risiko-Pflegediagnosen, Syndrom-Pflegediagnosen, Gesundheitsdiagnosen) unter Beachtung der Hinweise zur Formulierung (s. a. Kap. 7.3),
6. Formulierung von Verdachts-Pflegediagnosen, wenn der Verdacht auf ein vorliegendes Problem besteht, jedoch noch Informationen für eine vollständige Pflegediagnose fehlen. Die Verdachts-Pflegediagnose muss in der Folge durch weitere Datensammlung belegt (verifiziert) oder widerlegt (falsifiziert) werden.

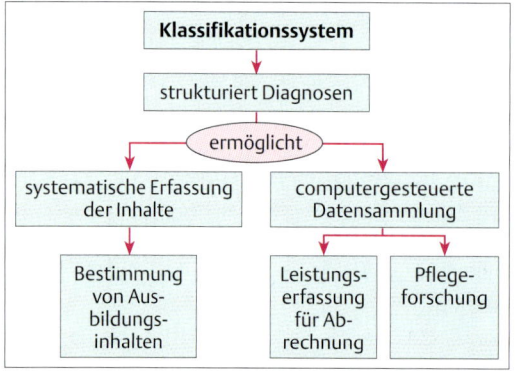

Abb. 7.1 Funktionen des Klassifikationssystems

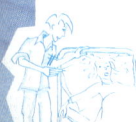

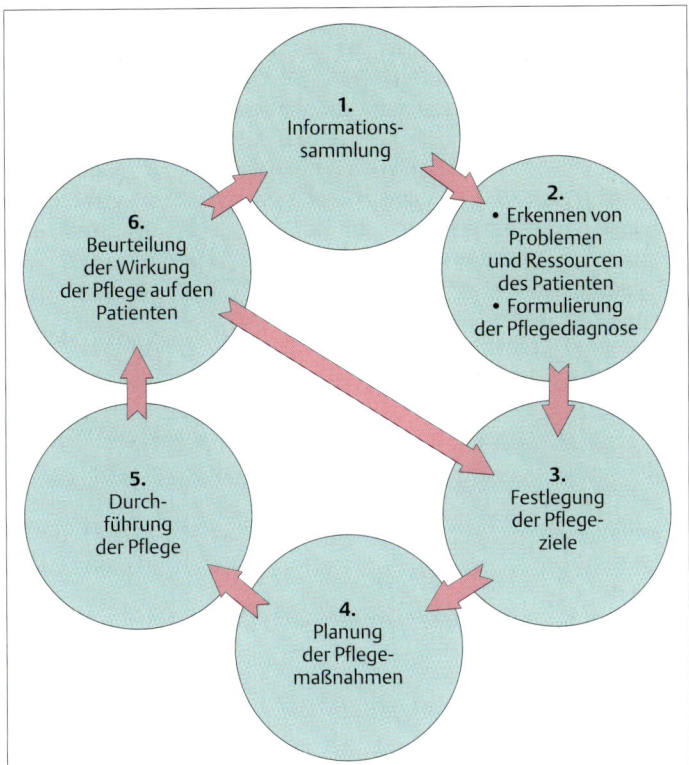

Abb. 7.2 Schritte des Pflegeprozesses mit Integration der Pflegediagnosen (nach Fiechter/Meier)

In den USA sind die Pflegediagnosen als zweiter Schritt im Anschluss an die Informationssammlung in den Pflegeprozess integriert. So sind sie wie die formulierten Ressourcen und Probleme des Patienten Ausgangspunkt für Planung, Durchführung und Evaluation der Pflege. In dem vor allem im deutschen Sprachraum bekannten und in Kapitel 6 vorgestellten Modell des Pflegeprozesses nach Fiechter/Meier, würde die Formulierung von Pflegediagnosen im Anschluss an die Informationssammlung im zweiten Schritt, dem „Erkennen von Problemen und Ressourcen des Patienten", verankert sein. Für die Integration der Pflegediagnosen in das Pflegeprozessmodell ergibt sich damit das dargestellte Schema (**Abb. 7.2**).

7.6 Kritik am Konzept der Pflegediagnosen

Das Konzept der Pflegediagnosen ist nicht unumstritten. Wie bereits erwähnt, müssen sprachliche Besonderheiten und das pflegerische Aufgabengebiet bei einer möglichen Übertragung der NANDA-Pflegediagnosen auf deutsche Verhältnisse berücksichtigt werden.

Evers (1997) beschreibt darüber hinaus drei Problembereiche: aktuell existierende Probleme und Probleme mit der strukturellen und konzeptionellen Definition der Pflegediagnosen.

Zu den *aktuell existierenden Problemen* werden solche gezählt, die mit den diagnostischen Fähigkeiten der Pflegepersonen zu tun haben, beispielsweise die Frage, ob und bis zu welchem Grad Pflegepersonen diagnostizieren können.

Probleme mit der strukturellen Definition der Pflegediagnosen beziehen sich beispielsweise auf die Frage, ob und inwiefern Pflegediagnosen wie „Flüssigkeitsdefizit" oder „verminderte Herzleistung" in den Zuständigkeitsbereich der Pflegepersonen fallen oder dem Aufgabenbereich der Medizin zuzurechnen und dementsprechend eher medizinische Diagnosen als Pflegediagnosen sind.

Andere strukturelle Probleme sind in der bei einigen aktuellen Pflegediagnosen und Risiko-Pflegediagnosen vorliegenden Einordnung von ätiologischen Faktoren in die Liste der Kennzeichen und Symptome begründet. Außerdem ist bei einigen Pflegediagnosen nicht eindeutig ersichtlich, welche Kennzeichen und Symptome für die Formulierung dieser Diagnose zwingend vorliegen und bis zu welchem Grad die Symptome im Hinblick auf Altersgruppen gleich oder zeitlich stabil sein müssen.

Probleme mit der konzeptionellen Definition der NANDA-Pflegediagnosen umfassen u. a. mangelnde Genauigkeit einiger diagnostischer Bezeichnungen beispielsweise bei der Pflegediagnose „vorwegnehmendes Trauern". Besonders bei den Pflegediagnosen auf psychosozialer Ebene dürfte es darüber hinaus schwierig sein, eine Norm für menschliches Verhalten, in diesem Falle für einen angemessenen Trauerprozess, zugrunde zu legen, die noch dazu in jedem Kulturraum verschieden ausfallen muss.

Ein anderer Kritikpunkt bezieht sich auf die Tatsache, dass bis auf die Pflegediagnose „Effektives Stillen" alle von der NANDA anerkannten Pflegediagnosen deutlich defizitorientiert sind. Damit wird ein wesentlicher diagnostischer Bereich der Pflege ausgegrenzt, nämlich die Ressourcen und Selbstpflegefähigkeiten alter, kranker oder behinderter Menschen. Hinzu kommt, dass die von der NANDA erstellte Liste an Pflegediagnosen derzeit noch nicht alle möglichen pflegerischen Problembereiche abdeckt.

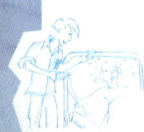 Fazit: Pflegediagnosen sind ein relativ neues Konzept in der Pflege. Sie beschreiben die Reaktion von Menschen auf Gesundheitsprobleme oder Lebensprozesse und unterscheiden sich damit von den medizinischen Diagnosen. Pflegediagnosen sind formal definierte Pflegeprobleme und können an deren Stelle in den Pflegeprozess integriert werden. Sie sind sowohl ein Beispiel für die induktive Begriffsbildung in der Pflege als auch für die Pflegefachsprache.Es werden fünf Arten von Pflegediagnosen unterschieden.

Seit 1973 arbeitet die Nordamerikanische Pflegediagnosenvereinigung (NANDA) an der Entwicklung und Klassifizierung neuer Pflegediagnosen. Das Klassifikationssystem der NANDA geht von neun menschlichen Reaktionsmustern aus. Neben der Arbeit der NANDA existieren verschiedene Klassifikationsprojekte auf internationaler Ebene. Das Konzept der Pflegediagnosen ist nicht unumstritten, kann aber beispielsweise die Identifizierung und nähere Beschreibung des pflegerischen Tätigkeitsbereiches unterstützen und damit einen wesentlichen Beitrag zur Berufsentwicklung der Pflege leisten.

Abderhalden, C.: Was sind Pflegediagnosen? Unterlagen einer Fortbildungstagung der Kaderschule für die Krankenpflege SRK Aarau zu Thema: Pflegediagnosen: Fragen und Antworten zur praktischen Umsetzung. Einführungsvortrag, 1. Oktober 1997

Arets, J., F. Obex, J. Vaessen, F. Wagner: Professionelle Pflege 1. Theoretische und praktische Grundlagen. Eicanos Verlag, Bocholt 1996

Brobst, R. et al.: Der Pflegeprozess in der Praxis. Huber, Bern 1997

Carpenito, L. J.: Nursing Diagnosis. Application to Clinical Practice. 5 th Edition, J.B. Lippincott Company, Philadelphia 1993

Clift, J.: Internationale Klassifikationssysteme. Pflege aktuell 48 (1994) 594

Collier, I. C., K. E. McCash, J. M. Bartram: Arbeitsbuch Pflegediagnosen. Dt. Ausg. hrsg. von Jürgen Georg. Ullstein Medical, Wiesbaden 1998

Deutscher Berufsverband für Pflegeberufe (Hrsg.): Pflegediagnosen. Irrweg oder effektives Instrument professioneller Pflegepraxis. Eschborn 1995

Doenges, M.E., M.F. Moorhouse: Pflegediagnosen und Maßnahmen. 2. ergänzte Aufl., Verlag Hans Huber, Bern 1994

Duden Fremdwörterbuch, 5. neu bearbeitete und erweiterte Auflage. Bibliographisches Institut & F. A. Brockhaus AG, Mannheim 1990

Evers, G. C. M.: Theorien und Prinzipien der Pflegekunde. Ullstein Mosby GmbH & Co. KG, Berlin, Wiesbaden 1997

Fachgruppe Pflege der Kaderschule für die Krankenpflege SRK: Positionspapier Pflegediagnosen.

Fiechter, V., M. Meier: Pflegeplanung. Eine Anleitung für die Praxis. 4. Aufl., RECOM, Basel 1985

Gautard, A. de: Pflegediagnose-die andere Sicht. Krankenpflege/Soins Infimiers 85 (1992) 66

Georg, J.: Erkennen - Benennen - Beurteilen. Eine Einführung in ein neues Konzept. Pflege aktuell 48 (1994) 586

Georg, J., J. Löhr-Stankowski.: Pflegediagnosen. Entwicklung - Gegenstand - Bedeutung. Die Schwester/Der Pfleger 34 (1995) 128

Gordon, M.: Handbuch Pflegediagnosen. 2., vollständig überarbeitete und erweiterte Aufl., Ullstein Medical, Wiesbaden 1998

Höhmann, U.: Babylonische Sprachverwirrung. Der Versuch einer Begriffsklärung. Pflege aktuell 48 (1994) 582

Hoffmann-La Roche AG, Urban & Scwarzenberg (Hrsg.): Roche Lexikon Medizin. Urban & Schwarzenberg, München 1984

Kim, M.J., G.K. McFarland, A.M. McLane: Pocket Guide to Nursing Diagnoses. 6 th Edition, Mosby, St. Louis 1995

Kollak, I.: Pflegediagnose kontrovers. Heilberufe 48 (1996) 19

Kruijswijk Jansen, J., H. Mostert: Pflegeprozess. Die Pflegemodelle von Orem und King im Pflegeprozess. Ullstein Mosby GmbH & Co.KG, Berlin 1997

Pschyrembel Klinisches Wörterbuch. 255. Aufl., de Gruyter, Berlin 1986

Vogel, R., B. Kastner, S. Bossard: Pflegediagnosen bei beatmeten Patienten. Pflege aktuell 48 (1994) 589

Weber, J.: Nurses' Handbook of Health Assessment. 3 rd Edition, Lippincott, Philadelphia 1997

Wittig, O., S. Bauer: Pflegediagnosen in der deutschen Krankenpflege? Die Schwester/Der Pfleger 36 (1997) 1029

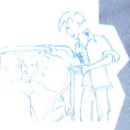

8 Arbeitsorganisation und Pflegesysteme

Astrid Hammer

Schlüsselbegriffe

▶ *Pflegesystem*
▶ *Patientenorientierte Pflege*
▶ *Zimmerpflege*
▶ *Gruppenpflege*
▶ *Primary nursing*
▶ *Funktionelle Pflege*
▶ *Einzelpflege*

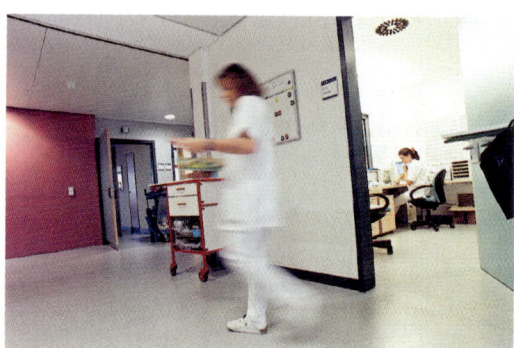

Einleitung

Unter dem Begriff „Arbeit" wird jede Tätigkeit verstanden, die zielgerichtet, planmäßig und zweckbestimmt abläuft. Arbeit besteht im Allgemeinen aus mehreren Einzeltätigkeiten, die aufeinander aufbauen und sich aufeinander beziehen. Deshalb muss jede Form oder Art der Arbeit systematisiert und strukturiert erfolgen. Arbeitsorganisationsformen unterstützen die koordinierte und zielgerichtete Durchführung von Tätigkeiten und ermöglichen so Effizienz, Wirtschaftlichkeit und Produktivität.

Je komplexer der zu bewältigende Arbeitsanfall und die einzelnen Tätigkeiten sind, desto notwendiger wird auch die systematische und überlegte Herangehensweise an die Tätigkeiten.

Das gilt um so mehr, wenn der Gegenstand der Arbeit selbst komplex ist und wird noch deutlicher in einem sozialen Beruf wie der Pflege, in dem es sich beim „Arbeitsgegenstand" um ein lebendiges menschliches Wesen handelt.

Das folgende Kapitel gibt einen Überblick über verschiedene Arbeitsorganisationsformen in der Pflege und beschreibt Pflegesysteme als planmäßig, systematisch und methodisch gestaltete Arbeitsabläufe.

8.1 Pflegesysteme

Jede Arbeit, ob sie nun privat oder beruflich getätigt wird, bedarf einer Planung, um zum Ziel zu gelangen. Die berufliche Arbeitsorganisation ist die Bezeichnung für alle Maßnahmen der Gestaltung von betrieblich anfallender und arbeitsteilig verrichteter Arbeit. Das heißt, jede in einem Betrieb getätigte Arbeit muss organisiert und strukturiert werden. Ziel dieser Organisation ist die Verbesserung der Wirtschaftlichkeit und die Humanisierung der Arbeit.

Zur Humanisierung der Arbeit gehören alle Bemühungen, welche die Arbeitswelt und die Arbeitsbedingungen menschenwürdig gestalten. Dabei werden unzumutbare Belastungen abgebaut und einer Unter- oder Überforderung der arbeitenden Menschen entgegengewirkt. Die Qualifikation des Einzelnen und somit die Qualität der Arbeit soll optimiert werden.

Auch die Arbeit in der Pflege innerhalb von Institutionen des Gesundheitswesens muss organisiert und strukturiert werden. Die Organisation und Strukturierung der pflegerischen Arbeit wirkt sich in diesem Bereich nicht nur auf die Pflegepersonen als Erbringer der Arbeit aus, sondern auch direkt auf die Empfänger der Pflege, die hilfsbedürftigen Men

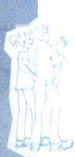

schen. Der geplante, systematische und methodisch gestaltete Arbeitsablauf in der Pflege wird auch als ▸ *Pflegesystem* bezeichnet. Grundsätzlich und idealtypisch werden in der Literatur hierbei zwei Arten von Pflegesystemen unterschieden:

▸ *Funktionelle Pflege* und
▸ *Patientenorientierte Pflege*

Sie unterscheiden sich insbesondere durch den Charakter der Arbeitsverteilung, d. h. nach welchen Kriterien bzw. Prinzipien die Verteilung der Arbeit erfolgt, und in Bezug auf das zugrunde liegende Menschenbild.

Oft wird innerhalb einer Institution eine Mischform zwischen funktionellem und patientenorientiertem Pflegesystem angewandt.

Die Qualität der pflegerischen Versorgung, die Patientenzufriedenheit und die berufliche Motivation der einzelnen Pflegepersonen hängt in entscheidender Weise von den organisatorischen Rahmenbedingungen und dem Umfeld der Pflegearbeit ab.

> Pflegesysteme sind planmäßig, systematisch und methodisch gestaltete Arbeitsabläufe in der Pflege. Die einzelnen Pflegesysteme unterscheiden sich im Charakter der Arbeitsverteilung und dem zugrunde liegenden Menschenbild.

8.1.1 Funktionelle Pflege

Die funktionelle Pflege war gegen Ende der siebziger Jahre das in Deutschland am häufigsten verbreitete Pflegesystem. Sie wurde von der Fließbandarbeit aus Industrialisierung und Technisierung abgeleitet, bei der die anfallenden Tätigkeiten in Einzeltätigkeiten zergliedert und diese jeweils einzelnen Personen übertragen wurde.

Das die Arbeit organisierende Prinzip liegt hierbei in der Verteilung der Arbeit nach einzelnen Funktionen beziehungsweise nach Einzeltätigkeiten. Dadurch soll in kurzer Zeit viel Leistung erbracht werden. Problematisch bei dieser Form der Arbeitsorganisation ist die Tatsache, dass die Arbeitserbringer nur Teilsequenzen bzw. einzelne Arbeitsschritte, nie jedoch das Gesamtprodukt und Endergebnis ihrer Arbeit kennenlernen. Daher werden heutzutage auch in der Industrie, z. B. der Automobilherstellung, neue Formen der Arbeitsorganisation erprobt.

Im Rahmen der funktionellen Pflege betreuen alle Pflegepersonen einer Pflegeeinheit die Gesamtzahl der dort anwesenden Patienten oder Bewohner. Dabei werden einzelne Tätigkeiten von jeweils einer Person für die gesamte Anzahl von Bewohnern, Klienten oder Patienten durchgeführt.

Jede Pflegeperson hat bestimmte Funktionen inne, welche sie während ihrer Arbeitszeit erfüllt.

> Beispielsweise gibt es eine zuständige Pflegeperson für das Richten der Medikamente, eine weitere für die Ermittlung von Körpertemperatur und Blutdruck, die nächste für die Durchführung der Behandlungspflege, etc. Entscheidend ist hierbei, dass die jeweilige Pflegeperson diese Tätigkeiten für alle pflegebedürftigen Menschen der Pflegeeinheit ausführt. Das zentrale Organisationsprinzip besteht demzufolge in der auszuführenden Tätigkeit. Aus diesem Grund wird die funktionelle Pflege auch als stark arbeitsteilige, beziehungsweise tätigkeitsorientierte Organisationsform bezeichnet (**Abb. 8.1**).

▌ Vorteile der funktionellen Pflege

Durch die Arbeit in Form von ineinander übergehenden, doch gesonderten Einzeltätigkeiten erlangen bestimmte Personen in bestimmten Arbeitsbereichen eine große Fertigkeit. Die Arbeitenden spezialisieren sich auf vorgeschriebene Handlungen und sind in diesen Bereichen Experten.

Die Zuteilung der Aufgaben erfolgt bei der funktionellen Pflege in Abhängigkeit vom formalen Qualifikationsgrad der einzelnen Pflegeperson: Weniger „anspruchsvolle" Aufgaben werden geringer qualifiziertem Personal übertragen. Diese Arbeitsbereiche sind oft Botengänge, Patiententransporte, Sterilisation, Desinfektion und Reinigung benutzter Hilfsmittel, Rundgänge wie Temperaturmessen etc. Personen können je nach ihrer Qualifikation gezielt eingesetzt werden.

Weniger qualifiziertes Personal wird für einzelne Pflegetätigkeiten angelernt während ausgebildetes, qualifiziertes Pflegepersonal eher Anordnungen gibt und Kontrollfunktionen übernimmt. So können Kosten im Personalbereich eingespart werden. Hier liegen im Wesentlichen die Vorteile der Funktionspflege.

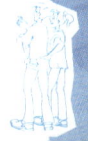

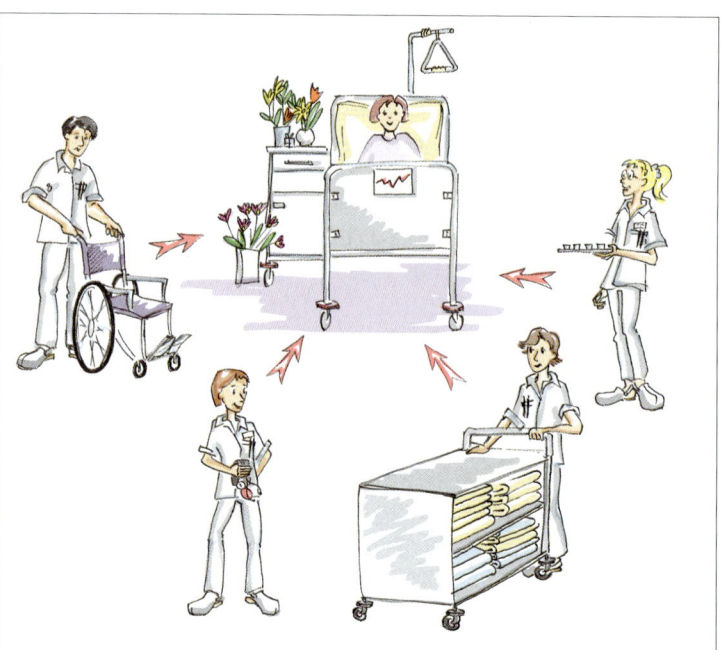

Abb. 8.1 Funktionelle Pflege

▌ Nachteile der funktionellen Pflege

Die Organisation im Rahmen der funktionellen Pflege führt jedoch zu einer Reihe von Nachteilen sowohl für die arbeitenden Pflegepersonen als auch für die Empfänger der Pflege. Durch die zunehmende Spezialisierung verliert die einzelne Pflegeperson die Qualifikation in Gebieten, in denen sie nicht oder nur selten eingesetzt wird. Die Kompetenzen der einzelnen Pflegeperson werden nur in der jeweils durchzuführende Pflegetätigkeit deutlich. Ihre Stärken und Schwächen in pflegerischen Bereichen, in denen sie nicht eingesetzt ist, kann sie nicht herausfinden.

Die Pflegeperson erhält lediglich die Durchführungsverantwortung für die Einzelhandlungen, jedoch nicht für die Gesamtbetreuung eines Patienten oder einer Patientengruppe. Dadurch trägt sie kaum Eigenverantwortung. Hinzu kommt, dass die einzelnen Tätigkeiten häufig mit einem unterschiedlichen Sozialprestige verbunden sind.

Je näher am Arzt und an der Verwaltung eine Tätigkeit ist, desto mehr Ansehen beziehungsweise Sozialprestige genießt sie. Im Rahmen der Funktionspflege sind diese Tätigkeiten häufig den in der Stationshierarchie höher gestellten Pflegepersonen vorbehalten. Umgekehrt werden patientennahe Tätigkeiten oftmals als weniger anspruchsvoll angesehen und sind mit einem geringeren Sozialprestige belegt.

Des Weiteren sind die funktionell Pflegenden oft frustriert, weil sie die zu betreuenden Personen nur in Ausschnitten kennenlernen und so keine Erfolge erleben können. Die Folgen hiervon sind häufig eine sinkende Motivation und mangelnde Berufszufriedenheit, was zu geringer Verweildauer im Beruf und hoher Personalfluktuation führt.

Eine häufige Schwierigkeit besteht außerdem in der Koordination der Arbeit: Wenn die Arbeitsgänge nicht sehr gut zwischen den Mitarbeitern abgesprochen sind, häufen sich Doppelarbeiten und Arbeitsüberschneidungen. Neben den genannten negativen Auswirkungen der funktionellen Pflege für die Institution und das Pflegepersonal lassen sich auch Nachteile für die Patienten ausmachen.

Die Kommunikation mit den Patienten kann nur im Rahmen der Verrichtung der Einzeltätigkeiten stattfinden. Daher kann eine intensive Pflegebeziehung zwischen Patient und Pflegeperson gar nicht beziehungsweise nur begrenzt aufgebaut werden.

Der Patient weiß nicht, welche Pflegeperson als Bezugsperson für ihn zur Verfügung steht. Er hat viele Ansprechpartner, die jeweils nur über Abschnitte der Pflege informiert sind. Die einzelnen Informationen

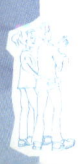

über Teilbereiche seiner Betreuung, wie zum Beispiel das Fortschreiten seiner Wundheilung, seine medikamentöse Einstellung, seine Diät etc., muss er bei unterschiedlichen Personen erfragen.

Diese Einstellung entspricht dem zugrunde liegenden Menschenbild: Der Mensch wird als Summe von Teilen gesehen, die jeweils einzeln betrachtet werden; er wird sozusagen auf seine Einzelteile reduziert. Dementsprechend werden im Rahmen der funktionellen Pflege einzelne Bedürfnisse des Menschen von den jeweils zuständigen Pflegepersonen befriedigt. Es kann nur eine reduktionistische, auf keinen Fall aber eine umfassende beziehungsweise ganzheitliche, individuelle Sichtweise des Menschen stattfinden.

Auch die Ausbildung in den Gesundheitsfachberufen wird erschwert. Die Auszubildenden erhalten kaum die Möglichkeit, Pflege von Grund auf und im Zusammenhang kennenzulernen. Sie beobachten lediglich Teilsequenzen und Einzeltätigkeiten der Pflege. Lediglich Anleitungssituationen, bei denen sich Schüler und anleitende Person aus dem Stationsablauf heraus nehmen, ermöglichen das Kennenlernen von umfassenden Pflegesituationen im Gesamtzusammenhang des Stationsablaufes.

Die Gesamtverantwortung für den entsprechenden Pflegebereich liegt bei der Stationsleitung. Sie hält die Verbindung zu anderen Dienstleistungsträgern der Institution und koordiniert die auf der eigenen Station anfallenden Aufgaben. Diese Koordination hängt stark von der organisatorischen Kompetenz der Leitungsperson ab.

Die einzelnen Tätigkeiten werden streng hierarchisch, beziehungsweise zentralistisch durch die Stationsleitung delegiert. Die einzelnen Pflegepersonen erfahren sich als Befehlsempfänger. Informationen, welche Pflegepersonen benötigen, um ihre Einzeltätigkeiten durchzuführen, werden gezielt an diese weitergegeben. Arztvisiten und Übergaben zwischen den Schichten werden meistens nur von der Stationsleitung oder den Schichtleitungen durchgeführt, da sie die meisten Informationen über die Patienten besitzen, häufig jedoch ohne diese eigentlich näher zu kennen. Im Rahmen der funktionellen Pflege genießt die Stationsleitung absolute Autorität.

Besondere Rahmenbedingungen benötigt das funktionelle Pflegesystem nicht. Es kann sowohl in großen Pflegeeinheiten als auch bei der Versorgung eines Zimmers angewandt werden. Große und unübersichtliche Einheiten tendieren jedoch eher zur zentralistischen Form der funktionellen Pflege.

Das Hauptkennzeichen der Funktionspflege ist die aufgabenbezogene und tätigkeitsorientierte Arbeitsverteilung. Die Organisation der Arbeit ist stark an den Betriebsabläufen der jeweiligen Institution des Gesundheitswesens und nicht an den Bedürfnissen der zu betreuenden Personen orientiert.

8.1.2 Patientenorientierte Pflege

Die zahlreichen Nachteile des funktionellen Pflegesystems haben in vielen Einrichtungen des Gesundheitssystems zur Einführung des sogenannten patientenorientierten Pflegesystems geführt (**Abb. 8.2**).

Die ▶ *patientenorientierte Pflege* wird auch als patientenzentrierte, ganzheitliche oder individuelle Pflege bezeichnet.

Bei der patientenorientierten Pflege übernimmt eine Pflegeperson alle durchzuführenden Tätigkeiten an einem hilfsbedürftigen Menschen. Dieser wird von einer Person, beziehungsweise von einer von ihm überschaubaren Anzahl von Pflegepersonen betreut (**Abb. 8.3**).

Das ganzheitliche Pflegesystem unterscheidet sich sowohl in seiner Zielsetzung als auch in der Organisationsform völlig von dem der Funktionspflege. Die hierarische Struktur mit zentral geregelten Arbeitsabläufen der Funktionspflege wird im patientenorientierten Pflegesystem durch eine gleichberechtigte, sogenannte egalitäre Ordnung mit dezentraler Vorgehensweise ersetzt. Das bedeutet, dass jede examinierte Pflegeperson den gleichen Kompetenzgrad inne hat. Statusunterschiede zwischen den Teammitgliedern sind nicht erwünscht. Die Verantwortung liegt nicht mehr ausschließlich bei der Stationslei-

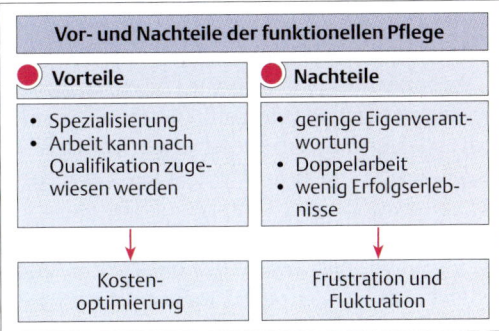

Abb. 8.2 Funktionelle Pflege: Vor- und Nachteile

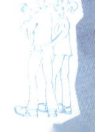

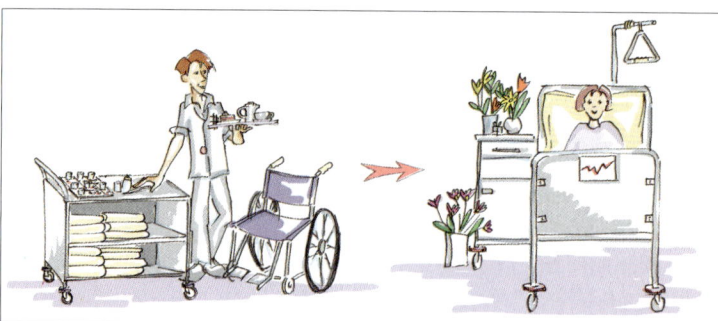

Abb. 8.3 Patientenorientierte Pflege

tung, sondern bei jeder Pflegeperson für ihren eigenen Bereich.

💡 Die Arbeitseinheiten sind verständlicher, weil nicht mehr eine Tätigkeit bei allen Patienten der Pflegeeinheit ausgeführt wird, sondern bei wenigen Patienten alle anfallenden Tätigkeiten verrichtet werden. Das zentrale Organisationsprinzip ist demzufolge der hilfsbedürftige Mensch mit seinen aktuellen Bedürfnissen.

Im Gegensatz zur funktionellen Pflege, bei der die einzelne Pflegeperson lediglich die Durchführungsverantwortung für die ihr aufgetragenen Aufgaben hat, übernimmt in der patientenorientierten Pflege jede Pflegeperson die volle Verantwortung für die Planung, Durchführung und Bewertung der geleisteten Pflege für ihre zu betreuenden Personen. Der Rahmen der Tätigkeiten ist weit gesteckt, ihr Handlungsspielraum, im Vergleich zur Funktionspflege, deutlich erweitert.

Im Gegensatz zu der Arbeitsmonotonie in der funktionellen Pflege kann die Pflegeperson in einem patientenorientierten Pflegesystem eine Vielzahl von Arbeiten erledigen. Die Pflegepersonen lernen ihre Stärken und Schwächen und damit ihre besonderen Fähigkeiten, aber auch ihre Grenzen kennen. Sie können sich gezielt fort- und weiterbilden.

Besonders stark sind Kompetenzen im Bereich der Kommunikation gefordert. Zwischen Pflegeperson und hilfsbedürftigen Menschen sowie dessen Angehörigen kann sich eine intensive Pflegebeziehung entwickeln (**Abb. 8.4**).

Der pflegebedürftige Mensch kennt seine Ansprechpartner und kann bei diesem alle gewünschten Informationen erfragen. Bei der Betreuung finden neben körperlichen, auch psychische, geistige, seelische und soziale Bedürfnisse stärkere Berück-

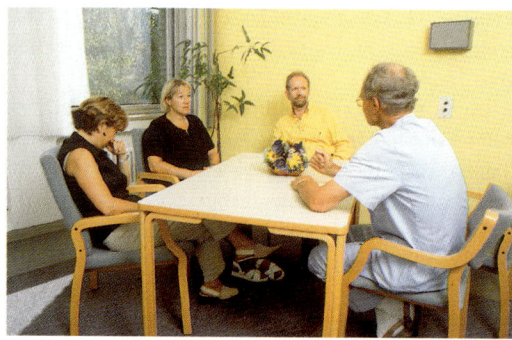

Abb. 8.4 Pflegeperson mit Patient und seinen Angehörigen im Gespräch

sichtigung. Die Pflegeperson kann gemeinsam mit dem Patienten die durchzuführenden Pflegetätigkeiten nach persönlichem Wunsch organisieren.

Die dem patientenorientierten Pflegesystem zugrunde liegende ganzheitliche (holistische) Sichtweise des Menschen ermöglicht somit eine individuelle, umfassende und ganzheitliche Pflege. Da die Pflegeperson die einzelnen Menschen kontinuierlich betreut, sieht sie einen beruflichen Erfolg, was sich positiv auf die Arbeitsmotivation und die Berufszufriedenheit auswirkt.

💡 Dort wo patientenorientierten Pflege eingesetzt wird, kann eine deutlich längere Verweildauer der Pflegepersonen im Beruf registriert werden. Die Fluktuationsrate sinkt und Ausfallzeiten durch Krankheiten werden minimiert.

Jede einzelne Pflegeperson ist gleichermaßen über ihren Pflegebereich informiert. Ansprechpartner für Ärzte und andere Berufe im Gesundheitswesen ist nicht nur die Stationsleitung, sondern jede einzelne Pflegeperson. Die Kommunikation zwischen den be-

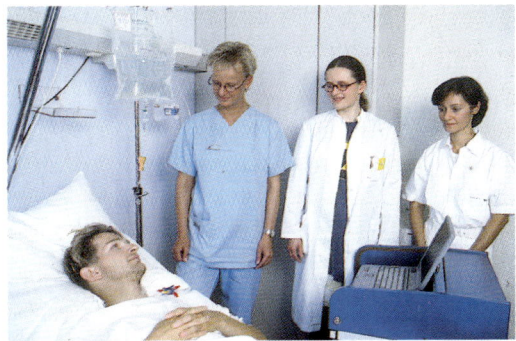

interdisziplinäre Zusammenkünfte wird die Zusammenarbeit deutlich gefördert. Die Arbeitsbereiche der angrenzenden Disziplinen werden transparent und können beim eigenen Handeln einkalkuliert werden. Um den prozesshaften Charakter der patientenorientierten Pflege zu gewährleisten, wird mit dem Pflegeprozess gearbeitet. Durch die Schritte des Pflegeprozesses wird ein produktiver und effizienter Problemlösungs- und Beziehungsprozess in Gang gesetzt (s.a. Kap. 6.).

Abb. 8.5 Pflegeperson, Arzt, Physiotherapeut bei der Visite des Patienten

treuenden Pflegepersonen und den Ärzten, Physiotherapeuten, Sozialarbeitern etc. findet meist bei der Visite statt (**Abb. 8.5**).

Auch im ganzheitlichen Pflegesystem spielt die Pflegedokumentation eine große Rolle. Nur so wird ein fließender Informationsaustausch für alle an der Betreuung Beteiligten ermöglicht. Durch zusätzliche

Auch die Ausbildung in den Pflegeberufen wird durch die Anwendung des patientenorientierten *Pflegesystems* unterstützt. Auszubildende können eine ganzheitliche Sicht von Pflege und pflegebedürftigen Menschen erwerben. Sie erleben die einzelnen Tätigkeiten in der Pflege im Zusammenhang und in ihrer Einbindung in den Stationsablauf. Durch die kontinuierliche Betreuung der Menschen können sie Kompetenzen im kommunikativen und organisatorischen Bereich erwerben und ausbauen.

Tabelle 8.1 Funktionelle und patientenorientiere Pflege im Vergleich

Beobachtungskriterien	Funktionelle Pflege	Patientenorientierte Pflege
Arbeitsteilung	• tätigkeitsorientierte Arbeitsverteilung • Arbeitsabläufe in den Funktionsabteilungen bestimmen die Arbeitsabläufe auf Station	• patientenorientierte Arbeitsverteilung • Arbeitsabläufe auf Station bestimmen die Arbeitsabläufe in den Funktionsabteilungen
Kompetenzstruktur	• einzelnen Tätigkeiten wird besonderes Sozialprestige zugeordnet • Ausbildung von Spezialisten für bestimmte Tätigkeiten • keine umfassende Kompetenzerlangung möglich	• alle Tätigkeiten besitzen gleiches Sozialprestige • alle Pflegepersonen haben gleichen Kompetenzgrad inne
Verantwortungsträger	• Gesamtverantwortung liegt zentral bei der Stationsleitung • die einzelnen Pflegepersonen erhalten lediglich Durchführungsverantwortung für einzelne Tätigkeiten	• jede Pflegeperson trägt die Gesamtverantwortung für ihre zuständige Pflegeeinheit
Koordinationsmöglichkeit	• Ausbildung starker Hierarchieebenen • zentrale Koordination der einzelnen Tätigkeiten durch die Stationsleitung	• dezentrale Arbeitskoordination durch die einzelnen Pflegepersonen
Informationsfluss	• eingeschränkter Informationsfluss zwischen Stationsleitung und jeweiligen Leistungserbringern	• umfassender Informationsfluss zwischen zuständiger Pflegeperson und jeweiligem Leistungserbringer • gleiches Maß an Informiertheit für alle
Kommunikation	• Kommunikation mit den Patienten nur während der Verrichtung von Einzeltätigkeiten möglich • der Aufbau einer intensiven Pflegebeziehung ist nur bedingt möglich	• hoher kommunikativer Anteil durch die Kontinuität in der Pflege gewährleistet • der Aufbau einer intensiven Pflegebeziehung wird unterstützt

Vorteile der patientenorientierten Pflege:

- ganzheitliche (holistische Pflege),
- individuelle Pflege nach den Bedürfnissen der Patienten,
- egalitäre Ordnung (Teambildung),
- erweiterter Handlungsspielraum,
- verstärkte Kommunikation zwischen Pflegepersonal und Patient sowie Pflegepersonal und Ärzte.

Patientenorientierte Pflege benötigt strukturelle Rahmenbedingungen, damit sie ausgeführt werden kann. Eine erforderliche Rahmenbedingung ist die Einrichtung überschaubarer Pflegeeinheiten, in denen die pflegerischen Dienstleistungen dezentral organisiert werden können. Die einzelnen Pflegepersonen müssen in der Lage sein, sämtliche zu verrichtende Tätigkeiten an einem Patienten oder einer Gruppe von Patienten durchführen zu können. Dementsprechend muss genügend und ausreichend qualifiziertes Pflegepersonal vorhanden sein.

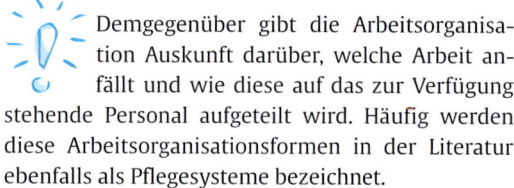 Im Rahmen der patientenorientierten Pflege orientiert sich die Verteilung der anfallenden Arbeit am Gesundungsprozess und den Bedürfnissen der zu betreuenden Personen. Eine Pflegeperson übernimmt die Gesamtverantwortung für die durchzuführenden Tätigkeiten an einem hilfsbedürftigen Menschen.

Tabelle 8.1 stellt die wichtigsten Unterschiede zwischen der Funktionspflege und der patientenorientierten Pflege gegenüber.

Funktionspflege und patientenorientierte Pflege kann in Bezug auf die Arbeitsabläufe unterschiedlich organisiert werden.

8.2 Arbeitsorganisationsformen

Pflegesysteme beschreiben die prinzipielle bzw. grundsätzliche Ausrichtung der Arbeitsorganisation in der Pflege und machen somit Aussagen darüber, ob sich der Arbeitsablauf insgesamt eher an den anfallenden Tätigkeiten (funktionelle Pflege) oder den ganzheitlichen Bedürfnissen eines Menschen (patientenorientierte Pflege) orientiert.

Demgegenüber gibt die Arbeitsorganisation Auskunft darüber, welche Arbeit anfällt und wie diese auf das zur Verfügung stehende Personal aufgeteilt wird. Häufig werden diese Arbeitsorganisationsformen in der Literatur ebenfalls als Pflegesysteme bezeichnet.

In den folgenden Ausführungen werden verschiedene Formen der Arbeitsorganisation beschrieben:

- *Einzelpflege*
- *Zimmerpflege*
- *Gruppenpflege*
- *Primary nursing*

Die genannten Arbeitsorganisationsformen bieten günstige Rahmenbedingungen für eine patientenorientierte Ausrichtung der Pflege. Häufig gestaltet sich die Umstellung von funktioneller auf patientenorientierte Pflege schwierig, da sie u. a. hohe Anforderungen an die Qualifikation der Pflegepersonen und deren Bereitschaft zur Übernahme von Verantwortung stellt. Deshalb kann vor allem in der ersten Phase der Einführung der patientenorientierten Pflege vorübergehend eine funktionelle Ausrichtung der Pflege z. B. im Rahmen der Gruppenpflege stattfinden.

8.2.1 Einzelpflege

Die Einzelpflege bietet optimale Rahmenbedingungen für die Durchführung patientenorientierter Pflege.

 Bei der Einzelpflege ist das Zahlenverhältnis zwischen Pflegeperson und betreutem Menschen 1 : 1, d. h. eine Pflegeperson ist für einen hilfsbedürftigen Menschen zuständig und pflegt diesen rund um die Uhr.

Die Einzelpflege ist die älteste Form der Arbeitsorganisation in der Pflege. Sie geht auf die Zeit vor dem Entstehen von Krankenhäusern zurück, als kranke Personen zumeist von einem Familienangehörigen versorgt wurden. Heute findet die Einzelpflege häufig auf Intensivstationen Anwendung.

Auch in der häuslichen Pflege findet die Einzelpflege statt. Pflegepersonen, die in mobilen Pflegediensten arbeiten, betreuen hilfsbedürftige Menschen in ihrer häuslichen Umgebung.

Ein weiteres Beispiel für die Einzelpflege ist die Betreuung einer Person durch einen Auszubildenden und dessen Lehrperson in Lehr-/Lernsituationen.

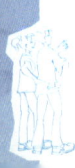

Dieser Unterricht dient der praktischen Umsetzung des in der Theorie Gelernten und ermöglicht insbesondere dem Auszubildenden die Konzentration auf einen hilfsbedürftigen Menschen.

Zu den erforderlichen Rahmenbedingungen für die Einzelpflege gehört eine entsprechende personelle Besetzung durch qualifiziertes Personal, welches über große berufliche Erfahrung verfügt.

Die Einzelpflege ist eine Form der Arbeitsorganisation, bei dem eine Pflegeperson einen hilfsbedürftigen Menschen betreut und die gute Rahmenbedingungen für die Durchführung einer patientenorientierten Pflege bietet.

8.2.2 Zimmerpflege

Im Rahmen der Zimmerpflege übernimmt jeweils eine Pflegeperson die Verantwortung für eine bestimmte Anzahl von Patienten in einem oder mehreren Zimmern der Pflegeeinheit. Eine Pflegeperson betreut hierbei durchschnittlich fünf bis sieben Patienten.

Die Zahl der zu betreuenden Personen kann je nach der Pflegebedürftigkeit der betreuten Menschen zu- oder abnehmen. Die Aufgabenverteilung erfolgt bei der Zimmerpflege patientenorientiert und nicht nach den pflegerischen Funktionen, das heißt dass der Zeitpunkt der Durchführung einzelner Pflegemaßnahmen an den Bedürfnissen des Patienten ausgerichtet ist.

Die zuständige Pflegeperson übernimmt die einzelnen Tätigkeiten, die entsprechend dem Pflegeprozess bei den von ihr betreuten Menschen nötig werden, und trägt hierfür die Gesamtverantwortung.

Sie informiert sich über die aktuelle Situation der einzelnen Personen und plant gemeinsam mit diesen und eventuell deren Angehörigen die Pflege. Dabei formuliert sie die bestehenden Pflegeprobleme und -ressourcen und legt die zu erreichenden Pflegeziele fest.

Gemeinsam mit dem Patienten und dessen Bezugspersonen beurteilt sie die durchgeführten Pflegetätigkeiten. Dabei spielt die Dokumentation eine bedeutende Rolle (s. a. Kap. 6.).

Die Pflegeperson betreut bei der Zimmerpflege die einzelnen Personen von deren Aufnahme bis zu ihrer Entlassung. Sie ist für die patientenbezogenen pflegerischen Tätigkeiten verantwortlich und übernimmt die pflegebezogenen administrativen Aufga-

ben. Hierdurch erlangt sie ein gesteigertes, detailliertes Wissen über den Patienten, nicht nur im körperlichen, sondern auch im psychischen und sozialen Bereich. Dies ist die Voraussetzung für ein gezieltes Vorgehen nach dem Pflegeprozess, da eine detaillierte Informationssammlung vorliegt und eine Verlaufsbeobachtung möglich wird.

Auch bei der Zimmerpflege gehören entsprechende bauliche Gegebenheiten und eine ausreichende materielle Ausstattung zu den erforderlichen Rahmenbedingungen. Wie bei der Einzelpflege, ist auch hier die berufliche Qualifikation des Personals von entscheidender Bedeutung.

Die Zimmerpflege ist eine patientenorientierte Form der Arbeitsorganisation, bei der eine Gruppe von Patienten in einem oder mehreren Zimmern eine Pflegeeinheit bilden. Diese wird von einer Pflegeperson in ihrer Gesamtheit betreut.

8.2.3 Gruppenpflege

Bei der Gruppenpflege, die auch Bereichspflege genannt wird, leistet eine bestimmte Anzahl von Pflegepersonen alle erforderlichen Pflegeleistungen für eine Gruppe von Personen oder Bewohnern. Eine große Pflegeeinheit wird in mehrere, einzelne, kleinere Pflegeeinheiten geteilt. Dabei erfolgt die Einteilung nach Zimmern, Gruppen von Bewohnern oder Stationsbereichen.

Dem Team können Personen unterschiedlicher Qualifikation angehören, wie zum Beispiel examiniertes Krankenpflege-, Kinderkrankenpflege- und Altenpflegepersonal, Auszubildende der Pflegeberufe und Pflegehilfspersonal sowie ungelernte Hilfskräfte. Für die Arbeit im Pflegeteam ist eine examinierte Gruppenleiterin zuständig. Sie arbeitet selbst in einer Gruppe mit, koordiniert die Zusammenarbeit der einzelnen Gruppenmitglieder, wirkt unterstützend bei Fragen und begleitet die einzelnen Teammitglieder. Die Betreuung der jeweiligen Personen wird als Gruppenaufgabe gesehen.

Im Team werden auftretende Veränderungen der Situation des hilfsbedürftigen Menschen besprochen und gemeinsame Ziele mit den entsprechenden Maßnahmen geplant und eingeleitet.

Den einzelnen Pflegegruppen ist die Stationsleitung vorgesetzt. Sie stellt die jeweiligen Teams zusammen und teilt sie den Gruppen zu. Zusätzlich

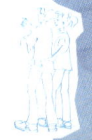

übernimmt sie Führungs- und Koordinationsaufgaben und steht den einzelnen Pflegegruppen als Ansprechpartner zur Verfügung.

Durch die Gruppenpflege erhält die einzelne Pflegeperson einen überschaubaren Arbeitsbereich. Sie muss nicht die Namen, Diagnosen und Therapiemaßnahmen aller Bewohner oder Patienten kennen, sondern kann sich auf die erforderliche Pflege und die Pflegepläne einer kleineren Zahl von acht bis zehn Personen konzentrieren. Dadurch ist der Gesamtüberblick des eigenen Aufgabenfeldes gewährleistet. Gleichzeitig wird der Kontakt zu den betreuten Menschen intensiver und die Information über die momentane Situation des Patienten oder Bewohners umfassender. Pflegemaßnahmen können gezielter geplant, kontinuierlich durchgeführt und anschließend beurteilt werden.

Die Gruppenpflege benötigt einige Mindestvoraussetzungen bei den Rahmenbedingungen. Dazu gehört, dass die baulichen Gegebenheiten der Institution eine Einteilung in Bereiche beziehungsweise Gruppen möglich macht. Des Weiteren müssen ausreichend Materialien und Hilfsmittel zur Verfügung stehen, damit die einzelnen Gruppen optimal ausgestattet sind. Dazu gehört unter anderem für jede Gruppe ein Visiten- und Bettenwagen, genügend Blutdruckgeräte, Spritzentabletts, Verbandwagen etc. Auch muss eine ausreichende Anzahl von examinierten Pflegepersonen im Dienst sein, um die einzelnen Gruppen zu leiten.

Bei der Gruppenpflege wird der Organisationsablauf mit allen Mitgliedern der Station abgesprochen, damit jeder einzelne seine Bereiche und Aufgaben kennt. Dabei sollte das Ausmaß der anfallenden Arbeit in den einzelnen Gruppen annähernd gleich sein.

Obwohl auch im Rahmen der Gruppenpflege tätigkeitsorientiert gearbeitet werden kann, bietet diese Form der Arbeitsorganisation gute Rahmenbedingungen für patientenorientierte Pflege.

Bei der Gruppenpflege erfolgt die Arbeitsverteilung nach einzelnen Zimmern, Personengruppen oder abgrenzbaren Bereichen einer größeren Pflegeeinheit. Eine examinierte Gruppenleiterin ist für die geleisteten pflegerischen Dienstleistungen in ihrer Gruppe verantwortlich.

8.2.4 Primary nursing

Der Begriff „Primary nursing" wird im Deutschen sinnentsprechend mit Primärpflege übersetzt. Diese Art von Pflegeorganisation ist besonders in den angloamerikanischen Ländern weit verbreitet. In Deutschland ist das Primary nursing in der Praxis bislang eher wenig bekannt und wird dementsprechend selten eingesetzt.

Primary nursing wurde in den 60er Jahren in den USA von der Krankenschwester Marie Manthey am University of Minnesota Hospital formuliert. Primary nursing verfolgt das Ziel, Verantwortungsbereiche im Team klar zu definieren und die Kommunikation innerhalb der Gesundheitsinstitution sowie zwischen Pflegeperson und Patient zu verbessern.

Die Pflege soll hierbei nicht länger in eine Reihe von Einzeltätigkeiten zerlegt werden, sondern in ihrer Gesamtheit Berücksichtigung finden, damit sie den pflegebedürftigen Menschen als Ganzheit in den Mittelpunkt ihres Handelns stellen kann.

Die Primärpflege ist dadurch gekennzeichnet, dass eine professionelle Pflegeperson die Betreuung und Verantwortung für eine begrenzte Anzahl von Patienten von dem Zeitpunkt ihrer Aufnahme bis zu deren Entlassung übernimmt und dies 24 Stunden am Tag.

Dementsprechend beinhaltet Primary nursing die Leistung umfassender koordinierter, kontinuierlicher, individueller patientenorientierter Pflege durch qualifiziertes Pflegepersonal.

Wie in anderen Arbeitsorganisationsformen führt die verantwortliche Pflegeperson, die sogenannte Primary nurse, mit dem Patienten das Aufnahmegespräch und formuliert gemeinsam mit ihm und gegebenenfalls mit seinen Angehörigen die individuellen Pflegeprobleme, vorhandene Ressourcen, Pflegeziele und die Pflegemaßnahmen, welche diese Ziele verwirklichen sollen.

Sie koordiniert und delegiert die durchzuführenden Tätigkeiten nach dem Pflegeplan. Im Gegensatz zu anderen Organisationsformen, in denen die Pflegeperson für die in der Dienstzeit durchgeführten Handlungen verantwortlich ist, trägt die Primärpflegeperson für die von ihr zu betreuenden Personen die Verantwortung über 24 Stunden am Tag und 7 Tage die Woche.

Dabei liegt das Zahlenverhältnis zwischen Pflegeperson und Patienten im Durchschnitt zwischen 1 : 5

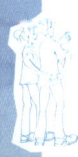

und 1 : 7. Da die Primär-/ Pflegeperson nicht an 7 Tagen der Woche über 24 Stunden in der Institution anwesend sein kann, wird sie in ihrer Abwesenheit von der sogenannten Associated nurse vertreten.

Die vertretende Pflegeperson führt die von der Primär-/Pflegeperson angeordneten Pflegemaßnahmen in deren Sinne weiter und dokumentiert diese.

Nur in Notsituationen oder bei akuten Zustandsveränderungen des Patienten handelt die Associated nurse abweichend vom Pflegeplan der Primary nurse. Abweichende und planmäßig durchgeführte Pflegemaßnahmen muss sie der Primary nurse des Patienten erläutern.

Die Associated nurse kann selbst bei einer limitierten Zahl von Patienten die Funktion der Primary nurse übernehmen, genauso wie die Primary nurse bei einem Teil der Patienten Associated nurse ist. Pflegepersonen im Nachtdienst werden meistens als vertretendes Pflegepersonal eingesetzt. Nehmen sie in der Nacht einen Patienten auf, so erstellen sie einen Pflegeplan. Bezugsperson für den Patienten ist jedoch eine Primär-/Pflegeperson aus dem Tagdienst, die auch das weitere Vorgehen bestimmt. Grund hierfür ist, dass Pflegepersonen im Nachtdienst die Kommunikation und Kooperation mit den Mitgliedern des interdisziplinären Teams nicht aufrechterhalten können. Auch kann die Kommunikation mit den betreuten Personen während der Nacht nicht in erforderlichem Umfang stattfinden.

Im Rahmen von Primary nursing verändert sich auch das Aufgabenfeld der Stationsleitung. Ihr Aufgabenschwerpunkt liegt im Stationsmanagement, da die Pflege beim Primary nursing, wie in anderen patientenorientierten Organisationsformen auch, dezentral organisiert ist. Primary nursing erfordert ein Umdenken bezüglich der Rolle, Einstellung und Wertorientierung in der pflegerischen Beziehung zwischen Pflegeperson und Patient.

Pflegeperson und pflegebedürftiger Mensch entwickeln eine partnerschaftliche Beziehung, in der beide als gleichberechtigte Personen nebeneinander stehen.

Das dem Primary nursing zugrunde liegende Menschenbild betrachtet die Person als entscheidungsfähiges und mündiges Individuum, welches an seinem Genesungsprozess aktiv mitentscheidet und mitwirkt.

Da Primary nursing nicht nur eine Umstellung der Arbeitsorganisation umfasst, sondern auch tiefgreifende Veränderungen auf der Haltungsebene bzw. in der Einstellung von Pflegepersonen verlangt, wird es nicht nur als Arbeitsorganisationsform gesehen, sondern stellt vielmehr eine eigene Pflegephilosophie dar.

Primary nursing bietet den Vorteil, dass der Patient und seine Angehörigen ihre eigene Bezugsperson kennen, die sie während ihres Krankenhausaufenthaltes betreut und an die sie sich mit ihren Bedürfnissen und Wünschen wenden können.

Der Patient fühlt sich sicher und gut aufgehoben. Er weiss die umfassende, qualitative, individuelle, ganzheitliche Pflege zu schätzen. Zwischen Pflegeperson, hilfbedürftigem Menschen und dessen Angehörigen kann sich ein intensiver Kontakt und eine effektive Pflegebeziehung entwickeln, die für den Gesundungsprozess und das Wohlbefinden des betroffenen Menschen von großer Bedeutung ist.

Primary nursing unterstützt die Koordination, Kommunikation und Kontinuität in der Betreuung und Behandlung von Patienten und wirkt sich darüber hinaus positiv auf die Kooperation im therapeutischen Team und vor allem auf die Patientenzufriedenheit aus. Liegezeiten verkürzen sich, Regressansprüche und Wiederaufnahmen des Patienten nehmen ab.

Für die im Rahmen der Gesundheitsgesetzgebung in den letzten Jahren entstandene Wettbewerbssituation der Gesundheitseinrichtungen kann eine erhöhte Patientenzufriedenheit einen maßgeblichen Faktor zur finanziellen Sicherung darstellen.

Durch Primary nursing wird die Arbeitsweise effizient gestaltet, Personal wird gezielt eingesetzt und Zeit- sowie Materialkosten eingespart. Durch die kontinuierliche Betreuung eines Menschen von seiner Aufnahme bis zur Entlassung wird die pflegerische Leistung transparent und trägt entscheidend zur Arbeitszufriedenheit der Pflegepersonen bei.

Auch für die Primär-/Pflege sind bestimmte Rahmenbedingungen erforderlich. Nicht mehr die Arbeitsorganisation der Funktionsabteilungen (**Abb. 8.6 a**), sondern die Arbeitsabläufe der jeweiligen Pflegeeinheit (**Abb. 8.6 b**) stehen im Mittelpunkt. Die interdisziplinären Teammitglieder orientieren sich an der Patientenpflege und nicht umgekehrt.

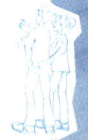

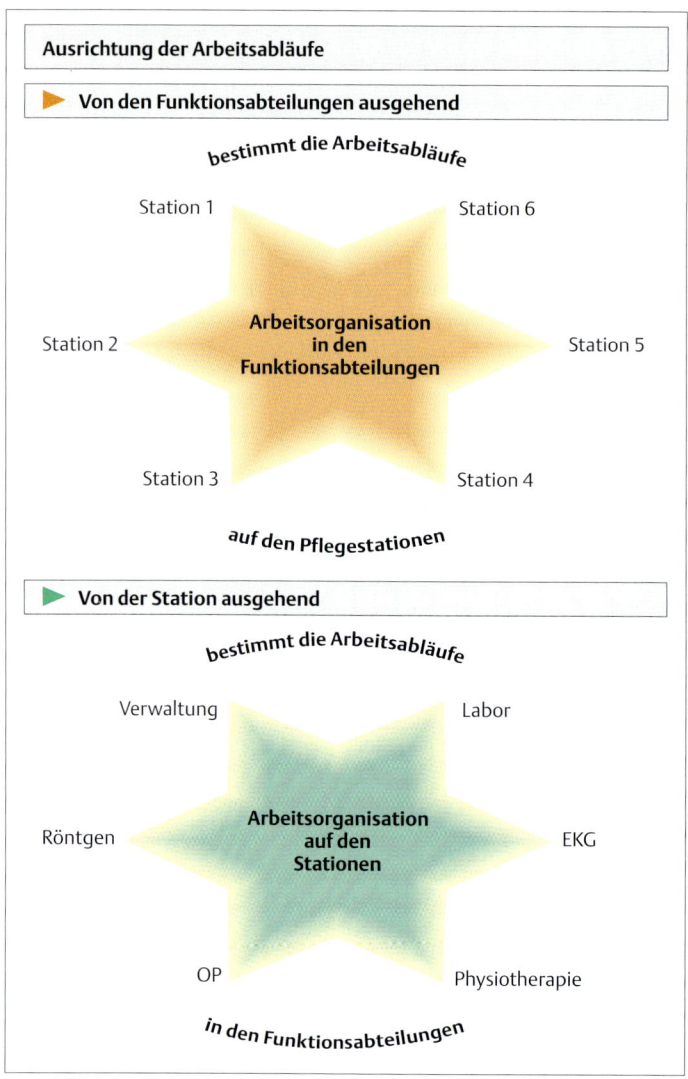

Abb. 8.6 Ausrichtung der Arbeitsabläufe
a von den Funktionsabteilungen ausgehend
b von der Station ausgehend

Bei der Implementierung des Primary nursing entstehen dem Krankenhaus zunächst Mehrkosten. Tätigkeitsbeschreibungen müssen ausgearbeitet werden, in denen die patientennahen und patientenfernen Arbeiten, sowie die veränderte Rolle der Stationsleitung definiert werden.

Die beteiligten Personen benötigen umfassende Informationen durch Schulungen, um die Umsetzung von Primary nursing zu möglichen. Es werden hohe Anforderungen an alle gestellt, welche durch eine fortlaufende Weiterbildung aufgefangen werden müssen. Die Zuordnung der Patienten orientiert sich an der Qualifikation der Pflegepersonen.

Primary nursing ist eine patientenorientierte Form der Arbeitsorganisation, bei der eine Pflegeperson die Gesamtverantwortung für einen Patienten oder eine Patientengruppe über 24 Stunden und 7 Tage in der Woche trägt. Einzelne Pflegetätigkeiten können an die sogenannte Associated nurse delegiert werden. Die Associated nurse vertritt außerdem die Primary nurse in ihrer Abwesenheit.

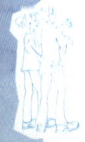

Arbeitsorganisationsformen:

- *Einzelpflege:* 1 Pflegeperson betreut 1 Patient 24 Std./Tag,
- *Zimmerpflege:* 1 Pflegeperson betreut 5 – 7 Patienten (1 bis mehrere Zimmer) von Aufnahme bis Entlassung, pflegerisch und administratorisch,
- *Gruppenpflege:* 1 Pflegeteam betreut 1 Gruppe von Patienten, dem Pflegeteam steht eine Gruppenleiterin vor,
- *Primary nursing:* 1 Primary nurse und 1 Associated nurse tragen Verantwortung für 5 – 7 Patienten, 24 Std./Tg. und 7 Tg./Wo.

Fazit: Pflegesysteme ermöglichen planmäßig, systematisch und methodisch gestaltete Arbeitsabläufe in der Pflege. Unterschieden werden idealtypisch das funktionelle und das patientenorientierte Pflegesystem.

Das funktionelle Pflegesystem organisiert die anfallende Arbeit in der Pflege nach einzelnen Tätigkeiten. Dabei wird stark arbeitsteilig vorgegangen. Der Mensch wird in einzelne Fragmente „zerlegt", welche von unterschiedlichen Personen „bedient" werden. Dabei orientiert sich die Arbeit an den Arbeitsabläufen in der Institution.

Bei der patientenorientierten Pflege richten sich die Tätigkeiten nach der momentanen Situation und den aktuellen Bedürfnissen des zu betreuenden Menschen. Dabei wird der Patient in seiner Gesamtheit von Körper, Geist und Seele wahrgenommen. Der Mensch mit seinen Bedürfnissen steht im Mittelpunkt, hieran werden alle anderen Arbeitsabläufe ausgerichtet. Heute existieren Mischformen beider Pflegesysteme.

Formen der Arbeitsorganisation, Einzelpflege, Zimmerpflege, Gruppenpflege und Primary nursing begünstigen die Durchführung der patientenorientierten Pflege, da sie die entsprechenden Rahmenbedingungen dafür bieten. Sie ermöglichen die prozessorientierte, individuelle, ganzheitliche Betreuung eines Menschen im Problemlösungs- und Beziehungsprozess der Pflege.

Beske, F.: Lehrbuch für Krankenpflegeberufe, Band 1, Theoretische Grundlagen, Thieme, Stuttgart 1997

Bleses, H. (Hrsg.): Entwicklung und Erprobung eines ganzheitlichen Pflegesystems zum Abbau der arbeitsbelastenden und qualitätseinschränkenden Auswirkungen der Funktionspflege. Pflege Zeitschrift 1(1997) Beilage

Bleses, H. (Hrsg.): Ganzheitliches Pflegesystem soll die Pflege verbessern, Bundespflegemodell. Pflege Zeitschrift, 2 (1996), 116 – 118

Bleses, H.: Patientenorientierte Bereichspflege weder erfolglos noch folgenlos. Die Schwester/Der Pfleger, 5(1998), 372

Breithaupt, A.(Hrsg.): Arbeitszufriedenheit fördert die Verweildauer von Pflegenden im Beruf. Feste Arbeitszeiten und Zimmerpflege. 2. Teil Pflege Zeitschrift 6 (1996) 398

Breithaupt, A. (Hrsg.): Ein neues Modell erleichtert den Pflegenden das Leben. Feste Arbeitszeiten und Zimmerpflege. 1. Teil, Pflege Zeitschrift 5 (1996) 315

Brockhaus Enzyklopädie: Band 2. F.A. Brockhaus, Mannheim 1987

Bundesgesetzblatt: Teil 1, Nr. 26, ausgegeben zu Bonn am 11. Juni 1985

Elkeles, T.: Arbeitsorganisation in der Krankenpflege – Zur Kritik der Funktionspflege. Verlag Mabuse GmbH, Frankfurt/Main 1991

Görres, S., K. Luckey, J. Stappenbeck (Hrsg.): Qualitätszirkel in der Alten- und Krankenpflege. Verlag Hans Huber, Bern 1997

Hall, D.: Ein Positionspapier zur Krankenpflege. World Health Organisation 1980

Kellnhauser, E.: – Primary Nursing – Ein neues Pflegemodell. Die Schwester/Der Pfleger 9 (1994) 747

Kellnhauser, E: Primary Nursing – Primär-Pflege. Primary Nursing und die Interaktionstheorie von Hildegard Peplau. Die Schwester/Der Pfleger 8 (1998), 633

Kellnhauser, E.: Primary Nursing und Feminismus. Die Schwester/Der Pfleger 8 (1998) 639

Lorenz-Krause, R.: Die Einführung neuer Arbeitsmethoden in der Krankenpflege. Erfahrungen im Rahmen von Prozessen der Organisationsgestaltung illustriert am Beispiel zweier Modellkrankenhäuser. Verlag LIT, Münster 1993

Uhde, C.: Die Aufgaben müssen neu verteilt werden. Die Rolle der Stationsleitung im Krankenhaus der Zukunft. Pflege Zeitschrift 8 (1997) 475

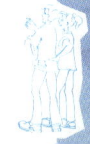

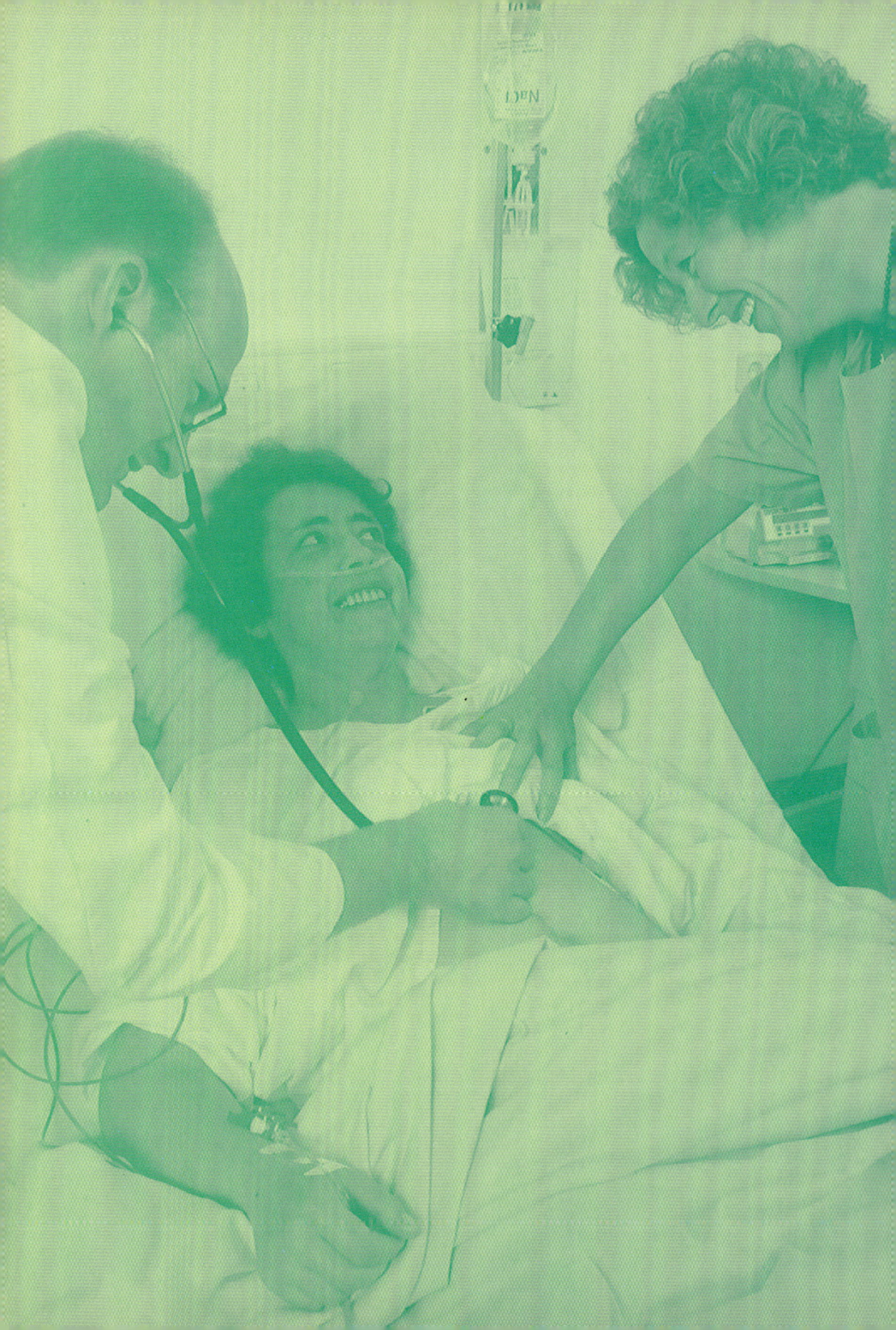

III Pflege und Beziehung

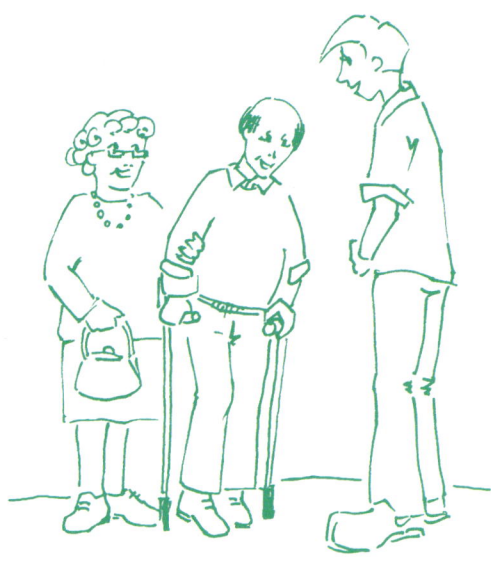

Kommunikation und Ethik sind Themen, die nicht nur in der pflegerischen Berufsausübung sondern auch im alltäglichen menschlichen Miteinander eine wichtige Rolle
spielen. Nichtsdestotrotz kommt ihnen in der pflegerischen Berufsausübung eine heraus-
ragende Bedeutung zu, da die Auseinandersetzung mit und die Entwicklung einer Haltung
zum pflegebedürftigen Menschen geprägt sein muss von Wertschätzung und Akzeptanz
sowie der Bereitschaft zur Übernahme von Verantwortung im pflegerischen Kontext.
Die Effizienz pflegerischer Interventionen hängt in hohem Maße davon ab, ob und wie
eine vertrauensvolle Beziehung zwischen Pflegeperson und pflegebedürftigem Menschen
aufgebaut und gestaltet wird. Ein wesentliches Mittel zur Gestaltung zwischenmenschlicher Beziehung ist die Kommunikation, die den wechselseitigen Austausch von Informationen, Gefühlen und Bedürfnissen möglich macht.
Die beiden Kapitel des dritten Teils des Buches beleuchten sowohl die Ethik als auch die
Kommunikation im Hinblick auf ihre Bedeutung und Ausgestaltung in den Pflegeberufen.

9 Ethik und Pflege

Annette Lauber

Schlüsselbegriffe

▶ *Werte*
▶ *Normen*
▶ *Gewissen*
▶ *Pflegeethik*
▶ *Verantwortliches Handeln*
▶ *Ethische Prinzipien*
▶ *Berufskodizes*

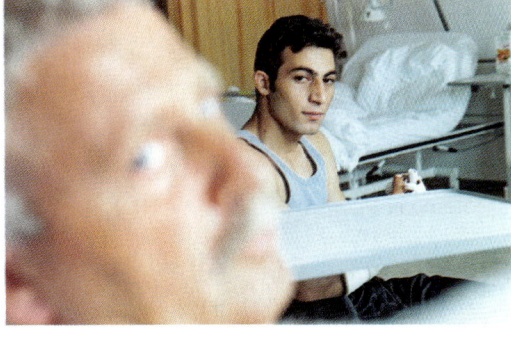

Da sich die Ethik als Wissenschaft systematisch mit der Untersuchung menschlichen Handelns hinsichtlich seiner moralischen Qualität auseinandersetzt, kann sie wertvolle Hilfen bereitstellen, wenn es darum geht, für moralische Aspekte pflegerischen Handelns sensibel zu werden und in der Pflege moralisch verantwortlich und begründet zu handeln.

Veränderungen im beruflichen Selbstverständnis der Pflegeberufe und die verstärkten Professionalisierungsbestrebungen fordern von den Pflegepersonen neben dem Pflegewissen auch ethisch-moralische Kompetenzen und folglich die systematische Auseinandersetzung mit den Werten und Normen, auf denen pflegerisches Handeln basiert.

Das folgende Kapitel beschreibt zunächst Grundbegriffe und theoretische Ansätze der Ethik sowie deren Bedeutung für das pflegerische Handeln.

Es gibt einen Überblick über die Geschichte der Pflegeethik und stellt ethische Prinzipien sowie ein Modell zur ethischen Beschlussfassung vor und kann so eine Hilfe sein, wenn moralische Entscheidungen in der Pflege getroffen werden müssen.

Einleitung

Überall dort, wo Menschen mit anderen Menschen in Kontakt kommen, stellt sich die Frage nach dem guten und richtigen Handeln. Sie stellt sich auch und gerade in der beruflich ausgeübten Pflege, da hier das In-Beziehung-Treten zwischen Pflegepersonen und pflegebedürftigen Menschen eine wesentliche Bedingung für eine gelungene und effektive Berufsausübung ist.

9.1 Zentrale Begriffe der Ethik

Wie jede Wissenschaft, hat auch die Ethik ihre spezifischen Vokabeln, d.h. Begriffe, die immer wieder verwendet werden, um Situationen zu beschreiben und zu analysieren. Zentrale Begriffe, die innerhalb der Ethik eine wichtige Rolle spielen, sollen im Folgenden zunächst erläutert werden, da ihr Verständnis die Voraussetzung für die nähere Auseinandersetzung mit der Ethik ist.

9.1.1 Werte

Werte sind bewusste oder unbewusste Orientierungsstandards und Leitvorstellungen, die menschliches Handeln oder auch Entscheidungen leiten.

Somit sind ▶ *Werte* ein wesentlicher Bezugspunkt für menschliches Handeln. Entscheidungen für oder gegen eine Handlung werden – bewusst oder unbewusst – beeinflusst von Dingen, die einem Menschen wichtig bzw. wertvoll erscheinen.

Diese Aussage gilt für alle Menschen und in nahezu allen Situationen – unabhängig davon, ob es um die Entscheidung für oder gegen den Kauf eines bestimmten Autos, die Auswahl der täglichen Kleidung oder die Entscheidung für oder gegen aktive Sterbehilfe geht.

Für jeden Menschen ergeben sich aus seiner persönlichen Lebensgeschichte, seiner Erziehung und seiner Zugehörigkeit zu einer kulturellen und religiösen Gruppe persönliche Werte, d. h. Aspekte, die ihm als wesentlich für ein gutes und richtiges Leben erscheinen. Im Folgenden zeigt eine Liste mögliche Werte, die im menschlichen Leben eine Rolle spielen können:

Werte

Freiheit	Gehorsam
Solidarität	Gleichheit
Aufrichtigkeit	Menschenwürde
Frieden	Freundschaft
Gemeinschaft	Besonnenheit
Barmherzigkeit	Klugheit
Fleiß	Ordnungsliebe
Minderheitenschutz	Leben
Gerechtigkeit	Mitmenschlichkeit
Bescheidenheit	Zuverlässigkeit

Die Entwicklung persönlicher Wertvorstellungen ist stark abhängig von dem soziokulturellen Umfeld, in dem ein Mensch aufwächst. Eltern, Freunde und andere wichtige Bezugspersonen sind ausschlaggebend dafür, für welche Werte sich ein Mensch entscheidet und welche Werte er für sich als wichtig erachtet.

Kulturelle Werte ergeben sich aus der Akzeptanz und/oder der Zugehörigkeit zu einer bestimmten Kultur. Die amerikanische Pflegewissenschaftlerin Madeleine Leininger hat hierzu zahlreiche Untersuchungen durchgeführt und festgestellt, dass z. B. die

Wertvorstellungen bezüglich der Fürsorge zwischen den Kulturen Gemeinsamkeiten, aber auch Unterschiede aufweisen (s. a. Kap. 4.3.6). Auch die Bedeutung familiärer Bindungen kann zwischen den einzelnen Kulturen stark variieren.

Religiöse Werte sind durch die Zugehörigkeit zu einer bestimmten Religionsgemeinschaft oder Glaubensrichtung bestimmt. In vielen Religionen gibt es z. B. Vorschriften darüber, welche Art von Nahrungsmitteln zu welcher Zeit gegessen werden dürfen oder wie die Beziehung zwischen Ehepartnern gestaltet sein sollte.

Daneben können Werte entweder als nichtmoralisch oder moralisch bezeichnet werden. Werte, die beim Kauf eines Autos oder der Wahl der Kleidung beteiligt sind, werden auch nichtmoralische Werte genannt, da sie auf Vorlieben, persönlichen Ansichten oder Geschmacksfragen basieren.

Moralische Werte sind solche, die menschlichem Handeln, Verhalten oder auch Charakterzügen zugeschrieben werden. Bei der Entscheidung für oder gegen die Durchführung aktiver Sterbehilfe ist beispielsweise solch ein grundlegender moralischer Wert betroffen: das menschliche Leben. In der Ethik geht es zu einem wesentlichen Teil um die Diskussion dieser moralischen Werte und Normen.

▌ Persönliches Wertesystem

Alle Werte, die ein Mensch für sich und sein Handeln als wichtig erkennt, werden in einem persönlichen Wertesystem geordnet.

Das Wertesystem besteht aus moralischen und nichtmoralischen Werten, die hierarchisch angeordnet sind, d. h. die Werte werden entsprechend ihrer Wichtigkeit und Bedeutung für den jeweiligen Menschen in einer Rangfolge angeordnet.

Deshalb wird das Wertesystem auch als Werteskala bezeichnet.

Die Wertesysteme der einzelnen Menschen können sich stark voneinander unterscheiden: Werte, die ein Mensch für sich selbst als wichtig erkannt hat, müssen nicht zwangsläufig auch für andere Menschen von gleichrangiger Bedeutung sein. Wesentlich ist auch, dass das Wertesystem bzw. die Werteskala eines Menschen nicht unbedingt über den gesamten Lebensprozess hinweg gleich bleiben muss: Da alle Menschen im Verlauf ihres Lebens kontinuierlich neue Erfahrungen machen, neuen Lebenssituationen ausgesetzt sind und neues Wissen erlangen, kann sich analog dazu auch die jeweilige Werteskala verändern.

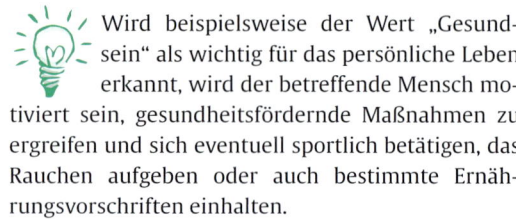 So spielt z.B. der Wert „Gesundsein" für jüngere Menschen oftmals eine weniger entscheidende Rolle als für ältere. Dies kann sich ändern, wenn beispielsweise eine Krankheit auftritt: Durch die Erfahrungen, die während der Erkrankung gemacht werden, erhält der Wert „Gesundsein" für den betroffenen Menschen einen höheren Stellenwert als vor der Erkrankung.

Die Auseinandersetzung mit eigenen Wertvorstellungen ist entscheidend für die bewusste Gestaltung des eigenen Lebens und die Fähigkeit, eigene Entscheidungen zu begründen. Dabei hat jeder Mensch grundsätzlich die Freiheit, aus verschiedenen Alternativen die für ihn wichtigen Werte zu wählen.

Werte sind bewusste und unbewusste Orientierungsstandards für menschliches Handeln. Moralische und nichtmoralische Werte werden in einem persönlichen Wertesystem hierarchisiert, das von Mensch zu Mensch Unterschiede aufweist.

▌ Wertekonflikte

Diese Freiheit bei der Gestaltung eines Wertesystems bringt jedoch auch die Problematik eines möglichen Wertekonflikts mit sich: Selbst wenn ein Mensch Klarheit über sein persönliches Wertesystem hat und sich in seinen Handlungen ausdrücklich auf bestimmte Werte beruft, muss er damit rechnen, dass andere Menschen in derselben Situation anders handeln würden, weil sie sich auf andere, ihnen wichtige Werte berufen.

In einer solchen Situation hilft die Klärung und das sorgfältige Abwägen der beteiligten Werte, um im Dialog zu einer für alle Beteiligten tragbaren Lösung zu kommen. Die Ethik unterstützt diesen Prozess des sorgfältigen Abwägens, indem sie es u.a. ermöglicht, die an einem Wertekonflikt beteiligten Werte systematisch zu diskutieren.

Des Weiteren motivieren Werte menschliches Handeln: Um die als wichtig erkannten persönlichen Werte zu verwirklichen, handeln Menschen entsprechend.

Wird beispielsweise der Wert „Gesundsein" als wichtig für das persönliche Leben erkannt, wird der betreffende Mensch motiviert sein, gesundheitsfördernde Maßnahmen zu ergreifen und sich eventuell sportlich betätigen, das Rauchen aufgeben oder auch bestimmte Ernährungsvorschriften einhalten.

▌ Werthaltung

Dieser motivierende Aspekt von Werten wird auch mit dem Begriff „Werthaltung" beschrieben. Hierunter wird eine anhaltende Neigung verstanden, sich so zu verhalten, dass das eigene Wertesystem im Handeln zum Ausdruck kommt, also Gutes (Werte) zu tun und zu fördern bzw. Böses (Nichtwerte) zu unterlassen.

Wenn Menschen beispielsweise den Wert „Aufrichtigkeit" für sich als wichtig erkannt haben, sind sie eher geneigt, sich im Fall eines Konflikts für das Aussprechen der Wahrheit zu entscheiden.

In diesem Fall kann von einer ethisch „guten" Gesinnung gesprochen werden.

Wichtig für die Ausbildung der Werthaltung sind zum einen die Erfahrungen, die Menschen mit ihrem Handeln in vorherigen Situationen gemacht haben, zum anderen auch andere Menschen, z.B. Eltern, Freunde etc., die als Vorbilder fungieren und eine bestimmte Werthaltung vorleben. Die Werthaltung wird dabei zu einer Art unbewussten Wissens bzw. zu einer inneren Haltung des Menschen. Das hat den Vorteil, dass nicht in jeder Situation erneut über die beteiligten Werte nachgedacht werden muss und daher Entscheidungen für oder gegen Handlungen schneller getroffen werden können.

Mit anderen Worten: Je öfter ein Mensch in Situationen gerät, in denen er sich für oder gegen Werte entscheiden muss, desto mehr verfestigt sich die eigene Wertvorstellung. Sie wird verinnerlicht und schließlich zu einer überdauernden Werthaltung, die sich äußert in der Neigung, diesen Wert bei erneuter Prüfung im Handeln zu praktizieren.

Im Fall eines oben erwähnten Wertekonflikts ist es aber wichtig, sich die eigene Haltung bewusst zu machen, damit sie entweder für andere Menschen nachvollziehbar wird oder aber evtl. auch korrigiert werden kann.

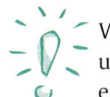 Wenn Wertvorstellungen sich verfestigen und verinnerlicht werden, spricht man von einer Werthaltung (**Abb. 9.1**).

9.1.2 Normen

Die Ethik macht Aussagen zu dem, was „gut" und „richtig" ist, d.h. sie beschäftigt sich u.a. mit ▸ *Normen* für menschliches Handeln. Der Begriff „Norm" stammt aus der lateinischen Sprache und bedeutet übersetzt so viel wie „Richtschnur", „Maßstab" oder „Regel". In der Industrie beschreibt dieser Begriff fest vereinbarte Maße für bestimmte Arbeitsmaterialien oder standardisierte Verfahren für Arbeitsabläufe.

Normen haben einen verbindlichen Charakter. Der Vorteil beim Umgang mit ihnen liegt darin, dass alle Menschen, die damit arbeiten, genau wissen, was sich hinter einer bestimmten Norm verbirgt. Sie erleichtern das Alltagsleben, z.B. kann sich jeder Mensch darauf verlassen, dass ein nach DIN-genormter A4-Briefbogen auch in einen DIN-A4-Briefumschlag passt.

Normen gibt es darüber hinaus aber auch im zwischenmenschlichen Bereich. Sie erfüllen die wichtige Funktion, die ihnen zugrunde liegenden Werte zu schützen.

> Unter Normen werden verbindliche Leitlinien oder Regeln verstanden, die das moralische Handeln von einzelnen Menschen oder Gruppen leiten, ohne dass diese in jeder Situation erneut über grundlegende Werte nachdenken müssen.

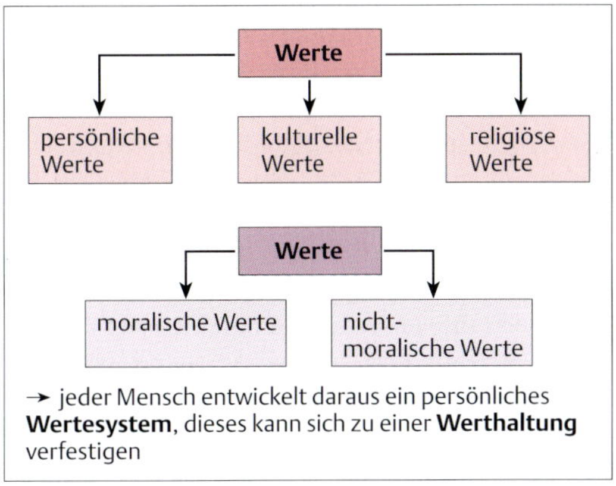

Normen sollen menschliches Handeln koordinieren und auf diese Weise eine soziale Ordnung ermöglichen. Das geordnete Leben einer Gesellschaft wäre nur schwer möglich, wenn sich die Mitglieder der Gemeinschaft nicht an vereinbarte Normen wie „Du sollst nicht töten, stehlen, lügen etc." halten würden. Das Nichtbefolgen von Normen innerhalb einer Gesellschaft hat in der Regel nachteilige Konsequenzen, indem z.B. ein Tadel oder eine juristische Bestrafung ausgesprochen wird.

▮ Allgemeine und konkrete Normen

Normen können unterschieden werden in allgemeine und konkrete Normen. Allgemeine Normen werden auch als handlungsleitende Prinzipien bezeichnet. Sie werden unabhängig von einer konkreten Situation formuliert und gelten für alle Menschen gleichermaßen.

Aus diesem Grund machen sie auch keine genauen Angaben dazu, wie in einer konkreten Situation gehandelt werden sollte. Sie fungieren vielmehr als eine Art Kompass, der die Richtung des Handelns vorgibt, damit es gut und richtig ist. Beispiele für Prinzipien sind: Gerechtigkeit, Autonomie, Aufrichtigkeit etc. Die Ethik untersucht u.a., ob diese Prinzipien für menschliches Handeln gerechtfertigt sind bzw. begründet werden können.

Einige dieser Prinzipien, die für das pflegerische Handeln richtungsgebend sind, werden unter 9.3.4 näher beschrieben.

Konkrete Normen beziehen sich demgegenüber auf Handlungen in Abhängigkeit von bestimmten Situationen, d.h. sie wenden allgemeine Normen auf eine konkrete Situation an. Bei vielen konkreten Normen ist die Einhaltung durch gesetzliche Bestimmungen geregelt.

 Menschliches Leben wird in nahezu jedem Land dieser Welt als Wert anerkannt. Deshalb gibt es Normen, die dazu beitragen, menschliches Leben zu schützen. Die allgemeine Norm, die sich aus dem Wert „menschlichen Lebens" ableitet, ist die Aufforderung „Du sollst menschliches Leben achten". Die konkreten Normen, die sich auf den Wert „menschliches Leben" beziehen, werden jedoch von Land zu Land unterschiedlich formuliert. In vielen Ländern wird z.B. die Beteiligung an der aktiven Sterbehilfe strafrechtlich verfolgt. Die allgemeine Norm „Du sollst das Leben achten" wird hier in der konkreten Situation zu „Es darf keine aktive

Abb. 9.1 Werte und Werthaltung

Werte

persönliche Werte | kulturelle Werte | religiöse Werte

Werte

moralische Werte | nicht-moralische Werte

→ jeder Mensch entwickelt daraus ein persönliches **Wertesystem**, dieses kann sich zu einer **Werthaltung** verfestigen

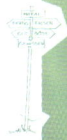

Sterbehilfe geleistet werden", also zu einer konkreten Norm, die sich auf eine bestimmte Situation, in diesem Fall auf die Beteiligung an und die Durchführung von aktiver Sterbehilfe bezieht.

Das Beispiel zeigt, dass selbst wenn über den Wert und das Prinzip als solches innerhalb einer Gruppe von Menschen Einigkeit besteht, die Meinung darüber, mit welchen konkreten Normen dieser Wert umgesetzt werden soll, sehr unterschiedlich sein kann.

Allgemeine und konkrete Normen schützen die ihnen zugrunde liegenden Werte. Darüber hinaus fungieren sie als verbindliche Regeln im menschlichen Zusammenleben und ermöglichen so eine soziale Ordnung.

Moralprinzip

Prinzipien und konkreten Normen übergeordnet ist das sogenannte Moralprinzip. Es kann als Grundnorm bezeichnet werden. Das Moralprinzip schließt die Tatsache ein, dass menschliches Handeln nicht im luftleeren Raum geschieht, sondern immer auch Auswirkungen auf andere Menschen hat. Deshalb verlangt es vom Einzelnen, den Standpunkt des unparteiischen Beobachters einzunehmen und nicht nur so zu handeln, wie es für einen selbst, sondern so wie es für alle Menschen zuträglich wäre. Formulierungen des Moralprinzips sind z. B. das Gebot der Nächstenliebe in der christlichen Religion „Liebe Deinen Nächsten wie Dich selbst" oder der Kategorische Imperativ des deutschen Philosophen Immanuel Kant: „Handele nur nach derjenigen Maxime, durch die du zugleich wollen kannst, daß sie ein allgemeines Gesetz werde" (Kant 1785, zitiert nach Amelung 1992, S. 65). Den Zusammenhang zwischen Werten, Normen und Prinzipien zeigt folgender Auszug aus dem Grundgesetz für die Bundesrepublik Deutschland (1993).

Grundgesetz

Art. 4 ⌈Glaubens- und Bekenntnisfreiheit⌉ (1) Die Freiheit des Glaubens, des Gewissens und die Freiheit des religiösen und weltanschaulichen Bekenntnisses sind unverletzlich.

(2) Die ungestörte Religionsausübung wird gewährleistet.

(3) Niemand darf gegen sein Gewissen zum Kriegsdienst mit der Waffe gezwungen werden. Das Nähere regelt ein Bundesgesetz.

Art. 38 ⌈Wahl⌉ (1) Die Abgeordneten des Deutschen Bundestages werden in allgemeiner, unmittelbarer, freier, gleicher und geheimer Wahl gewählt. Sie sind Vertreter des ganzen Volkes, an Aufträge und Weisungen nicht gebunden und nur ihrem Gewissen unterworfen.

Das geltende Verständnis und das Befolgen bzw. die tatsächliche Umsetzung von Werten und Normen durch den Einzelnen oder durch eine Gruppe von Menschen in praktisches Handeln wird als Moral bezeichnet.

Die Bezeichnung „Moral" leitet sich ab von dem lateinischen Begriff „mores", was mit „Sitte" oder „Charakter" übersetzt werden kann. Entsprechend werden für die Beschreibung bzw. Bewertung konkreten menschlichen Handelns die Adjektive „sittlich" bzw. „moralisch" verwendet (**Abb. 9.2**).

Die Moral beispielsweise innerhalb einer Gesellschaft, zeigt sich nicht nur in persönlichen Verhaltensweisen und Überzeugungen, sondern auch in der sozialen, politischen und kulturellen Ordnung.

Moral ist die gelebte sittliche Überzeugung bzw. die praktizierte Umsetzung von Werten und Normen durch einzelne Menschen, sowie Institutionen oder eine Gesellschaft.

9.1.3 Gewissen

Die Fähigkeit, die Menschen dabei unterstützt, Gutes von Bösem bzw. Werte von Nichtwerten zu unterscheiden, wird ▶ *Gewissen* genannt.

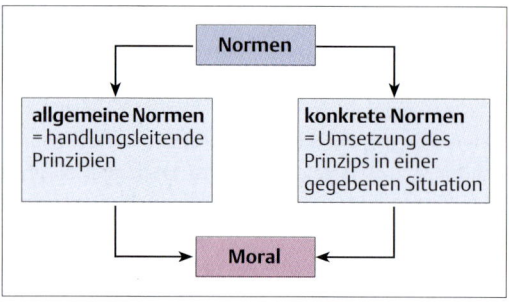

Abb. 9.2 Arten von Normen

Das Gewissen fungiert als persönliche moralische Instanz, die Menschen dazu auffordert, sich in konkreten Situationen für gutes und richtiges Handeln zu entscheiden.

Das setzt voraus, dass Menschen eine Vorstellung davon oder ein Gefühl dafür haben, was als „gut" und „richtig" gilt. Die Vorstellung davon, was als „gut" und „richtig" gilt, bildet sich im Laufe der Entwicklung eines Menschen in der Auseinandersetzung mit bzw. der Kenntnis von geltenden Werten und Normen heraus. Wichtig ist hierbei – ähnlich wie bei der Entwicklung persönlicher Werte – der Austausch mit anderen Menschen.

Eltern, Lehrer, Freunde und andere wichtige Bezugspersonen leben ihre Vorstellung von „gut" und „richtig" und geben diese an Kinder und andere Menschen weiter.

Jeder kennt das ungute Gefühl bzw. „schlechte Gewissen", das sich bei einer „verbotenen" Handlung einstellt – unabhängig davon, ob andere Menschen hiervon Kenntnis erlangen oder nicht. Demgegenüber vermitteln Handlungen, die im Einklang mit dem Gewissen vollzogen werden, ein gutes Gefühl. In diesem Fall fungiert das „gute Gewissen" sprichwörtlich als „sanftes Ruhekissen".

 Das Gewissen ist eine ganz persönliche Angelegenheit, eine Art „innere Stimme", die den einzelnen Menschen in seinem Handeln verpflichtet, das sittlich Gute zu tun.

Gewissensinhalte können nicht vorgeschrieben und niemand darf gegen sein Gewissen zu Handlungen gezwungen werden. Deshalb ist die Gewissensfreiheit z.B. auch im Grundgesetz der Bundesrepublik Deutschland verankert (siehe oben). Die Ablehnung bestimmter Handlungen unter Berufung auf das Gewissen hat vor dem Gesetz Gültigkeit, so beispielsweise die Verweigerung des Kriegsdienstes aus Gewissensgründen.

Eine Problematik bei der Auseinandersetzung mit dem Gewissen besteht darin, dass sich das Gewissen nicht bei jedem Menschen in der gleichen Art und Weise und mit der gleichen Intensität meldet. Dies hängt damit zusammen, dass das Gefühl für „gut" und „richtig" wie auch die Entscheidung für oder gegen einzelne Werte stark vom soziokulturellen Umfeld eines Menschen beeinflusst ist.

Dabei besteht einerseits die Gefahr, dass sich bei einem Menschen die Überzeugung herausbildet, dass nur das, was sein Gewissen als „richtig" empfindet, auch richtig ist und andere Meinungen für ihn keine Gültigkeit besitzen. Andererseits können natürlich auch die im soziokulturellen Umfeld eines Menschen vermittelten Vorstellungen über richtiges und falsches Handeln selbst problematisch sein: Wenn wichtige Bezugspersonen es mit der Ehrlichkeit nicht so genau nehmen, besteht die Gefahr, dass sich diesbezüglich das Gewissen bei von ihnen abhängigen Personen, z.B. Kindern, nur mangelhaft ausbildet.

Darüber hinaus besteht für Menschen auch die Möglichkeit, sich gegen das eigene Gewissen zu entscheiden: Das Gewissen wird so bewusst übergangen und kann sogar regelrecht abstumpfen, so dass es seine richtungsweisende Funktion auf das Gute verliert. Der Ethik kommt hierbei die Funktion zu, dieses „Verhalten" kritisch zu beleuchten und zu hinterfragen.

Die Berufung auf das Gewissen mit der Aussage „Das gebietet mir mein Gewissen" reicht für die Begründung einer Handlung in problematischen Situationen oft nicht aus, da sie für andere Menschen manchmal inhaltlich nicht nachvollziehbar ist. In solchen Fällen ist es wichtig, klarzustellen, auf welchen Werten und Normen eine Handlung oder Entscheidung basiert und aus welchen Gründen jemand der Meinung ist, dass sie so und nicht anders ausgeführt werden sollte.

 Gewissen:
- Fähigkeit eines Menschen, Gutes und Böses zu unterscheiden,
- für die Entwicklung des Gewissens ist der Austausch mit anderen Menschen notwendig,
- Gewissensinhalte sind individuell, im Grundgesetz ist „Gewissensfreiheit" verankert,
- die Ethik hilft, Gewissensentscheidungen zu begründen.

Hierzu kann die Ethik als Wissenschaft wichtige Hilfen geben: Sie trägt dazu bei, die hinter dem Gefühl stehenden Werte und Normen zu analysieren, bringt sie in einen Zusammenhang und hilft so, ethisch begründbare Handlungsmöglichkeiten und Entscheidungen zu entwerfen. Damit wird das Gewissen nicht überflüssig, aber die Überzeugungen, Gefühle,

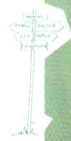

Tab. 9.1 Wichtige Begriffe der Ethik

Begriff	Definition
Wert	Bewusste oder unbewusste Orientierungsstandards bzw. Leitvorstellungen für menschliches Handeln (Beispiel: Freundschaft, Luxus, Pünktlichkeit, Ordnungsliebe etc.)
Werthaltung	Neigung, sich aufgrund von Werten so zu verhalten, dass diese Werte im Handeln zum Ausdruck kommen
Allgemeine Normen (Prinzipien)	Verbindliche Leitlinien oder Regeln, die das moralische Handeln von einzelnen oder Gruppen von Menschen leiten. Prinzipien schützen die ihnen zugrunde liegenden Werte (Beispiel: Gerechtigkeit, Autonomie etc.)
Konkrete Normen	Konkretisierung allgemeiner Normen in einer bestimmten Situation (Beispiel: Es darf keine aktive Sterbehilfe geleistet werden)
Moralprinzip	Grundnorm, die die Notwendigkeit moralischen Handelns begründet (Beispiel: Die „Goldene Regel": Handele nur so, wie du selbst behandelt werden möchtest)
Moral	Gelebte, praktizierte moralische Überzeugung von einzelnen oder Gruppen von Menschen
Gewissen	Persönliche moralische Instanz, inneres Gefühl für „richtig" und „falsch", unterstützt bei der Unterscheidung zwischen Werten und Nichtwerten

Werte und Normen, auf denen es beruht, werden offen dargelegt, für andere Menschen nachvollziehbar und damit einer Diskussion und einem echten Austausch zugänglich.

Einen Überblick über die unter 9.1 beschriebenen Begriffe zeigt die **Tabelle 9.1**.

 Das Gewissen unterstützt in konkreten Situationen das Abwägen zwischen Werten und Nichtwerten und die Entscheidung für gutes und richtiges Handeln.

9.2 Ethik

Die vorangegangenen Ausführungen machen deutlich, dass Werte, Normen und das Gewissen als moralische Instanz im Leben jedes Menschen eine große Rolle spielen. Sie gehören zum Menschsein dazu und sind für das geordnete Zusammenleben von entscheidender Bedeutung. So gesehen beschäftigt sich

jeder Mensch mit Ethik, wenn er sich Gedanken macht über gutes und richtiges Handeln oder nach Begründungen für moralische Entscheidungen sucht. Die „Besonderheit" der Ethik liegt darin, dass sie sich systematisch und methodisch mit dem moralisch richtigen, an den Kategorien „gut" und „böse" orientierten Handeln des Menschen auseinandersetzt.

Der Begriff „Ethik" ist abgeleitet von dem griechischen Wort „ethos", das „gewohnter Ort des Lebens, Sitte oder Charakter" bedeutet. Die Ethik ist ein Teilbereich der Philosophie und geht auf den griechischen Philosophen Aristoteles (384 – 322 v.Chr.) zurück. Sie untersucht das sittliche Wollen und Handeln von Menschen in verschiedenen Lebenssituationen und versucht, allgemeingültige Aussagen über gutes und gerechtes menschliches Handeln zu machen.

Einige wichtige Funktionen der Ethik sind unter 9.1 bereits erwähnt worden. Allgemein können die Aufgaben der Ethik wie folgt beschrieben werden:

- Ethik beschäftigt sich mit der systematischen Betrachtung von Werten und Normen,
- Ethik untersucht das menschliche Handeln hinsichtlich seiner moralischen Qualität,
- Ethik beschreibt die in einer Gesellschaft geltenden Werte und untersucht, ob diese zu rechtfertigen sind,
- Ethik versucht allgemein gültige Grundsätze zu formulieren und löst damit das Handeln des einzelnen Menschen aus der persönlichen Beliebigkeit.

Aber: Ethik ist keine exakte Wissenschaft, d.h. es dürfen von ihr keine „fertigen", konkreten Handlungsanweisungen für jede erdenkliche Situation erwartet werden. Sie macht eher allgemeine Aussagen dazu, welche Richtung menschliches Handeln einschlagen sollte, damit es gut und richtig ist. Die Ethik hat also eine mehr begleitende und unterstützende Funktion vor allem da, wo Menschen nach einer Orientierung für ihr Handeln suchen.

Sie bietet einen neutralen Rahmen, in dem z.B. Probleme, die menschliches Wohlbefinden betreffen, diskutiert werden können. Für viele dieser problematischen Situationen gibt es nicht die eine richtige Lösung: Hier stellt die Ethik Theorien und Prinzipien bereit, die im Rahmen eines Gesprächs mit allen beteiligten Personen zu einer Lösung beitragen können (s.a. 9.4).

 Die Wissenschaft, die sich mit der systematischen und methodischen Untersuchung und Reflexion von Werten und Normen beschäftigt, wird Ethik genannt.

9.2.1 Formen der Ethik

Je nach Erkenntnisinteresse, also dem Ziel der Untersuchung, lassen sich im Bereich der Ethik drei Formen unterscheiden: Deskriptive Ethik, Normative Ethik und Metaethik.

Die *deskriptive Ethik* (beschreibende Ethik) stellt die in einer Gesellschaft, Institution, Berufsgruppe oder Kultur geltenden ethischen Grundsätze, Werte und Normen dar. Dabei geht es der deskriptiven Ethik nicht um eine Wertung oder Beurteilung der beschriebenen Handlungen. Sie stellt lediglich fest, welche Werte und Normen innerhalb einer Gruppe Geltung haben, versucht diese zu erklären und kann so zu einer Theorie über menschliches Verhalten in verschiedenen Situationen führen.

Die *normative Ethik* geht hier einen Schritt weiter: Sie untersucht die in einer Gesellschaft geltenden ethischen Normen und Werte und bewertet sie hinsichtlich ihrer moralischen Qualität. Dabei werden ethische Kriterien bzw. Prinzipien und Modelle zur Bewertung menschlichen Handelns entworfen.

Aufgabe der normativen Ethik ist es darüber hinaus, Begründungen für gutes und richtiges Handeln bereitzustellen. Die normative Ethik kann im Rahmen ethischer Konflikte und Probleme Orientierungshilfe für Entscheidungen geben. Für das tägliche Leben hat diese Form der Ethik die größte Relevanz. Deshalb werden verschiedene Denkrichtungen der normativen Ethik unten näher betrachtet.

Die *Metaethik* schließlich beschäftigt sich mit methodischen und sprachlichen Fragen, die die Ethik allgemein betreffen. Ähnlich wie im Bereich der Metatheorie (s. a. Kap. 4.2.4) werden hier u. a. Überlegungen angestellt, mit welchen sprachlichen Begriffen ethische Diskussionen geführt und welche Methoden dabei angewandt werden sollten. Der Metaethik geht es folglich um die Auseinandersetzung über Ethik als Wissenschaft schlechthin.

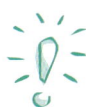 Innerhalb der Ethik werden in Abhängigkeit von ihrem jeweiligen Erkenntnisinteresse drei Formen unterschieden: Deskriptive Ethik, normative Ethik und Metaethik.

9.2.2 Normative Ethik

 Normative Ethik prüft Normen für menschliches Handeln hinsichtlich ihrer moralischen Qualität und versucht, diese Normen zu begründen.

Die Aufgabe der normativen Ethik besteht darin, die moralischen Werte und Normen in einen systematischen Zusammenhang zu bringen und durch ein oder mehrere Moralprinzipien zu begründen. Der normativen Ethik geht es darum, das vorherrschende Verständnis von Moral, d. h. von gutem und richtigen Handeln, nicht nur – wie in der deskriptiven Ethik – zu beschreiben, sondern darüber hinaus zu bewerten. Ergebnis normativer Ethik können auch ethische Prinzipien und Modelle zur Beurteilung menschlichen Verhaltens sein.

Im Rahmen der normativen Ethik lassen sich verschiedene Denkrichtungen bzw. Arten der moralischen Begründung menschlichen Handelns unterscheiden. Eine der bekanntesten Einteilungen der normativen Ethiktheorien ist die in folgenorientierte und nicht-folgenorientierte Theorien.

▌ Folgenorientierte Theorien

 Die folgenorientierten Theorien betrachten die Folgen bzw. Konsequenzen, die eine menschliche Handlung nach sich zieht, und bewerten sie nach einem höchsten Ziel.

Aus diesem Grund werden sie auch als konsequentialistische Theorien oder teleologische Theorien bezeichnet. Der Begriff "teleologisch" ist abgeleitet von griechischen Wort "télos", was "Ziel" oder "Zweck" bedeutet. Das höchste Ziel, was als ethisches Kriterium fungiert, ist dabei innerhalb der verschiedenen teleologischen Theorien sehr unterschiedlich.

Zu den Hauptvertretern dieser Gruppe von Ethiktheorien gehört der sogenannte Utilitarismus. Der Begriff „Utilitarismus" ist vom lateinischen Adjektiv „utilis" abgeleitet, was mit „nützlich" übersetzt werden kann. Eine Handlung gilt im Rahmen dieser Ethiktheorie dann als ethisch gerechtfertigt, wenn ihre positiven Folgen die negativen Folgen für alle von dieser Handlung betroffenen Menschen überwiegen. Allerdings ist damit noch nicht geklärt, was als positive Folge bzw. als negative Folge in einem konkreten Fall anzusehen ist.

Für die ethische Rechtfertigung einer Handlung im Rahmen der utilitaristischen Normbegründung

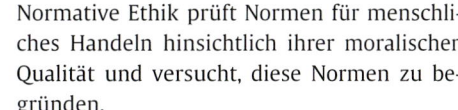

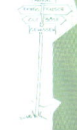

ist es streng genommen unwichtig, ob die Handlung selbst von moralischen Wert ist.

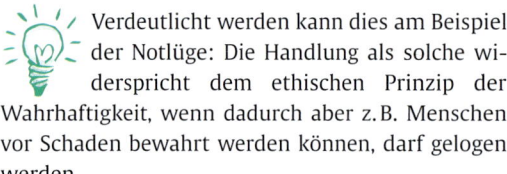 Verdeutlicht werden kann dies am Beispiel der Notlüge: Die Handlung als solche widerspricht dem ethischen Prinzip der Wahrhaftigkeit, wenn dadurch aber z. B. Menschen vor Schaden bewahrt werden können, darf gelogen werden.

Der Utilitarismus ist nicht unumstritten. Problematisch ist vor allem, dass niemand alle Folgen, die eine Handlung nach sich zieht, voraussehen kann. Darüber hinaus wird gegen den Utilitarismus häufig angeführt, dass er in einer konkreten Situation große Nachteile für Minderheiten mit sich bringen kann: Wird die Richtigkeit einer Handlung allein anhand der Menge von Menschen gemessen, für die sie Vorteile bringt, müssen die Interessen einer kleineren Zahl dahinter zurücktreten, was in einer konkreten Situation erhebliche Nachteile für einzelne Menschen bringen kann.

▮ Nicht-folgenorientierte Theorien

Innerhalb der nicht-folgenorientierten Ethiktheorien werden die Folgen einer Handlung bei ihrer Bewertung völlig außer Acht gelassen. Sie werden auch als deontologische Ethiktheorien bezeichnet. Der Begriff „Deontologie" ist abgeleitet vom griechischen Wort "to déon", was "das Erforderliche" oder "die Pflicht" bedeutet.

 Innerhalb der Deontologie gelten Handlungen dann als sittlich richtig, wenn sie Grundsätzen folgen, die in sich gut sind.

Deontologische Theorien betonen folglich die innere Qualität einer Handlung – ohne Berücksichtigung der Folgen, die die jeweilige Handlung nach sich zieht.

Einer der wichtigsten Vertreter dieser Art von Ethiktheorien ist der deutsche *Philosoph Immanuel Kant* (1724 – 1804). Das, was eine Handlung zu einer moralisch bzw. sittlich guten Handlung macht, bemisst sich seiner Meinung nach ausschließlich am Willen des Handelnden. Entsprechend kommt Kant zu der Ansicht, dass im strengen Sinne nur das Wollen sittliche Qualität haben kann, da an der Handlung selbst nicht unmittelbar zu erkennen ist, welcher Motivation sie entsprungen ist.

Menschen können als autonome Wesen willentlich denken und handeln. Die dem Menschen innewohnende Fähigkeit zur Vernunft fordert von ihm, sich bei seinen Handlungen für das sittlich Gute zu entscheiden. Diese Forderung erscheint als Pflicht. Handlungen, die aus der Anerkennung dieser Pflicht, der Achtung des sittlichen Anspruchs getätigt werden, sind entsprechend sittlich gute Handlungen. Kant drückt dies so aus: "Pflicht ist die Notwendigkeit einer Handlung aus Achtung fürs Gesetz" (Kant 1785, zitiert nach Amelung 1992).

Als oberste sittliche Forderung bzw. als Moralprinzip formulierte Kant den sog. „Kategorischen Imperativ": „Handele nur nach derjenigen Maxime, durch die du zugleich wollen kannst, daß sie ein allgemeines Gesetz werde" (Kant 1785, zitiert nach Amelung 1992). Menschliche Handlungen müssen folglich Maximen (Willensgrundsätzen) entsprechen, die in sich gut und für jeden Menschen und in jeder Situation gültig sind.

 Wenn beispielsweise die Pflicht, die Wahrheit zu sagen, als gut erkannt wird, besteht die unbedingte Verpflichtung, in jeder Situation die Wahrheit zu sagen – unabhängig davon, welche Folgen hieraus entstehen können. Notlügen, die vielleicht größeren Schaden abwenden, sind im Rahmen dieser Ethiktheorie nicht zu rechtfertigen.

Kant war außerdem der Überzeugung, dass Menschen aufgrund der Tatsache, dass sie denkende, autonome Wesen sind, Achtung verdienen. Sie dürfen nicht als "Mittel zum Zweck" benutzt werden. Kant formuliert deshalb den zweiten Teil des "Kategorischen Imperativs" als: "Handle so, daß du die Menschheit, sowohl in deiner Person als in der Person eines jeden anderen, jederzeit zugleich als Zweck, niemals bloß als Mittel brauchst" (Kant 1785, zitiert nach Amelung 1992).

Dem Menschen kommt als autonomem Wesen absoluter, innerer Wert zu – auch als Menschenwürde bezeichnet, der von anderen Menschen respektiert und geachtet werden muss.

Auch die Deontologie ist nicht unumstritten. Problematisch bei dieser Art von Ethiktheorie ist, dass sie der konkreten Situation, in der gehandelt werden muss, keine Beachtung schenkt. Einige Kritiker meinen auch, dass bei der ethischen Bewertung von menschlichen Handlungen unbedingt die Folgen der Handlung einbezogen werden müssen. Auch

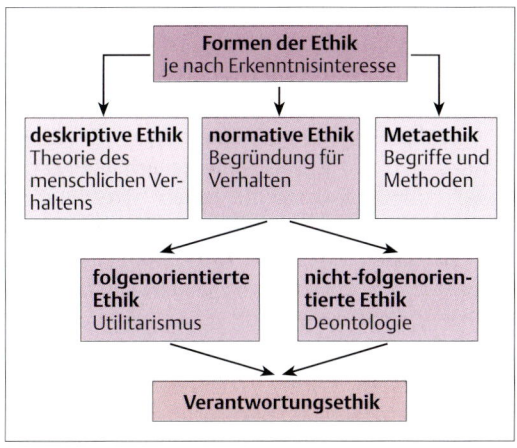

 Abb. 9.3   Formen der Ethik

die sie bei der Begründung setzen. Beide Ansätze der Ethik verfolgen jedoch das selbe Ziel: Sie wollen dazu beitragen, Maßstäbe für richtiges menschliches Handeln zu entwerfen und zu begründen.

Da beide Ansätze für die alltägliche menschliche Praxis aus den oben angeführten Gründen jedoch häufig als zu einseitig angesehen werden, wenden sich aktuelle Ansätze häufig der sogenannten Verantwortungsethik zu (**Abb. 9.3**).

In diesem Rahmen wird versucht, alle an einer Handlung beteiligten Elemente bei der ethischen Bewertung einer Handlung zu berücksichtigen. Dabei werden vor allem – aber nicht ausschließlich – die Folgen, die eine Handlung nach sich zieht, berücksichtigt. Auch die Handlung selbst und die motivierende Gesinnung spielen im Rahmen der Verantwortungsethik bei der Bewertung des Handelns eine wichtige Rolle.

Die niederländischen Pflegewissenschaftler und Ethiker Arie van der Arend und Chris Gastmans haben 1996 ein Modell der "personalistischen Verantwortungsethik" als Grundlage für die Pflegeethik beschrieben (**Abb. 9.4**).

können verschiedene Pflichten miteinander konkurrieren: Welcher Pflicht soll dann der Vorrang gegeben werden?

Utilitaristische und deontologische Begründungen bzw. Rechtfertigungen von ethischen Normen unterscheiden sich in Bezug auf die Schwerpunkte,

Abb. 9.4   Modell der personalistischen Verantwortlichkeitsethik

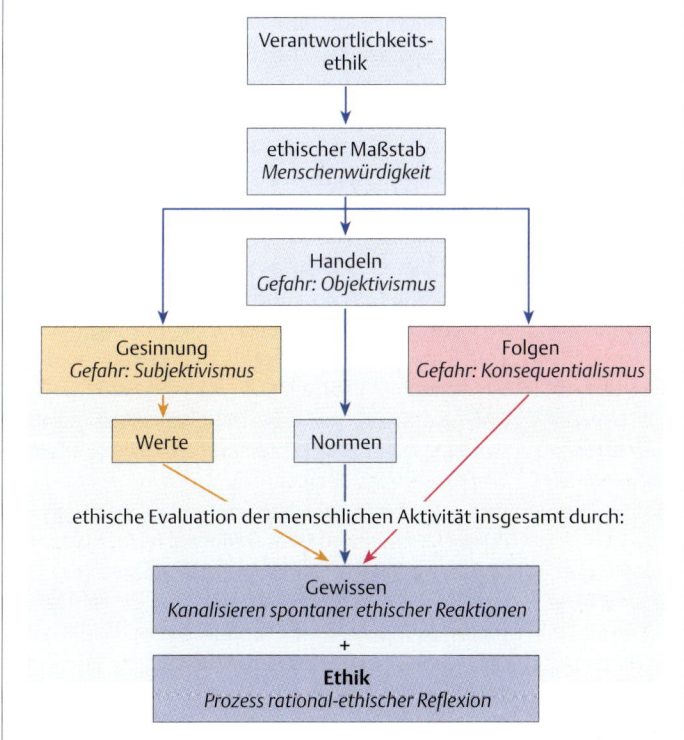

Sie betrachten für die ethische Bewertung menschlichen Handelns drei Aspekte als wesentlich:
1. die motivierende Gesinnung,
2. die wahrnehmbare Handlung und
3. die vorhersehbaren Folgen der Handlung.

Hierdurch werden einseitige Sichtweisen vermieden.

Folgen einseitiger Betrachtung:
- Die alleinige Betrachtung der motivierenden Gesinnung läuft Gefahr, in einen Subjektivismus zu entgleisen, was bedeutet, dass das Subjekt, der einzelne Mensch zum absoluten Maßstab für Wahrheit und Werte wird und die moralische Qualität der wahrnehmbaren Handlung sowie ihrer Folgen unberücksichtigt bleibt.
- Die ausschließliche Betrachtung der Konsequenzen einer Handlung (Konsequentialismus) lässt die ethische Qualität der motivierenden Gesinnung und der wahrnehmbaren Handlung außer Acht.
- Wird allein die moralische Qualität der wahrnehmbaren Handlung beachtet (Objektivismus), zählen allein objektive Gegebenheiten, nicht aber die Folgen einer Handlung und die motivierende Gesinnung des handelnden Menschen.

Im Rahmen dieses Modells müssen zur ethischen Bewertung menschlichen Handelns alle drei Aspekte berücksichtigt werden.

Als personalistisch bezeichnen van der Arend/Gastmans ihren Entwurf deshalb, weil sie die menschliche Person als zentralen Wert betrachten. Gleichzeitig ist sie der Maßstab, der zur Beurteilung menschlichen Handelns herangezogen wird.

Eine Handlung gilt im Rahmen dieses Modells dann als ethisch vertretbar, wenn sowohl die motivierende Gesinnung und die wahrnehmbare Handlung als auch die absehbaren Folgen der Handlung dem Kriterium der Menschenwürde standhalten bzw. die Menschenwürde fördern.

Die von van der Arend/Gastman betonte Unterscheidung zwischen Gesinnung und Handlung schlägt sich auch im Sprachgebrauch nieder: Die ethische Bewertung der motivierenden Gesinnung wird mit „gut" und „böse" bezeichnet, die der Handlung mit den Begriffen „richtig" und „falsch". Selbst wenn eine Handlung aus einer subjektiv guten Gesinnung heraus erfolgt, kann sie objektiv betrachtet falsch sein, wie das folgende Beispiel zeigt:

 Frau Hitzmann, 29 Jahre alt, ist vor vier Tagen an einer angeborenen Fehlbildung des Nierenbeckens der linken Niere operiert worden, die zu immer wiederkehrenden Nierenbeckenentzündungen geführt hatte. Um die Operationsnaht im Nierenbecken vor einer Insuffizienz zu schützen, wurde die bei dieser Art von Operation (Nierenbeckenplastik) übliche Nierenfistel gelegt, eine Drainage, die den Urin direkt aus dem Nierenbecken in ein Ableitungssystem überführt.

Frau Hitzmann meldet sich in der Nacht mit Schmerzen und einem Druckgefühl in der Nierengegend, die sie nicht schlafen lassen. Die nachtdiensthabende Pflegeperson, die erst kürzlich ihr Pflegeexamen abgelegt hat und ihren ersten alleinverantwortlichen Nachtdienst absolviert, erneuert den Verband und kontrolliert die Einstichstelle der Nierenfistel, die sich als unauffällig darstellt. Sie gibt sich viel Mühe, den ableitenden Schlauch neu zu befestigen, damit er Frau Hitzmann nicht stört, weil sie vermutet, dass der alte Verband zu fest verklebt war und die Schmerzen ausgelöst hat. Als das Druckgefühl nach einer Stunde nicht nachgelassen hat, verabreicht sie Frau Hitzmann die vom Arzt für den Bedarfsfall angeordneten Analgetika. Kurze Zeit darauf fühlt Frau Hitzmann sich etwas besser. Wenngleich sie nicht ganz beschwerdefrei ist, beschließen die Pflegeperson und Frau Hitzmann gemeinsam, den diensthabenden Arzt nicht zu verständigen, sondern bis zum Morgen zu warten.

Als die Nierenfistel am Morgen durch den zuständigen Arzt kontrolliert wird, stellt sich heraus, dass sie verstopft ist. Hierdurch konnte der Urin nicht abfließen, hat sich im Nierenbecken gestaut und das Druckgefühl verursacht. Glücklicherweise ist die Operationsnaht nicht in Mitleidenschaft gezogen worden, so dass Frau Hitzmann eine erneute Operation erspart werden konnte.

Wie würden Sie die motivierende Gesinnung der Pflegeperson in diesem Fall beurteilen? War die Handlung der Pflegeperson richtig oder falsch? Hätten Sie sich in dieser Situation anders verhalten? Wenn ja, warum? Welche Rolle spielt pflegerisches Fachwissen bei der ethischen Bewertung einer Pflegehandlung?

Wenn der ▶ *Pflegeethik* dieser integrative Ansatz zugrunde gelegt wird, kommt dem Begriff „Verantwortung" bzw. „verantwortliches Handeln" eine zentrale Rolle in der pflegerischen Berufsausübung zu. Aus diesem Grund wird er unter 9.3.3 näher beschrieben.

 Innerhalb der normativen Ethik werden folgenorientierte Theorien und nicht-folgenorientierte Theorien unterschieden. Vertreter der Verantwortungsethik plädieren für eine gleiche Bewertung von Gesinnung, Handlung und Folgen bei der ethischen Evaluation menschlichen Handelns.

9.3 Pflegeethik

Die Verbindung zwischen Ethik und Pflege hat eine lange Tradition. Schon Florence Nightingale beschrieb in ihrem Gelübde Normen für die pflegerische Berufsausübung. Der Schwerpunkt der ethischen Reflexion in der Pflege hat sich im Laufe ihrer geschichtlichen Entwicklung jedoch von den Eigenschaften der Pflegepersonen auf das konkrete pflegerische Handeln mit den pflegebedürftigen Menschen verlagert.

Pflegeethik ist die „Untersuchung von moralischen Aspekten im Zusammenhang mit der Ausübung des Pflegeberufs" (van der Arend/ Gastmans 1996).

Zur Untersuchung moralischer Aspekte pflegerischen Handelns kommen die ethischen Methoden und Prinzipien zur Anwendung, die auch in der allgemeinen Ethik Gültigkeit haben. Bei der Pflegeethik handelt es sich folglich nicht um eine neue Form der Ethik bzw. um eine „Sonderethik". Vielmehr werden innerhalb der Pflegeethik Prinzipien und Theorien der allgemeinen Ethik auf die pflegerische Berufsausübung angewandt. Aus diesem Grund wird die Pflegeethik auch zu dem Bereich der „angewandten Ethik" gerechnet.

Ethische Überlegungen in der Pflege haben zum Ziel, für moralische Aspekte pflegerischen Handelns zu sensibilisieren und gutes und richtiges Handeln in der Pflege zu begründen. Auch in der Pflege kommt der Ethik die wichtige Aufgabe zu, u.a. in Form von Theorien und Prinzipien moralisches Handeln in der Pflege zu begründen und Hilfestellung zur Entscheidungsfindung bei moralischen Problemen zu geben. Dabei liegt der Schwerpunkt der pflegeethischen Diskussion aktuell auf den moralischen Aspekten der Beziehung zwischen Pflegepersonen und pflegebedürftigen Menschen, Bewohnern von Alten- und Pflegeheimen sowie deren Angehörigen.

Betrachtet man die Geschichte der Pflegeethik, so zeigt sich, dass das moralische Handeln von Pflegepersonen in der Beziehung zu pflegebedürftigen Menschen und deren Angehörigen erst seit Mitte der 80er Jahre dieses 20. Jahrhunderts in das Blickfeld der pflegeethischen Diskussion gerückt ist.

9.3.1 Geschichtlicher Überblick

Seit der Mitte des 19. Jahrhunderts bis weit in das 20. Jahrhundert hinein beschäftigten sich ethische Fragen in der Pflege nahezu ausschließlich mit dem moralischen Charakter der Pflegepersonen. Die Voraussetzung für gute Pflege war dann gegeben, wenn die jeweilige Pflegeperson Tugenden wie Freundlichkeit, Zurückhaltung, Aufrichtigkeit, Pünktlichkeit, Ordentlichkeit sowie Gehorsam – besonders dem Arzt gegenüber – aufwies. Der Grund hierfür war nicht zuletzt die enge Anbindung der Pflege an das ärztliche Handeln. Das berufliche Selbstverständnis der Pflege war in erster Linie durch das gewissenhafte Ausführen ärztlicher Anweisungen und die Sorge für einen reibungslosen Ablauf der medizinischen Therapie gekennzeichnet (s.a. Kap. 2).

Gegenstand ethischer Überlegungen in der Pflege waren zu dieser Zeit folglich nahezu ausschließlich Verhaltensregeln und Umgangsformen für Pflegende, die auch mit dem Begriff „Etikette" umschrieben werden. Entsprechend war auch der Ethik-Unterricht in der Pflegeausbildung dieser Zeit in erster Linie auf Verhaltensregeln und Umgangsformen ausgerichtet.

Die Art der Berufsausübung wurde als Spiegel der moralischen Tugend, des persönlichen Charakters und der inneren Stärke einer Pflegeperson angesehen. Diese Identifikation kommt im folgenden Gelübde von Florence Nightingale besonders stark zum Ausdruck.

Gelübde von Florence Nightingale

Ich gelobe feierlich vor Gott und in Gegenwart dieser Versammlung, dass ich ein reines Leben führen und meinen Beruf in Treue ausüben will.

Ich will mich alles Verderblichen und Bösen enthalten und will wissentlich keine schädlichen Arzneien nehmen und verabreichen.

Ich will alles tun, was in meiner Macht steht, um den Stand meines Berufes hochzuhalten und zu fördern, und will über alle persönlichen Dinge, die mir anvertraut werden, Schweigen bewahren; ebenso über alle Familienangelegenheiten, von denen ich in der Ausübung meines Berufes Kenntnis erhalte. In Treue will ich danach streben, dem Arzt in seiner Arbeit zu helfen, und mich ganz einsetzen für das Wohl derer, die meiner Pflege anvertraut sind. Florence Nightingale

 Von der Mitte des 19. bis weit in das 20. Jahrhundert hinein, war die Ethik in der Pflege nahezu ausschließlich auf den moralischen Charakter der Pflegepersonen und Regeln der Etikette gerichtet.

Mitte des 20. Jahrhunderts, erhob die Pflege jedoch zunehmend Anspruch auf die Anerkennung als eigenständiger, von der Medizin weitgehend unabhängiger Beruf.

Pflegeethik:
- eine Form der angewandten Ethik,
- beschreibt berufs- und standespolitische Aspekte,
- bietet Richtlinien für moralisches Handeln von Pflegepersonen in der Berufsausübung.

Diese Entwicklung wurde von den pflegerischen Berufsverbänden maßgeblich durch die Erarbeitung und Verbreitung sogenannter ▶ *Berufskodizes* für Pflegepersonen unterstützt. Sie sollen einerseits einen gewissen moralischen Standard für die pflegerische Berufsausübung sicherstellen, andererseits auch anderen Berufsgruppen und vor allem der Gesellschaft verdeutlichen, was sie von den Berufsangehörigen der Pflegeberufe erwarten können. Auf die Entstehung und Bedeutung von Berufskodizes wird im Folgenden näher eingegangen.

9.3.2 Berufskodizes

Das persönliche Wertesystem und die in einer Gemeinschaft oder Gesellschaft geltenden Normen bestimmen zum großen Teil, wie Menschen handeln. Neben diesen persönlichen Werten und Normen spielen im Zusammenhang mit der beruflichen Arbeit auch berufliche Werte und Normen eine wichtige Rolle.

Berufliche Werte und Normen ergeben sich für den einzelnen Menschen aus der Zugehörigkeit zu einer bestimmten Berufsgruppe.

 Sie sind diejenigen Leitvorstellungen und Orientierungsstandards für berufliches Handeln, die innerhalb einer Berufsgruppe als wichtig erachtet werden.

Der Schutz dieser Werte und Normen wird durch einen Berufskodex, der auch als Ethik-Kodex bezeichnet wird, für die jeweilige Berufsgruppe festgeschrieben.

Er enthält Prinzipien und Regeln für berufliches Handeln und macht deutlich, welche Ziele eine Berufsgruppe mit ihrer Arbeit verfolgt. Hierdurch geben sie die Richtung beruflichen Handelns an und verpflichten einerseits die Berufsangehörigen, sich bei der Berufsausübung an diesen Regeln zu orientieren, geben andererseits aber auch eine Entscheidungshilfe für moralische Probleme im beruflichen Handeln.

Ein Berufskodex ist „ein zusammenhängendes Ganzes von ethischen Prinzipien und Regeln bezüglich der Ziele und Werte eines Berufes und die Haltung und das Verhalten, die für das Fördern und Evaluieren des beruflichen Handelns notwendig sind" (Van der Arend/Gastmans 1996, S. 56).

Bezogen auf die Pflege beschäftigen sich Berufskodizes für Pflegepersonen mit denjenigen Werten und Normen, die für das pflegerische Handeln maßgeblich sind.

 Berufskodizes beschreiben berufliche Werte und Normen und geben Berufsangehörigen eine Orientierungshilfe für berufliches Handeln.

Berufskodizes in der Pflege

Das erste Dokument, das sich mit Regeln für gutes und richtiges pflegerisches Handeln auseinandersetzt, ist das bereits erwähnte Gelübde von Florence Nightingale (1893). Hier stehen die Person der Krankenschwester und ihr persönliches Verhalten stark im Vordergrund.

Neueren Berufskodizes für Pflegepersonen geht es verstärkt um die Beziehung der Berufsangehörigen zu pflegebedürftigen Menschen und der Unterstützung der Berufsangehörigen bei moralischen Konflikten.

Heute gibt es eine Reihe von Berufskodizes für Pflegepersonen, die zumeist von den verschiedenen Berufsverbänden herausgegeben werden. Viele der aktuellen Berufskodizes orientieren sich am bekanntesten Ethik-Kodex für Pflegepersonen, der 1953 vom ICN (International Council of Nurses – Weltbund der Krankenschwestern und Krankenpfleger) verfasst worden ist. Die letzte Überarbeitung dieses Berufskodex hat 1973 stattgefunden.

Der ICN-Kodex beschreibt die grundlegenden Aufgaben der Krankenschwester/des Krankenpflegers, grundlegende Werte und Normen der Berufsangehörigen (Achtung vor dem Leben, der Würde, den Grundrechten des Menschen etc.) und die Beziehung der Berufsangehörigen zum einzelnen Menschen, zur Berufsausübung, zur Gesellschaft, zum Pflegeberuf sowie die Kooperation mit anderen Berufen im Gesundheitswesen.

Ethische Grundregeln für die Krankenpflege 1973

Die Krankenschwester*) hat vier grundlegende Aufgaben: Gesundheit zu fördern, Krankheit zu verhüten, Gesundheit wiederherzustellen, Leiden zu lindern.

Der Bedarf an Pflege besteht weltweit. Zur Pflege gehört die Achtung vor dem Leben, vor der Würde und den Grundrechten des Menschen. Sie wird ohne Rücksicht auf die Nationalität, die Rasse, den Glauben, die Hautfarbe, das Alter, das Geschlecht, die politische Einstellung oder den sozialen Rang ausgeübt.

Die Krankenschwester übt ihre berufliche Tätigkeit zum Wohle des einzelnen, der Familie und der Gemeinschaft aus; sie koordiniert ihre Dienstleistungen mit jenen verwandter Gruppen.

Die Krankenschwester und der Einzelne

Die vordringlichste Verantwortung der Krankenschwester gilt dem pflegebedürftigen Menschen.

Die Krankenschwester sorgt bei ihrer Tätigkeit dafür, dass die Wertvorstellungen, die Sitten und Gewohnheiten sowie der Glaube des einzelnen respektiert werden.

Die Krankenschwester betrachtet jede persönliche Information als vertraulich und leitet sie mit Überlegung weiter.

Die Krankenschwester und die Berufsausübung

Die Krankenschwester ist für die Ausübung der Pflege sowie für ihre fortlaufende Weiterbildung persönlich verantwortlich.

*) Krankenpfleger entsprechend für Krankenschwester im gesamten Wortlaut.

Die Krankenschwester hält die Pflege auf dem höchsten Stand, der in einer gegebenen Situation möglich ist.

Die Krankenschwester beurteilt die Fähigkeiten der Person, von denen sie Verantwortung übernimmt oder an die sie Verantwortung weitergibt.

Die Krankenschwester sollte in ihrem beruflichen Handeln jederzeit auf ein persönliches Verhalten achten, das dem Ansehen des Berufes dient.

Die Krankenschwester und die Gesellschaft

Die Krankenschwester teilt mit anderen die Verantwortung dafür, dass Maßnahmen zugunsten der gesundheitlichen und sozialen Bedürfnisse der Bevölkerung ergriffen und unterstützt werden.

Die Krankenschwester und ihre Mitarbeiter

Die Krankenschwester sorgt für eine gute Zusammenarbeit mit den Mitarbeitern auf pflegerischen und anderen Gebieten.

Die Krankenschwester greift zum Schutz des Patienten ein, wenn sein Wohl durch einen Mitarbeiter oder eine andere Person gefährdet ist.

Die Krankenschwester und der Beruf

Die Krankenschwester ist maßgeblich daran beteiligt, wünschenswerte Richtlinien für die Berufsausübung und Berufsausbildung festzulegen und zu verwirklichen.

Die Krankenschwester wirkt aktiv mit, ein Fundament an beruflichem Wissen aufzubauen.

Durch ihren Berufsverband setzt sich die Krankenschwester ein für die Schaffung und Erhaltung gerechter sozialer und wirtschaftlicher Arbeitsbedingungen in der Krankenpflege.

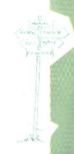

Die erste Verantwortung der Krankenschwester gilt laut ICN-Kodex dem pflegebedürftigen Menschen, dessen Glauben, Wertvorstellungen und Gewohnheiten sie in der Berufsausübung respektiert. Er beschreibt u.a. auch die Verantwortung der Krankenschwester, ihr pflegerisches Fachwissen zu aktualisieren.

An den ICN-Kodex angelehnt ist auch ein Berufskodex für Altenpflegerinnen und Altenpfleger formuliert worden, der Werte, Normen und Ziele der Altenpflege beschreibt.

Ethik-Kodex

▮ Ethische Grundregeln der Altenpflege

In der Altenpflege bestehen Grundsätze, die ebenso auf die kranken alten Menschen, wie auch auf die gesunden alten Menschen zutreffen.

Die Altenpflegerin hat die Aufgabe, dem Pflegebedürftigen eine angemessene Pflege zu gewähren, die dem Alter entsprechende körperliche, geistige und seelische Gesundheit zu fördern, Krankheiten zu verhüten, an der Überwindung krankheitsbedingter Einschränkungen mitzuwirken und ihm ein menschenwürdiges Sterben zu ermöglichen.

Der Bedarf an Pflege besteht weltweit. Sie wird ohne Rücksicht auf Nationalität, Rasse, Glauben, Geschlecht, politische Einstellung und sozialen Status ausgeübt.

Die Altenpflegerin übt ihre berufliche Tätigkeit zum Wohle des Einzelnen, der Familie und der Gemeinschaft aus.

▮ Die Altenpflegerin und der Einzelne

Die Altenpflegerin ist verantwortlich für die Aktivierung alter pflegebedürftiger Menschen sowie für untersützende Maßnahmen. Die Altenpflegerin ist tolerant gegenüber den Wertvorstellungen, den Sitten und Gewohnheiten sowie dem Glauben jedes einzelnen. Die Altenpflegerin betrachtet jede persönliche Information als vertraulich und leitet sie mit Überlegung weiter.

▮ Die Altenpflegerin und die Berufsausübung

Die Altenpflegerin ist für die Ausbildung der Pflege sowie für ihre fortlaufende Weiterbildung verantwortlich.

Die Altenpflegerin wirkt bei der Verbesserung der Pflegequalität mit und ermöglicht es somit, diese auf dem jeweils höchsten Stand zu halten.

Die Altenpflegerin wägt die Übernahme und die Delegierung von Verantwortung zum Wohle und zur Sicherheit der von ihr Betreuten ab.

Die Altenpflegerin sollte in ihrem beruflichen Handeln jederzeit auf ein persönliches Verhalten achten, das dem Ansehen des Berufes dient.

▮ Die Altenpflegerin und die Gesellschaft

Die Altenpflegerin teilt mit anderen die Verantwortung dafür, dass Maßnahmen zugunsten der gesundheitlichen und sozialen Bedürfnisse der alten Menschen ergriffen und unterstützt werden.

▮ Die Altenpflegerin und ihre Mitarbeitern

Die Altenpflegerin sorgt für eine gute Zusammenarbeit mit ihren Mitarbeitern auf allen Gebieten, die für die Betreuung älterer Menschen notwendig sind. Die Altenpflegerin greift zum Schutze eines Pflegebedürftigen ein, wenn sein Wohl durch einen Mitarbeiter oder eine andere Person gefährdet wird.

▮ Die Altenpflegerin und der Beruf

Die Altenpflegerin ist stets bemüht, ein Fundament an beruflichem Wissen aufzubauen. Die Altenpflegerin setzt sich in ihrem Berufsverband für die gesellschaftliche Anerkennung ihres Berufes sowie für die Schaffung gerechter sozialer und wirtschaftlicher Arbeitsbedingungen ein.

Er legt den Schwerpunkt auf die spezifische Situation alter Menschen und ihrer Pflegeerfordernisse. So wird z.B. die Verantwortung der Altenpflegerin für die Aktivierung alter pflegebedürftiger Menschen beschrieben.

Ein Dokument, das sich mit den Rechten des Kindes im Krankenhaus auseinandersetzt, ist die „Charta für Kinder im Krankenhaus". Obwohl sie nicht als Berufskodex für Kinderkrankenschwestern und Kin-

derkrankenpfleger bezeichnet werden kann, beschreibt sie dennoch wichtige Werte und Normen, die bei der beruflich ausgeübten Pflege und Therapie von Kindern im Krankenhaus von allen hieran beteiligten Berufsgruppen beachtet werden müssen.

Charta für Kinder im Krankenhaus

Verabschiedet durch die 1. Europäische „Kind im Krankenhaus" Konferenz, Leiden (NL) Mai 1988

Das Recht auf bestmögliche medizinische Behandlung ist ein fundamentales Recht, besonders für Kinder (UNESCO). Das bedeutet:

1. Kinder sollten nur dann in ein Krankenhaus aufgenommen werden, wenn die medizinische Betreuung, die sie benötigen, nicht ebensogut zu Hause oder in einer Tagesklinik erfolgen kann.
2. Kinder im Krankenhaus haben das Recht, ihre Eltern oder eine andere Bezugsperson jederzeit bei sich zu haben.
3. Bei der Aufnahme eines Kindes im Krankenhaus soll allen Eltern die Mitaufnahme angeboten werden, und ihnen soll geholfen und sie sollen ermutigt werden zu bleiben. Eltern sollten daraus keine zusätzlichen Kosten oder Einkommenseinbußen entstehen. Um an der Pflege ihres Kindes teilnehmen zu können, sollen Eltern über die Grundpflege und den Stationsalltag informiert werden. Ihre aktive Teilnahme daran soll unterstützt werden.
4. Kinder und Eltern haben das Recht, in angemessener Art ihrem Alter und ihrem Verständnis entsprechend informiert zu werden. Es sollen Maßnahmen ergriffen werden, um körperlichen und seelischen Stress zu mildern.
5. Kinder und Eltern haben das Recht, in alle Entscheidungen, die ihre Gesundheitsfürsorge betreffen, einbezogen zu werden. Jedes Kind soll vor unnötigen medizinischen Behandlungen und Untersuchungen geschützt werden.
6. Kinder sollen gemeinsam mit Kindern betreut werden, die von ihrer Entwicklung her ähnliche Bedürfnisse haben. Kinder sollen nicht in Erwachsenenstationen aufgenommen werden. Es soll keine Altersbegrenzung für Besucher von Kindern im Krankenhaus geben.
7. Kinder haben das Recht auf eine Umgebung, die ihrem Alter und ihrem Zustand entspricht und die ihnen umfangreiche Möglichkeiten zum Spielen, zur Erholung und Schulbildung gibt. Die Umgebung soll für Kinder geplant, möbliert und mit Personal ausgestattet sein, das den Bedürfnissen von Kindern entspricht.
8. Kinder sollen von Personal betreut werden, das durch Ausbildung und Einfühlungsvermögen befähigt ist, auf die körperlichen, seelischen und entwicklungsbedingten Bedürfnisse von Kindern und ihren Familien einzugehen.
9. Die Kontinuität in der Pflege kranker Kinder soll durch ein Team sichergestellt sein.
10. Kinder sollen mit Takt und Verständnis behandelt werden, und ihre Intimsphäre soll jederzeit respektiert werden.

Teilnehmende Länder und ihre Initiativen:
Belgien – Kind en Ziekenhujs, BR Deutschland – AKIK, Dänemark – NOBAB, Finnland – NOBAS, Frankreich – APACHE, Großbritannien – NAWCH, Island – NOBAB, Italien – ABIO, Niederlande – Kind en Ziekenhuis, Norwegen – NOBAB, Schweden – NOBAB, Schweiz – Kind im Krankenhaus.

▌ Aufgaben und Ziele von Berufskodizes

Berufskodizes sind das Ergebnis innerberuflicher Diskussionen über die ethischen Aspekte eines Berufes. Sie erfüllen die wichtige Funktion zu verdeutlichen, wie die Berufsgruppe ihren gesellschaftlichen Auftrag erfüllen will. Sie können auch ein Mittel zur Selbstregulation der Berufsgruppe sein.

Die amerikanische Pflegewissenschaftlerin Sara T. Fry (1995) beschreibt die Funktionen und Ziele eines Berufskodex wie folgt:

- Berufsangehörige sollen zu moralischem Verhalten angehalten und für moralische Aspekte ihrer Arbeit sensibilisiert werden,
- ethische Standards in der Berufspraxis sollen innerhalb der Berufsgruppe durchgesetzt und geschützt werden,
- der Berufskodex soll Hilfestellung bei der Lösung moralischer Konflikte geben und der Gesellschaft verdeutlichen, was sie von den Berufsangehörigen erwarten kann.

Der Berufskodex für Pflegepersonen beschreibt diejenigen Werte und Normen, die für das berufliche Handeln der Pflegepersonen maßgeblich sind. Er verdeutlicht der Gesellschaft, was sie von Pflegepersonen erwarten kann und gibt den Berufsangehörigen Hilfestellung bei der moralischen Entscheidungsfindung.

Da Berufskodizes versuchen möglichst viele ethische Aspekte pflegerischen Handelns zu erfassen, können

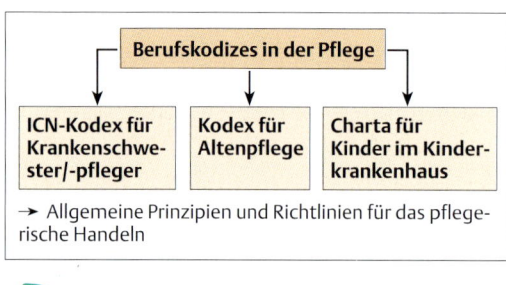

→ Allgemeine Prinzipien und Richtlinien für das pflegerische Handeln

Abb. 9.5 Berufskodizes in der Pflege

sie konsequenterweise keine konkreten Handlungsanweisungen für spezifische Situationen geben.

Es ist nicht möglich, alle Aspekte und Umstände, die in einer konkreten Pflegesituation zum Tragen kommen, in einem Ethik-Kodex abzubilden. Daher können Berufskodizes die eigenständige Auseinandersetzung der Pflegepersonen mit ihrem moralischem Handeln im Beruf nicht ersetzen (**Abb. 9.5**).

Für das moralisch kompetente und verantwortliche Handeln im Pflegealltag ist das Wissen über Theorien und Prinzipien der Ethik eine wichtige Hilfestellung. Was aber ist unter dem Begriff „Verantwortung" bzw. ▶ *verantwortliches Handeln* zu verstehen? Und welche Kriterien muss pflegerisches Handeln erfüllen, um verantwortlich zu sein?

9.3.3 Verantwortung und verantwortliches Handeln in der Pflege

Der Begriff „Verantwortung" wird im alltäglichen Sprachgebrauch häufig verwendet: Redewendungen wie „Verantwortlich sein für etwas oder jemand", „etwas nicht verantworten können" oder „die Verantwortung übernehmen" belegen diese Aussage.

Er gehört darüber hinaus auch zu den grundlegenden Begriffen der Ethik. Der Mensch besitzt die Freiheit, willentlich zu denken und zu handeln. Diese Fähigkeit wird auch als Autonomie bezeichnet. Ohne Autonomie, d.h. die Freiheit selbst zu bestimmen, was man tun möchte, hätte Moral letztlich keine Bedeutung, denn moralisches Handeln kann sich nur dort zeigen, wo ein Mensch in freier Entscheidung und ohne Zwang unter einer Vielzahl von Möglichkeiten das Gute und Richtige wählt bzw. wählen kann.

Aus diesem Grund kann er auch für sein Handeln verantwortlich gemacht werden, d.h. er kann gefragt werden, warum er so und nicht anders handelt bzw. gehandelt hat.

Verantwortung besteht immer:

- von jemandem (z.B. von Pflegepersonen),
- für etwas (z.B. für Pflegehandlungen),
- vor einer Instanz (z.B. vor dem eigenen Gewissen, vor pflegebedürftigen Menschen, vor dem Gericht),
- nach Maßgabe bestimmter Kriterien (z.B. Fachwissen der Pflegewissenschaft).

Um voll verantwortlich für etwas gemacht werden zu können, müssen zwei Bedingungen erfüllt sein. Ein Mensch ist ethisch dann verantwortlich für sein Handeln, wenn er dieses:
1. selbst ausgeführt hat und
2. das Ausführen seiner Handlung aus freiem Willen und aufgrund eigener Einsicht geschehen ist. Wer zu einer Handlung gezwungen wird (z.B. unter Androhung von Strafe), hat keine Wahl, sich anders zu entscheiden und muss seine Handlung deshalb auch nur begrenzt verantworten. Wer jedoch anders hätte handeln können, ist für sein Handeln voll verantwortlich.

Wenn ein Mensch etwas „verantworten" soll, bedeutet das, dass er sein Handeln „in Frage stellen lassen" und „Antwort auf eine Frage geben" soll. Er wird gebeten, zu erklären und zu begründen, warum er so und nicht anders handelt. Er steht für sein Handeln sich selbst oder anderen Menschen gegenüber „Rede und Antwort" und legt „Rechenschaft" darüber ab.

Wenn ein Mensch diese Bereitschaft zeigt, schließt das gleichzeitig ein, dass er den anderen Menschen und seine Frage ernst nimmt. Das setzt aber voraus, dass er nicht absolut auf dem eigenen Standpunkt und seinen Interessen beharrt.

Verantwortliches Handeln schließt die Bereitschaft ein, sein eigenes Handeln in Frage stellen zu lassen und es auf Anfrage zu begründen bzw. zu rechtfertigen.

Die Aufforderung zu verantwortlichem Handeln begegnet Menschen in ihrem Alltag auf vielfältige Weise. Häufig sind es unausgesprochene Fragen, z.B. durch das eigene Gewissen, die einen Menschen zum verantwortlichen Handeln auffordern. In der Pflege gehen diese „unausgesprochenen Fragen" in erster Linie vom anderen Menschen, d.h. vom pflegebedürftigen Menschen bzw. der besonderen Situation, in der er sich befindet, seinen Bedürfnissen, seiner

Hilflosigkeit oder auch seinem Leiden aus. Die Pflegeperson „antwortet" auf die „Anfrage" des pflegebedürftigen Menschen zunächst mit ihrer Bereitschaft, Verantwortung für ihn zu übernehmen.

Besonders offensichtlich geschieht dies z. B. bei der Aufnahme eines Menschen in eine Institution des Gesundheitswesens während des Aufnahmegespräches. Die Pflegeperson erklärt sich als zuständig, als Ansprechpartnerin bzw. als Bezugsperson für den zu pflegenden Menschen. Sie signalisiert und übernimmt damit Verantwortung für sein Wohlergehen.

Diese besonderen Situationen und Bedürfnisse, aus denen die Fragen an die Pflegeperson gestellt werden, sind von Mensch zu Mensch verschieden. Die „Antworten" auf die „Anfragen" des pflegebedürftigen Menschen werden im persönlichen beruflichen Handeln gegeben und müssen zwangsläufig so vielfältig und unterschiedlich sein, wie es die Situationen der pflegebedürftigen Menschen sind. Verantwortliches Handeln in der Pflege ist die Antwort auf die individuelle Situation des zu Pflegenden. Es muss demzufolge an der individuellen Situation und den Bedürfnissen des pflegedürftigen Menschen orientiert sein.

Hieraus lässt sich z. B. ableiten, warum der Pflegeprozess als methodisches Handeln in der Pflege unter Einbezug des zu pflegenden Menschen stattfinden muss. Geplante Pflege nach dem Pflegeprozess kann letztlich nur dann verantwortlich sein, wenn sie am pflegebedürftigen Menschen und seinen Problemen und Ressourcen orientiert ist.

Unverantwortlich ist demgegenüber, wenn unabhängig von der individuellen Situation, jedem Menschen dieselbe Pflege verordnet wird. In diesem Fall wird nicht auf seine individuelle „Frage" und Situation „geantwortet", sondern an ihm und seinen Bedürfnissen vorbei und damit nicht verantwortlich gehandelt.

Konkret zeigt sich verantwortliches pflegerisches Handeln z. B., wenn einem pflegebedürftigen Menschen auf seinen Wunsch und seine Bitte hin das morgendliche Duschen anstelle einer Körperpflege am Waschbecken ermöglicht wird. Pflegepersonen sind als Berufsgruppe zuständig für diese Dienstleistung und Hilfestellung, die von keiner anderen Berufsgruppe im Krankenhaus angeboten wird. Die Hilfestellung bei der Körperpflege fällt in ihren Verantwortungsbereich. Unverantwortlich wäre es, diesem Wunsch des pflegebedürftigen Menschen nicht zu entsprechen.

Ähnliches gilt für viele andere Pflegesituationen. Dennoch wird es in einzelnen Fällen nicht immer möglich sein, allen Wünschen und Bitten pflegebedürftiger Menschen nachzukommen.

Im oben angeführten Fall kann das beispielsweise aufgrund der Tatsache sein, dass der betreffende Mensch eine noch nicht geschlossene Operationswunde hat. In diesem Fall ist eine Körperpflege unter der Dusche nicht angebracht, da sie die Wundheilung gefährden würde. Die entsprechende Pflegeperson würde also auch unverantwortlich handeln, wenn sie diesem Menschen die Hilfestellung beim Duschen leisten würde. Sie darf dem Wunsch des zu Pflegenden nicht entsprechen, weil es gegen das gültige Fachwissen verstößt.

Die Verantwortlichkeit der Pflegeperson zeigt sich in diesem Fall darin, dass sie ihr Handeln gegenüber dem pflegebedürftigen Menschen rechtfertigt, d. h. ihm gegenüber begründet, warum sie seinem Wunsch nicht entsprechen kann. Sie kann auch Alternativen aufzeigen, z. B. eine Haarwäsche am Waschbecken oder ein Fußbad. Das fördert das Wohlbefinden des anderen ohne jedoch die Heilung der Wunde zu gefährden.

An diesem Beispiel wird zweierlei deutlich:
1. Verantwortliches Handeln in der Pflege bedeutet nicht automatisch, jeder Bitte oder jedem Bedürfnis eines anderen Menschen zu entsprechen. Handeln kann auch verantwortlich sein, wenn der Bitte des anderen nicht entsprochen wird. Unerläßlich für verantwortliches Handeln ist jedoch, dass die ausgesprochene oder unausgesprochene Frage des anderen ernst genommen wird. Dieses „Ernstnehmen" verlangt von der Pflegeperson, das eigene Handeln dem anfragenden Menschen gegenüber zu begründen bzw. zu rechtfertigen, sich also auf einen Dialog einzulassen.
Verantwortliches Handeln zeigt sich folglich in erster Linie in der Haltung der Pflegeperson, der grundsätzlichen Einstellung und Bereitschaft, sich vom pflegebedürftigen Menschen anfragen zu lassen und seine Fragen ernst zu nehmen.

2. Verantwortliches Handeln in der Pflege setzt pflegerisches Fachwissen voraus. Verantwortliches Handeln ist begründetes Handeln. Um Gründe für oder gegen pflegerische Handlungen angeben zu können, müssen Pflegepersonen Pflegewissen besitzen. Dieses Wissen ist auch die Voraussetzung dafür, in einem konkreten Fall mögliche Handlungsalternativen aufzeigen zu können.

Der Wissensaspekt des verantwortlichen Handelns zeigt sich konkret auch dort, wo eine Pflegeperson eine Handlung nicht ausführt, weil ihr das nötige Fachwissen fehlt.

Es ist „unverantwortlich" von einer Auszubildenden in einem Pflegeberuf, wenn sie z. B. einen Verbandwechsel ohne Kenntnis der Verbandtechnik, der Wundarten oder der Phasen der Wundheilung durchführt.

Der Anspruch, verantwortlich handeln zu wollen, verlangt in dieser Situation, die eigenen Grenzen zu erkennen und den Verbandwechsel von anderen Pflegepersonen durchführen zu lassen bzw. ihn unter der Anleitung einer erfahrenen Pflegeperson durchzuführen.

Die Übernahme von Verantwortung in der Pflege bedeutet, sich von der individuellen Situation des pflegebedürftigen Menschen ansprechen zu lassen und ihn als Mensch mit Wünschen, Bedürfnissen und Ressourcen zu respektieren.

Diese Sichtweise von Verantwortung betont den Aspekt der Wechselseitigkeit. Verantwortliches Handeln in der Pflege ist nicht auf ein bestimmtes Handeln gerichtet, sondern verlangt die grundlegende Bereitschaft (Haltung), auf den pflegebedürftigen Menschen einzugehen und sich im wechselseitigen Dialog über die jeweils beste „Antwort" in einer Situation zu verständigen, d. h. im gegenseitigen Austausch über eine mögliche, für alle Beteiligten nachvollziehbare, wünschenswerte, gute „Antwort" bzw. Handlung nachzudenken.

Verantwortung in der Pflege:
- Voraussetzung:
  - Handlung wird selbst ausgeführt,
  - Handlung ist eine autonome Entscheidung.
- Handeln ist begründbar aufgrund von pflegerischem Fachwissen,

- Bereitschaft, im Dialog mit pflegebedürftigen Menschen zu einer Entscheidung für eine Handlung zu kommen,
- grundlegende Haltung einer Pflegeperson.

9.3.4 Ethische Prinzipien für die Pflegepraxis

Die voranstehenden Ausführungen haben Verantwortlichkeit als Grundhaltung für Pflegepersonen beschrieben. Hieraus ergeben sich bereits einige Anforderungen, denen pflegerisches Handeln als Antwort auf die Situation des pflegebedürftigen Menschen entsprechen muss. Verantwortliches Handeln ist begründetes und begründbares Handeln. Hierzu können ▸ *ethische Prinzipien* einen wichtigen Beitrag leisten.

Wie bereits unter 9.1.2 beschrieben, sind ethische Prinzipien bzw. allgemeine Normen theoretische Werkzeuge der Ethik. Diese Prinzipien, die auch als Grundsätze bezeichnet werden, sind Richtlinien für menschliches Handeln. Sie können wesentlich dazu beitragen, moralisches bzw. gutes und richtiges Handeln zu begründen und den Prozess der moralischen Entscheidungsfindung unterstützen.

Prinzipien geben die Richtung an, die menschliches Handeln nehmen sollte, um gut und richtig zu sein. Sie dienen der Rechtfertigung bzw. Begründung von konkreten Normen oder Handlungsregeln. Viele, in der pflegerischen Berufsausübung geltenden Regeln bei der Pflege von Menschen lassen sich auf ethische Prinzipien zurückführen.

Darüber hinaus bieten Prinzipien eine Argumentationshilfe beim Austausch über ethische Probleme und tragen so dazu bei, einerseits die eigene Entscheidung zu begründen, andererseits im gemeinsamen Austausch mit anderen zu einer ethisch vertretbaren Entscheidung zu kommen.

Da Prinzipien jedoch sehr allgemein formuliert sind, machen sie keine Aussagen darüber, wie eine Handlung in einer konkreten Situation aussehen sollte, deshalb muss in der konkreten Situation jeweils geprüft werden, welches Prinzip auf welche Art und Weise zur Anwendung kommen kann.

Die konkrete Anwendung von Prinzipien kann zwischen den einzelnen Kulturen stark variieren. Selbst wenn Einigkeit über ein Prinzip, wie z. B. Wahrhaftigkeit besteht, kann es innerhalb verschiedener Kulturen durchaus unterschiedliche Auffassungen darüber geben, was als Lüge gilt und was nicht.

Auch sind Situationen denkbar, in denen Prinzipien konkurrieren. Hier muss dann entschieden werden, welches Prinzip in dieser Situation größere Bedeutung hat.

Ethische Prinzipien fungieren als theoretische Werkzeuge, die die Richtung menschlichen Handelns aufzeigen, damit es als gut und richtig gelten kann. Sie tragen dazu bei, Handeln zu begründen und in problematischen Situationen zu einer guten und richtigen Entscheidung zu kommen.

Die amerikanische Pflegewissenschaftlerin Sara T. Fry (1995) erachtet folgende ethische Prinzipien als für die pflegerische Berufsausübung wichtig und hilfreich:

- Autonomie,
- Wohltätigkeit,
- Gerechtigkeit,
- Aufrichtigkeit,
- Loyalität.

Diese Prinzipien und ihre Bedeutung für pflegerisches Handeln werden im Folgenden näher beschrieben.

Autonomie

Das Prinzip der Autonomie bezieht sich auf die Freiheit des Menschen, willentlich zu denken und zu handeln. Die zwei Aspekte der Autonomie werden entsprechend als Willensfreiheit und Handlungs- bzw. Entscheidungsfreiheit bezeichnet.

Unter Willensfreiheit wird dabei die innere Fähigkeit des Menschen verstanden, überhaupt wählen zu können bzw. einen Zustand von selbst anzufangen.

Der Mensch hat die Freiheit, sich in einem Prozess der Reflexion mit den Gegebenheiten auseinanderzusetzen und sie entweder gutzuheißen oder sie zu verwerfen und auf ihre Veränderung hinzuwirken.

Die Handlungsfreiheit ist immer dann gegeben, wenn unter mehreren Möglichkeiten eine gewählt werden kann. In diesem Zusammenhang gilt auch Nicht-Handeln als Handeln.

Der Begriff Autonomie leitet sich ab von den griechischen Worten „autos„ = „selbst" und „nomos„ = „Gesetz". Ein autonomer Mensch zu sein heißt demzufolge, freie Entscheidungen bezüglich des eigenen Lebensweges zu treffen und dabei Rücksicht auf die autonomen Entscheidungen anderer Menschen zu nehmen.

Der Respekt vor der Autonomie eines Menschen ist abgeleitet von der Tatsache, dass alle Menschen einen bedingungslosen Wert an sich haben, wie es auch Immanuel Kant im zweiten Teil seines Kategorischen Imperativs ausdrückt (s. a. 9.2.2 Normative Ethik).

Respekt vor der Autonomie anderer Menschen heißt, den Willen des anderen bei Entscheidungen einzubeziehen und zu respektieren. Grundsätzlich bedeutet die Achtung des Prinzips der Autonomie auch, vor jeder Handlung, die Auswirkungen auf einen anderen Menschen hat, ihn darüber zu informieren und sein Einverständnis einzuholen.

In der Geschichte der Betreuung kranker und pflegebedürftiger Menschen ist mit diesem Prinzip nicht immer verantwortungsvoll umgegangen worden. Häufig kam hier ein Modell zum Tragen, das dem kranken Menschen die Rolle des Kindes, der Krankenschwester die Mutter- und dem behandelnden Arzt die Vaterrolle zuschrieb. „Mutter" und „Vater" des kranken Menschen wussten am ehesten, was für ihn, das „Kind", das Beste war. Entsprechend wenig wurden die „Kinder" in Entscheidungen bezüglich ihrer medizinischen und pflegerischen Therapie einbezogen. Viele Patienten ordneten sich ohne Widerspruch dieser Rollenzuschreibung unter.

Heute hat dieses, auch als „parentalistisch" bezeichnete Modell seine Tragfähigkeit und Gültigkeit eingebüßt, nicht zuletzt deshalb, weil immer mehr kranke und pflegebedürftige Menschen verständlicherweise auf ihr Informations- und Mitspracherecht bei Entscheidungen, die ihr Wohlbefinden betreffen, bestehen.

Besondere Relevanz für die Pflege hat das ethische Prinzip der Autonomie deshalb, weil Pflegepersonen in ihrer pflegerischen Praxis häufig mit Situationen konfrontiert werden, in denen die Willens- und Entscheidungsfreiheit von pflegebedürftigen Menschen eingeschränkt sein kann. In diesem Fall erfährt das Prinzip Autonomie Grenzen. Dies ist z. B. der Fall, wenn:

- ein pflegebedürftiger Mensch über zu wenig Informationen verfügt, um eine Entscheidung treffen zu können,
- die Willens- und Entscheidungsfreiheit eines Menschen eingeschränkt ist z. B. durch eine psychische Erkrankung oder die besondere psy-

chische Situation, die sich aus der Auseinandersetzung mit einer schwerwiegenden Erkrankung ergibt,

- die Willens- und Entscheidungsfreiheit z.B. bei komatösen Patienten ganz fehlt.

Auch bei der Pflege von Kindern sind dem Prinzip Autonomie Grenzen gesetzt, da die Willens- und Entscheidungsfähigkeit eng an die Reife der Persönlichkeit und damit an das Alter gekoppelt sind. Je jünger ein Kind ist, desto weniger wird es in der Regel als in der Lage betrachtet, autonome Entscheidungen zu treffen. In diesen Fällen treten die Eltern als Entscheidungsträger auf; der volle rechtliche Anspruch auf eigenständige Entscheidungen beginnt erst mit der Vollendung des 18. Lebensjahres.

Dies schließt jedoch nicht aus, dass auch jüngere Kinder dem Reifegrad ihrer Persönlichkeit entsprechend in Entscheidungen, die ihr Wohlbefinden betreffen, einbezogen werden sollten. Wenngleich es wohl problematisch sein kann, Kindern die eigenständige Entscheidung zu überlassen, ob sie sich einer Chemotherapie unterziehen wollen oder nicht, können auch jüngere Kinder durchaus in der Lage sein, z.B. die Entscheidung zu treffen, ob sie lieber im Krankenhaus oder zu Hause gepflegt werden wollen.

In jedem Fall sollte der Wunsch des Kindes Berücksichtigung finden, was auch hier bedeutet, dass die relevanten Informationen in einer für Kinder verständlichen Sprache vermittelt werden.

Aus dem Einbeziehen der Willens- und Entscheidungsfreiheit haben sich zwei Konzepte in der Medizin und auch der Pflege entwickelt, die in konkreten Situationen die Handhabung der Einwilligung erleichtern können: die „wirksame Einwilligung" und die „mutmaßliche Einwilligung".

Wirksame Einwilligung

Die wirksame Einwilligung eines Menschen in Maßnahmen der Pflege und Therapie, die auch als sog. „informed consent" bezeichnet wird, gilt nicht nur für die Teilnahme an Forschungsvorhaben, sondern auch für die Einwilligung in die pflegerische Betreuung und Behandlung.

Wer eine Entscheidung treffen soll bzw. seine Zustimmung zu etwas geben soll, benötigt Informationen darüber, was zu tun beabsichtigt ist und mit welchen Konsequenzen gerechnet werden muss. Deshalb ist ein sorgfältiges In-

formieren über die möglichen Schritte eine wesentliche Voraussetzung für eine wirksame Einwilligung.

Konkret bedeutet dies, dass dem betroffenen Menschen alle relevanten Informationen gegeben werden, damit er in die Lage versetzt wird, eine echte Entscheidung über das weitere pflegerische Vorgehen zu treffen. Dabei müssen mögliche Sachverhalte und Alternativen in einer für ihn verständlichen Sprache präsentiert werden.

Das bedeutet auch, dass hier auf keinen Fall eine Fachsprache verwendet werden darf (s.a. Kap. 10). Gegebenenfalls kann man sich rückversichern, indem der betroffene Mensch aufgefordert wird, den Sachverhalt in seinen eigenen Worten zu wiederholen. So kann man sichergehen, dass er ihn verstanden hat.

In konkreten Situationen muss auch die jeweilige psychische Situation eines Menschen berücksichtigt werden: Schwierige private Situationen oder auch die Mitteilung einer schwerwiegenden medizinischen Diagnose bedeuten häufig auch eine vorübergehende Einschränkung der Entscheidungsfähigkeit.

Hier ist es oftmals angebracht, die Entscheidung zu vertagen, da sie in diesen Fällen am tatsächlichen Bedürfnis des betroffenen Menschen vorbeigeht, wenn er aktuell oder vorübergehend nicht in der Lage ist, eine autonome Entscheidung zu treffen.

Wie eng die Willens- und Entscheidungsfähigkeit eines Menschen mit seiner umfassenden und verantwortlichen Information verbunden ist, zeigt folgendes Beispiel:

Herr Gardek ist 70 Jahre alt, verheiratet und Rentner. Seine Ehe blieb kinderlos. Frau Gardek leidet seit mehreren Jahren an einer Depression, die medikamentös gut eingestellt ist, von Zeit zu Zeit jedoch in eine akute Phase übertritt. Herr Gardek liebt seine Frau sehr und fühlt sich für sie verantwortlich.
Vor 4 Wochen hat Herr Gardek bei der Miktion zum ersten Mal Blut im Urin bemerkt. Sein Urologe überweist ihn ins Krankenhaus, wo bei einer Blasenspiegelung mit Gewebeentnahme ein Blasen-Carcinom festgestellt wird. Der behandelnde Arzt klärt Herrn Gardek über seine Diagnose auf und informiert ihn

gleichzeitig darüber, dass die einzig mögliche kurative Therapie in der Entfernung der Harnblase mit anschließender Anlage einer künstlichen Urinableitung (Urostomie) mit Beutelversorgung besteht.

Herr Gardek ist nach dem Gespräch sehr deprimiert. Seine spontane Reaktion ist: „Sie können alles mit mir machen, aber einen Beutel am Bauch will ich auf keinen Fall". Er fragt sich auch, wie er seiner Frau die Diagnose mitteilen soll, ohne dass sie erneut in eine depressive Phase hineinrutscht.

Seine Sorgen und Befürchtungen äußert er gegenüber der für ihn zuständigen Pflegeperson, die nach den Gründen für seine ablehnende Haltung gegenüber dem Eingriff fragt und ihm aufmerksam zuhört. Sie vermutet, dass seine ablehnende Haltung auf mangelndes Wissen über die Möglichkeiten der Stomaversorgung zurückzuführen ist.

Zusammen mit Herrn Gardek beschließt sie, ihm verschiedene Stomaversorgungssysteme zu zeigen, damit er genauer einschätzen kann, wofür bzw. wogegen er sich entscheidet. Sie macht ihm auch deutlich, dass seine Entscheidung, unabhängig davon, wie sie letztendlich ausfällt, in jedem Falle respektiert wird.

Herr Gardek nutzt das Angebot der Pflegeperson und entschließt sich nach einigen Tagen, die Blasenentfernung durchführen zu lassen.

Mutmaßliche Einwilligung

Die mutmaßliche Einwilligung, der sog. „proxy consent", tritt dann in Kraft, wenn keine Einwilligung vom betroffenen Menschen eingeholt werden kann. Dies ist z. B. der Fall, wenn eine psychische Erkrankung (Manie, Depression etc.), ein Koma oder ein apallisches Syndrom vorliegen. Andere Menschen treffen für den Pflegebedürftigen dann stellvertretend eine Entscheidung – und zwar so, dass nach dem mutmaßlichen Willen des betroffenen Menschen entschieden wird. Da ein grundlegendes ethisches Prinzip betroffen ist, werden hier alle an Pflege und Therapie beteiligte Personen sowie Angehörige oder wichtige Bezugspersonen eines Menschen für die Entscheidungsfindung herangezogen.

Auch wenn in einem solchen Fall andere Menschen für den Betroffenen selbst die Entscheidung treffen müssen, bleibt es eine Entscheidung nach dem mutmaßlichen Willen des Betroffenen, die auf diese Weise den Respekt vor der Autonomie wahrt.

Den Zusammenhang zwischen Autonomie, Einwilligung sowie „Wirksame Einwilligung" (informed consent) und „Mutmaßliche Einwilligung" (proxy consent) zeigt **Abb. 9.6**.

Wohltätigkeit

 Das Prinzip „Wohltätigkeit" ist „die Verpflichtung Gutes zu tun und Leiden zu verhüten" (Fry 1995, S. 26).

Strenggenommen fallen hierunter die ethischen Prinzipien der „Benefizienz" und der „Non-malefizienz".

Der Begriff „Benefizienz" kommt aus der lateinischen Sprache und bedeutet „Wohltat". Hierunter werden Handlungen verstanden, die auf das Wohlergehen anderer Menschen abzielen. Das Prinzip der Benefizienz beschreibt eine moralische Verpflichtung, zum Wohl anderer Menschen zu handeln.

Pflegerisches Handeln zielt auf das Wohlergehen des pflegebedürftigen Menschen. Das bedeutet, dass alle pflegerischen Maßnahmen zum Wohl des zu pflegenden Menschen beitragen sollen. Was im Einzelnen das Wohl des pflegebedürftigen Menschen ausmacht, ist sehr individuell. Der ICN-Kodex konkretisiert dies in den vier grundlegenden Aufgaben pflegerischen Handelns:

- Gesundheit fördern,
- Krankheit verhüten,
- Gesundheit wiederherstellen und
- Leiden lindern.

Unter Non-malefizienz wird das Bewahren vor Schaden verstanden. Der Begriff leitet sich ab aus dem Lateinischen und bedeutet „keinen Schaden zufügen". Pflegerisches Handeln soll so ausgerichtet sein, dass es dem pflegebedürftigen Menschen nicht schadet.

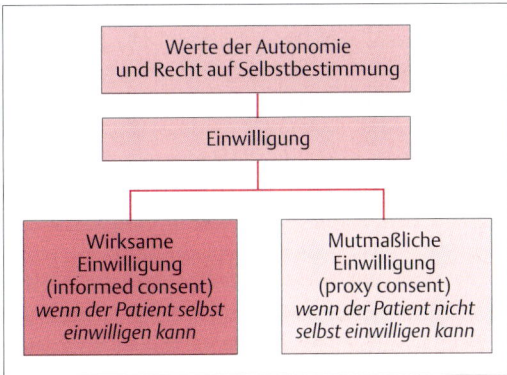

Abb. 9.6 Aspekte der Einwilligung

Beide Prinzipien verlangen von Pflegepersonen u.a., dass sie ihre Fachkenntnisse auf dem aktuellen Stand der Wissenschaft halten, um zum größtmöglichen Wohl des pflegebedürftigen Menschen beitragen zu können und Schaden durch wissenschaftlich überholte Pflegehandlungen zu vermeiden.

Ethische Prinzipien für die Pflegepraxis:
- zeigen Richtung für ethisches Handeln auf,
- begründen ein bestimmtes Handeln,
- sind Entscheidungshilfe,
- Autonomie: Willens- und Handlungsfreiheit achten, z.B. Informationspflicht,
- Wohltätigkeit: Schaden vermeiden und das Wohlergehen anstreben, z.B. Fachwissen aktualisieren.

Gerechtigkeit

Das Prinzip „Gerechtigkeit" geht zurück auf Aristoteles, der hierzu den Satz prägte: „Gleiches muss gleich, Ungleiches ungleich behandelt werden". Diese Ausführung ist eine formale Bestimmung der Gerechtigkeit, denn sie macht keine genaueren Angaben dazu, unter welchen Umständen zwei oder mehr Menschen als gleich oder ungleich gelten.

Hieraus lässt sich jedoch ableiten, dass Menschen nicht ungleich behandelt werden sollten, es sei denn, dass es wichtige Aspekte einer Situation gibt, die dies rechtfertigen. Die Frage bleibt: Was ist Gleichheit?

Der formale Aspekt dieser Aussage benötigt folglich eine Konkretisierung. Arndt (1996, S. 63) schlägt hierzu unter Bezug auf Beauchamp und Childress (1989) fünf Möglichkeiten gerechter Verteilung vor:
1. jeder Person das Gleiche,
2. jeder Person entsprechend individueller Bedürfnisse,
3. jeder Person entsprechend eigener Bemühungen,
4. jeder Person im Austausch für eigene Beiträge,
5. jeder Person nach den Gesetzen des freien Marktes.

Das Prinzip der Gerechtigkeit ist überall dort von besonderer Bedeutung, wo knappe Ressourcen gerecht verteilt werden sollen. Ein aktuelles Problem, das unter dem Prinzip der Gerechtigkeit diskutiert wird, ist beispielsweise die Verteilung von Organen zur Organtransplantation.

Bezogen auf die pflegerische Berufsausübung geht es bei der Diskussion über Gerechtigkeit um die gerechte „Verteilung" pflegerischer Dienstleistung. Fry hält hierfür die Zuteilung von pflegerischen Leistungen entsprechend den individuellen Bedürfnissen eines Menschen für angebracht.

Sie interpretiert das Prinzip Gerechtigkeit so, dass Menschen, die gleiche Pflegebedürfnisse haben auch gleiche Pflegeleistungen erhalten sollten. Ebenso sollten diejenigen, die größere Bedürfnisse haben, entsprechend mehr Pflegeleistungen erhalten.

Unter das Prinzip der Gerechtigkeit fällt auch die Tatsache, dass alle Menschen, unabhängig von ihrer Rasse, Kultur, Hautfarbe etc. den gleichen Zugang zu und den prinzipiell gleichen Anspruch auf pflegerische Leistungen erhalten sollten. Dieser Aspekt ist beispielsweise auch im ICN-Kodex beschrieben.

Aufrichtigkeit

Das Prinzip „Aufrichtigkeit" verpflichtet, die Wahrheit zu sagen, nicht zu lügen bzw. andere zu hintergehen. Es bezieht sich wesentlich auf die Kommunikation zwischen Menschen und damit natürlich auch auf die Gestaltung zwischenmenschlicher Beziehungen.

Auch das Prinzip der Aufrichtigkeit ist nicht nur in der Pflege von Bedeutung. Überall da, wo Menschen miteinander in Beziehung treten – auch im privaten Alltag, ist Aufrichtigkeit im Reden und Handeln wichtig.

In der beruflich ausgeübten Pflege treten Menschen auf einer professionellen Basis miteinander in Beziehung. Der Pflegeprozess als methodisches Handeln ist neben einem Problemlösungs- auch ein Beziehungsprozess (s.a. Kap. 6). Hierbei nimmt die interpersonale Kommunikation einen hohen Stellenwert ein. Sie ist wesentlich an der Gestaltung eines erfolgreichen Pflegeprozesses zwischen Pflegepersonen und pflegebedürftigen Menschen beteiligt.

Der Aufbau einer tragfähigen und vertrauensvollen Beziehung ist wiederum untrennbar verbunden mit der Aufrichtigkeit und Authentizität der Beziehungspartner, denn Vertrauen kann nur dort entstehen, wo sich die beteiligten Personen gegenseitig auf die Ehrlichkeit des anderen verlassen können.

Ist dies nicht der Fall, wird eine erfolgreiche und effiziente pflegerische Betreuung nur schwer bzw. überhaupt nicht möglich sein.

Das Prinzip der Aufrichtigkeit ist darüber hinaus eng mit dem Prinzip der Autonomie verbunden. Pflegebedürftige Menschen haben ein Recht darauf, umfassend und wahr über die sie betreffenden Dinge informiert zu werden, da das Treffen von Entscheidungen möglichst viele und richtige Informationen voraussetzt.

Hier können Schwierigkeiten mit dem Prinzip der Aufrichtigkeit für Pflegepersonen besonders dann entstehen, wenn es um die Aufklärung eines pflegebedürftigen Menschen hinsichtlich seiner medizinischen Diagnose geht. Die Aufklärungsverantwortung bzw. -pflicht liegt beim Arzt. Häufig kommt es hier zu der Situation, dass Pflegepersonen bereits früher als der pflegebedürftige Mensch über seine medizinische Diagnose informiert sind. Sie dürfen aber mit dem betroffenen Menschen von Rechts wegen nicht darüber sprechen, was zu inneren Konflikten führen und die Beziehung zum pflegebedürftigen Menschen beeinträchtigen kann.

▌ Loyalität

Das Prinzip „Loyalität" beschreibt die Verpflichtung, sich selbst oder anderen Menschen gegenüber treu zu bleiben. Loyalität kann beispielsweise gefordert sein gegenüber einer Regierung, einem Vorgesetzten oder auch gegenüber Berufskollegen.

Sich loyal gegenüber Berufskollegen zu verhalten, zeigt sich konkret beispielsweise in der Tatsache, dass vor pflegebedürftigen Menschen, deren Angehörigen oder Mitarbeitern anderer Berufsgruppen nicht schlecht über diese Kollegen gesprochen wird.

In der Pflege geht es aber nicht nur um die Loyalität gegenüber Mitarbeitern oder Vorgesetzten, sondern auch um die Verpflichtung zur Treue gegenüber dem pflegebedürftigen Menschen. Diese Verpflichtung ergibt sich aus der pflegerischen Beziehung und umfasst beispielsweise den vertraulichen Umgang mit Informationen von und über den pflegebedürftigen Menschen.

 Die Pflicht, solche Informationen vertraulich zu behandeln, wird auch als Berufsgeheimnis oder berufliche Schweigepflicht bezeichnet.

Die Bedeutung, die der Wahrung des Berufsgeheimnisses und der Schweigepflicht zugemessen wird, erkennt man auch daran, dass sie als grundlegende Pflicht in vielen pflegerischen Ethik-Kodizes beschrieben und in der Bundesrepublik Deutschland in § 203 des Strafgesetzbuches geregelt ist.

 Weitere ethische Prinzipien für die Pflegepraxis:
- Gerechtigkeit: Gleiches muss gleich, Ungleiches ungleich behandelt werden, z. B. Pflegeleistung je nach Pflegebedürftigkeit,
- Aufrichtigkeit: Nicht Lügen, die Wahrheit sagen, z. B. Grundlage für den Beziehungsprozess zwischen Pflegeperson und pflegebedürftigem Menschen,
- Loyalität: Treu zu jemandem stehen, z. B. Vertraulicher Umgang mit Informationen, „berufliche Schweigepflicht".

Die beschriebenen Prinzipien bestimmen die grundsätzliche Richtung pflegerischen Handelns. Als Grundsätze der Ethik tragen sie dazu bei, menschlichem Handeln eine gute und richtige Richtung zu weisen. Nicht immer ist es möglich, alle dieser Prinzipien in vollem Umfang im pflegerischen Handeln zu verwirklichen.

In manchen Situationen können auch mehrere Prinzipien betroffen sein, die miteinander konkurrieren, so dass die Wahl des guten und richtigen Handelns schwerfällt. Dennoch können sie eine wichtige Hilfe sein, wenn es darum geht, eigenes Handeln verantwortlich zu gestalten und zu begründen, wie in folgendem Beispiel:

 Herr Schmidt, 74 Jahre, ist verwitwet und seit dem Tod seiner Frau vor 6 Monaten im Alten- und Pflegeheim. Vor 3 Jahren erlitt er einen linkshirnigen Apoplex, der zu einer Hemiplegie der rechten Körperseite führte.

Bis zu ihrem Tod hatte seine Frau ihn zu Hause gepflegt. Herr Schmidt ist seit 15 Jahren an einem insulinpflichtigen Diabetes mellitus erkrankt und benötigt 2 × täglich eine Insulininjektion. Die Injektionen werden vom Pflegepersonal verabreicht, da Herr Schmidt aufgrund seiner Hemiplegie und einer Sehbehinderung durch eine diabetische Retinopathie die Einheiten an der Spritze nicht selbst ablesen kann.

Herr Schmidt kommt mit seiner veränderten sozialen Situation, dem Verlust und der Trauer um seine Frau sowie dem Umzug ins Alten- und Pflegeheim schlecht zurecht, was sich in einer aggressiven Grundhaltung und häufigen Beschwerden über das Essen, sein Zimmer und vor allem über die pflegerische Betreuung äußert.

Frau Hartmann hat vor 6 Wochen ihr Altenpflegeexamen erfolgreich bestanden und ist an diesem Wochenende die verantwortliche Pflegeperson für Herrn Schmidt. 30 Minuten vor dem Abendessen bereitet sie das Insulin für Herrn Schmidt vor und injiziert es. Bei der Dokumentation der Insulin-Injektion stellt sie fest, dass sie versehentlich die für morgens vorgesehene Insulinmenge injiziert hat.

Wie soll sich Frau Hartmann Ihrer Meinung nach verhalten? Welche ethischen Prinzipien sind betroffen?

9.4 Ethische Entscheidungsfindung

Wie unter 9.3.4 beschrieben, sind ethische Prinzipien ein wichtiges Hilfsmittel, um menschlichem Handeln eine moralisch richtige und gute Richtung zu geben. Die Problematik in konkreten Situationen ist häufig jedoch sehr komplex, d. h. es kommen mehrere Prinzipien zum Tragen oder es sind mehrere gleichrangige Werte betroffen.

Dennoch müssen auch in diesen moralisch problematischen Situationen Entscheidungen für oder gegen Handlungen getroffen werden.

 Die Fähigkeit, moralische Entscheidungen zu treffen, wird zu den wesentlichen Merkmalen einer professionellen Pflege gerechnet.

Bevor einige Hilfsmittel zur moralischen Entscheidungsfindung vorgestellt werden, soll zunächst geklärt werden, welche Merkmale ein Problem zu einem moralischen Problem machen.

Jegliches menschliche Handeln beruht – bewusst oder unbewusst – auf Werten. Die Wertvorstellungen eines Menschen haben sich über lange Zeit entwickelt und verfestigt, so dass eine deutliche Tendenz besteht, diese Werte im menschlichen Miteinander selbst zu praktizieren, aber auch von anderen Menschen einzufordern.

Da das Wertesystem von Mensch zu Mensch erhebliche Unterschiede aufweisen kann, ergeben sich hieraus möglicherweise Wertekonflikte (s.a. Kap.

9.1.1). In der beruflich ausgeübten Pflege sind es im Wesentlichen vier Problemfelder für moralische Konflikte:

1. Konflikte zwischen Pflegepersonen und pflegebedürftigen Menschen,
2. Konflikte innerhalb der pflegerischen Berufsgruppe,
3. Konflikte zwischen Pflegenpersonen und Angehörigen anderer Berufsgruppen,
4. Konflikte zwischen persönlichen und beruflichen Werten.

Moralische Konflikte unterscheiden sich von nichtmoralischen Konflikten dadurch, dass ein oder mehrere moralische Werte und Normen beteiligt sind, von denen nicht alle gleichzeitig im Handeln verwirklicht werden können. So entsteht Unsicherheit darüber, wie in dieser Situation richtig entschieden werden kann. Im Folgenden ein Beispiel für diesen Konflikt:

 Frau Zertel, 44 Jahre, ist verheiratet und hat 2 Kinder im Alter von 18 und 20 Jahren. Seit einiger Zeit fühlt sie sich schlapp und antriebslos. Hinzu kommt, dass ihre Monatsblutung in letzter Zeit sehr unregelmäßig ist und sie, obwohl objektiv keine Gewichtszunahme festzustellen ist, neuerdings Probleme hat, ihre Hosen und Röcke im Bund zu schließen.

Ihr Gynäkologe weist sie zur genaueren Abklärung in die örtliche Klinik ein. Dort wird nach einer Ultraschalluntersuchung eine Geschwulst am Eierstock festgestellt. Die bei der Laparotomie entnommene Gewebeprobe ergibt ein Ovarial-Carcinom, das bereits in das umliegende Gewebe metastasiert hat und als inoperabel eingestuft wird.

Der betreuende Arzt spricht zuerst mit Herrn Zertel über die Diagnose seiner Frau und erklärt ihm, dass seine Frau unheilbar erkrankt ist. Herr Zertel bittet den Arzt, seiner Frau die infauste Prognose nicht mitzuteilen, da Frau Zertels Mutter erst vor 2 Jahren nach langem Leiden an Brustkrebs verstorben ist. Herr Zertel möchte, dass seine Frau ihre letzten Monate unbeschwert verbringen kann. Er ist der Meinung, dass es seiner Frau noch schlechter ginge, wenn sie die Wahrheit erführe.

Der Arzt respektiert den Wunsch von Herrn Zertel. Frau Zertel ist zu diesem Zeitpunkt so schwach, dass sie ihre Körperpflege nicht selbständig durchführen kann. Bei der morgendlichen Hilfestellung fragt Frau

Zertel ihre Bezugspflegeperson: „Ich fühle mich so schwach und jetzt kann ich mich nicht einmal mehr selbst waschen. Wenn ich den Arzt frage, warum es mir so schlecht geht, habe ich das Gefühl, er weicht mir aus. Ich glaube, dass ich sterben muss. Das stimmt doch, Schwester, oder?"
Wie soll sich die zuständige Pflegeperson verhalten?

Um in einer solchen Situation Klarheit zu gewinnen, sollte man versuchen, das moralische Problem und den Kontext, in dem es auftritt, möglichst genau zu beschreiben, die beteiligten Werte und Prinzipien zu identifizieren und unter Einbezug aller Betroffenen und unter Zuhilfenahme ethischer Theorien und Prinzipien zu einer gemeinsamen und verantwortlichen Entscheidung zu kommen.

9.4.1 Stufenpläne

Ein wichtiges Hilfsmittel bei der Suche nach einer verantwortlichen Problemlösung können sogenannte Stufenpläne sein – auch als Bezugsrahmen für ethische Entscheidungsfindungen bezeichnet. Es gibt eine ganze Reihe unterschiedlicher Bezugsrahmen.

Allen gemeinsam ist, dass sie einen Rahmen bieten, der die systematische und methodische Herangehensweise an ein bestehendes moralisches Problem unterstützt. Sie tragen dazu bei, die aktuelle Problemsituation genau zu untersuchen, um möglichst alle relevanten Informationen und Interessen der beteiligten Personen offen zu legen.

Einige dieser Bezugsrahmen sind – ähnlich wie der Pflegeprozess – in Form eines Problemlösungsprozesses konzipiert (s. a. Kap. 6). Verena Tschudin (1988) und Marianne Arndt (1996) haben ihre Stufenmodelle zur ethischen Entscheidungsfindung ausdrücklich an die Schritte des Pflegeprozesses angelehnt. Im Folgenden wird das Modell von Verena Tschudin vorgestellt und erläutert.

▍ **Stufenplan für den ethischen Entscheidungsfindungsprozess**

▍ **Erster Schritt: Erkennen des Problems**

- Handelt es sich um ein aktuelles oder um ein potenzielles Problem?
- Wie ist das Problem entstanden?
- Weshalb ist es ein schwieriges Problem?
- Welche Fakten sind wichtig? Welche Fakten sind irrelevant oder unwichtig?

- Welche Werte sind in Frage gestellt?
- Weist das Problem Aspekte auf, die zur Aufwertung der Person eines Beteiligten beitragen, oder solche, die sich mit dem Gewissen von Beteiligten nicht vereinbaren lassen?
- Welches sind die Ansichten des Patienten? Was will er?
- Welche Personen sind direkt betroffen?
- Welche Rolle spielen die beteiligten Personen?
- Wie sieht jede einzelne Person das Problem?
- Welches sind die Erwartungen jeder Person bezüglich des Ergebnisses?
- Welche Personen haben eine Schlüsselposition?
- Wie sieht die allgemeine, pflegerische, medizinische und soziale Situation dieser Schlüsselperson(en) aus?
- Welche Aspekte lassen sich verändern, welche nicht?
- Lässt sich dieses Problem mit andern Situationen oder ähnlichen Fällen vergleichen?
- Welche weiteren wesentlichen Punkte sind zu berücksichtigen?

▍ **Zweiter Schritt: Planung**

- Welche Vorgehen sind möglich?
- Welches sind die kurzfristigen oder langfristigen Möglichkeiten?
- Welches sind die möglichen Folgen jedes Vorgehens?
- Wem wird geholfen?
- Inwiefern ist es überhaupt möglich, zu einem Ergebnis zu gelangen?
- Wird jemandem durch ein bestimmtes Ergebnis Schaden zugefügt? Wenn ja, wie?
- Ist das Problem mit einer einzigen Entscheidung größer oder ist anzunehmen, dass weitere Entscheidungen notwendig sein werden?
- Besteht ein zeitliches Limit?
- Welches ist die grundsätzliche Frage bei diesem Problem?
- Geht es um das Recht der Person oder um die Handlung (Deontologie)?
- Geht es darum, die Wünsche des Patienten zu respektieren?
- Geht es um berufliche Verantwortung?
- Welche ethischen Prinzipien stehen auf dem Spiel?
- Besteht ein Konflikt zwischen diesen Prinzipien oder überschneiden sie sich?
- Welches dieser Prinzipien ist das wichtigste?

- Geht es um die Folgen einer Handlung (Teleologie)?
- Geht es um die Frage, ob weiter behandelt werden soll oder nicht?
- Geht es um Werte, die einander widersprechen?
- Welche Werte sind wichtiger? Weshalb?
- Ist es eine Frage der beruflichen Beziehungen?
- Wird an eine Klausel der Berufsethik appelliert?
- Wird dadurch die Situation beeinflusst oder verändert?
- Ist ein Kompromiss möglich, oder muss das Problem durch einen entschiedenen Schritt gelöst werden?

Dritter Schritt: Ausführung
- Was soll getan werden?
- Wer tut es? Wann? Wie?

Vierter Schritt: Auswertung
- Ist das Problem durch die Entscheidung gelöst worden? Wenn nicht, weshalb nicht?
- Inwiefern hat die Lösung eines spezifischen Problems einen Einfluss auf das Verhalten in weiteren ähnlichen Fällen?
- Waren die Erwartungen realistisch? Wenn nicht, weshalb nicht?
- Waren nur einzelne Aspekte realistisch? Welche?
- Weshalb waren einzelne Aspekte nicht realistisch?
- Wenn wir noch einmal entscheiden müssten, würden wir wieder gleich entscheiden? Wenn nicht, weshalb nicht?
- Können wir sagen, dass die Entscheidung zur Mehrung des Guten beigetragen hat?
- Haben andere Leute von der ursprünglichen Entscheidung ebenfalls einen Nutzen gehabt?
- Waren, dank dieser Entscheidung, weitere ähnliche Entscheidungen leichter zu fällen?
- Ist irgendein Aspekt dieser ethischen Entscheidung zu einem universellen Gesetz geworden?

Das Modell systematisiert die ethische Entscheidungsfindung in den vier Schritten
1. Analyse,
2. Planung,
3. Durchführung und
4. Evaluation.

Innerhalb der einzelnen Phasen des Modells formuliert Tschudin eine Reihe von Fragen, die helfen, das moralische Problem, die betroffenen Werte und Standpunkte der beteiligten Personen und Folgen möglicher Entscheidungen genau zu bestimmen.

In der Phase der Analyse wird die aktuelle problematische Situation so genau wie möglich beschrieben, damit das moralische Problem genau bestimmt und besser verstanden werden kann. Hierbei geht es darum, die vom Konflikt betroffenen Personen, deren Interessen, Meinungen und Standpunkte zu identifizieren. Wichtig ist auch, die moralischen Aspekte auf der einen Seite, also z. B. die beteiligten Werte, und auf der anderen Seite die nicht-moralischen Aspekte, beispielsweise pflegerische und medizinische Tatsachen, aufzudecken.

In der Phase der Planung werden unter Einbezug ethischer Theorien und Prinzipien mögliche Handlungsalternativen und deren Folgen diskutiert. Hier kommen die unterschiedlichen Betrachtungsweisen der Ethik zum Tragen, die Diskussion ethischer Prinzipien oder auch die Rolle, die das Gewissen einzelner Betroffener in dieser Situation spielt. Am Ende der Planungsphase steht die Entscheidung für eine der möglichen Handlungsalternativen.

In der Phase der Durchführung wird die ausgewählte Handlungsalternative nach dem in der Planungsphase festgelegten Plan durchgeführt. Tschudin betont, dass die Entscheidung, die in der Planungsphase getroffen wurde, auch wirklich in der vereinbarten Art und Weise ausgeführt werden muss. Nur so kann eine effektive Bewertung der vereinbarten Handlung erfolgen.

Wie im Rahmen des Pflegeprozesses sieht Tschudin in ihrem Modell der pflegerisch-ethischen Beschlussfassung eine Phase der Evaluation vor. Hier werden sowohl der Prozess der Entscheidungsfindung als auch die Effizienz der ausgewählten Entscheidung hinsichtlich der Lösung des Problems beurteilt. Erfolgreiche Problemlösungen lassen sich auf zukünftige ähnliche moralische Probleme übertragen.

Bei nicht zufriedenstellenden Lösungen muss erneut nach einer Lösung gesucht, d. h. der Prozess erneut durchlaufen und fehlende bzw. zu wenig berücksichtigte Elemente ergänzt werden. Die sorgfältige Evaluation der Entscheidung und des Entscheidungsprozesses erleichtert nicht zwangsläufig die Lösung eines zukünftigen Problems, aber sie kann neue Entscheidungsprozesse erheblich erleichtern.

Stufenpläne bzw. Bezugsrahmen für ethische Entscheidungsfindungen sind Hilfsmittel, die den Prozess der Entscheidungsfindung strukturieren und systematisieren.

9.4.2 Kritische Würdigung des Einsatzes von Stufenplänen

Stufenpläne zur ethischen Beschlussfassung sind eine Methode, die dazu beiträgt, eine komplexe Situation – in diesem Fall ein moralisches Problem – möglichst genau zu untersuchen. Der große Vorteil liegt darin, dass ein zunächst wenig überschaubares Problem anhand konkreter Fragen exakt beschrieben und der Prozess der Problemlösung auf eine systematische, strukturierte und für alle beteiligten Personen nachvollziehbare Art und Weise erfolgt.

Die Entscheidung wird auf diese Weise nicht überflüssig, aber sie wird durch die Beteiligung der Betroffenen im wechselseitigen Austausch auf eine gemeinsame, breite Basis gestellt und zu einer begründeten, ethisch verantwortlichen Entscheidung.

Berücksichtigt werden muss jedoch, dass die von Tschudin vorgeschlagenen Fragen zur Identifikation des Problems sich nicht als abgeschlossene Liste verstehen. Sie können und müssen je nach Situation um relevante Fragen erweitert werden.

Auch lässt sich der gesamte Prozess der ethischen Reflexion nur schwer vollständig in einem Stufenplan abbilden. Er fungiert – wie auch der Pflegeprozess – als Methode, die der Einbindung in ethische Theorien und Prinzipien bedarf. Ein Stufenplan systematisiert lediglich den Rahmen der ethischen Entscheidung und gibt die Form des Prozesses, nicht jedoch die ethischen Prinzipien selbst vor.

Ethische Entscheidungsfindung:
- Entscheidungsfindung bei Wertekonflikten,
- wesentliche Fähigkeit einer professionellen Pflege,
- Stufenpläne ermöglichen systematische und strukturierte Problemlösung,
- Entscheidungsfindung wird nachvollziehbar.

Fazit: Die Ethik beschäftigt sich mit der systematischen und methodischen Beschreibung und Begründung von moralischen Werten und Normen. Werte sind Orientierungsstandards für menschliches Handeln. Sie werden von Normen geschützt, die als verbindliche Regeln das geordnete Zusammenleben von Menschen ermöglichen. Das Gewissen als persönliche moralische Instanz unterstützt das Abwägen zwischen Werten und Nichtwerten.

Theorien und Prinzipien der allgemeinen Ethik finden ihren Niederschlag in der Pflegeethik, die sich als angewandte Ethik mit dem moralischen Handeln von Pflegepersonen beschäftigt. Dabei hat im Zuge der Professionalisierungsbestrebungen der Pflegeberufe ein Wandel innerhalb der pflegeethischen Diskussion von der Betrachtung des moralischen Charakters der Pflegepersonen hin zum konkreten moralischen Handeln in der Beziehung zu pflegebedürftigen Menschen und deren Angehörigen stattgefunden. Wichtige Prinzipien, die sich auch in den pflegerischen Berufskodizes wiederfinden, sind Autonomie, Wohltätigkeit, Gerechtigkeit, Aufrichtigkeit und Loyalität.

Für die pflegerische Berufsausübung kommt dem Begriff „Verantwortung" bzw. „verantwortliches Handeln" zentrale Bedeutung zu. Pflegerisches Handeln, als „Antwort" auf ausgesprochene und unausgesprochene Fragen des pflegebedürftigen Menschen an die Pflegeperson, setzt die Bereitschaft zum Dialog in der pflegerischen Beziehung sowie pflegerisches Fachwissen voraus, um mit dem pflegebedürftigen Menschen gemeinsam zu einer tragbaren Entscheidung zu gelangen.

Hilfestellung im Prozess der moralischen Entscheidungsfindung können darüber hinaus Stufenpläne geben, die diesen Prozess strukturieren und systematisieren.

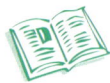

Abermeth, H.-D.: Ethische Grundfragen in der Krankenpflege. Vandenhoeck & Ruprecht, Göttingen 1989

Amelung, E. (Hrsg.): Ethisches Denken in der Medizin. Ein Lehrbuch. Springer-Verlag, Berlin 1992

Arend, A. van der: Pflegeethik. Ullstein Medical, Wiesbaden 1998

Arend, A. van der, C. Gastmans: Ethik für Pflegende. Verlag Hans Huber, Bern 1996

Arndt, M.: Ethik denken – Maßstäbe zum Handeln in der Pflege. Thieme, Stuttgart 1996

Arndt, M.: Spannungsfeld Arbeitsauftrag und medizinische Ethik. Die Pflegeberufe in der invasiven operativen Krankenhausroutine. Die Schwester/Der Pfleger 35 (1996) 7

Arndt, M.: Nurses's Medication Errors. An Interpretative Study of Experiences. Peter Lang GmbH, Frankfurt am Main 1994

Arndt, M.: Aus Fehlern lernen. Pflege 9 (1996) 12

Arndt, M., A. Bondolfi: Ein wissenschaftlicher Diskurs über Theorien der Moral und Ethik. Pflege 9 (1996) 26

Beauchamp, T. L., J. F. Childress: Principles of Biomedical Ethics, 4th ed., Oxford University Press, Oxford 1994

Benjamin, M., J. Curtis: Ethics in Nursing, 3rd ed., Oxford University Press, Oxford 1992

Bleses, H.: Ethik-Wertewandel in der Pflege oder das Grunddilemma der Krankenschwestern. Pflegemanagement 5 (1997) 10

Bondolfi, A.: Moralisch handeln in der Pflege. Einige Überlegungen aus ethischer Sicht. Pflege 9 (1996) 19

Elsbernd, A.: Zum Verhältnis von pflegerischem Wissen, pflegerischer Handlungsfreiheit und den Grenzen des Gehorsams der individuellen Pflegeperson. Pflege 7 (1994) 105

Elsbernd, A., A. Glane: Ich bin doch nicht aus Holz. Wie Patienten verletzende und schädigende Pflege erleben. Ullstein Mosby, Berlin 1996

Eser, A., M. von Lutterotti, P. Sporken (Hrsg.): Lexikon Medizin, Ethik, Recht. Darf die Medizin, was sie kann? Information und Orientierung. Herder, Freiburg im Breisgau 1989

Fischer, W.: Ist Ethik lehrbar? Zeitschrift für Pädagogik. 42 (1996) 17

Fry, S. T.: Ethik in der Pflegepraxis. Anleitung für ethische Entscheidungsfindungen. Deutscher Berufsverband für Krankenpflege (DBfK), Eschborn 1995

Grundgesetz mit Umsetzung des Maastricht-Vertrages, Menschenrechtskonvention, Asylrechtsform, Parteiengesetz, 30. Aufl., Beck, München 1993

Heffels, W.: Förderung der ethisch-moralischen Kompetenz von Pflegepersonen in Pflegebildungseinrichtungen. Pflegepädagogik 8 (1998) 8

Höffe, O. (Hrsg.): Lesebuch zur Ethik. Philosophische Texte von der Antike bis zur Gegenwart. Beck, München 1998

Höffe, O. (Hrsg.): Lexikon der Ethik, 5., neubearb. u. erw. Aufl., Beck, München 1997

Kruse, T., H. Wagner (Hrsg.): Ethik und Berufsverständnis der Pflegeberufe. Springer-Verlag, Berlin 1994

Laga, Dr. G.: Pflegeethik – Ein Überblick über die Diskussion im angelsächsischen Bereich. Pflegepädagogik 5 (1995) 12

Norberg, A.: Entscheidung für Ethik – aber für welche? Krankenpflege/Soins infirmiers Heft 5 (1994) 10

Pieper, A.: Einführung in die Ethik, 3. Aufl., Tübingen 1994

Raven, U.: Handlungskompetenz in der Pflege und ihre Bedeutung für die Professionalisierung des Berufsfeldes. Pflege 8 (1995) 347

Richardson, J., I. Webber: Ethische Aspekte der Kinderkrankenpflege. Ullstein Medical, Wiesbaden 1998

Sass, H.-M. (Hrsg.): Ethik und öffentliches Gesundheitswesen. Ordnungsethische und ordnungspolitische Einflussfaktoren im öffentlichen Gesundheitswesen. Springer-Verlag, Berlin 1998

Schnepp, W., W. Scharf, S. Schoppmann, R. Wippermann: Pflegeforschung in der Psychiatrie. Ullstein Mosby, Berlin 1997

Schreiner, P.-W.: Ethik und Berufsidentität in der Pflege – die Innenseite des Pflegenotstandes. Pflege 4 (1991) 4

Schreiner, P.-W.: Handeln begründen. Möglichkeiten und Grenzen medizinischer Ethik. Dr. med. Mabuse-Zeitschrift im Gesundheitswesen 21 (1996) 37

Seidl, E. (Hrsg.): Betrifft: Pflegewissenschaft. Beiträge zum Selbstverständnis einer neuen Wissenschaftsdisziplin. Verlag Wilhelm Maudrich, Wien 1993

Schweidtmann, W.: Berufsethik und Identität – auf dem Hintergrund einer veränderten Rollendefinition der Krankenpflege. Pflege 10 (1997) 4

Schwerdt, R.: Eine Ethik für die Altenpflege. Verlag Hans Huber, Bern 1998

Taubert, J.: Pflege auf dem Weg zu einem neuen Selbstverständnis. Berufliche Entwicklung zwischen Diakonie und Patientenorientierung. Mabuse-Verlag Wissenschaft, Frankfurt am Main 1990

Tschudin, V.: Ethik in der Krankenpflege. RECOM, Basel 1988

Watson, J.: Pflege: Wissenschaft und menschliche Zuwendung. Verlag Hans Huber, Bern 1996

Wittrahm, A.: Verantwortlich handeln lernen. Pflegepädagogik 6 (1996) 14

10 Kommunikation und Pflege

Anja Heißenberg

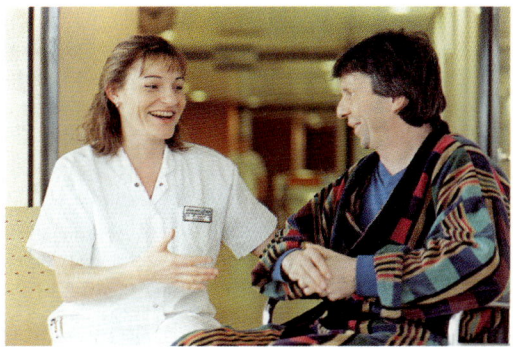

Schlüsselbegriffe

▸ *Verbale Kommunikation*
▸ *Nonverbale Kommunikation*
▸ *Kongruente Botschaft*
▸ *Inkongruente Botschaft*
▸ *Beziehung*
▸ *Kommunikationsstörung*
▸ *Aktives Zuhören*
▸ *Partnerzentriertes Gespräch*
▸ *Supervision*
▸ *Themenzentrierte Interaktion*

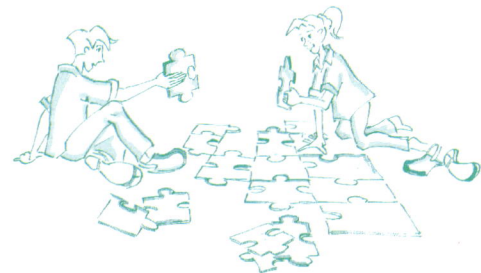

Einleitung

Kommunizieren ist eine grundlegende Tätigkeit jedes Menschen. Es ermöglicht den Informationsaustausch zwischen Menschen bezüglich Sachfragen, aber auch die Mitteilung von Stimmungen, Wünschen, Gefühlen und Bedürfnissen. Menschen treten über verbale und nonverbale Kommunikation zueinander in Beziehung.

Das gilt nicht nur im privaten Bereich, sondern auch für das berufliche pflegerische Handeln: Der Pflegeprozess ist sowohl ein Problemlösungs- als auch ein Beziehungsprozess, der nur dann erfolgreich verlaufen kann, wenn sich die beteiligten Personen einander mitteilen können.

Darüber hinaus erfordert auch die Kooperation im Team kommunikative Kompetenzen. Kommunikation ist jedoch ein sehr komplexes Geschehen und hierdurch sehr störanfällig. Nicht immer versteht der Gesprächspartner das Gesagte so, wie es gemeint ist. Die Folge hiervon sind Kommunikationsstörungen, die sich nicht nur auf den Informationsfluss, sondern auch auf die Beziehung zwischen den Gesprächspartnern auswirken können.

Sowohl im persönlichen als auch im beruflichen Bereich sind deshalb Kenntnisse über die verschiedenen Ausdrucksformen und möglichen Störfaktoren der Kommunikation unerlässlich. Mögliche Störfaktoren erkennen hilft, Kommunikationsstörungen zu vermeiden und trägt dazu bei, Kommunikationsabläufe und zwischenmenschliche Beziehungen effektiv und erfolgreich zu gestalten.

Das folgende Kapitel beschreibt die Grundlagen zwischenmenschlicher Kommunikation, gibt Hilfen zum Vermeiden von Kommunikationsstörungen und geht auf verschiedene Gesprächsarten und -formen des pflegerischen Alltags ein.

10.1 Kommunikation im täglichen Handeln

Als Kommunikation wird der Prozess der Informationsübertragung zwischen Individuen mittels sprachlicher (verbaler) und/oder nichtsprachlicher (nonverbaler) Ausdrucksmittel bezeichnet.

In einer hochtechnisierten Zeit findet Informationsaustausch als eine besondere Form auch zwischen Mensch und Maschine (als Hilfsmittel) statt. Ebenso haben Tiere eine spezielle Art der Kommunikation untereinander, sei es durch Gesten, Laute, Gerüche, etc., die den Artgenossen z.B. ihre Anwesenheit innerhalb eines bestimmten Territoriums mitteilen, um dadurch Machtansprüche geltend zu machen.

Im Zusammenhang mit der Pflege interessiert vor allem die Kommunikation zwischen Menschen. Diese Art der Kommunikation wird auch als interpersonale bzw. zwischenmenschliche Kommunikation bezeichnet.

 Kommunikation ist die Verständigung durch die Verwendung von Zeichen und Sprache. Sprache und Zeichen dienen der Übertragung und dem Austausch von Informationen.

Kommunizieren ist eine Tätigkeit, die von jedem Menschen in vielfältiger Form ständig ausgeübt wird. Und doch gibt es gleichzeitig kaum etwas im Leben, das so oft für Missverständnisse verantwortlich ist, wie eine missglückte Kommunikation.

Im menschlichen Zusammenleben erfüllt die Kommunikation vielfältige Aufgaben:

- Kommunikation ermöglicht den Austausch, die Vermittlung und die Aufnahme von Sachinformationen.
- Kommunikation ermöglicht den Austausch, die Vermittlung und die Aufnahme von Gefühlen, Empfindungen und Bedürfnissen.
- Kommunikation ermöglicht die Einflussnahme auf das Verhalten anderer Menschen und trägt so entscheidend zur Organisation menschlichen Zusammenlebens bei.

Ohne Kommunikation ist ein geregeltes Zusammenleben nicht denkbar. Sie bietet Menschen die Möglichkeit, ihre Bedürfnisse zu äußern und mit anderen Menschen in Kontakt zu treten, um z.B. Beziehungen einzugehen und aufrechtzuerhalten.

Dementsprechend kann Kommunikation als die Grundlage menschlicher Beziehungen bezeichnet werden. Deshalb ist Kommunikation auch eine Form der Interaktion zwischen Menschen. Dabei regelt die Sprache als Kommunikationsmittel zu einem wesentlichen Teil menschliches Zusammenleben.

Zwischenmenschliche Beziehungen sind auch die Grundlage zwischen Pflegeperson und Patient. Der Pflegeprozess ist sowohl ein Problemlösungs- als auch ein Beziehungsprozess.

Ein wesentliches Mittel zum Aufbau einer professionellen Beziehung zum hilfsbedürftigen Menschen ist die Kommunikation mit ihren verschiedenen Formen. Ohne Kommunikation ist das Pflegeprozessgeschehen nicht denkbar.

Aus diesem Grund ist kommunikative Kompetenz eine Voraussetzung für pflegerisches Handeln und im Weiteren auch die Grundlage des beruflichen Miteinanders.

10.2 Kommunikation als Regelkreis

Zwischenmenschliche Kommunikation umfasst mehrere Aspekte, die in ihrem Zusammenwirken als Regelkreis der Kommunikation dargestellt werden können (**Abb. 10.1**).

Zu diesen Aspekten gehören: der Sender einer Nachricht, die Kommunikationsmittel und Kommunikationskanäle, der Empfänger der Nachricht und das sog. „Feedback", die Antwort bzw. Reaktion des Empfängers auf die gesendete Nachricht. Der Sender vermittelt Informationen in Form einer Nachricht. Diese Informationen können auf unterschiedliche Art und Weise codiert bzw. verschlüsselt sein, d.h. er bedient sich zur Informationsweitergabe verschiedener Kommunikationsmittel.

Hierzu gehören vor allem das gesprochene und/oder das geschriebene Wort, z.B. in Form von Zeitungsartikeln, Briefen, Gedichten etc. Zu den Kommunikationsmitteln werden aber auch Gemälde, Bilder, Morsezeichen oder etwa die Blindenschrift gerechnet.

Je nach gewähltem Kommunikationsmittel wird ein entsprechender Kommunikationskanal aktiviert.

Das gesprochene Wort wird beispielsweise über den Kommunikationskanal „Hören" aufgenommen. Setzt der Sender neben der Sprache in Form von Gestik, Mimik oder Körperhaltung zusätzliche Kommunikationsmittel ein, spricht er den Empfänger in diesem Moment nicht nur über den Kommunikationskanal „Hören" sondern auch über das „Sehen" an.

Wichtig ist hierbei, dass der Sender für die Übermittlung seiner Nachricht ein Kommunikationsmittel wählt, das der Empfänger auch verstehen kann. Der Empfänger kann die Nachricht nur decodieren, bzw. entschlüsseln, wenn er in der Lage ist, den Code des Senders zu verstehen. Wird beispielsweise von einem Sender eine Nachricht in deutscher Sprache gesendet, muss er sicher sein, dass der Empfänger seiner Nachricht die deutsche Sprache versteht. Gleiches gilt für das Senden von Nachrichten mit vielen „Fremdwörtern" bzw. spezifischen Fachausdrücken.

Hat der Empfänger die Nachricht decodiert und aufgenommen, teilt dieser im Idealfall dem Sender wörtlich mit, wie er die Nachricht verstanden hat. Durch dieses sog. „Feedback" (Rückmeldung), kann der Sender erkennen, ob die Botschaft in seinem Sinne angekommen ist. Aber auch Gestik und Mimik, z.B. ein fragender Gesichtsausdruck, kann dem Sender einer Nachricht mitteilen, ob und wie seine Aussage vom Empfänger verstanden worden ist. In dem Moment, in dem der Empfänger das Feedback sendet, wird auch er zum Sender einer Nachricht unabhängig davon, ob diese Reaktion sprachlich oder nichtsprachlich, eindeutig oder uneindeutig gezeigt wird.

Im Regelkreis der Kommunikation erzeugt das Verhalten des Senders wiederum Verhalten (Reak-

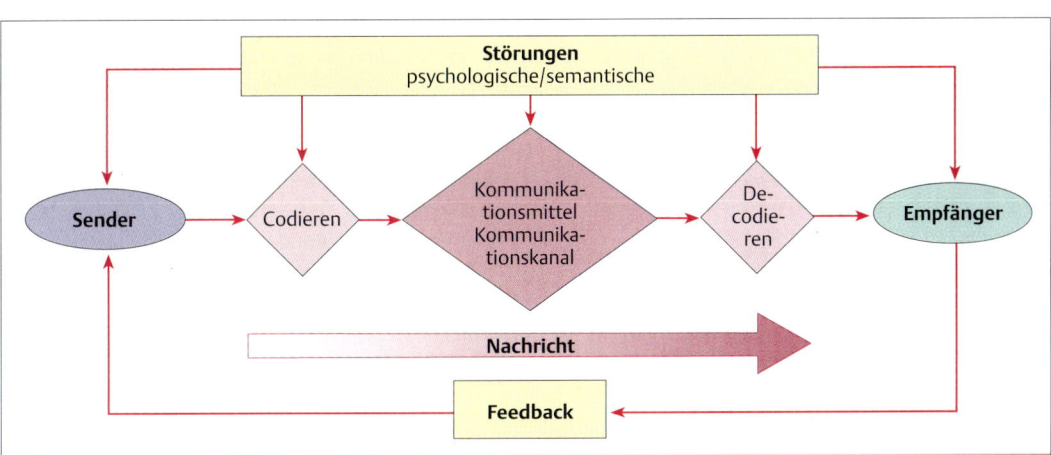

Abb. 10.1 Regelkreis der Kommunikation

tionen) des Gesprächspartners. Der Philologe und Psychologe Watzlawick, der sich u. a. mit menschlicher Kommunikation beschäftigte, formulierte hierzu folgenden Grundsatz: „Jedes Verhalten erzeugt ein Gegenverhalten!"

Hierdurch schließt sich der Regelkreis und beginnt von neuem. In allen Sequenzen verbergen sich mögliche Störfaktoren, die den Regelkreis der Kommunikation behindern können. Insbesondere im Bereich der Codierung und Decodierung können Missverständnisse auftreten, da diese Bereiche den Gesprächspartnern viel Gestaltungsfreiheit erlauben. Die Ursachen für mögliche Störungen sind vielseitig: sie können sowohl im semantischen als auch im psychologischen Bereich, also der Wahrnehmung liegen. Semantische Störungen stehen häufig im Zusammenhang mit dem gewählten Kommunikationsmittel. Wenn Sender und Empfänger einer Nachricht nicht dieselbe Sprache sprechen oder ein Vokabular gewählt wird, das dem Empfänger nicht vertraut ist, kann die gesendete Nachricht nicht entschlüsselt werden. Gleiches gilt für Nonverbale Kommunikationsmittel wie Mimik, Gestik, etc., die z. B. in verschiedenen Kulturen unterschiedliche Bedeutung haben.

Psychologische Störungen des Regelkreises hängen i. d. R. mit der psychischen Verfassung des Senders oder Empfängers einer Nachricht zusammen. Eine wichtige Rolle spielt hierbei auch die bestehende Beziehung zwischen den Kommunikationspartnern. Kommunikation wird beeinflusst von den verschiedenen Beziehungen (Rollen und Erwartungen, berufliche Positionen) von Menschen zueinander, aber Kommunikation beeinflusst auch die Gestaltung von Beziehungen.

Im Regelkreis der Kommunikation bedienen sich Sender und Empfänger verschiedener Kommunikationsmittel und -kanäle, um sich zu verständigen. Um eine gesendete Nachricht verstehen zu können, muss der Code des Senders vom Empfänger decodiert werden. Gelingt dieses nicht, kann es zu Kommunikationsstörungen kommen.

Interpersonale Kommunikation:

- Aufgaben: Kommunikation von Sachinformationen, von Informationen über Gefühlszustände,
- wesentliches Mittel zum Aufbau einer professionellen Beziehung zum Patienten,

- Kommunikation geschieht in einem Regelkreis (Feedback-Schleife),
- Kommunikation kann gestört sein → Missverständnis.

10.3 Formen der Kommunikation

Bis ca. 100.000 – 50.000 Jahren v. Chr. waren die Menschen nicht in der Lage, sich mit Worten differenziert auszudrücken. Sie verwendeten andere Formen der Kommunikation, die vermutlich den Ausdrucksformen der Tiere ähnelten. Die Frage nach dem Alter der Sprache, ist bis heute noch nicht vollständig geklärt. So wird heute davon ausgegangen, dass z. B. bereits die Neandertaler sich durch mehr als reine Grunzlaute miteinander verständigten.

Ferner wird vermutet, dass die Sprache eine Weiterentwicklung und Differenzierung von Lauten und deren Bedeutung ist und zusammen mit entsprechenden Verhaltensweisen ausgeprägt wurde. Heute verfügt der Mensch durch verbale (sprachliche) und nonverbale (nicht-sprachliche) Ausdrucksmöglichkeiten über zwei Hauptformen der Informationsübertragung. Auf die verschiedenen Ausdrucksformen und ihre Bezüge zueinander wird in den folgenden Teilkapiteln eingegangen.

10.3.1 Verbale Kommunikation

Zur ▸ *verbale Kommunikation* wird das gesprochene, das geschriebene und auch das vertonte Wort gezählt. Sprache und Stimme eines Menschen als Träger der verbalen Kommunikation spielen eine entscheidende Rolle.

Die verbale Kommunikation wird auch als digitale Kommunikation bezeichnet. Sprache ist die differenzierteste Möglichkeit, sich ganzheitlich darzustellen. Kinder erwerben das Sprachverständnis etwa im zweiten, das Sprachvermögen im dritten Lebensjahr. Ob die Fähigkeit des Spracherwerbs genetisch bedingt ist, wird bis heute kontrovers diskutiert.

Gesichert ist dagegen die Tatsache, dass Menschen ein gewisses sprachliches Umfeld benötigen, um sprechen zu lernen. Um herauszufinden, welche Nationalsprache isolierte Menschengruppen erlernen würden, wurden um das 15. Jahrhundert von dem schottischen König James IV. recht unmenschliche Versuche durchgeführt. Die isolierten Menschen entwickelten aber wider Erwarten eine ganz eigene

Laut- und Zeichensprache. Daraus kann zum einen geschlossen werden, dass Menschen in Gruppen eine Art Sprache als Kommunikationsmittel entwickeln, dass aber zum Erlernen einer bestimmten Nationalsprache ein entsprechendes sprachliches Umfeld nötig ist.

Das soziale Umfeld wirkt sich auf Art und Umfang des Wortschatzes aus. Dieser wird unterschieden in einen aktiven Wortschatz, also Wörter, die von einem Menschen in Sprache und Schrift verwendet werden, und einen passiven Wortschatz, d. h. Wörter, die lediglich verstanden werden. Eine erfolgreiche Kommunikation ist allerdings auch abhängig vom Sprachcode, den eine Person aufgrund von Erziehung und sozialer Umgebung erfahren hat. Wissenschaftler unterscheiden diesbezüglich den restringierten vom elaborierten Sprachcode.

Der restringierte Sprachcode ist u.a. gekennzeichnet durch geringe Ausdrucksalternativen und eine bildliche Darstellung von Sachverhalten. Der elaborierte Sprachcode zeichnet sich demgegenüber aus durch einen differenzierten Wortschatz und die Fähigkeit, abstrakte Sachverhalte verbal darstellen zu können.

Innerhalb einer Landessprache werden zudem häufig Dialekte gesprochen. Im Deutschen finden sich z.B. bayerisch, hessisch, plattdeutsch etc., die je nach Situation zum Gelingen aber auch Misslingen von Kommunikationsabläufen beitragen können. Sprache und Wortschatz variieren z.B. aber auch zwischen einzelnen Berufsgruppen. Hier werden häufig sogenannte „Fachsprachen" gesprochen, da die Alltagssprache mit ihren regionalen und sprachlichen Varianten und individuellen persönlichen Prägungen einer fachlichen Verständigung nur begrenzt gerecht werden kann (s.a. Band II, Kap. 4).

Eine Fachsprache dient dem effizienten und ökonomischen Informationsaustausch innerhalb bzw. zwischen Berufsgruppen. Ein Ansatz einer einheitlichen Fachsprache in der Pflege ist die Anwendung von Pflegediagnosen (s.a. Kap. 7).

So sehr die Fachsprache in der Kommunikation zwischen Berufsangehörigen und im Rahmen der Professionalisierung der Pflegeberufe von Nutzen ist, darf sie als Kommunikationsmittel jedoch nur in Situationen verwendet werden, in denen beide Kommunikationspartner diesen Sprachcode verstehen. In der Kommunikation zwischen Pflegepersonen und hilfsbedürftigen Menschen sollte sie deshalb nicht eingesetzt werden, da zunächst davon ausgegangen werden muss, dass diese als „Empfänger der Pflege" die Fachsprache nicht beherrschen.

 Die sprachlichen Aspekte Sprachcode, Dialekt und Fachsprache können zu Kommunikationsstörungen führen, wenn die Sprache (das Kommunikationsmittel) beim Empfänger nicht decodiert werden kann.

Die Fähigkeit, die Stimme einzusetzen, ist abhängig von anatomischen und physiologischen Voraussetzungen und entwickelt sich durch Erziehung, Gewohnheiten und Erfahrungen. Ihr Einsatz kann trainiert werden. Sie dient als natürliches Kommunikationsmittel des gesprochenen Wortes und besitzt eine starke Ausdruckskraft. Sie kann beim Gesprächspartner gewollte aber auch ungewollte Empfindungen auslösen.

Der Klang einer Stimme wird als tief, hoch, rauh, nasal, hell, sanft etc. beschrieben. Ferner vermitteln Aspekte wie Geschwindigkeit und Rhythmus dem Empfänger Informationen über die Befindlichkeit des Senders.

 Einen Menschen, dessen Stimme in den Ohren des Empfängers ungewöhnlich hoch klingt, durch schnelle Sprechgeschwindigkeit gekennzeichnet ist, einen unregelmäßigen Rhythmus hat, wobei vielleicht sogar Wortsilben verschluckt werden, wird der Empfänger wahrscheinlich als aufgeregt interpretieren, selbst dann, wenn die verwendeten Worte sehr sachlich sind.

Auch die Betonung der einzelnen Worte kann die eigentlichen Gedanken des Senders verraten. Je nach der Beziehung der beiden Kommunikationspartner kann die Stimme unterschiedliche Empfindungen auslösen, wie z.B. Verärgerung, Betroffenheit oder auch Besorgnis. Welche Ausdruckskraft allein die Stimme im Rahmen der verbalen Kommunikation hat, wird besonders beim Telefonieren deutlich, da hier die optische Wahrnehmung des Gesprächspartners vollständig entfällt.

10.3.2 Nonverbale Kommunikation

 Die ▸ *nonverbale Kommunikation* bezieht sich auf die Körpersprache und wird über Körperhaltung, Mimik und Gestik ausgedrückt.

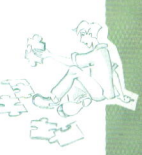

Aber auch Gegenstände, wie etwa ein Blumenstrauß als Zeichen der Zuneigung, haben zu entsprechenden Anlässen eine eigene Aussagekraft.

Etwa 65 % des Kommunikationsablaufes erfolgen über den Einsatz von Körpersprache, die i. d. R. unbewusst vonstatten geht. Die Körpersprache hat also einen wesentlichen Anteil an der zwischenmenschlichen Kommunikation. Wird diese Tatsache im Gespräch beachtet und werden die nonverbalen Signale in der Kommunikation berücksichtigt, kann Missverständnissen vorgebeugt werden.

 Körpersprache qualifiziert die verbale Kommunikation zusätzlich und gibt Aufschluss über Gefühle und Beziehung der Gesprächspartner zueinander.

Die Körperhaltung eines Menschen bestimmt ganz wesentlich den Eindruck, den dieser bei einem anderen hinterlässt. Häufig ist die Körperhaltung Ausdruck der emotionalen Stimmung eines Menschen. Da die „äußere Haltung" Rückschlüsse auf die „innere Haltung" eines Menschen zulässt, wird sie auch als „Spiegel der Seele" bezeichnet.

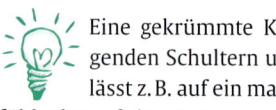 Eine gekrümmte Körperhaltung mit hängenden Schultern und eingezogenem Kopf lässt z. B. auf ein mangelndes Selbstwertgefühl oder auf eine momentane Niedergeschlagenheit schließen. Demgegenüber drückt eine gerade Haltung mit erhobenem Kopf und straffen Schultern eher positives Selbstwertgefühl oder eine momentan gehobene Stimmung aus (**Abb. 10.2**).

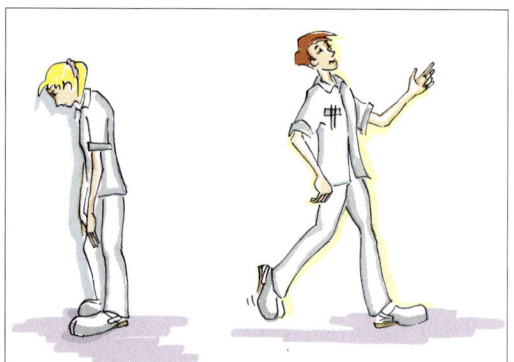

Abb. 10.2 Selbstwertgefühl

Damit wird deutlich, dass die Art der Körperhaltung im Rahmen der Kommunikation ebenfalls Informationen bzw. Nachrichten übermittelt.

Unter dem Begriff Gestik werden alle menschlichen Gebärden zusammengefasst. Vor allem die Bewegungen der Arme und Hände begleiten die verbale Kommunikation. Sie werden auch als Ausdrucksbewegungen bezeichnet und können zur Verstärkung des gesprochenen Wortes eingesetzt werden.

Als Mimik wird das Mienenspiel des Gesichtsausdrucks mittels Gesichtsmuskulatur bezeichnet. Auch der Gesichtsausdruck eines Menschen kann Informationen über seine emotionale Stimmung geben. Lachen, Weinen, Stirnrunzeln etc. sind beobachtbare mimische Ausdrucksmöglichkeiten.

 Watzlawick (1982) trägt der großen Bedeutung nonverbaler Aspekte in der Kommunikation Rechnung, indem er den Grundsatz formuliert: „Man kann nicht nicht kommunizieren. Alles Verhalten in einer zwischenmenschlichen Situation hat Mitteilungscharakter".

Jedes Verhalten und jede Körperhaltung, aber auch Schweigen bzw. Regungslosigkeit wirkt beim Gesprächspartner und erzeugt immer ein Gegenverhalten.

Zu den nonverbalen Kommunikationsformen gehören Körperhaltung, Mimik und Gestik, sowie die Kommunikation über Gegenstände.

Kulturelle Besonderheiten nonverbaler Kommunikation

Die Kommunikation über nonverbale Ausdrucksmöglichkeiten ist stark von der Zugehörigkeit zu einer kulturellen Gruppe geprägt. Körperhaltung, Mimik und Gestik werden in unterschiedlichen Kulturen mit unterschiedlicher Bedeutung belegt. So stellt das Kopfnicken in unserem Kulturkreis eine bejahende Geste, das Wiegen des Kopfes eine Haltung der Skepsis dar. In manchen indischen Regionen wird unter dem Wiegen des Kopfes jedoch eine Geste der Zustimmung verstanden.

Distanz und Nähe

Neben den bisher beschriebenen Kommunikationsformen gibt auch die Distanz, die Gesprächspartner einhalten, Aufschluss über ihre Beziehung und über die Art der Kommunikation. Die öffentliche Distanz beträgt mindestens etwa vier Meter. Sie kann z. B. beim Abstand zwischen einem Referenten und seiner Zuhörerschaft beobachtet werden.

In unpersönlichen Beziehungen, wie z. B. auf einem städtischen Amt wird die sog. soziale Distanz eingehalten, bei der Körperkontakt ausgeschlossen wird. Bewegt sich ein Mensch unter Menschen in gewöhnlichen Alltagssituationen, so versucht er automatisch einen Schutzabstand von etwa einem Meter um sich herum zu erhalten, was als persönliche Distanz bezeichnet wird. Die Intimdistanz beschreibt die Nähe, die den körperlichen Kontakt zwischen zwei Liebenden erlaubt.

Die einzelnen Distanzen können als eine Art Schutzzone des Menschen gesehen werden. Nur ausgewählte Personen, wie Freunde oder Lebenspartner dürfen die persönliche, bzw. die Intimdistanz „betreten". Die besondere Bedeutung der einzelnen Distanzen wird immer dann offensichtlich, wenn es auf engem Raum zu einem Gedränge mit Körperkontakt kommt. Hierbei wird die persönliche Distanz einzelner Menschen „verletzt". Die Art der gewählten Distanz während der Kommunikation lässt dementsprechend Rückschlüsse auf die Beziehung der Kommunikationspartner zu.

Die räumliche Distanz kennzeichnet die Art einer Kommunikationssituation und zeigt die Beziehung zweier Menschen zueinander auf. Es werden die öffentliche, die soziale, die persönliche Distanz und die Intimdistanz unterschieden.

10.3.3 Kongruenz und Inkongruenz der Nachricht

Verbale und Nonverbale Kommunikation mit ihren jeweiligen Aspekten gehören eng zusammen. Sie können sich gegenseitig ergänzen, aber auch im Widerspruch zueinander stehen. Stimmt die Körpersprache mit der verbalen Aussage und dem Tonfall überein, wird dies als ▸ *kongruente Botschaft* bezeichnet.

Äußert z. B. ein hilfsbedürftiger Mensch gegenüber einer Pflegeperson seine Angst vor einer Operation, neigt dabei seinen Kopf und lässt die Schultern fallen, so wird seine Aussage von der nonverbalen Ausdrucksform bestätigt und bekräftigt. Die verbale Nachricht „Ich habe Angst vor

der Operation" wird durch die nonverbale Nachricht (gesenkter Kopf, hängende Schultern) unterstützt. Beide passen zueinander; die Pflegeperson erhält eine eindeutige Nachricht.

Stimmt die Körpersprache nicht mit der sprachlichen Aussage überein, wird dies als ▸ *inkongruente Botschaft* bezeichnet.

Antwortet z. B. ein hilfsbedürftiger Mensch auf die Frage nach seinem Befinden „Mir geht es gut", macht dabei jedoch gleichzeitig eine abwertende Handbewegung mit einem resignierten Gesichtsausdruck, passen verbale und nonverbale Kommunikation nicht zueinander (**Abb. 10.3**). Diese Art der Botschaft ist für den Gesprächspartner schwierig zu interpretieren. Der Empfänger der Botschaft ist unsicher, ob er der verbalen oder nonverbalen Nachricht Glauben schenken soll. Inkongruente Botschaften bedürfen deshalb unbedingt der Klärung (s. a. 10.4).

Verschiedene Situationen, emotionale Empfindungen, Hoffnungslosigkeit, Ärger etc., können Ursache für das mehrdeutige Verhalten des betreffenden Menschen sein. Oftmals hängt es damit zusammen, dass der Sender sich selbst über eine Situation unklar ist. Um in dieser Situation eine weitere erfolgreiche Kommunikation zu ermöglichen, liegt es an dem Gegenüber, in obigem Beispiel an der Pflegeperson, durch gezieltes Nachfragen die eigentliche Botschaft zu ermitteln (**Abb. 10.4**).

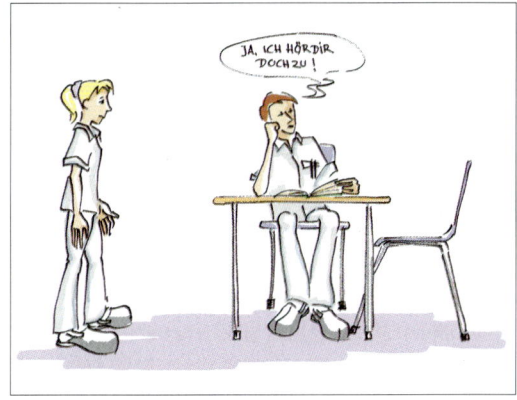

Abb. 10.3 Inkongruente Nachricht

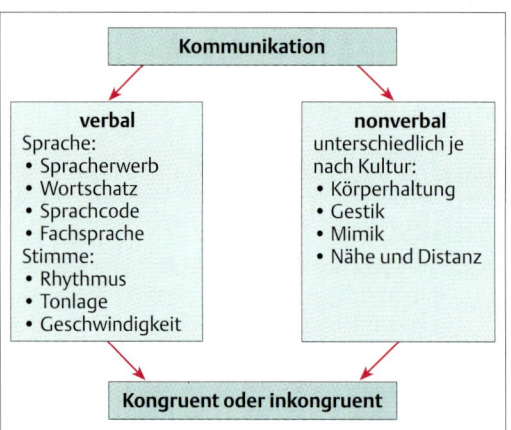

Abb. 10.4 Verbale und nonverbale Kommunikation

10.3.4 Beziehungen und Kommunikation

Wie kommuniziert wird, ist auch abhängig von der bereits bestehenden ▸ *Beziehung*, die von Rollenerwartungen geprägt wird. Menschen haben aufgrund ihres Alters, ihrer beruflichen Position, ihrer privaten Umgebung usw. bestimmte Aufgaben zu erfüllen. Im Wissen um die verschiedenen Aufgaben erwarten Mitmenschen diesbezüglich ein entsprechendes Verhalten, was sich auch in der Kommunikation wiederspiegelt.

Watzlawick formuliert hierzu den Grundsatz: „Jede Kommunikation hat einen Inhalts- und einen Beziehungsaspekt". Das „Was" einer Nachricht deutet dabei auf den Inhalt hin, das „Wie" der Nachricht auf die Beziehung der Gesprächspartner, und beinhaltet, wie der Sender die Nachricht vom Empfänger verstanden haben möchte.

Kommunikation bzw. Interaktion kann in Abhängigkeit von Beziehungen, Rollen und Positionen in vier verschiedene Grundtypen unterschieden werden, die alle je nach Situation ihre Vor- und Nachteile, sowie ihre Berechtigung haben können: es geht um die asymmetrische, die symmetrische, die wechselseitige Kommunikation sowie die Pseudokommunikation.

▮ Asymmetrische Kommunikation

Die asymmetrische Kommunikation ist durch ein Hierarchiegefälle, durch Rollenunterschiede der kommunizierenden Personen gekennzeichnet, wie z. B. eine unterschiedliche Machtverteilung. Dabei verläuft die Kommunikation nach bestimmten Re-

geln, wobei der „Machthöhere" aufgrund seiner Autorität z. B. Anweisungen, Befehle oder Empfehlungen von Verhaltensweisen erteilt oder und somit das Verhalten des Gegenüber dirigieren und kontrollieren kann.

Der „machtniedrigeren" Person kommt dabei die Rolle des Reagierenden nach Anweisung zu. Innerhalb asymmetrischer Kommunikationsabläufe können sich beide Gesprächspartner ergänzen, was auch komplementär asymmetrisch genannt wird.

Eine Mutter wird z. B. mit ihrem Kleinkind eine eher leitende, anweisende Kommunikation führen, um in ihrer Rolle als Mutter dem Kind Anleitung und Sicherheit zu bieten. Auch zwischen Lehrern und Schülern finden sich asymmetrische Beziehungen mit der entsprechenden Kommunikationsweise.

Die Gründe für das Ungleichgewicht in den Beziehungen können unterschiedlich sein: In der Erziehung ist der Sicherheitsaspekt oft ein Hauptgrund für die asymmetrische Kommunikation, während z. B. in der Bundeswehr die Amtsautorität und somit die Befugnis, Befehle zu erteilen, eine Rolle spielen.

Oft sind bei Berufsgruppen innerhalb einer Institution, wie z. B. dem Krankenhaus, die verschiedenen Kompetenzbereiche mit Weisungsbefugnis ein Grund für asymmetrische Kommunikation.

▮ Symmetrische Kommunikation

Die symmetrische Kommunikation stellt ein Streben nach gleichberechtigter Kommunikation und nach Verminderung von Rollen- und Statusunterschieden dar. Sie ist gekennzeichnet durch den gemeinsame partnerschaftlichen Informationsaustausch. Die Kommunikation verläuft auf einer Ebene, d. h., es besteht kein Hierarchiegefälle, also z. B. keine Weisungsbefugnis.

Die symmetrische Kommunikation findet unter gleichberechtigten Kollegen, Freunden, Ehepartnern usw. statt. Sie ist die zwischen Pflegepersonen und hilfsbedürftigem Menschen geeignete Gesprächsform um eine partnerschaftliche Beziehung zu fördern und dem kranken Menschen Verantwortung für sein Handeln zu übertragen.

▮ Wechselseitige Kommunikation

Von einer wechselseitigen Kommunikation ist die Rede, wenn die Gesprächspartner sachlich und zielgerichtet Bezug nehmen auf die Informationen. Nur wenn die Gesprächspartner genau auf die Inhalte des Gesagten, d. h. auf die Argumentation des Gesprächspartners eingehen, kann das Gesprächsziel erreicht werden. Daher bildet die wechselseitige Kommunikation die Grundlage für die unter 10.7 dargestellten Gesprächstypen.

■ Pseudokommunikation

Die Pseudokommunikation hat bestimmte Rituale, wie z. B. die Vereidigung oder religiöse Rituale sowie eingeübte Rollen (Höflichkeit, Grüße) zum Inhalt. Diese Art der Kommunikation erfolgt mit festgelegten Worten.

Die Absicht der Kommunikation ist bereits vor der eigentlichen Durchführung bekannt, so dass die Kommunikationspartner nach einem festgelegten und ihnen bekannten Schema agieren können. Eben-

so ist die Position und Beziehung der Kommunizierenden bereits im Vorfeld festgelegt.

■ Rollenmerkmale

Die Beziehungen bei der Kommunikation werden oft durch Rollenmerkmale verstärkt, wie z. B. äußere Attribute, stumme Merkmale, die eine Aussagekraft (Signalkraft) besitzen und dadurch zu einem automatischen Verhalten führen können. Äußere Attribute können sich positiv oder negativ auf eine Beziehung auswirken.

So geben im Krankenhaus die Kleidung, deren Farbe, das Namensschild einer Person klare Signale über ihre Position, Stellung und Aufgabe, wodurch eine Rollenzuschreibung stattfindet, die dann die Form der Kommunikation und der Beziehung beeinflusst bzw. regelt.

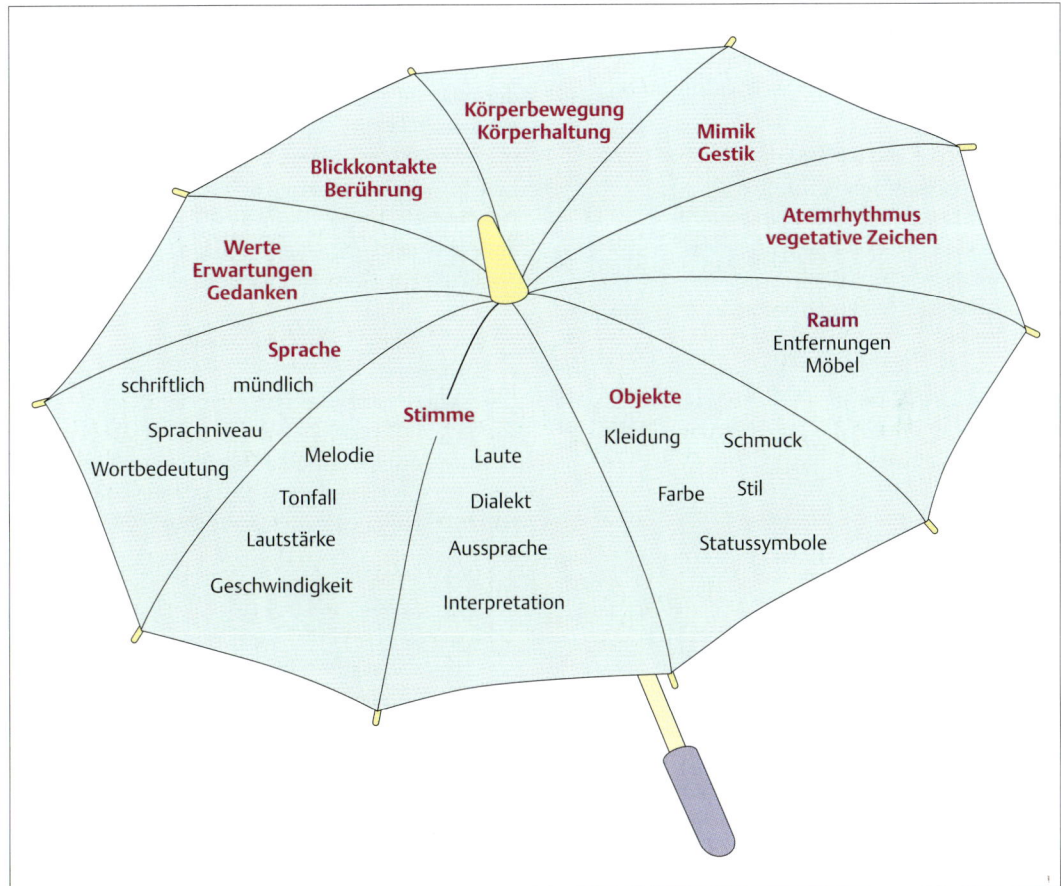

Abb. 10.5 Regenschirm der Kommunikation

Ähnlich kann es einem Menschen ergehen, der einem anderen zum ersten Mal begegnet und aufgrund äußerer Merkmale zu einer Bewertung des anderen kommt.

Auch frühere Erfahrungen spielen eine Rolle.

 Wenn z. B. Kindern von einer Person in weißer Kleidung eine schmerzhafte Spritze erhalten haben, werden die äußeren Attribute, wie z. B. der weiße Kittel mit erlebten Schmerzen verbunden und lösen die Erinnerung an eine unbeliebte Situation aus.

Damit wird die Kommunikation dann stark beeinflusst von den Erwartungshaltungen und den Rollenzuschreibungen zwischen den Kommunikationspartnern.

Kommunikation und die Gestaltung von Beziehungen wird u. a. beeinflusst von Erwartungen an Personen aufgrund ihrer beruflichen Rolle. Diese kann durch äußere Rollenmerkmale verstärkt werden.

 Beziehung und Kommunikation:
- asymmetrische Kommunikation,
- symmetrische Kommunikation,
- wechselseitige Kommunikation,
- Pseudokommunikation,
- verstärkt durch Rollenmerkmale (Attribute einer Rolle).

Die **Abb. 10.5** gibt nochmals einen Überblick zu den einzelnen Aspekten, die das Kommunikationsgeschehen beeinflussen.

10.4 Das Kommunikationsmodell nach Schulz von Thun

Erfolgreiche Kommunikation ist nicht nur von den bereits beschriebenen Aspekten abhängig. Der deutsche Professor Friedemann Schulz von Thun, der sich an der Universität Hamburg am Fachbereich Psychologie intensiv mit Informationsvermittlung beschäftigt hat, entwarf 1977 ein Modell der Kommunikation, das auch als „Quadrat der Nachricht" bezeichnet wird (**Abb. 10.6**).

Das Modell basiert auf Entwicklungen von Bühler (1934) und Watzlawick (1969). Schulz von Thun geht in seinem Modell davon aus, dass jede gesprochene Nachricht vier Aspekte beinhaltet: einen Sachaspekt, einen Selbstoffenbarungsaspekt, einen Beziehungsaspekt und einen Appellaspekt. Die Aspekte werden auch als die „Seiten einer Nachricht" bezeichnet.

Das Modell beschreibt, dass innerhalb einer einzigen Aussage vier verschiedene Informationen i. d. R. unterschiedlicher Bedeutung weitergegeben werden, obwohl nur der Sachaspekt wörtlich ausgesprochen wird. Schulz von Thun unternimmt eine differenzierte Beschreibung des Kommunikationsgeschehen in den Bereichen „Codierung" und „Decodierung" der Nachricht, die in der Abbildung 10.1 bereits angesprochen sind. Im Folgenden werden die vier Aspekte einer Nachricht näher beschrieben.

10.4.1 Die vier Seiten einer Nachricht

▍ Sachaspekt

Der Sachaspekt einer Nachricht umfasst die reine sachliche Information, wie z. B. die Angabe von Fakten. Die Sachlichkeit einer Nachricht ist dann gegeben, wenn weitere versteckte oder auch offene Botschaften, die noch der Decodierung bedürften, den

Abb. 10.6 Quadrat der Nachricht

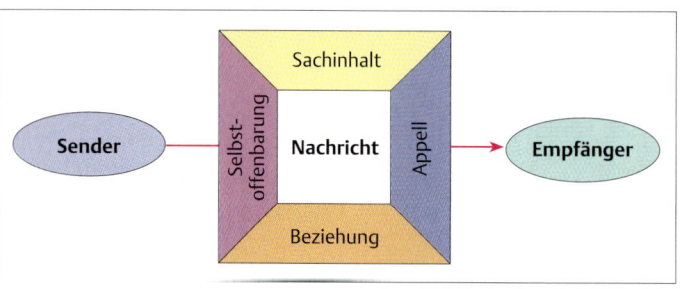

Informationsaustausch nicht stören und keinen Einfluss nehmen.

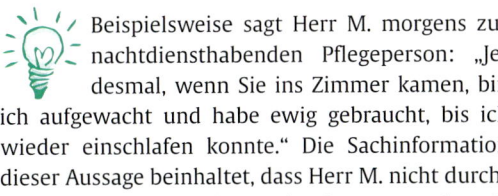 Beispielsweise sagt Herr M. morgens zur nachtdiensthabenden Pflegeperson: „Jedesmal, wenn Sie ins Zimmer kamen, bin ich aufgewacht und habe ewig gebraucht, bis ich wieder einschlafen konnte." Die Sachinformation dieser Aussage beinhaltet, dass Herr M. nicht durchschlafen konnte und die Nachtschwester mehrmals ins Zimmer kam.

 Der Sachaspekt einer Nachricht beinhaltet reine Informationen zur Sache.

Selbstoffenbarungsaspekt

Nach Schulz von Thun enthält eine Nachricht neben der Sachinformation auch einen Selbstoffenbarungsaspekt. Dieser „offenbart" Informationen über den Sender, was auch als Ich-Botschaft bezeichnet wird. Dabei offenbart der Sender etwas von sich und seiner Persönlichkeit. Dieses kann freiwillig und bewusst oder unfreiwillig und unbewusst geschehen. Offenbart der Sender einer Nachricht bewusst etwas von sich und seiner Persönlichkeit („so bin ich"), um bei seinem Gesprächspartner ein bestimmtes gewünschtes Bild von sich zu produzieren, so wird diese Art der Selbstoffenbarung auch als „Selbstdarstellung" bezeichnet. Die unbewusste Selbstoffenbarung, welche auch „Selbstenthüllung" genannt wird, geschieht häufig über den nonverbalen Ausdruck (Mimik, Gestik etc.). Auch sie kann zur Preisgabe persönlicher Meinungen, Einstellungen und Emotionen des Senders führen, ohne dass dieser sie bewusst beabsichtigt.

Der Selbstoffenbarungsaspekt liefert Informationen über den Sender einer Nachricht. Sie können bewusst oder unbewusst vermittelt werden.

Nach Schulz von Thun ist es nicht möglich, Nachrichten ohne Selbstoffenbarungsaspekt zu senden.

In dem Beispiel des Herrn M., dessen Nachtruhe durch das Hereinkommen der Pflegeperson unterbrochen wurde, könnte je nach Gesichtsausdruck, Tonfall und Betonung der Worte der Selbstoffenbarungsaspekt sein: „Ich bin unausgeschlafen, was mich sehr ärgert".

Im Selbstoffenbarungsaspekt einer Nachricht verbirgt sich auch die Gefahr, einen falschen oder ungewollten Eindruck zu hinterlassen.

Beziehungsaspekt

Der Beziehungsaspekt einer Nachricht gibt sowohl Aufschluss darüber, wie der Sender den Empfänger sieht („Das halte ich von Dir"), als auch darüber, wie er die Beziehung zum Kommunikationspartner einschätzt. Der Beziehungsaspekt ist beeinflusst von den Rollen, die Menschen einnehmen und verbunden mit entsprechenden Erwartungshaltungen (s. a. 10.3.4). Bereits die Anrede („Du" oder „Sie") lässt eine bestimmte Beziehung erkennen. Vor allem nonverbale Ausdrucksformen, wie Mimik, Gestik, aber auch der Tonfall zeigt dem Gegenüber, was der Sender von dem Empfänger hält.

Gewollt oder ungewollt werden hierbei auch bestimmte Gefühle beim Empfänger der Botschaft ausgelöst. Strenggenommen beinhaltet der Beziehungsaspekt eine „DU - Botschaft", in der es um den Empfänger selbst geht („So bist Du"; „So sehe ich Dich"). Deshalb ist der Empfänger für diesen Aspekt der Nachricht häufig sehr sensibel.

 Die Nachricht des Herrn M. könnte folgenden Beziehungsaspekt enthalten: „Aufgrund Ihres Verhaltens konnte ich nicht schlafen!" Diese Botschaft beinhaltet die Erwartungshaltung, dass eine Pflegeperson in der Funktion als Nachtschwester die Ruhe auf Station gewährleisten muss.

Der Beziehungsaspekt beinhaltet Informationen über die Einstellung des Senders zum Empfänger und darüber, wie er die Beziehung zwischen den Kommunikationspartnern einschätzt.

Appellaspekt

Nach Schulz von Thun enthält eine Nachricht immer auch einen Appellaspekt, mit dem auf das Verhalten des Empfängers Einfluss genommen werden soll. Die Verhaltensänderung kann sowohl im Handeln, wie auch im Denken oder Fühlen erwünscht sein. Sie kann sich wiederum offen oder aber versteckt zeigen und ist u. a. abhängig von Beziehungen, Position, Hierarchiegefüge und Rolle der Gesprächspartner.

Wird der Appellaspekt offen ausgesprochen, hat der Gesprächspartner die Möglichkeit, hierauf ebenso offen zu reagieren. Verdeckte Appelle haben einen manipulativen Charakter, d.h., Menschen können hierdurch ohne ihr Wissen zu der gewünschten Verhaltensänderung gebracht werden.

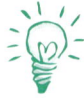 Herrn M.'s Nachricht könnte folgenden Appellaspekt enthalten: „Kommen Sie bitte nachts nicht mehr so oft bzw. leiser ins Zimmer!"

Der Appellaspekt einer Nachricht kann offen oder versteckt sein, und umfasst die Absicht, Verhalten zu verändern. **Abb. 10.7** zeigt die vier Seiten der Nachricht des Beispiels im Überblick.

10.4.2 Vier Empfangs-Ohren

Dieselben Aspekte, die beim Senden einer Nachricht mit ihren vier Botschaften in unterschiedlicher Aus-

prägung beinhaltet sind, spielen beim Empfänger einer Botschaft eine wichtige Rolle. Sie werden bezüglich des Empfängers die vier „Empfangs-Ohren" genannt (**Abb. 10.8**).

■ Das Sach-Ohr

Der Sachaspekt einer Nachricht wird durch das kognitive Verständnis für die gesendeten Inhalte empfangen. Hierbei geht es um das Verstehen-Können bezüglich Fakten, Daten und Informationen.

 In dem Beispiel des Herrn M., dessen Schlaf durch die Pflegekraft der Nachtschicht unterbrochen wurde, könnte die Pflegeperson auf dem Sach-Ohr die Aussage: „Herr M. konnte nicht ruhig schlafen, da es zu Störungen kam" hören.

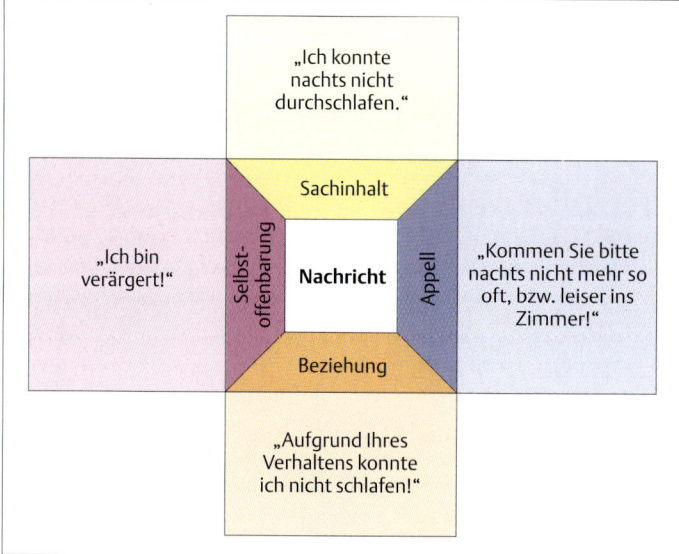

Abb. 10.7 Quadrat der Nachricht mit Beispiel

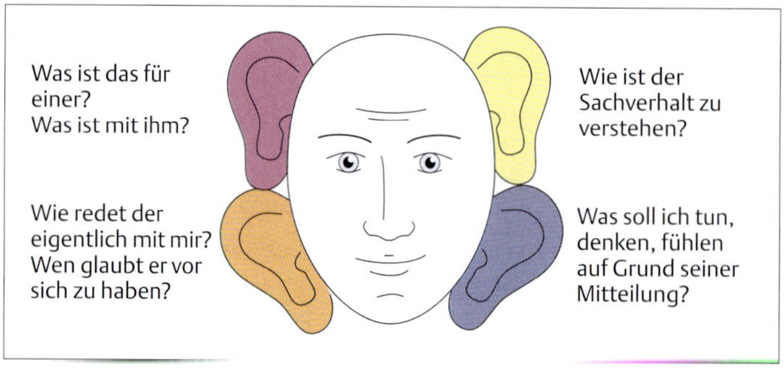

Abb. 10.8 Mit vier Ohren empfangen

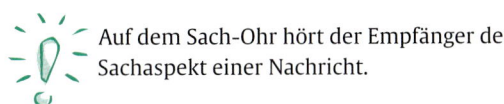 Auf dem Sach-Ohr hört der Empfänger den Sachaspekt einer Nachricht.

Das Selbstoffenbarungs-Ohr

Mit dem Ohr, welches die Selbstoffenbarung des Senders wahrnimmt, wird der Empfänger zum Einen versuchen herauszufinden, mit wem er es zu tun hat. Zum Anderen ist er um eine Situationseinschätzung des Senders bemüht: „Wie geht es dem Sender?" Dieser Aspekt kann sich sowohl auf eine momentane Situation, wie auch auf eine Lebenssituation beziehen. Dabei kann der Empfänger anhand verbaler oder nonverbaler gesandter Botschaften Gefühle entdecken. Voraussetzung für den Empfang solcher Botschaften ist eine gewisse Sensibilität und Offenheit für das ausgedrückte Empfinden des Senders.

Bezüglich des Beispieles könnte die Pflegeperson registrieren, dass Herr M. verärgert ist. Sicherlich gibt es weitere Möglichkeiten, wie die Pflegekraft die Selbstoffenbarung des Herrn M. wahrnimmt, was wiederum von der Gesamtsituation und auch von der Befindlichkeit der Pflegeperson abhängig ist.

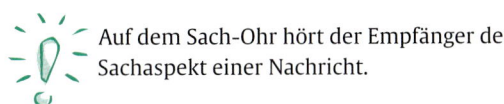 Auf dem Selbstoffenbarungs-Ohr nimmt der Empfänger die Selbstdarstellung, Selbstenthüllung und damit verbundene Befindlichkeiten des Senders einer Nachricht wahr.

Das Beziehungs-Ohr

Durch die Nachricht, die der Empfänger auf dem Beziehungs-Ohr hört, wird er persönlich angesprochen. Diese Ansprache geschieht aufgrund eines bestimmten Verhältnisses der Gesprächspartner zueinander, oder aufgrund einer vermuteten Beziehung durch Erwartungen an eine bestimmte Berufsgruppe und die dazugehörige Aufgabe bzw. Rolle. „Warum behandelt der mich gerade so" oder „wie redet die Person mit mir und „als welche Person in welcher Rolle sieht mich der Sender der Botschaft" können Fragen sein, die sich der Empfänger stellt.

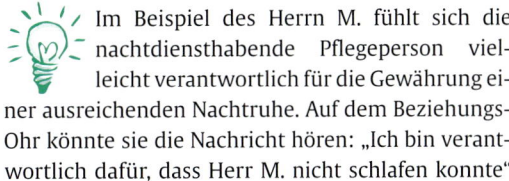 Im Beispiel des Herrn M. fühlt sich die nachtdiensthabende Pflegeperson vielleicht verantwortlich für die Gewährung einer ausreichenden Nachtruhe. Auf dem Beziehungs-Ohr könnte sie die Nachricht hören: „Ich bin verantwortlich dafür, dass Herr M. nicht schlafen konnte" (**Abb. 10.9**).

 Auf dem Beziehungs-Ohr nimmt der Empfänger ein bestimmtes Verhältnis wahr, das vom Sender signalisiert wird.

Das Appell-Ohr

Mit dem Appell-Ohr hört der Empfänger, was von ihm gefordert wird, welches Verhalten bzw. welche Verhaltensveränderungen von ihm gewünscht werden. Bei Übereinstimmung mit dem Sachaspekt wird

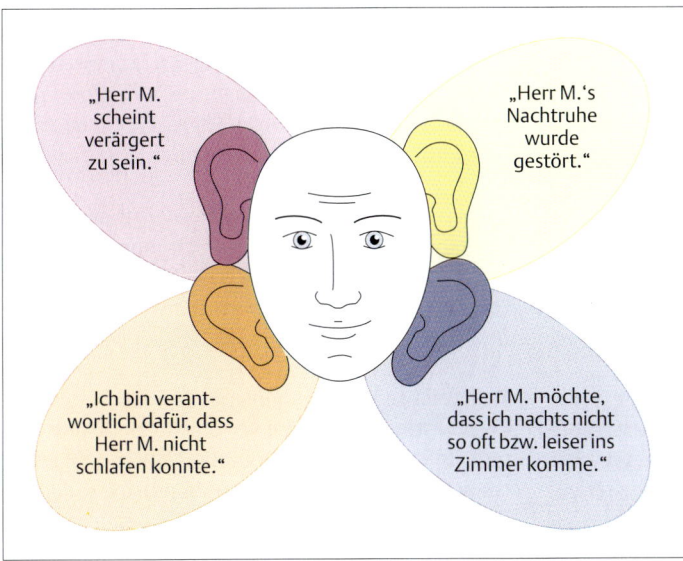

Abb. 10.9 Mit vier Ohren empfangen mit Beispiel

der Empfänger überlegen, was er tun kann, um die Informationen umzusetzen.

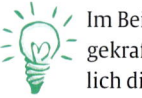 Im Beispiel des Herrn M. empfängt die Pflegekraft mit ihrem Appell-Ohr wahrscheinlich die Aufforderung, nachts nicht mehr so oft bzw. leiser ins Zimmer zu kommen, damit Herr M. durchschlafen kann.

 Mit dem Appell-Ohr hört der Empfänger, welche Aufgabe, Bitte, Verhaltensänderung etc. von ihm gewünscht wird.

Das beschriebene Beispiel verdeutlicht, dass das Gelingen von Kommunikation zu einem wesentlichen Teil bei dem Empfänger einer Botschaft liegt, da er je nach Sensibilität für das Gesagte die Chance hat, eine Gesprächssituation zum Positiven zu wenden, selbst wenn sein Gesprächspartner zunächst Vorwürfe, Verärgerung etc. zeigt.

Die eigentliche Herausforderung an den Empfänger liegt deshalb darin, die Hauptnachricht zu entschlüsseln, das Zusammenspiel von nonverbalen und verbalen Kommunikationsaspekten zu verstehen und zu entscheiden, welche Seite der Botschaft überwiegend angesprochen ist, um dann entsprechend reagieren zu können. Hört die Person „einseitig", wird die eigentliche Nachricht dann vielleicht gar nicht empfangen.

 Kommunikationsmodell nach Schulz von Thun:
- jede Nachricht hat vier Seiten:
  - Selbstoffenbarungsaspekt,
  - Beziehungsaspekt,
  - Sachaspekt,
  - Appellaspekt.
- Hauptnachricht muss entschlüsselt werden: Welche Seite der Botschaft ist gemeint?

10.5 Kommunikationsstörungen vermeiden

In den vorherigen Kapiteln wurden bereits einige Bereiche benannt, die Gefahren einer ▸ *Kommunikationsstörung* in sich bergen können. Da die geschilderten Vorgänge innerhalb des Nachrichtenquadrates und der Empfangs-Ohren zu einem wesentlichen Teil unbewusst ablaufen, ist es sinnvoll, nochmals auf die Momente hinzuweisen, die Kommunikation zum Scheitern bringen können.

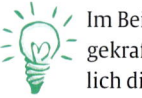 Eine Störung der Kommunikation liegt dann vor, wenn die an der Kommunikation beteiligten Personen ihr Ziel nicht erreichen und dadurch die gewünschte Wirkung ausbleibt.

Das hat zur Folge, dass z. B. Erwartungen an das Verhalten einer Person nicht erfüllt oder eigene Bedürfnisse und die des Partners ggf. nicht befriedigt werden.

Eine gestörte Kommunikation wirkt sich deshalb auch auf die Beziehung der Kommunikationspartner aus. Kommunikationsstörungen können darüber hinaus auch in individuelle Lebensbereiche hinein reichen. Kontaktprobleme, Schulversagen, Einsamkeit, Depressionen u. v. m. bis hin zu Selbstmordgedanken können Folgen von andauernden Kommunikationsstörungen und damit verbundenen Konflikten sein.

Im Bereich der Pflegetätigkeit kann es aufgrund von Kommunikationsstörungen zu Hindernissen im Verlauf des Pflegeprozesses kommen. Um mögliche Gefahren für Kommunikationsstörungen vermeiden zu können, gibt **Tabelle 10.1** einen Überblick über sehr häufig auftretende Störfaktoren in der Kommunikation.

Sicherlich ist es nicht notwendig, im Alltag jeden formulierten Satz zu analysieren und die verschiedenen Aspekte deuten zu wollen. Jedoch können die Kenntnisse um mögliche „Kommunikationskiller" helfen, Gesprächssituationen besser zu verstehen, und daraufhin gezielt eine gelingende Kommunikation anzustreben, die innerhalb des Pflegeprozesses die Basis für professionelle Pflege und Teamarbeit darstellt.

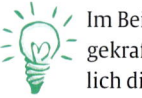 Eine erfolgreiche Kommunikation ist dann gegeben, wenn das Kommunikationsziel für alle Beteiligten erreicht wird, die Erwartungen an den Gesprächspartner sich somit erfüllen und Bedürfnisse befriedigt werden können.

Eine gelungene Kommunikation ist jedoch nicht nur von der Kenntnis um die verschiedenen Aspekte innerhalb von Kommunikationsabläufen abhängig, sondern auch vom gekonnten „Miteinander Reden". Für dieses Gelingen können die Kommunikationsregeln hilfreich sein, die im Folgenden beschrieben sind.

Tab. 10.1 Übersicht Kommunikationsstörungen

Semantische bzw. verbale Kommunikations-störungen	Nonverbale Kommunikations-störungen	Verbale und nonverbale Kommunikations-störungen	Psychologische Kommunikations-störungen	Kommunikations-störungen innerhalb bestehender Beziehungen
Kommunikationsstörungen im semantischen Bereich treten besonders dann auf, wenn • der Sender seine Nachricht nicht entsprechend codiert • der Empfänger den vom Sender verwendeten Code nicht decodieren/entschlüsseln kann • ungeeignete Kommunikationsmittel und -kanäle gewählt wurden	Nonverbale Kommunikationsstörungen treten besonders dann auf, wenn • die nonverbale Nachricht mehrdeutig gesendet wird und nicht eindeutig entschlüsselt werden kann • bestimmte Zeichen aufgrund unterschiedlicher kultureller Bedeutung nicht verstanden werden können • aufgrund von Rollenmerkmalen automatisch spezifische Verhaltensweisen erwartet werden • durch das Nichtbeachten von Kommunikationsdistanzen Signale vermittelt werden, die nicht der Beziehung der Kommunikationspartner entsprechen	Verbale und nonverbale Kommunikationsstörungen treten besonders dann auf, wenn • der verbale und nonverbale Aspekt der Nachricht nicht zusammenpassen bzw. sich widersprechen	Psychologische Kommunikationsstörungen treten besonders dann auf, wenn • der Empfänger einer Nachricht besonders „einseitig" auf nur einem der vier „Empfangs-Ohren" hört, ohne die anderen Aspekte der Nachricht wahrzunehmen • der Kommunikationskanal vom Sender nicht entsprechend dem Empfänger ausgewählt wurde • Stress und Ärger etc. den eigentlichen Sachaspekt einer Nachricht verdrängen oder die eigene Befindlichkeit zum Zeitpunkt der Kommunikation im Vordergrund steht • Wahrnehmungsstörungen auftreten, z. B. durch Vorurteile, Stereotypisierungen, Wahrnehmungsfehler (s. a. Band 2, Kap. 1)	Kommunikationsstörungen können innerhalb von Beziehungen besonders dann auftreten, wenn • Beziehungsprobleme über den Sachaspekt einer Nachricht ausgetragen werden • Sachprobleme über den Beziehungsaspekt einer Nachricht ausgetragen werden • ein Gesprächspartner bewusst versucht, den Beziehungsaspekt außer Acht zu lassen • ein Gesprächspartner z. B. eine asymmetrisch angelegte Beziehung mit der ihm obliegenden Rolle und Position nicht akzeptieren kann • innerhalb einer Beziehung Gefühle von Abhängigkeit, Unmündigkeit etc. im Vordergrund stehen • Unklarheit über die Art der Beziehung besteht

10.5.1 Kommunikationsregeln

Die zu beachtenden Grundsätze in der Gesprächsführung gelten gleichermaßen für Sender und Empfänger, da in einem Gespräch jede Person, entsprechend des Regelkreises der Kommunikation, beide Positionen einnimmt. Deshalb wird an dieser Stelle keine explizite Trennung der Gesprächsregeln bezüglich Sender und Empfänger vorgenommen.

▌ 1. Richtig anfangen bestimmt den Erfolg und das Ergebnis

Die Grundvoraussetzung für einen guten Gesprächsanfang ist eine gute Vorbereitung. Hierfür muss ein zeitlicher Freiraum geschaffen werden. Dazu sollte überlegt werden, in welche Situation sich die Gesprächspartner begeben, oder in welcher Situation sich beide bereits befinden. Je nach Anlass des Gespräches ist es sinnvoll, dem Gespräch einen Rahmen zu geben, d. h. die Intention (Absicht) der Kommunikation kurz zu schildern, damit sich die Gesprächspartner darauf einstellen können. Zum richtigen Anfang gehört natürlich auch die Auswahl des Zeitpunktes, um dem Gespräch einen entsprechenden zeitlichen Rahmen zu geben. Detailliertere Erläuterungen zu den Vorüberlegungen sind im Kapitel 10.7.1 beschrieben.

▌ 2. Den Gesprächspartner ernst nehmen

Ungeachtet der Beziehung der Kommunikationspartner zueinander, lautet eine Hauptregel die Perspektive (Sichtweise) des Gegenüber zu berücksichtigen. Das verlangt von den Gesprächspartnern die Fähigkeit, sich in den anderen hineinversetzen zu können, um ggf. für einen Moment seine Sichtweise annehmen und so seine Argumente verstehen zu können. Wird diese Regel berücksichtigt (unterstützt durch gezieltes Nachfragen, s. a. Feedback), ist der erste Schritt zur partnerschaftlichen und symmetrischen Kommunikation bereits getan.

 Den Gesprächspartner ernst nehmen zeigt sich in der Wertschätzung und in dem ihm entgegen gebrachten Respekt, nicht in der Übereinstimmung der Meinungen.

3. Die richtige Wortwahl treffen

Worte können eine hemmende Wirkung auf die Kommunikation haben, wenn sie z. B. unverständlich sind, einen Inhalt bewerten u. ä. Auch die Fähigkeit, einen elaborierten Sprachcode anwenden zu können, hemmt die Kommunikation, wenn der Gesprächspartner einen restringierten Sprachcode verwendet. Die Nachricht bleibt dem Gesprächspartner unverständlich. Um solche semantischen, d. h. sprachlich bedingten Kommunikationsstörungen zu vermeiden, sollte darauf geachtet werden, dass

- beide Gesprächspartner den selben Sprachcode verwenden, oder bei Anwendung unterschiedlicher Sprachcodes diese gegenseitig verstanden werden,
- die Sprache und Ausdrucksweise des Gesprächspartners berücksichtigt wird,
- Fachsprache vermieden wird, sobald diese von einem Gesprächspartner nicht verstanden werden kann,
- eine eindeutige, klare Sprache verwendet wird,
- neutrale, nicht wertende Wörte benutzt werden, um eine ungewollte Betroffenheit zu vermeiden.

 Kommunikation kann durch die Auswahl der für die Gesprächssituation angemessenen Worte, bzw. des Sprachcodes positiv beeinflusst werden.

4. Den geeigneten Kommunikationskanal ansprechen

Dieser Aspekt beinhaltet sich zu überlegen, wie der Gesprächspartner die Nachricht empfangen kann. So ist es wenig sinnvoll, eine Broschüre zur Information zu geben, wenn die betreffende Person an einer Seheinschränkung leidet. Um also diesbezüglichen Missverständnissen vorzubeugen, muss eine dem Gesprächspartner entsprechende Möglichkeit gefunden werden, die Nachricht verständlich und ansprechend zu übermitteln.

 Die Auswahl eines oder mehrerer geeigneter Kommunikationskanäle hilft, Missverständnisse zu vermeiden.

5. Die Eindeutigkeit der Körpersprache beachten

Wie bereits erwähnt (s. a. 10.3.2), kommt dem nonverbalen Verhalten in Kommunikationssituationen eine wesentliche Bedeutung zu. So sollte darauf geachtet werden, dass

- eindeutige Signale gesendet werden, die der Gesprächspartner verstehen kann,
- die verbale Nachricht und die Körpersprache zueinander stimmig sind, bzw. kongruent sind,
- die Kommunikationsdistanz dem Gesprächsanlass entspricht,
- Blickkontakt zum Gesprächspartner hergestellt werden kann, um Bereitschaft zur Kommunikation zu signalisieren.

 Der Inhalt von Nachrichten kann durch den Einsatz von eindeutiger Körpersprache unterstützt und verdeutlicht werden.

6. Für sich selbst sprechen

Ein wesentlicher Aspekt der kommunikativen Kompetenz besteht darin, Verallgemeinerungen im Gespräch, z. B. die verbreitete Anwendung von Redewendungen wie „man macht" und „wir haben uns überlegt" zu vermeiden. Hierbei wird nämlich nicht deutlich, von wem diese Nachricht eigentlich ausgeht, was sie beinhaltet. So kann es sich um eine Tatsache oder eine Meinung handeln. Ferner kann eine Nachricht bedrohlich wirken, wenn durch „Wir"-Sprache die ganze Welt hinter einer Aussage zu stehen scheint.

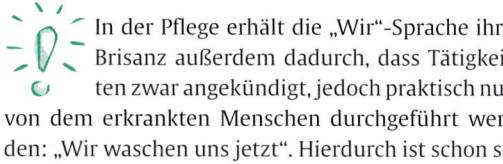 In der Pflege erhält die „Wir"-Sprache ihre Brisanz außerdem dadurch, dass Tätigkeiten zwar angekündigt, jedoch praktisch nur von dem erkrankten Menschen durchgeführt werden: „Wir waschen uns jetzt". Hierdurch ist schon so manche Pflegekraft in ein Fettnäpfchen getreten.

Durch die Verwendung einer klaren Ich-Botschaft, erhält die Kommunikation ihre Deutlichkeit. Deshalb sollten folgende Punkte beachtet werden:

- Ich-Botschaften senden und für sich selbst sprechen, es sei denn, es wird im Namen einer bestimmten Gruppe gesprochen. Dazu gehört auch das Aussprechen von Befürchtungen, oder von dem, was einem nicht gefällt.
- „Wir"- und „Man"-Redewendungen sollten vermieden werden, um Verallgemeinerungen einzuschränken.

- Die eigene Meinung sollte nicht durch „Man"-Redewendung als Tatsache verkleidet, sondern als: „Ich meine", „Ich denke" formuliert werden, um herauszustellen, dass es um die persönliche Meinung geht.

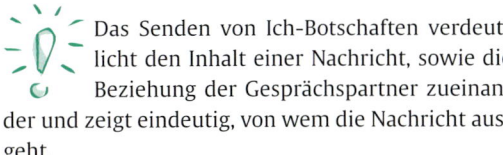 Das Senden von Ich-Botschaften verdeutlicht den Inhalt einer Nachricht, sowie die Beziehung der Gesprächspartner zueinander und zeigt eindeutig, von wem die Nachricht ausgeht.

7. Ein Feedback geben

Um zu klären, ob die Nachricht auch im Sinne des Senders angekommen ist, oder um von Seiten des Empfängers Unklarheiten zu beseitigen, ist ein Feedback (Rückmeldung) notwendig. Hierdurch kann in allen störanfälligen Bereichen, sei es nun im verbalen oder nonverbalen Bereich, eine Klärung herbeigeführt werden.

Liegen nicht zu deutende Botschaften im Bereich der Beziehung, ist hierdurch die Möglichkeit gegeben, Beziehungsprobleme anzusprechen und aufzudecken. Nicht vergessen werden darf auch die Tatsache, dass ein Feedback beim Gesprächspartner positive Verhaltensweisen stützen und fördern kann, weil diese im Feedback anerkannt werden.

Ein Feedback sollte immer aus Ich-Botschaften bestehen. Des weiteren helfen folgende Aspekte für das Gelingen des Feedback:

- Nachfragen gezielt stellen, um die nicht verstandene Botschaft möglichst genau zu benennen. Das Feedback stellt sozusagen den Beginn eines neuen Dialogs zwischen den Gesprächspartnern dar. Der Mensch, dem das Feedback gegeben wurde, muss Gelegenheit bekommen, darauf zu reagieren.
- Auch durch Körpersprache wird ein Feedback gegeben, so dass der Empfänger einer Nachricht die Möglichkeit besitzt, eine nonverbale Rückmeldung zu senden. Diese muss jedoch eindeutig sein.
- Das Feedback sollte zu einem Zeitpunkt gegeben werden, an dem der andere es auch annehmen kann.
- Ein Feedback sollte auch positive Gefühle und Wahrnehmungen umfassen.
- Beim Anhören eines Feedbacks muss genau darauf gehört werden, muss beachtet werden, was der andere Mensch sagen möchte. Es sollte auch

nicht sofort darauf reagiert werden, da der andere dann das Gefühl bekommen kann, dass ihm nicht wirklich zugehört und er nicht richtig verstanden wurde.

- Letztlich bedeutet Feedback-Geben die Weitergabe von Informationen. Es ist nicht dazu da, den anderen zu verändern.

8. Aktiv Zuhören

▶ *Aktiv Zuhören* ist mehr als nur die physiologische Fähigkeit, mit den Ohren hören zu können und Aussagen durch „mmh" oder Kopfnicken zu bestätigen. Zuhören ist eine Tätigkeit, die auch mit den Augen, dem Herzen, mit dem ganzen Körper durchgeführt wird. Es ist ein aktives Tun, das in dieser besonderen Qualität auch aktives Zuhören genannt wird. Seinen Ursprung hat das aktive Zuhören in der humanistischen Psychologie. Diese aktive Form des Zuhörens

- fördert die Klärung von Ausgangspositionen, um zu einer Kommunikationsgrundlage zu gelangen,
- fördert das Verständnis der Gesprächspartner füreinander,
- hilft gezielte Feedbacks zu geben und darüber hinaus, Inhalte und Gefühle zu reflektieren,
- fördert die Denkprozesse und trägt somit wesentlich zum Gelingen des Kommunikationsregelkreises in allen Aspekten bei Kommunikation wird dadurch präziser und intensiver.

Folgende Aspekte gehören zu den Voraussetzungen, um aktiv zuhören zu können:

- Von den Gesprächspartnern gehen Haltungen aus, die möglichst frei sind von vorgefassten Meinungen. Die Gesprächspartner nehmen sich ernst.
- Den Gesprächspartnern liegt eine wertschätzende Haltung zugrunde, die weder beurteilen, Kritik üben, Ratschläge geben will, oder gar Schuldgefühle wecken möchte. Sie ist von gegenseitigem Respekt geprägt.
- Die Gesprächspartner haben eine möglichst partnerschaftliche (oder symmetrische) Position zueinander.

Die Form des aktiven Zuhörens empfiehlt sich, um Informationen zu gewinnen, um Konflikte zu klären, um jemanden zu bestätigen oder zu unterstützen, oder um in einer emotionsgeladenen Situation für Verständnis zu sorgen. Regeln für die Anwendung des aktiven Zuhörens sind in Kap. 10.8 näher beschrieben.

Ist die Ausgangsposition der Gesprächspartner erst einmal geklärt, kann zur Problemlösung übergegangen werden. Lässt sich eine Situation jedoch bereits im Anfang nicht klären, kann ggf. auf die Anwendung der Metakommunikation zurückgegriffen werden.

Aktives Zuhören fördert die Qualität der Kommunikation hinsichtlich des Verständnisses füreinander, der Reflexion von Inhalten und Gefühlen sowie der Konzentration auf das Hauptanliegen des Gespräches.

9. Die Möglichkeiten der Metakommunikation nutzen

Kommunikationsforscher halten das Gespräch über Kommunikation und Kommunikationsstörungen für den wichtigsten Aspekt, um Klarheit zu gewinnen und Kommunikationsstörungen zu vermeiden.

Metakommunikation ist die Auseinandersetzung über die Art, wie Menschen miteinander umgehen. Unter dem aus der Psychologie kommenden Begriff Metakommunikation werden dreierlei Aspekte verstanden:

- Kommunikation über die Kommunikation,
- Kommunikation über die Beziehung zwischen den Kommunikationspartnern,
- Verdeutlichen, wie eine Information verstanden werden soll.

Metakommunikation als Kommunikation über die Kommunikation dient z. B. dazu, Verabredungen und Regeln für die Art und Weise, wie Personen miteinander kommunizieren möchten, zu benennen. Es geht also um die Gestaltung einer Kommunikationssituation, z. B.: „Wie wollen wir unser Gespräch gestalten? Ich schlage vor, dass zunächst jeder der Anwesenden eine kurze Stellungnahme abgibt, bevor wir die einzelnen Punkte näher diskutieren. Sind Sie alle damit einverstanden?" So können vor dem eigentlichen Gespräch Vereinbarungen getroffen werden, um ein Gespräch strukturiert und diszipliniert zu führen. Voraussetzung ist jedoch, dass alle beteiligten Personen die aufgestellten Regeln akzeptieren können.

Metakommunikation als Kommunikation über die Beziehung zwischen den Kommunikationspart-nern dient dazu, Positionen innerhalb von Kommunikationssituationen zu klären. Sie hat jedoch auch das Ziel, Kommunikation partnerschaftlich zu gestalten. Hierbei steht die Frage im Vordergrund „Wie erlebe ich dich und was spielt sich zwischen uns ab?"

Beispielsweise könnte ein Gesprächspartner die Rückmeldung geben: „Ich erlebe Sie im Moment als sehr aufgeregt und habe den Eindruck, dass Sie sehr verärgert sind. Ist das so?"

Auch der Aspekt, wie Kommunikation in diesem Moment geschieht, kann ggf. zunächst analysiert werden, wenn eine konstruktive Gesprächssituation nicht mehr möglich ist. In einer solchen Situation ist es manchmal sinnvoll, das Gespräch zu unterbrechen, über das gemeinsame Verfahren zu beraten, um dann die Kommunikation weiterhin erfolgreich zu gestalten.

Metakommunikation zur Verdeutlichung, wie eine Information verstanden werden möchte, ist sehr eng mit der Beziehung zwischen den Kommunikationspartnern verbunden.

Ein Beispiel hierfür könnte folgende Äußerung sein: „Ich möchte jetzt nicht die Ausübung Ihrer Arbeit kritisieren, frage mich aber, ob diese Pflegemaßnahme bei diesem Patienten angebracht ist. Vielleicht könnten Sie mir erläutern, warum Sie diese Maßnahme ausgewählt haben."

Die Chancen, die Metakommunikation bietet, liegen z. B. in der Entspannung einer angespannten Situation oder in der Möglichkeit, Situationen zu klären, um eine gemeinsame kommunikative Basis zu schaffen, oder darin, Zusammenarbeit konstruktiv und professionell zu gestalten.

Wann immer eine Situation festgefahren erscheint, ist Metakommunikation eine Möglichkeit, Kommunikation und menschliche Beziehungen konstruktiv in Bewegung zu setzen. Metakommunikation hilft durch Auseinandersetzung über die Kommunikationsvorgänge, Kommunikation an sich zu verstehen und diese erfolgreich zu führen.

Neun Regeln für erfolgreiche Kommunikation:

1. Richtig anfangen,
2. Den Gesprächspartner ernst nehmen,
3. Die richtige Wortwahl treffen,
4. Den geeigneten Kommunikationskanal ansprechen,
5. Eindeutigkeit der Körpersprache beachten,
6. Für sich selbst sprechen,
7. Feedback geben,
8. Aktiv zuhören,
9. Metakommunikation nutzen.

10.6 Kommunikation als Beziehungsgrundlage in der Pflege

Kommunikation ist die Grundlage des Pflegeprozesses. Die in der Kommunikation erhaltenen Informationen dienen dazu, einen Eindruck über die Gesamtsituation des pflegebedürftigen Menschen zu bekommen, d.h. nicht nur über seinen körperlichen Zustand, sondern auch über die Bereiche des Lebens, die durch die körperlichen Veränderungen betroffen sind. Die Erfassung der Gesamtsituation bezieht sich deshalb auf die einzelnen Aktivitäten des täglichen Lebens. So kann auch der psychische, emotionale und soziale Bereich des kranken Menschen in Erfahrung gebracht werden.

 Ein Beispiel hierfür ist die Klärung, ob die Angehörigen für die Zeit des Krankenhausaufenthaltes versorgt sind etc., damit der Patient nicht durch die Sorge um die Angehörigen noch zusätzlich belastet ist.

 Das Ziel der Kommunikation besteht in der Pflege u.a. darin, eine Beziehung aufzubauen, innerhalb der eine erfolgreiche Pflege möglich wird.

Die Qualität der Kommunikation kann jedoch sehr unterschiedlich sein. Sie ist abhängig von der kommunikativen Kompetenz, dem eigenen Selbstverständnis sowie Rollenverständnis als Pflegekraft, oder aber auch von der Einstellung der Kommunikationspartner sowie den Erwartungen, die eine Pflegeperson an den Betroffenen stellt und umgekehrt.

Eine wesentliche Bedingung für den gelungenen Aufbau einer Beziehung ist Transparenz. Das bedeutet, der hilfsbedürftige Mensch erfährt z.B., warum gewisse Informationen für die Pflegeanamnese erbeten werden. Dadurch wird dem Betroffenen das Ziel des Gespräches verdeutlicht.

Notwendig ist außerdem eine gezielte Gesprächsführung, um sich einer symmetrischen (partnerschaftlichen) Beziehung anzunähern. Spürt der zum Krankenhausaufenthalt gezwungene Mensch echtes Interesse, so entwickelt sich ein Gespräch, das die Basis für gegenseitiges Vertrauen bilden kann. Durch aktives Zuhören, aufmerksame Fragestellungen und Feedbacks gelingt es dann, eine Beziehung zu gestalten, auf deren Grundlage gemeinsam mit dem hilfsbedürftigen Menschen Ziele für den notwendigen Krankenhausaufenthalt formuliert werden können. Auch hierbei sollte die Bedeutung des Fragen-Stellens als gemeinsame Arbeitsgrundlage erklärt werden, um Verständnis und Einverständnis zu erzielen.

 Der betroffene Mensch wird durch das Einbeziehen zum aktiv mitgestaltendem Partner und ist nicht mehr nur passiver Teilnehmer, an dem gehandelt und der behandelt wird.

Um diesen Ansprüchen des Beziehungsaufbaus gerecht zu werden und für das Erreichen der Ziele zu sorgen, sind einige Vorüberlegungen notwendig. Diese betreffen z.B. die Bestimmung der Gesprächsart mit dem entsprechenden Ziel, sowie besonders zu beachtende Aspekte z.B. bezüglich der Rahmenbedingungen und des hilfsbedürftigen Menschen. Auch die Planbarkeit und Spontaneität solcher Gesprächssituationen wird dadurch deutlich. Die Vorüberlegungen werden im Folgenden näher beschrieben.

 Kommunikation in der Pflege:

- Ziel: Aufbau einer Beziehung, in der erfolgreiche Pflege möglich ist,
- Mittel:
  - Transparenz, Offenlegung des Ziels der Pflege,
  - partnerschaftliche, symmetrische Beziehung,
  - Fragestellung und Feedback, aktives Zuhören.

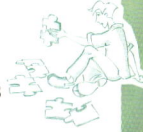

10.7 Spezielle Gesprächssituationen

Spezielle Kommunikationssituationen erfordern speziell strukturierte Vorgehensweisen. Im Pflegeberuf werden täglich sehr spezielle Gespräche, wie z. B. Informations-, Beratungs-, Anleitungs- sowie Konfliktgespräche u. v. m., geführt. Unabhängig von der Art des zu führenden Gespräches sind einige Vorüberlegungen notwendig, um den unterschiedlichen kommunikativen Ansprüchen gerecht zu werden.

10.7.1 Vorüberlegungen

Die Vorüberlegungen (die mit ein bisschen Übung auch ohne hohen Zeitaufwand vorgenommen werden können) sollen helfen, sich für eine Art des Gespräches zu entscheiden, das Ziel zu verdeutlichen und Besonderheiten z. B. bezüglich des Gesprächspartners zu berücksichtigen.

Je nach Art Gespräches erhält dieses somit einen speziellen Schwerpunkt, der dann im Vordergrund steht.

Die Vorüberlegungen zur Planung von Kommunikationssituationen betreffen die Kriterien Intention, Aufmerksamkeit , Behalten, Teilnehmen und Wahrnehmung. Die einzelnen Kriterien stehen in enger Wechselbeziehung zueinander; ihre Übergänge sind fließend.

▌ Intention eines Gespräches

Zunächst können vier Leitfragen gestellt werden, um die Intention eines Gespräches, d. h. die Absicht, mit der es erfolgt, zu klären:

1. Inhalt des Gespräches?
2. Wer ist der Gesprächspartner?
3. Grund des Gespräches?
4. Geeigneter Moment für das Gespräch?

Was ist der Inhalt des Gespräches? Diese erste Frage bezieht sich z. B. auf den Sachaspekt eines Gespräches. Beinhaltet das Gespräch die Klärung eines Konfliktes, kann neben dem Sachaspekt auch der Beziehungsaspekt eine wesentliche Rolle spielen.

Nachdem diese Frage geklärt wurde, ist es notwendig, eine persönliche Einschätzung zur eigenen Kompetenz bezüglich des zu klärenden Inhaltes vorzunehmen. Das ist notwendig für die Entscheidung, ein spezielles Gespräch selbständig durchzuführen, oder ggf. eine Fachperson zur Hilfe hinzuzuziehen.

Die nächste Leitfrage hinsichtlich der Erfassung der Intention eines Gespräches bezieht sich auf den Empfänger. *Wer ist der Gesprächspartner?* Diese zweite Frage soll klären, welche Erwartungen der Kommunikationspartner hat und über welche Erfahrungen er verfügt. Hierzu gehört auch die persönliche Situation des Empfängers, die z. B. beim kranken Menschen einen starken Einfluss auf die Erwartungen an die Pflegeperson als Sender einer Nachricht ausübt. Je mehr die Pflegeperson über den Empfänger ihrer Nachricht informiert ist, desto gezielter und erfolgreicher kann die Kommunikation gestaltet werden.

Die dritte Leitfrage erfasst den Grund, den eigentlichen Anlass der Kommunikation. *Warum findet das Gespräch statt?* Diese Frage klärt die Art des Gespräches, so dass entschieden werden kann, ob es sich z. B. um ein Informationsgespräch oder ein Beratungsgespräch handelt.

Der vierte Aspekt zur Verdeutlichung der Intention von Kommunikation ist die Frage nach dem Zeitpunkt der Kommunikation. *Wann ist der geeignete Moment für das geplante Gespräch?* Die Antwort darauf richtet sich nach der Art der Gesprächsinhalte. Bei Informationen, die voraussichtlich belastende Nachrichten darstellen, muss unbedingt der aktuelle seelische Zustand des hilfsbedürftigen Menschen berücksichtigt werden. So gibt es eine Menge weiterer Faktoren, die die Auswahl des Zeitpunktes für eine gezielte Kommunikation beeinflussen werden, wie z. B. der Zeitaufwand, die Dringlichkeit eines Gespräches oder Rahmenbedingungen (Vorbereitung des Raumes etc.), die evtl. speziell gestaltet werden müssen.

> ☀ Die Frage nach der Intention eines Gespräches klärt die Absicht und den Anlass unter Berücksichtigung der Individualität des Gesprächspartners, sowie des geeigneten Zeitpunktes.

▌ Aufmerksamkeit

Das Kriterium Aufmerksamkeit klärt die Frage, wie der Empfänger einer Nachricht die Signale optimal empfangen kann. Konkret geht es um die Wahrnehmung von Nachrichten über die verschiedenen Kommunikationskanäle (s. a. 10.1 und 10.2). Der Sender einer Nachricht überlegt sich hierzu, über welchen Kommunikationskanal er den Gesprächspartner am besten erreichen kann, um dem Empfänger seine Nachricht zu verdeutlichen. Dementsprechend wird der Sender seine Auswahl an Kommunikationskanälen treffen.

Die Notwendigkeit, die Aufmerksamkeit des Empfängers zu erregen, besteht darin, dass nur ein aufmerksamer Mensch Informationen aufnehmen kann. Ferner kann ein Mensch durch die Aufmerksamkeit eigenverantwortlich und aktiv an Entscheidungen beteiligt sein.

Nachrichten jeglicher Art können mit den fünf Sinnen, bzw. Kommunikationskanälen, aufgenommen werden: durch Sehen, Tasten, Riechen, Hören und Schmecken. Ob Dinge, Informationen, Geschehnisse etc. Aufmerksamkeit erregen, hängt von zwei Faktoren ab:

Objektive Faktoren sind die Einflüsse von außen, die Aufmerksamkeit auf sich lenken können. Das kann z.B. eine bestimmte Art der Bewegung eines von Schmerzen geplagten kranken Menschen sein, ein Geräusch, Musik, Situationen usw. worauf eine Person aufmerksam wird.

Objekte wirken z.B. in ihrer Ästhetik, durch ihre Größe, Neuheit, Intensität, oder weil sie Betroffenheit hervorrufen. Außergewöhnliche Ereignisse erregen ein größeres Maß an Aufmerksamkeit als gewohnte Ereignisse, auch wenn diese gewohnten Ereignisse noch so spektakulär in ihrem Ausmaß sein sollten.

Die subjektiven Faktoren beziehen sich auf jene Einflüsse, die in den Personen selbst. So kann Müdigkeit, Verärgerung etc. die Aufmerksamkeit einer Person beeinflussen. Ferner geht es um die Faktoren, die ein Mensch selber erlernt und verinnerlicht hat, die verstanden werden, oder die ihn interessieren. Diese inneren subjektiven Faktoren, die bei jedem Menschen aufgrund von Erfahrungen und Interessen anders ausgerichtet sind, führen dazu, dass Beziehungen, Situationen etc. auf ebenso unterschiedliche Weise wahrgenommen werden.

Die objektiven und subjektiven Faktoren haben folgende Konsequenz für die Planung von Kommunikationssituationen: Es ist grundsätzlich zu überlegen, welche Kommunikationskanäle die Aufmerksamkeit der Gesprächspartner erregen können. In Institutionen des Gesundheitswesens bedeutet dies im Umgang mit hilfsbedürftigen Menschen zu überlegen, wie Aufmerksamkeit für Informationen über bestimmte Maßnahmen geweckt werden kann. Auch für den pflegerischen Bereich sind solche Möglichkeiten denkbar.

 Möchte die Pflegefachkraft z.B. einen Blasenkatheter legen, so kann sie dem Betroffenen mit einem „Anschauungskatheter" zu Demonstrationszwecken und mit verbalen Erklärungen durchaus verständlich machen, zu welchem Zweck sie diese Maßnahme durchführt, ohne dem Betroffenen ein außergewöhnliches Vorstellungsvermögen abzuverlangen.

Sie nutzt somit zur Veranschaulichung verbale Reize kombiniert mit optischen, damit sich der Betroffene die Maßnahme besser vorstellen kann. In diesem Fall werden die Kommunikationskanäle und -mittel Sprache (Hören) und der Visualisierung (Sehen) genutzt, um Vertrauen durch Verstehen aufzubauen und damit Einverständnis für die erforderlichen Eingriffe zu erreichen.

In Fällen, in denen dem betroffenen Menschen bestimmte Sinne nicht mehr zur Verfügung stehen, muss die Pflegeperson geeignete Möglichkeiten finden, Aufmerksamkeit zu erlangen, um Verständigung zu ermöglichen.

Die zweite Konsequenz zielt auf die Transparenz der Maßnahme ab, auf die Frage des Nutzens, des Gewinns für den Empfänger der Nachricht. Diese Aspekte müssen gleich zu Beginn der Kommunikation verdeutlicht werden. Dazu müssen auch subjektive Faktoren, wie z.B. persönliche Erfahrung berücksichtigt werden.

 Im Beispiel des zu legenden Blasenkatheters könnte aufgrund einer negativen Erfahrung auch eine ablehnende Haltung gegenüber der Maßnahme auftreten.

Auch dadurch wäre die Aufmerksamkeit erregt, jedoch bedürfte es in einem solchen Fall weiterer Nachforschungen, um den persönlichen Vorteil und Nutzen verdeutlichen zu können.

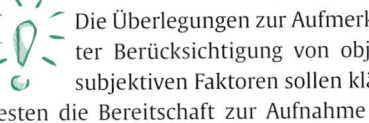 Die Überlegungen zur Aufmerksamkeit unter Berücksichtigung von objektiven und subjektiven Faktoren sollen klären, wie am besten die Bereitschaft zur Aufnahme einer Nachricht geschaffen werden und welchen Nutzen der Empfänger daraus ziehen kann.

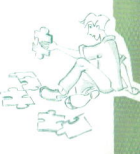

■ **Behalten**

Um Nachrichten empfangen und verarbeiten zu können, müssen sie zunächst erst einmal behalten werden. Eine grundlegende Voraussetzung dafür ist die Motivation, die durch die Aufmerksamkeit gefördert werden kann, indem dem Empfänger der Nutzen verdeutlicht wird. Er soll die Nachricht speichern, sich erinnern und diese gebrauchen können.

Trotzdem kommt es dann immer wieder zum Vergessen, insbesondere, wenn jemand die Nachricht nicht über die dem Empfänger entsprechenden Kommunikationsmittel und -kanäle gesendet hat, die Nachricht zu kompliziert war, oder gar zu viele Informationen gleichzeitig gegeben wurden. Behalten und Erinnern sind abhängig von der Qualität der gesendeten Nachricht.

Durch einige zu berücksichtigende Aspekte kann dem Vergessen entgegengewirkt und das Behalten gefördert werden.

Für das Senden von Nachrichten ist es notwendig, möglichst viele Sinne anzusprechen, oder auch Ressourcen zu nutzen (z. B. bei Patienten mit Einschränkungen bezogen auf die Wahrnehmungsfähigkeit, wie sehen, hören, sprechen), um den zu vermittelnden Sachverhalt überhaupt zugänglich zu machen. Diesbezüglich wird auch von sog. „Behaltwerten" gesprochen, die den unterschiedlichen Erfolg verdeutlichen:

- lesen   etwa 10 %,
- hören   etwa 20 %,
- sehen   etwa 30 %,
- sehen und hören etwa 50 %,
- selbst vortragen etwa 70 %,
- selbst ausführen etwa 90 %.

Hinsichtlich dieser Werte soll auf keinen Fall der Eindruck entstehen, dass ausschließlich das eigenständige Handeln zum gewünschten Erinnern, Verhalten und Können führt. Es ist durchaus sinnvoll, sich vielleicht visuell mit einer Maßnahme zu beschäftigen, dann sich mit einem geeigneten Text auseinanderzusetzen usw., bevor die praktische Übung durchgeführt wird. Hierbei spielt die individuelle Einschätzung, wie Sachverhalte am besten behalten werden können, eine bedeutende Rolle. Berücksichtigt werden muss jedoch unbedingt: Je komplexer der zu vermittelnde Sachinhalt ist, desto gezielter müssen die einzelnen Schritte geplant werden. Ist das Ziel einer Nachricht das Können einer bestimmten Maßnahme, so sollte das Wissen durch baldiges praktisches Einüben gefestigt werden. Aber auch das Durchdenken und Wiederholen von Informationen und Handlungsabläufen unterstützt das Behalten von Sachverhalten.

Eine andere Ursache des Vergessens ist ein Zuviel an neuen Inhalten, die ältere Informationen überdecken können, besonders dann, wenn kaum Gelegenheit war, die vorherigen Kenntnisse zu vertiefen. Hier eignet sich das Vermitteln von Informationen in kleinen Schritten mit Pausen ebenso, wie die zuvor genannten Tipps.

Das Arbeiten in kleinen Schritten ermöglicht überhaupt erst den Erfolg und das Erreichen von Zielen. Nicht zuletzt deshalb werden im Pflegeprozess Fern- und Nahziele formuliert. Das ist im Umgang mit dem pflegebedürftigen Menschen wichtig, um zusätzliche Belastungen zu vermeiden, nicht zu überfordern und Teilerfolge sichtbar zu machen.

Bedeutung hat die Verarbeitung von Nachrichten in kleinen Schritten aber auch für die eigene Ausbildung, in diesem Fall das Lernen. Wichtig ist sie auch in der Begegnung mit vergesslichen, z. B. älteren Menschen. Erhalten diese eine Fülle von aneinandergereihten Informationen, so sind sie schnell überfordert und fühlen sich unter Druck gesetzt. Informationen wohldosiert in kleinen Schritten zu vermitteln, hilft auch dem Pflegepersonal, da es sich stereotype Wiederholungen („das habe ich Ihnen doch schon mal erklärt") ersparen kann. Vor allem aber bleibt dem hilfsbedürftigen Menschen hierdurch das Gefühl der Überforderung in der neuen Umgebung erspart.

 Eine einfache Übung verdeutlicht, welche Informationen in einer bestimmten Zeit behalten werden können:
Lassen Sie sich von einem Gesprächspartner ca. 15–20 Gegenstände benennen. Anschließend versuchen Sie, diese Gegenstände zu wiederholen, wobei die Reihenfolge der Nennung vernachlässigt werden kann.

Festzustellen ist, dass üblicherweise die zuerst und die zuletzt benannten Gegenstände zügig wiederholt werden können, während die anderen nur mühsam genannt bzw. nicht erinnert werden können. Besonders wichtige Informationen sollten deshalb zu Beginn bzw. zum Ende eines Gespräches gegeben werden.

Entsprechend sollten am Anfang und Ende eines Gespräches eher positive emotionale Informationen/Nachrichten gegeben werden, da diese durch den gewählten Zeitpunkt am ehesten im Gedächtnis bleiben. Wird die strukturierte und dosierte Informationsweitergabe an hilfsbedürftige Menschen berücksichtigt, so kann dies das Gefühl der Sicherheit in der häufig als nur wenig kontrollierbaren Situation der Erkrankung oder Behinderung unterstützen.

 Vorüberlegungen, wie Inhalte einer Nachricht am besten behalten werden können, haben zum Ziel, Gesprächssituationen so effektiv wie möglich zu gestalten.

 Gespräche in der Pflege:
Bei allen Gesprächstypen gelten die gleichen Vorüberlegungen für erfolgreiche Gespräche:
- Was ist die Absicht und der Anlass für das Gespräch?
- Wie bekomme ich die Aufmerksamkeit meines Gesprächspartners?
- Wie behält mein Gesprächspartner die Informationen?
- Wie fördere ich seine aktive Teilnahme am Gespräch?
- Wie nehme ich meinen Partner – und er mich – wahr?

▍ Teilnahme

Die Planung der Teilnahme zielt darauf ab, die aktive Beteiligung des Kommunikationspartners zu fördern. Das Kriterium der Teilnahme zieht sich durch alle Vorüberlegungen zur Gestaltung von Kommunikation hindurch.
- Der Sender einer Nachricht plant hierzu bereits bei den Überlegungen zur Intention, welchen Nutzen der Empfänger von der Botschaft hat, wie er diese verarbeiten kann, also wie der Kommunikationspartner an dem Gespräch und der ganzen Situation zu seinem Nutzen teilnehmen kann.
- Er überlegt sich, wie Aufmerksamkeit erregt werden kann, also soll auch hier eine aktive Teilnahme erzielt werden.
- Der Sender überlegt, wie der Empfänger durch Eigenbeteiligung einbezogen werden und so Sachaspekte besser behalten kann.

Dadurch entsteht ein Dialog mit wechselseitiger Aufrechterhaltung der Kommunikation. Kann ein Gesprächspartner z. B. aufgrund von Kommunikationsstörungen nicht mehr am Gespräch teilnehmen, ist der Dialog beendet.

Um diese Teilnahme zu erreichen, ist es notwendig, Feedback einzufordern oder zu ermöglichen. Dadurch erkennt der Sender, ob der Empfänger die Nachricht verstanden hat, um weiterhin am Gespräch teilnehmen zu können.

Auch das Zuhören (s. a. 10.5) ist eine aktive Teilnahme an der Kommunikation, auch wenn vom Zuhörenden in diesem Moment keine verbale Aktivität erfolgt.

 Die Vorüberlegungen zur aktiven Beteiligung des Gesprächspartners hat den Dialog zum Ziel. Die aktive Beteiligung findet sich in allen Bereichen des Kommunikationsregelkreises, jedoch stellt das Feedback eines der wichtigsten Möglichkeiten zur Teilnahme dar.

▍ Wahrnehmung

Grundsätzlich sind Aufmerksamkeit und Wahrnehmung sehr eng miteinander verbunden. Wahrnehmung dient dazu, sich ein Bild von seinem Gegenüber oder von einer Situation zu machen, während die Aufmerksamkeit mit der Deutung von Eindrücken (Größe, Farben etc.) verbunden ist. Bei der Wahrnehmung interpretiert der Empfänger die Nachricht auf eine bestimmte Art und Weise. Wahrnehmungsvorgänge geschehen zum Teil unbewusst und auf der Basis verschiedener Einflussfaktoren. Zu diesen Faktoren gehören
- Selbstwahrnehmung,
- äußere Faktoren,
- soziale Vergleichsprozesse.

Diese Einflussfaktoren sind geprägt durch Erziehung, Bildung und Erfahrungen, die ein Mensch im Laufe seines Lebens macht. Dabei entwickelt er bestimmte geistige Ordnungssysteme, entsprechend derer er dann wahrnimmt, vergleicht und reagiert. So gelangt ein Mensch zu verschiedenen Standpunkten, Einstellungen und Meinungen. (s. a. Band II, Kap. 1). Zwei Personen können das gleiche Signal empfangen und dennoch unterschiedlich wahrnehmen und interpretieren.

Beispiele dafür finden sich oft in Diskussionen um wirtschaftliche Belange einer Institution: Während die eine Position von Umsatzwachstum durch gezielte Maßnahmen spricht, fürchtet die andere Position um Arbeitsplätze.

Diese Problematik der unterschiedlichen Sichtweisen kann Kommunikation erheblich erschweren. Deshalb muss eine Vorüberlegung bezüglich der Wahrnehmung sein, die Nachricht so zu senden, dass der Empfänger den Standpunkt des Senders versteht. Hilfreich kann diesbezüglich sein, sich in die Position des Gesprächspartners hineinzuversetzen. Voraussetzung hierfür ist, möglichst viel über den Gesprächspartner und seine besondere Situation zu erfahren. Im Rahmen des Pflegeprozesses ist das insbesondere in der Phase der Informationssammlung und Erhebung der Pflegeanamnese möglich.

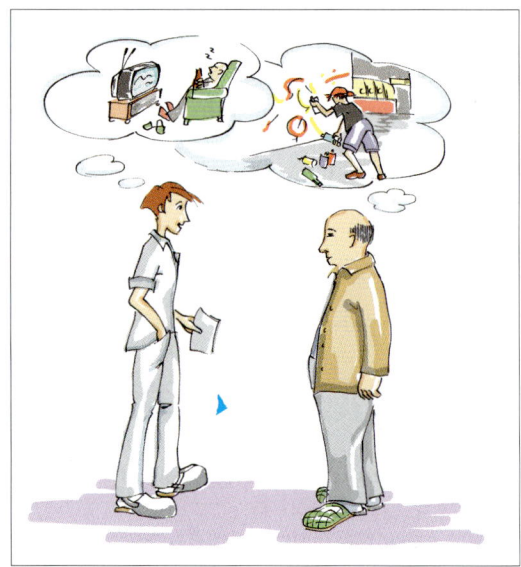

Abb. 10.10   Soziale Wahrnehmung

 Werden Personen von anderen Personen wahrgenommen, so wird dieser Vorgang auch soziale Wahrnehmung genannt.

Die Art und Weise, wie eine Person eine andere wahrnimmt, wirkt sich auf den Umgang miteinander aus. Die Wirkung sozialer Wahrnehmung und des weiteren Kommunikationsverlaufes zwischen zwei sich begegnenden Menschen verdeutlicht die **Abbildung 10.10**. Wie mag die Kommunikation zwischen diesen beiden Personen wohl verlaufen?

Weiterhin beinhaltet der Begriff soziale Wahrnehmung auch psychische und soziale Aspekte, wie z. B. Wertvorstellungen und Vorurteile, Gelerntes, Erwartungen, die eigene momentane emotionale Stimmung, aber auch die berufliche Position, Rollenbeziehungen (beruflich und privat), Bedürfnisse sowie das persönliche Selbstverständnis. Auch die soziale Schichtzugehörigkeit, sowie kulturelle Aspekte, haben maßgeblichen Einfluss auf die Art und Weise, wie wir unsere Mitmenschen wahrnehmen.

Da Pflegepersonen immer mit Menschen zu tun haben, spielt die soziale Wahrnehmung, z. B. bei der Erstellung einer Pflegeanamnese, eine große Rolle. Zur Verdeutlichung können drei Leitfragen zur sozialen Wahrnehmung hilfreich sein:
1. Welche Kriterien sind wichtig, wenn sich Pflegepersonen einen Eindruck von einem Menschen verschaffen möchten?
2. Wie beeinflusst die äußere Erscheinung eines Menschen den Eindruck, der von ihm gewonnen wird?
3. Wie bilden sich Urteile über andere Menschen?

Diese drei Leitfragen sollen die Gefahr der Wahrnehmungsfehler verhindern (s. a. Band II, Kap. 1).

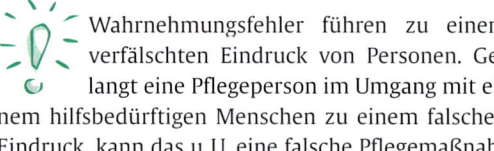 Wahrnehmungsfehler führen zu einem verfälschten Eindruck von Personen. Gelangt eine Pflegeperson im Umgang mit einem hilfsbedürftigen Menschen zu einem falschen Eindruck, kann das u. U. eine falsche Pflegemaßnahme zur Folge haben, ggf. mit weitreichenden Konsequenzen.

Ursachen für Wahrnehmungsfehler sind zum einen die zuvor beim Thema Aufmerksamkeit erwähnten subjektiven Einflüsse (Emotionen, Motivation, Interesse, soziale Situation). Auch die physische Konstitution einer Pflegeperson kann sich auf die Wahrnehmung auswirken. In der täglichen Stationsarbeit sind das Unruhe, Rückenschmerzen etc., die zu Wahrnehmungsfehlern führen können.

Diese individuellen Befindlichkeiten können ihre Auslöser in den zuvor beschriebenen objektiven Faktoren haben, wie z. B. in knappen personellen bzw. zeitlichen Ressourcen. Hier gilt es, sich solche Beson-

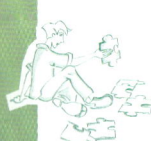

derheiten und Einflüsse auf die Wahrnehmung bewusst zu machen, da sie zu einem falschen Eindruck von dem anderen Menschen führen können.

Da die Wahrnehmung einer der störanfälligsten Bereiche von Kommunikation ist, erscheint es notwendig, sich in manchen Situationen klarzumachen, wie der Gesprächspartner gesehen wird, welche Eigenschaften ihm zugeschrieben werden und welcher Eindruck von ihm gewonnen wurde. Möglicherweise können mit Hilfe der oben genannten Leitfragen Vorurteile oder Situationen aufgedeckt werden, die für einen verfälschten Eindruck verantwortlich sind, so dass dieser korrigiert werden kann.

Ein Beruf wie die Pflege verlangt eine professionelle Einstellung: Die Haltung anderer Menschen gegenüber muss von Offenheit und bewusster Wahrnehmung geprägt sein. Überlegungen zu den formulierten Leitfragen können die Entwicklung einer solchen Haltung unterstützen.

 Durch Vorüberlegungen zur Wahrnehmung können Wahrnehmungsverzerrungen und verfälschte Eindrücke von anderen Menschen vermieden werden.

Die **Tabelle 10.2** gibt einen Überblick zu den wichtigsten Aspekten der Gesprächsvorbereitung.

Die zuvor beschriebenen Vorüberlegungen sind die Voraussetzungen für die im Folgenden dargestellten speziellen Gesprächssituationen. Diese kommen in Institutionen des Gesundheitswesens täglich vor. Teilweise müssen sie spontan angegangen werden, teilweise können sie jedoch auch geplant und vorbereitet werden.

Unabhängig davon, ob Gespräche nun spontan eingefordert oder geplant durchgeführt werden, helfen die Vorüberlegungen in jeder Situation. Sie wirken sich positiv auf Gesprächsgestaltung, Erfolg, Verständlichkeit und auch auf die eigene Sicherheit in besonders schwierigen Situationen aus. Dabei spielt Routine sicherlich eine Rolle, weshalb an dieser Stelle zur Übung ermutigt werden soll.

10.7.2 Informationsgespräche

Ein Informationsgespräch verfolgt immer ein oder mehrere Ziele, es ist somit zweckgebunden. Im Vordergrund steht das Erreichen von Transparenz zu einem bestimmten Thema. Auch die Aufnahmebereitschaft zur Umsetzung von Neuerungen, sowie das Gewinnen von Sicherheit im Handeln sind Zielsetzungen eines Informationsgespräches.

Bezogen auf die Information eines pflegebedürftigen Menschen ist auch das Erreichen von Kooperation ein häufiges Ziel dieser Gespräche, da Informa-

Tab. 10.2 Vorüberlegungen zur Gestaltung spezieller Gesprächssituationen

Intention	Aufmerksamkeit	Behalten	Teilnahme	Wahrnehmung
Die Vorüberlegungen zur Intention klären folgende Aspekte: • Was ist der Inhalt des Gespräches? • Wer ist der Gesprächspartner? • Welches ist der Anlass, der Grund des Gespräches? • Wann ist der geeignete Zeitpunkt zur Durchführung eines Gespräches?	Die Aufmerksamkeit in einer Gesprächssituation wird beeinflusst durch: • Äußere Einflüsse, wie z. B. Intensität, Größe, Bedeutung, Neuheit • Innere Einflüsse, z. B. Müdigkeit, vorausgegangene Erfahrungen etc.	Die Vorüberlegungen dazu, wie sich der Gesprächspartner die Gesprächsinhalte am besten merken kann, berücksichtigen: • Die Motivation des Gesprächspartners • Die Ansprache der geeigneten Sinne, der Kommunikationskanäle • Die Möglichkeit zur praktischen Übung • Die Notwendigkeit zum Wiederholen und Durchdenken eines Sachverhaltes • Das Vermitteln von Sachverhalten in kleinen Schritten	Durch Vorüberlegungen bezüglich der Teilnahme wird geplant, wie und wann: • Der Empfänger einer Nachricht aktiv an der Kommunikation teilnehmen kann • Ein Feedback eingeplant oder eingefordert werden kann und ermöglicht darüber hinaus den aktiven Dialog zwischen beiden Gesprächspartnern	Die Vorüberlegungen zur Wahrnehmung wollen, um einen falschen Eindruck zu vermeiden, grundsätzlich klären: • Wie eine Person zu einem bestimmten Eindruck kommt • Welchen Einfluss die äußere Erscheinung dabei spielt • Wie daraufhin die persönliche Urteilsbildung erfolgt

tionen die Basis für Handeln darstellen. Unter Berücksichtigung des Beziehungsaspektes stellen sie auch ein Forum für Fragen dar, um durch Transparenz der Informationen zu dem beabsichtigten Ziel zu gelangen.

In der Pflege haben Informationen drei Hauptaspekte:

1. Informationen sind Basis für den Pflegeprozess,
2. Informationen sind notwendig, um die Zusammenarbeit mit anderen Berufsgruppen zum Nutzen des hilfsbedürftigen Menschen zu gestalten,
3. Informationen an den hilfsbedürftigen Menschen bilden die Grundlage für ein gemeinsames zielgerichtetes Miteinander.

Die Inhalte des Informationsgespräches beziehen sich hauptsächlich auf die Vermittlung von Fakten, wie z. B. die Vorgehensweise bei bestimmten Pflegemaßnahmen, Inhalte von Dienstanweisungen, Umgang mit neuen Medikamenten oder die Vorstellung von Jahresstatistiken.

Der Empfänger soll aufgrund der erhaltenen Information Nutzen daraus ziehen können und das neue Wissen auch anwenden. Dieses Wissen bildet die Grundlage, auf der dann weitere Informationen aufgebaut werden können.

Fehler, die im Zusammenhang mit Informationsgesprächen gemacht werden, sind die Verwendung von Fachsprache, die nicht von allen Empfängern verstanden wird, oder die Vermittlung von mehr Informationen als verarbeitet werden können. Beides kann dazu führen, dass das Ziel der Information nicht erreicht wird, und sollte deshalb bereits in der Vorbereitung ausgeschlossen werden. Es kann sonst anstelle eines Gefühls von Sicherheit das der Unsicherheit entstehen, welches sich wiederum auf die Beziehung zwischen den Kommunizierenden auswirkt.

> Das Informationsgespräch ist zielgerichtet, wobei der Sachaspekt im Vordergrund steht. Das Ziel ist Transparenz zu schaffen, um Sicherheit im Handeln zu erreichen und Möglichkeiten zur Mitentscheidung zu ermöglichen.

Informationsgespräche mit dem Patienten

Im Rahmen von Informationsgesprächen mit dem hilfsbedürftigen Menschen müssen Informationen dem Betroffenen so angeboten werden, dass er diese verstehen und verarbeiten kann. Zur Gestaltung eines effektiven Informationsgespräches mit dem hilfsbedürftigen Menschen sind im Folgenden einige Überlegungen aufgeführt, die als Leitfaden genutzt und auf jede Situation übertragen werden können. Sie basieren auf den im Kapitel 10.7 beschriebenen grundsätzlichen Vorüberlegungen zur erfolgreichen Gestaltung von Gesprächen.

> Ein maßgeblicher Aspekt für ein erfolgreiches Informationsgespräch ist die Auswahl von Inhalt und Zielsetzung der Information. Hierauf basiert jedes weitere Vorgehen.

Der Inhalt einer Information kann sehr kurz und wenig erläuterungsbedürftig sein, wie z. B. die Information über den Zeitpunkt einer angeordneten Untersuchung (sofern der Betroffene bereits durch die zuständige Person zur Notwendigkeit aufgeklärt wurde). Pflegerische Informationen können aber je nach Art auch sehr umfassend bzw. komplex sein.

Auch sollte man sich vorher über die Zielsetzung des Gespräches im Klaren sein, z. B. welche Informationen muss ich unbedingt vermitteln?

Grundsätzlich ist es für das Behalten (s. a. 10.7.1) hilfreich, die Informationen zu veranschaulichen, sei es durch entsprechende Geräte, Zeichnungen oder vorgefertigte Abbildungen.

Der Inhalt einer Information an den Betroffenen ist weiterhin entscheidend für die Auswahl von Zeitpunkt und Tempo einer Information. Handelt es sich um eine recht komplexe Information, wie z. B. die Informationen über den Ablauf und das Vorgehen bei einer präoperativen Vorbereitung, so ist es sinnvoll, einen Zeitpunkt zu wählen, bei dem für Ruhe und ausreichend Zeit garantiert werden kann. Das Tempo der Informationsweitergabe muss individuell angepasst werden.

Der Inhalt einer Information kann auch so umfassend sein, dass es sinnvoll ist, nicht alle Informationen auf einmal zu vermitteln, sondern diese in Teilinformationen zu zerlegen. Bei einer großen Fülle von Informationen geschieht es leicht, dass ein Teil der Informationen in Vergessenheit gerät (s. a. 10.7.1). Oftmals geschieht eine solche typische Überhäufung mit Informationen am Tage der Aufnahme (Informationen zu Untersuchungen, Tagesablauf, Visiten etc.), so dass sich die informierende Person überlegen sollte, welche Informationen zu diesem Zeitpunkt absolut notwendig sind, damit sich die Person zurechtfindet, und welche auch noch zu einem späteren Zeitpunkt vermittelt werden können.

Der Inhalt einer Information wirkt sich auch auf die Auswahl der Räumlichkeiten aus. Die Auswahl der geeigneten Räumlichkeiten oder aber das Schaffen einer entsprechenden Umgebung hat den Sinn, Ablenkungen und vor allem Störungen während des Informationsgespräches zu vermeiden. Insbesondere das Aufnahmegespräch erfordert eine ruhige und freundliche Atmosphäre, da die Basis des gemeinsamen Miteinanders oft bei der ersten Begegnung gelegt wird (s. a. Kap. 6.5.1).

Bei der Durchführung eines Informationsgespräches, spätestens aber nachdem die ausgewählten Informationen im geeigneten Rahmen vermittelt wurden, sollte Gelegenheit zu Rückfragen bzw. Feedback gegeben werden. Hierdurch kann sich die Pflegeperson versichern, ob die übermittelten Informationen verstanden wurden.

Pflegevisite

Die Kommunikation mit einem pflegebedürftigen Menschen über seinen Pflegeprozess wird auch als Pflegevisite bezeichnet.

Heering u. Mitarb. (1997) definieren die Pflegevisite als einen „regelmäßigen Besuch bei und ein Gespräch mit der Klientin/dem Klienten über ihren/seinen Pflegeprozess. Die Pflegevisite dient der gemeinsamen

- Benennung der Pflegeprobleme und Ressourcen bzw. der Pflegediagnose,
- Vereinbarung der Pflegeziele,
- Vereinbarung der Pflegeinterventionen,
- Überprüfung der Pflege" (Heering u. Mitarb. 1997, XX).

Die Pflegevisite ermöglicht einen Austausch von Informationen zwischen dem pflegebedürftigen Menschen und der für ihn zuständigen Pflegeperson. Alle wichtigen Aspekte im Zusammenhang mit dem Pflegeprozess werden hier besprochen. Der pflegebedürftige Mensch wird so aktiv in die Pflege einbezogen (**Abb. 10.11**).

Informationsgespräche im Team und anderen Berufsgruppen

Informationsgespräche finden nicht nur mit pflegebedürftigen Menschen und deren Angehörigen statt, sondern auch im Pflegeteam bzw. im therapeutischen Team. Diese Art von Informationsgesprächen ist oft institutionalisiert, d. h. sie finden in einem vorher festgelegten zeitlichen Rahmen, an bestimmten

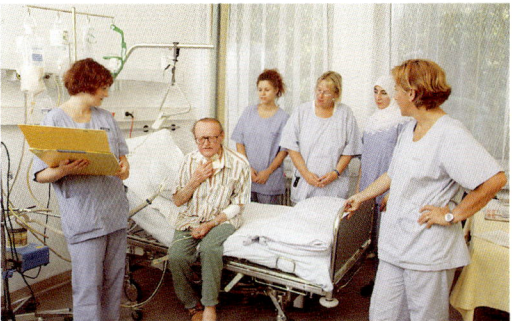

Abb. 10.11   Pflegevisite

Orten und in regelmäßig wiederkehrenden Abständen statt. Zu dieser Art von Informationsgesprächen gehören:

- Dienstübergabe,
- Besprechungen im Pflegeteam,
- Arztvisite.

Dienstübergabe

Ziel ist der Austausch über die aktuelle Situation pflegebedürftiger Menschen bzw. die Gewährleistung des Informationsflusses zwischen allen Mitarbeitern, um so die Kontinuität der Pflege sicher zu stellen. Grundsätzlich kann die Dienstübergabe intradisziplinär (auf die Berufsgruppe der Pflegenden beschränkt) oder interdisziplinär (unter Beteiligung verschiedener Berufsgruppen) ablaufen. Dienstübergaben finden i. d. R. dreimal täglich statt bzw. immer bei einem Wechsel der Pflegepersonen.

Da es sehr unterschiedlich organisierte Pflegesysteme mit stark variierenden Zuständigkeiten der einzelnen Pflegepersonen gibt, wird die Übergabe dementsprechend unterschiedlich gestaltet. Allen gemeinsam ist i. d. R. jedoch die Übergabe mittels der dokumentierten Pflegeplanung und des Pflegeberichts, sowie der Austausch über Beobachtungen zur aktuellen Befindlichkeit der zu Pflegenden. Hierbei werden vor allem Veränderungen und Reaktionen eines pflegebedürftigen Menschen auf Pflegemaßnahmen besprochen. Dabei sollte die Bezugsperson des pflegebedürftigen Menschen die Übergabe an die Mitarbeiter durchführen, da sie den jeweiligen Menschen am besten kennt. Weitere Inhalte der Dienstübergabe sind die Weiterleitung medizinischer Informationen (Organisation, Ergebnisse von Untersuchungen, etc.).

Um die Zeit der Dienstübergabe effektiv zu nutzen, empfiehlt es sich, nach einer im Team besprochenen Struktur vorzugehen. Diese Struktur unterstützt ein zeitökonomisches Vorgehen, verhindert, dass wichtige Aspekte vergessen werden und verhindert ausufernde Abschweifungen vom Thema.

Um Störungen von außen während der Dienstübergabe zu vermeiden, kann für die Zeit der Dienstübergabe ein entsprechendes Schild an der Tür des Dienstzimmers angebracht werden. Günstig ist es, sowohl für den Telefondienst als auch für dringende Bedürfnisse einzelner Patienten eine zuständige Pflegeperson für die Zeit der Dienstübergabe zu bestimmen.

Die Dienstübergabe findet in einigen Institutionen auch als sog. „Übergabe am Patientenbett" statt. Der Vorteil dieser Vorgehensweise liegt vor allem darin, dass der jeweilige pflegebedürftige Mensch in die Übergabe einbezogen wird und so die aus seiner Sicht wichtigen Dinge ansprechen kann. Auch für die Kollegen der nachfolgenden Schicht ermöglicht die Begegnung mit dem betroffenen Menschen, der ein vollständigeres Bild der aktuellen Situation.

Besprechungen im Pflegeteam

Bei der Teambesprechung stehen alle Themen im Vordergrund, die wichtig für die Stations- bzw. Wohnbereichsorganisation sind.

Das können z.B. Überlegungen zur Gestaltung der Ablauforganisation (Pflegesysteme) sein oder, Veränderungen der hinsichtlich Bestellung von Materialien oder Medikamenten, die Bekanntgabe von Dienstanweisungen, Klärung organisatorischer Probleme, Einführung neuer Pflegeprodukte und -hilfsmittel etc. Sinnvoll bzw. ist es, ein Protokoll anzufertigen, damit jede Pflegekraft und neue Kolleginnen sich über die Neuerungen informieren können.

Arztvisite

Inhaltlich dient die gängige Arztvisite dem Informationsaustausch zwischen:

- dem kranken Menschen und dem behandelnden Arzt,
- Pflegekräften und Arzt sowie
- Ärzten untereinander (z.B. Chefvisiten).

Dabei handelt es sich um Informationen bezüglich der weiteren medizinischen Behandlung, wie z.B. Festlegung der Medikamentengabe, Planung von Untersuchungen oder operativen Eingriffen, Entlassungsvorgehen etc.

Weitere Informationsgespräche (**Abb. 10.12**) finden im Rahmen von Besprechungen, z.B. Stationslei-

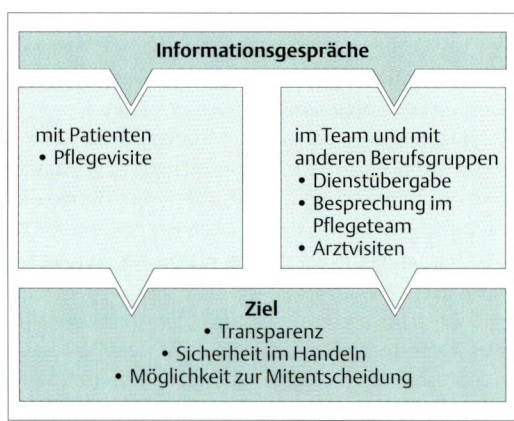

Abb. 10.12 Informationsgespräche in der Pflege

tungs-, Mentoren-, und interdisziplinären Teambesprechungen statt. Sie geben neben dem Informationsaustausch einen Rahmen ab für die Diskussion von Sichtweisen und Meinungen sowie für die gemeinsame Suche nach Lösungen bei Problemen.

10.7.3 Anleitungsgespräche

Anleitungsgespräche dienen der Wissensvermittlung mit dem Ziel, dieses Wissen später praktisch anwenden und umsetzen zu können. Dabei werden unterschiedliche Methoden eingesetzt, wie z.B. verbale Informationsweitergabe; Zeigen, Vormachen und Üben usw. Zielgruppen sind Menschen, die z.B. aufgrund einer Krankheit, bestimmte Fähigkeiten und Wissen benötigen, um eine neue Lebenssituation bewältigen zu können.

Andere Adressaten von Anleitungsgesprächen sind Auszubildende und neue Kollegen. Aber auch in der Fort- und Weiterbildung ist die Anleitung gerade in speziellen Fachbereichen eine gängige Form des praktischen Lehrens und Lernens. Anleitungsgespräche unterscheiden sich von Informationsgesprächen dahingehend, dass sie neben der Weitergabe von Informationen bzw. Wissen, dieses Wissen in praktisches Tun umzusetzen helfen.

An einem Beispiel soll die Vorgehensweise einer Anleitungssituation verdeutlicht werden, wobei keine spezielle Unterscheidung zwischen anzuleitenden Schülern, neuen Kollegen und hilfsbedürftigen Menschen notwendig ist. Das Prinzip der Anleitung ist grundsätzlich übertragbar. Die einzelnen Schritte erhalten ihre unterschiedliche Gewichtung in der praktischen Situation, die sich dann jeweils individuell nach der anzuleitenden Person richten muss.

Nach einer Thrombektomie (operatives Entfernen eines Blutgerinnsels) in den Beinen soll Herr Sauber zu Hause weiterhin Kompressionsstrümpfe tragen. Die Aufgabe der Pflegeperson besteht darin, Herrn Sauber in der Technik des Anziehens der Kompressionsstrümpfe anzuleiten.

Eine entscheidende Voraussetzung für Anleitungsgespräche ist, die eigene Fachkompetenz bezüglich des Anleitungsthemas zu ermitteln, um Sicherheit im zu vermittelnden Sachverhalt zu erhalten.

 In obigem Beispiel muss sich die Pflegeperson über das Thema „Kompressionsstrümpfe" (z. B. Notwendigkeit, Gefahren und Probleme, Technik und Tipps bezüglich des Anziehens, Pflege der Strümpfe etc.) informieren.

Der nächste Aspekt der Vorbereitung bezieht sich auf die individuelle Situation des Betroffenen.

 Dazu muss überlegt werden, wie Herr Sauber den notwendigen Sachverhalt aufnehmen kann und über welche Kommunikationskanäle seine Aufmerksamkeit geweckt werden kann.

Ferner muss eine Vertrauensbasis zwischen beiden Personen bestehen:

 Herr Sauber muss sich sicher sein, dass er eine sinnvolle und korrekte Hilfestellung erhält, die für ihn von Nutzen ist.

Inhaltlich ist zu entscheiden, welchen Umfang und Komplexität der Sachverhalt (hier: „Anziehen von Kompressionsstrümpfen") aufweist. Abhängig davon kann eine Anleitung in mehreren Teilschritten geplant werden. Hier muss die Pflegeperson überlegen, ob eine einmalige Anleitung oder ggf. Staffelung sinnvoll ist, wobei das Ziel evtl. innerhalb einer Woche erreicht wird. Sie überlegt auch, welche Rolle sie in der Anleitung einnimmt.

 Gegebenenfalls ist es zunächst sinnvoll, eine führende und erklärende Position einzunehmen, wenn Herrn Sauber die Information noch neu ist.

Im weiteren Verlauf kann sich die Rolle der Pflegeperson zu einer mehr unterstützenden Funktion verändern.

 Sie gibt dann nur noch Hilfestellung zu einzelnen Schritten, die Herrn Sauber noch schwerfallen.

Auch hierbei gilt, dass die Staffelung und Rollenverteilung nach Möglichkeit mit dem betroffenen Menschen abgesprochen werden sollte.

 Im Beispiel des Herrn Sauber könnte eine geplante Staffelung und die jeweilige Rolle der Pflegeperson wie folgt aussehen:

- 1. Tag: Pflegeperson demonstriert und erklärt das Anziehen der Kompressionsstrümpfe; Herr Sauber hört und sieht zu.
- 2. Tag: Herr Sauber zieht die Kompressionsstrümpfe selbständig unter Anleitung durch die Pflegeperson an.
- 3. Tag: Herr Sauber zieht die Kompressionsstrümpfe selbständig an ohne begleitenden Kommentar der Pflegeperson; sie sieht zu und korrigiert falls nötig.

Wichtig ist, dass die anzuleitenden Menschen weder über- noch unterfordert werden. Das Tempo der Anleitung ist immer an die individuelle Situation und Aufnahmefähigkeit des Menschen anzupassen.

Überlegungen zu den Rahmenbedingungen beziehen sich auf die zur Verfügung stehende Zeit, im Krankenhaus auch auf Besuchszeiten, aber auch auf die räumlichen Gegebenheiten. Je nach dem zu vermittelnden Sachverhalt und unter Berücksichtigung der Intimsphäre empfiehlt es sich, einen ruhigen, externen Raum aufzusuchen. Zum einen gewährleistet das eine konzentrierte Anleitung, ohne Ablenkung bzw. Störungen, zum anderen bietet diese Umgebung einen geschützten Raum für Nachfragen des Betroffenen.

Nach den einzelnen Teilschritten oder nach der gesamten Anleitung muss bei dem angeleiteten Menschen unbedingt eine Rückmeldung über die vermittelten Inhalte eingeholt werden. Hierdurch bekommt dieser einerseits die Gelegenheit, noch nicht verstandene Aspekte der Anleitung zu erfragen, andererseits kann eine Überprüfung erfolgen, ob das Ziel der Anleitung erreicht worden ist. Grundsätzlich kann das Feedback bei Anleitungsgesprächen verbal durch eine kurze Wiederholung des Gelernten durch den Patienten erfolgen, in vielen Fällen bietet sich jedoch eine Demonstration bzw. das praktische Wiederholen der Situation an. Gegebenenfalls wird daraufhin eine Korrektur vorgenommen.

 In obigem Beispiel könnte Herr Sauber entweder den Inhalt des Anleitungsgespräches noch einmal mit eigenen Worten wiedergeben oder einzelne Schritte der Technik des „Anziehens von Kompressionsstrümpfen" wiederholen.

Viele Menschen scheuen sich nachzufragen, häufig aus Angst für dumm gehalten zu werden. Daher ist es sinnvoll, den Anzuleitenden dazu zu ermuntern auszusprechen oder nachzufragen, was ihm noch schwer fällt oder unklar ist. Somit erhält der Anleiter auch gleichzeitig eine Rückmeldung hinsichtlich der Verständlichkeit seiner Anleitung.

Beide erhalten hierdurch die Gelegenheit, eine kurze Auswertung durchzuführen, zu überlegen, ob das Vorhaben gelungen ist, die Ziele erreicht wurden, oder ob ggf. zu einem anderen Zeitpunkt eine nochmalige Anleitungssituation notwendig ist.

💡 Anleitungsgespräche dienen der Weitergabe von Wissen mit dem Ziel, dieses Wissen im Folgenden praktisch anwenden zu können. Die Zielgruppe für Anleitungen sind neben pflegebedürftigen Menschen häufig Lernende in den Pflegeberufen oder Berufsanfänger sowie neue Mitarbeiter.

🧶 **Anleitungsgespräche. Wissensvermittlung und praktische Umsetzung des Wissens in fünf Stufen:**

1. Eigene Fachkompetenz überprüfen,
2. Situation des Betroffenen berücksichtigen:
   - Aufnahmekanäle,
   - Umfang und Komplexität des Sachverhalts.
3. Rolle des Anleitenden (autoritär, partnerschaftlich),
4. Rahmenbedingungen der Anleitung (Raum, Zeit),
5. Rückmeldung/Feedback; Wiederholung/Einübung.

10.7.4 Beratungsgespräche

Beratungsgespräche beziehen sich inhaltlich meist auf bestimmte Probleme in einzelnen Lebensberei-

chen oder -situationen, in denen der Betroffene nicht alleine zurechtkommt und Hilfe benötigt.

💡 Beratungsgespräche im Gesundheitsbereich haben Verhaltensveränderungen unter Berücksichtigung der Eigenverantwortlichkeit des Ratsuchenden zum Ziel.

Gleichzeitig beinhaltet Beratung jedoch auch einen präventiven Aspekt mit dem Ziel, durch eine Verhaltensveränderung eine Verschlechterung des Zustandes zu vermeiden, eine Verbesserung zu ermöglichen oder Beeinträchtigungen, wie z. B. Krankheiten grundsätzlich zu verhindern.

Beratung kann zum einen lediglich eine einfache Entscheidungshilfe darstellen, z. B. wenn es darum geht, die Auswahl von Brot- oder Teesorten aufgrund einer Gastritis zu treffen. Bei komplexen Situationen, wie z. B. der Anpassung der Lebensweise an eine Erkrankung wie Diabetes mellitus, das Abgewöhnen von Rauchen o. ä., muss eine umfassende Problemlösungsstrategie entwickelt werden, an der durchaus mehrere Berufsgruppen (therapeutisches Team) beteiligt sein können, um über die Planung von Teilschritten zur notwendigen Verhaltensveränderung zu gelangen.

💡 Ziel eines Beratungsgespräches ist es, den betroffenen Menschen in der Suche nach Lösungsmöglichkeiten zu unterstützen und/oder eine Entscheidungshilfe bei der Bewältigung neuer bzw. schwieriger Lebenssituationen zu geben.

Ratsuchende sollen ferner in die Lage versetzt werden, selbständig nach geeigneten Lösungsvorschlägen zu suchen und dadurch für ihr weiteres Handeln auch Verantwortung übernehmen. Dabei muss dem Ratsuchenden die Möglichkeit der Entscheidungsfreiheit gegeben sein, damit die Lösung auch als eine für ihn akzeptable angesehen werden kann.

Die Kunst der Beratung besteht darin, dem Menschen keine vorgefertigten Lösungen anzubieten, sondern entsprechend seiner individuellen Situation Möglichkeiten aufzuzeigen und ihn aktiv einzubeziehen, da die Betroffenen sich und ihre Ressourcen am besten kennen.

Dabei übernimmt die Pflegeperson als Beraterin die Rolle einer Impulsgeberin, die Hilfe zur Selbsthilfe bietet, in einer lenkenden und partnerschaftlichen, jedoch nicht führenden oder vorgebenden Weise.

Diese Aspekte sind die wesentlichen Unterschiede zur puren Information, in der es darum geht, Fakten zu vermitteln, die bereits feststehen. Bei einem reinen Informationsaustausch gibt es kaum Entscheidungsspielraum für die beteiligten Personen. Die Beratung setzt demgegenüber an den Fakten, den gegebenen Tatsachen an, um nach Lösungen im Umgang mit den Gegebenheiten zu suchen. Der Rahmen der Entscheidungsfreiheit kann dabei variieren und ist auch abhängig von der Dringlichkeit der Lösungssuche bzw. der notwendigen Verhaltensveränderung.

So wird ein junger Mensch, der plötzlich mit der Situation eines insulinpflichtigen Diabetes mellitus konfrontiert ist, nicht frei entscheiden können, ob er Insulin spritzen möchte oder nicht, da die Verabreichung lebensnotwendig für ihn ist. Jedoch gibt es wichtige Aspekte der weiteren Lebensgestaltung, wo er selbst Entscheidungen treffen kann, und für die er fachliche Beratung benötigt. An dieser Stelle können Pflegepersonen Hilfestellungen (z. B. bezüglich Besonderheiten der Körperpflege, sportlicher Aktivitäten u.v.m.) geben.

Je nach Intensität der notwendigen Beratung ist zu entscheiden, ob die Pflegekraft als alleinige Fachkraft beratend tätig sein kann, oder ob das Hinzuziehen von anderen Fachkräften notwendig ist.

Grundsätzlich findet Beratung auch institutionalisiert statt. Dabei handelt es sich oft um präventive Beratung außerhalb des Krankenhauses, wie z. B. die Empfehlung diverser Impfungen oder die breit angelegte AIDS-Prävention. Die Verhütung von Krankheiten steht dabei im Vordergrund.

Auch kommunale Einrichtungen bieten gesundheitliche Beratungsmöglichkeiten – teilweise in Seminaren – an. Hierzu gehören auch Angebote für pflegende Angehörige. Ferner haben sich Pflegepersonen durch Weiterqualifizierungen spezialisiert, um spezielle Beratungsangebote für die betroffenen Menschen geben zu können wie z. B. in der Ernährungsberatung oder Stomaberatung.

Um beratend tätig werden zu können, sind kommunikative Kompetenzen unabdingbar. Außerdem verlangen Beratungsgespräche Fähigkeiten wie:

- fachliche Kompetenzen bezüglich des Beratungsthemas,
- soziale Kompetenzen, die dazu beitragen, die Situation und die Fähigkeiten bzw. Ressourcen des betroffenen Menschen einzuschätzen,
- Fähigkeit, ein ausgewogenes Verhältnis zwischen Nähe und Distanz zum ratsuchenden Menschen einzuhalten.

Die Planung und Vorgehensweise des Beratungsgespräches ist vergleichbar mit dem prozesshaften Geschehen der Anleitung. Die Gruppe der Ratsuchenden in Institutionen des Gesundheitswesens besteht in erster Linie aus pflegebedürftigen Menschen und deren Angehörigen. Beratungsgespräche finden aber auch innerhalb der pflegerischen Berufsgruppe z.B. zwischen Lernenden in der Pflege und Pflegepersonen, oder aber auch zwischen neuen Kollegen und Pflegepersonen statt.

Entsprechend beinhalten die von Pflegekräften durchgeführten Beratungsgespräche mit betroffenen Menschen und deren Angehörigen fachliche Informationen im pflegerischen Rahmen, Hilfe zur Entscheidungsfindung, Hilfestellungen zur Bewältigung und Auseinandersetzung mit neuen Lebenssituationen. Beratungsgespräche mit Lernenden in der Pflege betreffen meist gezielte Anleitungs- oder Lernsituationen. Bezogen auf neue Kollegen dient die Beratung auch der Einarbeitung und der Integration ins Team.

 Das Beratungsgespräch dient der Bewältigung veränderter Lebenssituationen unter der Aktivierung der Eigenverantwortlichkeit und Möglichkeit der Mitentscheidung des betroffenen Menschen.

 Beratungsgespräch:

- Ziel:
  - Verhaltensänderung unter Berücksichtigung der Eigenverantwortlichkeit
  - Prävention
- Mittel:
  - impulsgebende, partnerschaftliche Gesprächsführung
  - „Hilfe zur Selbsthilfe"
- Planung und Vorgehensweise wie Anleitungsgespräch

10.7.5 Konfliktgespräche

Konflikte können immer dann auftreten, wenn Menschen miteinander in Beziehung treten.

Die Bewältigung von Konflikten ist sicherlich eine der größten Herausforderungen im menschlichen Miteinander. Sie verlangt kommunikative Fähigkeiten, die im Rahmen einer Ausbildung unbedingt erworben werden sollten.

Die Auslöser von Konflikten im beruflichen Bereich sind oft sehr unterschiedlich: Kommunikationsstörungen (s. a. 10.5), Meinungsverschiedenheiten, Streitigkeiten bezüglich der Arbeitsorganisation und Anwendung bestimmter Pflegemaßnahmen oder bezüglich der Verteilung von Kompetenzen, u. v. m. können Anlass zu Konflikten geben. Dabei ergeben sich Konfliktsituationen auch zwischen den verschiedenen Berufsgruppen. Auch Konflikte zwischen Pflegepersonen und pflegebedürftigen Menschen können auftreten.

Die Folgen sind häufig Stress durch die entstehende unangenehme Arbeitssituation, Unstimmigkeiten zwischen Mitarbeitern, die das Arbeiten im Team erschweren, vielleicht sogar Krankheit etc., wenn das Arbeitsklima für die betreffenden Personen unerträglich wird. Unabhängig von der Art der beteiligten Personen, können alltägliche Konflikte durch die Berücksichtigung einiger wichtiger Regeln angegangen und bewältigt werden.

Das Ziel eines Konfliktgespräches ist, eine Klärung des auslösenden Sachverhaltes durch eine konstruktive Auseinandersetzung herbeizuführen, so dass alle Beteiligten mit der gemeinsam erarbeiteten Lösung einverstanden sein können.

Diese Klärung bzw. Konfliktlösung kann in der Beseitigung der Ursache liegen, z. B. in der Klärung von Missverständnissen, kann Kompromisse beinhalten kann ggf. zu einer Verhaltensänderung führen. Wie auch immer eine Lösung aussehen wird, notwendig ist hierbei eine von Respekt und gegenseitiger Achtung geprägte Grundeinstellung.

Das beinhaltet, sich bewusst zu machen, dass es in einem Konfliktgespräch keine „Verlierer", sondern nur Gewinner geben sollte. Deshalb ist es wichtig, nach einer Lösung zu suchen, die für alle Beteiligten zufriedenstellend ist.

Wird die Lösung zu einem Problem vorgegeben (verordnet, übergestülpt), so wird sich der „Verlierer" vielleicht fügen, das gewünschte gute Arbeitsklima mit einer allgemein verträglichen Lösung wird sich jedoch nicht einstellen. Die Widerstände würden größer, selbständiges Handeln und Denken dadurch unterdrückt, wodurch sich die Fronten zwischen den Konfliktparteien schließlich noch verhärteten. Neben dieser Grundeinstellung müssen weitere Aspekte bedacht werden, wenn ein Problem gelöst werden soll. Diese Aspekte können anhand der verschiedenen Phasen eines Konfliktgespräches verdeutlicht werden:

Günstig ist es, sich auf das kommende Konfliktgespräch vorzubereiten, dieses zu planen, einen Termin in ruhiger Atmosphäre zu vereinbaren und den Grund des Treffens zu benennen. Rahmen und Umfang des Gespräches sollte von dem zu besprechenden Sachverhalt abhängig gemacht werden.

Die gesprächsführende Person sollte sich über das Problem im Klaren sein, damit sie das Problem konkret benennen kann. Das könnte z. B. ein Nicht-Einhalten gemeinsam vereinbarter Pflegemaßnahmen im Rahmen des Pflegeprozesses sein. Ein solches Problem bezieht sich auf das Arbeitsverhalten, während z. B. das wiederholte Zuspätkommen einer Kollegin zum Dienstbeginn seine Ursache im persönlichen Verhalten der Mitarbeiterin hat.

Das Konfliktgespräch sollte in einem möglichst freundlichen und spannungsfreien Klima stattfinden, sofern die Situation und die räumlichen Gegebenheiten dieses ermöglichen, denn diese Voraussetzungen sind als Ressource für das Gespräch an sich und auch für die weitere Zusammenarbeit unerlässlich.

Zunächst sollte der Gesprächsanlass geschildert werden. Verallgemeinerungen, die durch Worte wie „immer", „nie" oder „jeden" etc. ausgedrückt werden, sind zu vermeiden.

Eine Einleitung zur sachlichen Formulierung des zu kritisierenden Sachverhaltes im o. a. Beispiel könnte folgendermaßen aussehen:

„Mir ist aufgefallen, dass Sie gestern die Maßnahmen zur Pneumonieprophylaxe, die im Maßnahmenplan von Herrn X. aufgeführt sind, nicht durchgeführt haben. Ich würde gerne wissen, warum?".

Diese Formulierung enthält eine Konkretisierung des Problems und zeigt, bezogen auf die Situation, dass dieser Konflikt keinen persönlichen Angriff darstellt.

Ungünstig wäre dahingegen eine ungenaue und die Person angreifende Formulierung wie: „Nie machen Sie das, was wir vereinbart haben". Sie beinhaltet Vorwürfe, die weitere Botschaften mitklingen lassen, wie z. B. „mit Ihnen kann man nicht zusammen arbeiten." Dabei werden Gefühle ausgelöst, die die Person in ihrem Selbstwertgefühl angreifen. Die Folgen wären möglicherweise Rückzug oder Gegenangriff. Inhaltlich wäre dieses Gespräch jedoch bereits jetzt beendet.

Ziel des Einstieges in ein Konfliktgespräch ist es, die Inhalte des Konfliktes durch Sachlichkeit als Tatsache offen und ehrlich zu formulieren, Geschehnisse konkret zu beschreiben, um so eine Basis für das weitere Gespräch zu bereiten.

Anhand der Fakten kann dann herausgestellt werden, welche Auswirkungen das zum Konflikt führende Verhalten auf den kranken Menschen oder die Kollegen hat, um die eigentliche Problematik zu verdeutlichen.

Bei der nicht nach Vereinbarung durchgeführten Pneumonieprophylaxe könnten z. B. die konträren Wirkungen aufgezeigt werden. Weiterhin ist es denkbar, dass der pflegebedürftige Mensch verunsichert wird, wenn die Maßnahmen nicht kontinuierlich durchgeführt werden.

Eine Stellungnahme der betroffenen Person ist hierzu absolut notwendig, denn in den meisten Fällen gibt es gute Gründe und Ideen, warum etwas genau so ausgeführt wird. Viele Konflikte lassen sich bereits zu diesem Zeitpunkt klären. Ideen und Wünsche werden hierbei deutlich, Alternativen zeigen sich auf, der eigentliche Konfliktinhalt beginnt sich zu lösen und vielleicht sind sogar schon erste Lösungen erkennbar.

Ziel des weiteren Gesprächsverlaufes ist es, gemeinsam nach Lösungsansätzen für zukünftiges Handeln zu suchen. Hierzu muss die betroffene Person unbedingt aktiv mit einbezogen werden, damit sie die Lösungen als die ihrigen akzeptieren kann.

In dieser Phase wird eine Lösung zur Veränderung des kritisierten Verhaltens erarbeitet. Idealtypisch wird die Lösung von der betroffenen Person formuliert, sie kann aber auch gemeinsam überlegt werden. Sollte keine Lösung von Seiten der betreffenden Person ersichtlich sein, muss dennoch zunächst eine Lösung vorgegeben werden, die mit Einverständnis ausprobiert wird. Lösungen in dem Beispiel der nicht eingehaltenen Pflegeplanung könnten je nach Gesprächsverlauf und Ursache für das Verhalten unterschiedlich aussehen.

Möglich sind folgende Lösungen:

Hat die Pflegekraft z. B. die Pflegeplanung nicht ausreichend gelesen, wäre das Problem einfach mit der genaueren Beachtung der vereinbarten Maßnahmen zu beheben. Hat sie gute Gründe, die Pflegemaßnahme entgegen der Vereinbarung durchzuführen, könnte die Lösung die erneute Besprechung der Pflegeplanung im Team sein.

Weiterhin sollten nun in beiderseitigem Einvernehmen Vereinbarungen zur Überprüfung und Einhaltung der gewünschten Veränderungen getroffen werden, um so Verbindlichkeit herzustellen und die Effektivität und Sinnhaftigkeit der gemeinsamen Lösung ermitteln zu können.

Ziel der Abschlussphase ist es, gemeinsam nach Vereinbarungen zu suchen und einen zeitlichen Rahmen zur Erprobung und späteren Evaluation der Veränderungen und ihren Wirkungen festzulegen. Hierzu ist es notwendig, dass die beteiligten Personen sich mit den Lösungsvorschlägen einverstanden erklären.

Sollten Konfliktlösungen durch solche Strategien nicht zu bewältigen sein oder beziehen sich Konflikte auf das gesamte Team und erreichen ein Ausmaß, in dem fremde Hilfe notwendig wird, da jede Person zu betroffen ist, um zur Lösung beizutragen, kann hier der Einsatz von Supervision als Hilfe sinnvoll sein. Die verschiedenen Möglichkeiten der Supervision werden in Kap. 10.10 beschrieben.

Regeln im Konfliktgespräch:
- Respekt und gegenseitige Achtung der Konfliktpartner: Bei der Konfliktlösung gibt es nur „Gewinner",
- Vorplanung von Raum und Zeit: gutes Klima schaffen,

- Einleitung: sachliche Formulierung des kritischen Sachverhalts, ohne persönlichen Angriff,
- Aufzeigen der möglichen Auswirkungen des problematischen Verhaltens,
- zur Stellungnahme auffordern: „Hinter jedem Verhalten stecken gute Gründe",
- Lösungsansatz für zukünftiges Verhalten suchen,
- gemeinsam überprüfbare Verhaltensweisen festlegen.

10.8 Partnerzentrierte Gespräche

Das ▶ *Partnerzentrierte Gespräch* wird auch als „Helfendes Gespräch" bzw. als klienten- oder personenzentriertes Gespräch bezeichnet. Es basiert auf den Arbeiten des amerikanischen Psychologen Carl Rogers, eine der führenden Persönlichkeiten der Humanistischen Psychologie. Die Humanistische Psychologie vertritt eine Sichtweise des Menschen, bei der dem Menschen grundsätzliche Fähigkeiten zur Selbstheilung zugesprochen werden, und eine Grundhaltung der Therapeuten, die u. a. geprägt ist von zentralen Begriffen wie „menschliche Begegnung", „Wachstum der Persönlichkeit" und „persönliche Freiheit".

Rogers entwickelte ab den 40er Jahren des 20. Jahrhunderts das Konzept der „Klientenzentrierten Psychotherapie", die heute auch unter dem Begriff „Personenzentrierte Gesprächsführung" bekannt ist. Er ging davon aus, dass Menschen ein Grundstreben nach Selbstverwirklichung haben, durch Erlebnisse in ihrer Kindheit aber den Zugang zu eigenen Gefühlen teilweise verlieren bzw. unter Wahrnehmungsverzerrungen vor allem im Bereich der sozialen Wahrnehmung leiden können.

Ziel der Personenzentrierten Gesprächsführung ist es, im Gespräch ein Klima des Vertrauens und der Offenheit herzustellen und so dem betroffenen Menschen einen neuen Zugang zu seinem Erleben und seinen Gefühlen zu geben. Rogers spricht hier auch von einem „wachstumsfördernden Klima" zwischen Klient und Therapeut. Er beschreibt in seinen Ausführungen eine Grundhaltung des Therapeuten, die ein solches Klima entstehen lassen kann und deren Elemente auch in Helfenden Gesprächen eine zentrale Rolle spielen:

1. Echtheit
Das Element „Echtheit" bedeutet, dass der „Helfer" in der Beziehung zu seinem Gesprächspartner ehrlich und vor allem er selbst ist. Es soll kein „professionelles Gehabe" an den Tag gelegt werden, sondern eine echte Beziehung im Gespräch mit dem anderen Menschen entstehen. Das geht letztlich nur dann, wenn eine Bereitschaft besteht, sich auch mit dem eigenen Gefühlsleben auseinander zu setzen.

2. Akzeptanz
Bei der Akzeptanz geht es darum, dem Gesprächspartner das Gefühl zu vermitteln, dass ihm wertfrei begegnet wird. Dies geschieht zum einen durch eine bedingungslose positive Zuwendung und zum anderen durch emotionale Wärme. Zentraler Gedanke hierbei ist, dass Menschen in der Lage sind, ihre Situation für sich selbst positiv zu lösen, wenn sie über die Dinge, die sie bewegen, frei sprechen können. Dabei steht die Gefühls- und Erlebniswelt des Gesprächspartners im Zentrum, nicht die des „Helfers".

3. Einfühlsames Verstehen
Das einfühlsame Verstehen wird auch als „Empathie" oder „Aktives Zuhören" bezeichnet (s.a. 10.5). Hierbei geht es darum, sich in die Situation des anderen Menschen hineinzuversetzen und zu verstehen, welche Gefühle er in der aktuellen Situation hat bzw. welche Gefühle er mit der aktuellen Situation verbindet. Anders ausgedrückt: Einfühlsames Verstehen ist die Strategie zur Umsetzung von Echtheit und Akzeptanz. Hierzu gehören Aspekte wie z. B. das Ansprechen des beim anderen Menschen wahrgenommenen Gefühls oder die Wiederholung der Äußerungen in eigenen Worten, um sicherzustellen, dass das Gesagte auch richtig verstanden wurde. Dabei kommt es vor allem darauf an, die wahrgenommenen Gefühle des Gegenübers richtig zu verstehen.

Menschen, denen mit dieser Grundhaltung begegnet wird, können nach Rogers ihre Selbstheilungskräfte aktivieren, sich selbst mehr Achtung und Akzeptanz entgegenbringen und aktiv nach Lösungen für aktuelle Situationen oder Probleme suchen.

In der Pflege ergeben sich häufig Situationen, in denen helfende Gespräche den betroffenen Menschen unterstützen können. Das gilt sowohl für hilfsbedürftige Menschen, die schwerwiegende medizinische Diagnosen verarbeiten müssen, als auch für Angehörige, die ebenfalls von schwierigen, problematischen Situationen betroffen sein können. Einfühlsames Verstehen bzw. Aktives Zuhören kann und muss geübt werden. Folgende Regeln geben einige praktische Hinweise zur Umsetzung aktiven Zuhörens.

Regeln zur Umsetzung aktiven Zuhörens

1. Ehe ich ein Gespräch führe, versuche ich, mir die äußeren und inneren Einflüsse und Gefühle, unter denen ich momentan und grundsätzlich stehe, weitmöglichst bewusst zu machen. (…) Das kann u. a. dadurch geschehen, dass ich vor einem Gespräch wahllos auf ein Papier aufschreibe, was mir gerade einfällt.

2. Ich sorge vor und während des Gesprächs für ein Höchstmaß an äußerer und innerer Ruhe.

3. Ich verhalte mich klientenzentriert (und nicht egozentrisch): Ich zentriere und konzentriere mich auf den Gesprächspartner, auf seine Aussagen und Erfahrungen, auf sein Vermögen und Unvermögen.

4. Aufmerksames und ernsthaftes Zuhören kann sich halbverbal (ja, hm) oder averbal äußern (Kopfnicken, Kopfhaltung, Sitzhaltung, Mimik, Handbewegung usw.).

5. Ich höre nicht nur auf den Wortlaut, sondern auch auf Wortwahl, Tonfall, Stimmlage, Sprechtempo, Sprechpausen, Bruchstellen im Gesprächsverlauf usw. Nicht was die Worte sagen, ist von Bedeutung, sondern wie sie gesagt werden. Der Ton wird wichtiger als der Inhalt.

6. Ich stütze mich nicht nur auf das Hören, sondern auch auf das Sehen und beachte also Mimik (vor allem die Sprache der Augen), Gestik, Körperbau usw. des Partners. Gleichzeitig beachte ich meine eigene Körpersprache und Stimme: Kommt darin eher echtes Zuhören oder eher Überhören und Weghören (also Ablehnung) zum Ausdruck?

7. Ich achte nicht nur auf die logischen Aussagen des Gesprächspartners, sondern versuche zu erfassen, was der andere (noch) nicht verbalisieren kann, z. B. starke Gefühle, negative Emotionen (Vorsicht vor subjektiven Unterschiebungen!).

8. Ich beachte Stichwörter, Reizwörter, Schlüsselsätze, Hauptfragen, aber auch Bruchstellen und Pausen. Gibt es einen „roten Faden", ein bestimmtes Gefälle oder Wiederholungen?

9. Wenn irgend möglich, notiere ich wichtige Gesprächsprodukte. Der Partner muss damit einverstanden sein und darf nicht durch auffälliges Mitschreiben irritiert werden.

10. Ich vermeide ein zeitweises Abschalten sowie ein innerliches Abschweifen zu anderen Themen.

11. Ich lasse den Partner ausreden und falle ihm nicht ins Wort mit Meinungsäußerungen, voreiligen Interpretationen und Zwischenfragen. Ich habe Zeit und Geduld.

12. Legt der Partner eine Pause ein, so wird sie „durchgestanden". Ich suche nicht krampfhaft nach überbrückenden Worten und fülle nicht die Pause kurzentschlossen mit dem, „was ich schon lange sagen oder fragen wollte".

13. Ich stelle nur notwendige weiterführende Fragen. Die Fragen müssen aus dem Gespräch herauswachsen und dürfen nicht hineingetragen werden.

14. Wenn der Gesprächspartner Fragen stellt, höre ich zunächst darauf, welche Antworten er selber finden kann. Ich kann zu ihm sagen: Sie haben sich sicherlich schon selber Gedanken gemacht.

15. Ich achte sorgsam auf Verlockungen zu eigenem, langatmigen Reden (Erzählungen aus meinem Leben und Erfahrungsbereich, Schilderungen eines „ähnlichen Falles", Überredungsversuche, Dogmatisieren, Interpretieren usw.).

16. Sofern ich rede, wächst es aus dem Zuhören heraus (ist also reaktiv) und soll in neues Zuhören einmünden, also dem Partner ein neues Reden ermöglichen.

17. Mittels Selbstwahrnehmung und Selbsterfahrung erkenne ich, wo ich wenig oder gar nicht zuhören kann: Bei welchen Personen kann ich schwer zuhören (Alter? Geschlecht? Beruf? Aussehen? Stimme?), bei welchen Gesprächsthemen fällt mir das Zuhören schwer (z. B. Sexualität, Religion, Gewalt, Suizid, Zwanghaftigkeit)? Häufig liegt das an meinen Schutz- und Abwehrmechanismen: Diese möchte ich erkennen und vorsichtig damit umgehen.

18. Während ich zuhöre, habe ich die Grundhaltung des Akzeptierens und der Wertschätzung gegenüber dem Partner und allem, was er sagt.

(Nach: Weber 1996).

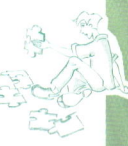

Für partnerzentrierte bzw. helfende Gespräche ist eine Gesprächsgrundhaltung und Gesprächsatmosphäre erforderlich, die geprägt ist von Echtheit, Akzeptanz und einfühlsamem Verstehen.

10.9 Themenzentrierte Interaktion (TZI)

Das Konzept der ▶ *Themenzentrierten Interaktion (TZI)* wurde von Ruth Cohn entwickelt, einer deutschen Jüdin und Psychotherapeutin, die 1941 in die USA emigrierte. Sie selbst suchte nach einem Konzept, das nicht, wie die Psychoanalyse, auf die Therapie bzw. Hilfe einzelner Menschen beschränkt blieb, sondern das in der Lage sein sollte, großen Menschengruppen zu helfen und in möglichst allen Bereichen und zu jeder Zeit anwendbar sein sollte.

Die TZI ist eine Form der Gesprächsführung, bei der die beteiligten Personen gemeinsam an einem Thema oder einer Aufgabe arbeiten (Interaktion), wobei das Thema im Zentrum der Begegnung steht (Themenzentrierung). Sie wird vor allem bei der Kommunikation in Gruppen angewandt, ist aber auch im Einzelgespräch oder bei der Partnerberatung einsetzbar.

Heute bedienen sich neben Therapeuten, Lehrern und Geistlichen auch Firmen und Organisationen der TZI, um im Miteinander Themen zu bearbeiten und z. B. Lösungen für bestehende Problem zu entwickeln. In speziellen Fortbildungsseminaren werden Experten für Themenzentrierte Interaktion ausgebildet.

10.9.1 Die Axiome

Die TZI basiert auf sog. „wertbetonenden Voraussetzungen", d. h. sie geht von einem bestimmten Menschenbild und grundlegenden Werten aus. Hierzu gehört, dass sie jedem Menschen die Fähigkeit zuschreibt, aus eigener Kraft sein Leben zu gestalten und auftretende Probleme bearbeiten zu können. Dies ist einer der wichtigsten Grundsätze der sog. Humanistischen Psychologie, die die Fähigkeit des Menschen zu Wachstum und Reifung in seinem Leben betont.

Ruth Cohn formuliert für die Themenzentrierte Interaktion drei sog. Axiome, d. h. Aussagen, die keines weiteren Beweises bedürfen, um die der TZI zugrunde liegenden Werte zu verdeutlichen:

1. Das existentiell-anthropologische Axiom
„Der Mensch ist eine psycho-biologische Einheit. Er ist auch Teil des Universums. Er ist darum autonom und interdependent. Autonomie (Eigenständigkeit) wächst mit dem Bewusstsein der Interdependenz (Allverbundenheit)" (Cohn 1988, S. 120).

Der Mensch besteht für Ruth Cohn sowohl aus psychischen als auch biologischen Anteilen, die immer als Ganzes, bzw. als Einheit betrachtet werden müssen. Änderungen in einem Bereich haben Auswirkungen auf den gesamten Menschen. Darüber hinaus existiert der Mensch aber nicht nur für sich allein, sondern steht in einer Wechselbeziehung zu anderen Menschen. In der Interaktion mit anderen kann man erkennen, welche Werte einem selbst wichtig sind.

2. Das ethisch-soziale Axiom
„Ehrfurcht gebührt allem Lebendigen und seinem Wachstum. Respekt vor dem Wachstum bedingt bewertende Entscheidungen. Das Humane ist wertvoll; Inhumanes ist wertbedrohend" (Cohn 1988, S. 120).

Der Fortbestand humaner (menschlicher) Werte ist nach Cohn sowohl eine politische, als auch die Aufgabe jedes einzelnen.

3. Das pragmatisch-politische Axiom
„Freie Entscheidung geschieht innerhalb bedingender innerer und äußerer Grenzen. Erweiterung dieser Grenzen ist möglich" (Cohn 1988, S. 120).

Menschen können letztlich nie ganz frei sein in ihren Entscheidungen bzw. werden diese Entscheidungen innerhalb bestimmter, von Mensch zu Mensch verschiedener Grenzen getroffen. Zu den äußeren Grenzen gehören z. B. die finanziellen Möglichkeiten, innere Grenzen können mangelnde Reife oder auch Krankheiten sein. Je nach Struktur der Grenzen ergibt sich für den jeweiligen Menschen ein größerer oder kleinerer Entscheidungsspielraum. Aber: Jeder Mensch kann die Grenzen seiner Entscheidungsfreiheit potentiell verändern.

Mit den formulierten Axiomen bindet Ruth Cohn die TZI an grundlegende Werte, die handlungsleitend für das gemeinsame Miteinander sind. Ohne diese wertgebundene Ausrichtung besteht die Gefahr, die TZI als eine bloße Methode anzusehen.

10.9.2 Zentrale Elemente der Themenzentrierten Interaktion

Ruth Cohn geht davon aus, dass bei der Kommunikation in Gruppen vier Elemente eine entscheidende Rolle spielen:

- Das „Ich" (jedes einzelne Gruppenmitglied). Auf die Pflege bezogen können das Pflegepersonen in Institutionen des Gesundheitswesens, Mitglieder des Therapeutischen Teams oder Angehörige anderer Berufsgruppen sein.
- Das „Wir" (die gemeinsame Interaktion untereinander)
- Das Thema (das zu bearbeitende Thema bzw. der Lernstoff oder die gemeinsame Aufgabe). In der Pflege könnten dies Themen wie Pflegeverständnis, eine auszuwählende Theorie für eine Pflegeeinheit, der Umgang mit verwirrten Menschen, Optimierung der Arbeitsabläufe etc. sein).
- Der sog. „Globe" (alles, was den einzelnen und die Gruppe umgibt). Hierunter sind u.a. zeitliche, finanzielle und/oder personelle Rahmenbedingungen, die Erwartungen von pflegebedürftigen Menschen und Angehörigen an Pflegepersonen, aber auch Ereignisse, die das einzelne Gruppenmitglied oder die gesamte Gruppe betreffen, zu verstehen.

„Ich", „Wir" und „Thema" sind dabei grundsätzlich gleich wichtig. Es muss ein ausgewogenes Verhältnis zwischen diesen Elementen herrschen, damit ein konstruktives Arbeiten der Gruppe am Thema möglich ist. Ruth Cohn hat hierzu ein Modell entwickelt (**Abb. 10.13**). Das „Ich", das „Wir" und das Thema werden durch die Ecken des Dreiecks repräsentiert. Das Dreieck selbst ist von einem Kreis umgeben, der den „Globe", das Umfeld, in welchem „Ich", „Wir" und Thema in Beziehung zueinander stehen, symbolisiert.

> Zentrale Elemente der Themenzentrierten Interaktion sind das einzelne Gruppenmitglied („Ich"), die Gruppe als Ganzes („Wir"), die gemeinsame Arbeitsaufgabe („Thema") und die Rahmenbedingungen in denen die Gruppe arbeitet („Globe").

Wie bereits erwähnt, geht Ruth Cohn davon aus, dass ein gewinnbringendes, konstruktives und persönlich bereicherndes Arbeiten in Gruppen nur dann erfolgen kann, wenn alle vier Elemente die gleiche Gewichtung erhalten. Hilfe und Unterstützung hierbei können die von ihr formulierten zwei Postulate (Grundannahmen) und neun Hilfsregeln sein.

10.9.3 Zwei Postulate der Themenzentrierten Interaktion

Ruth Cohn formuliert zwei Postulate, die sich aus den Axiomen ableiten lassen und diese in „handfeste", praktikable Handlungsrichtlinien fassen.

1. „Sei dein eigener Chairman, der Chairman deiner selbst". Das bedeutet:
   a) Sei dir deiner inneren Gegebenheiten und deiner Umwelt bewusst.
   b) Nimm jede Situation als Angebot für deine Entscheidungen. Nimm und gib wie du es verantwortlich für dich selbst und andere willst" (Cohn 1988, S. 120 f).

Menschen können und sollen eigenverantwortliche Entscheidungen treffen. Wichtig ist hierfür, dass sowohl das eigene Erleben als auch das der anderen Gruppenmitglieder in die bewusste Entscheidung einfließen soll. Jeder Mensch ist gefordert, das zu vertreten, was ihm wichtig ist und dabei die beiden Extreme Autonomie und Interdependenz zu berücksichtigen. Das Postulat fordert darüber hinaus aber auch, die eigenen Spannungen zwischen physischen, emotionalen, kognitiven und praktischen Fähigkeiten und Bedürfnissen bei der jeweiligen Entscheidung zu berücksichtigen.

2. Beachte Hindernisse auf deinem Weg, deine eigenen und die von anderen. Störungen haben Vorrang (ohne ihre Lösung wird Wachstum erschwert oder verhindert)" (Cohn, R. 1988, S. 120 f).

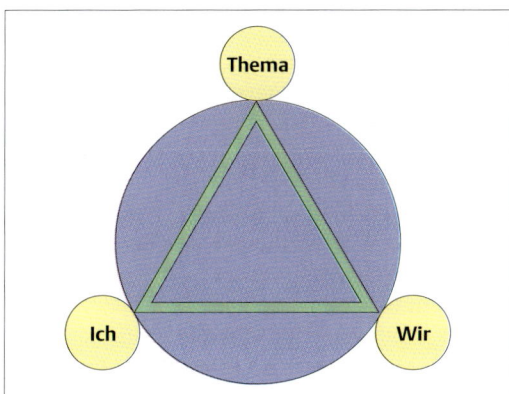

Abb. 10.13   TZI-Dreieck

Der Begriff der Störung steht in der Themenzentrierten Interaktion für alles, was den einzelnen Menschen daran hindern kann, am Thema in der Gruppe mitzuarbeiten. Dabei können die Störungen sowohl durch positive Gedanken, Erlebnisse etc. als auch durch negative Erfahrungen, Ereignisse oder auch durch körperliche Beeinträchtigungen, wie z. B. Schmerzen hervorgerufen werden. Beiden gemeinsam ist, dass sie verhindern aufmerksam und „ganz bei der Sache" zu sein.

Wichtig ist hierbei, dass diese Störungen offen angesprochen werden, entweder von der betroffenen Person selbst oder von den anderen Gruppenmitgliedern. Konstruktives Arbeiten ist nur mit der uneingeschränkten Aufmerksamkeit aller möglich.

Die zwei Postulate der Themenzentrierten Interaktion betonen die Verantwortlichkeit des einzelnen Gruppenmitglieds sowohl für sich selbst als auch für das gemeinsame Miteinander.

10.9.4 Neun Hilfsregeln der Themenzentrierten Interaktion

Die von Ruth Cohn aufgestellten neun Hilfsregeln für die Themenzentrierte Interaktion sollen die Gruppenmitglieder bei der Arbeit im TZI-Dreieck unterstützen. Die Regeln selbst sind nach Cohn prinzipiell in jeder TZI-Gruppe anwendbar, dürfen aber nicht verabsolutiert oder „verordnet" werden.

Eine Möglichkeit kann sein, mit der Gruppe zu Beginn der Arbeit die Regeln zu diskutieren und sich dann für einige oder auch alle der Regeln zu entscheiden. Die Regeln sind so angelegt, dass sie sowohl den eigenen Selbstverwirklichungsprozess unterstützen, als auch dazu beitragen, die anderen Gruppenmitglieder ernst zu nehmen. Im Folgenden werden die Hilfsregeln (zitiert nach Cohn 1988, S. 124 ff) mit einer kurzen Erläuterung vorgestellt.

1. Vertritt dich selbst in deinen Aussagen; sprich per „Ich" und nicht per „Wir" oder per „Man".

Redewendungen wie „Wir sind der Meinung, dass" oder „Man sollte aber berücksichtigen, dass" führen dazu, dass anderen Menschen nicht klar ist, wessen Aussage oder Meinung gerade angeführt wird. Ruth Cohn geht noch weiter, indem sie sagt, dass der Sprechende in diesem Fall nicht die Verantwortung für das übernimmt, was er sagt, sondern sich hinter einer „öffentlichen Meinung" versteckt. In diesem Fall ist keine offene Kommunikation möglich. Die Gesprächspartner haben aber nur dann eine Chance, zu einer Aussage Stellung zu nehmen, wenn sie Sicherheit darüber haben, dass der Sprecher auch ganz hinter seiner Aussage steht.

2. Wenn du eine Frage stellst, sage, warum du fragst und was deine Frage für dich bedeutet. Sage dich selbst aus, und vermeide das Interview.

Fragen, die ohne Angabe von Gründen gestellt werden, haben häufig den Charakter des „Ausfragens". Ruth Cohn bezeichnet sie als „unecht", weil sie kein echtes Interesse an der Antwort vermitteln können. Bei unechten Fragen besteht die Gefahr, dass unechte Antworten gegeben werden und kein echter Dialog zwischen den Gesprächspartnern entsteht.

3. Sei authentisch (echt) und selektiv (auswählend) in deinen Situationen. Mache dir bewusst, was Du denkst und fühlst, und wähle, was du sagst und tust.

Diese Regel fordert, nur dann zu sprechen, wenn ein Bedürfnis nach verbalen Äußerungen besteht. Die Äußerungen sollen im Einklang mit dem stehen, was dem jeweils sprechenden Menschen wichtig ist, und ehrlich sein. Lügen oder manipulative Äußerungen zerstören das Vertrauen und Verständnis zwischen den Gesprächspartnern.

4. Halte dich mit Interpretationen von anderen so lange wie möglich zurück. Sprich statt dessen deine persönlichen Erfahrungen aus.

Es unterstützt die Interaktion zwischen den Gesprächspartnern, wenn sie ihre eigenen Empfindungen und Bedürfnisse aussprechen, anstatt vorschnell das Verhalten anderer zu interpretieren („Bitte rede jetzt nicht" im Gegensatz zu: „Du redest immer, weil Du im Mittelpunkt stehen willst").

5. Sei zurückhaltend mit Verallgemeinerungen.

Verallgemeinerungen haben eine ähnlich störende Wirkung auf den Gruppenprozess wie das Sprechen per „Wir" oder per „Man".

6. Wenn du etwas über das Benehmen oder die Charakteristik eines anderen Teilnehmers aussagst, sage auch, was es dir bedeutet, dass er so ist, wie er ist (d. h. wie du ihn siehst).

Jede Meinung von bzw. über einen anderen Menschen ist eine persönliche, subjektive Meinung. Sie muss nicht zwangsläufig für alle anderen Gruppenteilnehmer gelten, d. h. sie ist nicht allgemeingültig.

7. Seitengespräche haben Vorrang.

Wann immer Seitengespräche in einer Gruppensituation auftreten, macht dies deutlich, dass ein Gesprächsbedürfnis existiert. Dem betreffenden Teilnehmer sollte dann auf jeden Fall die Gelegenheit gegeben werden, sein Anliegen in die Gruppe einzubringen.

8. Nur einer zur gleichen Zeit bitte.

Die Gruppe kann nur dann konstruktiv arbeiten, wenn die Gruppenteilnehmer einander konzentriertes Interesse entgegenbringen. Die Konzentration auf mehrere verbale Beiträge gleichzeitig ist jedoch nicht möglich.

9. Wenn mehr als einer sprechen will, verständigt euch in Stichworten, über was ihr zu sprechen beabsichtigt.

Die kurze Verständigung darüber, welche Gesprächsbeiträge anstehen, verhindert, dass sich jemand übergangen fühlt. Die Reihenfolge der anstehenden Beiträge kann in der Gruppe abgesprochen werden.

 Die genannten Hilfsregeln der Themenzentrierten Interaktion sind in vielen Bereichen anwendbar, in denen es um Kommunikation in Gruppen geht.

Das gilt sowohl für das Therapeutische Team einer Pflegeeinheit als auch für die Arbeit in Kleingruppen während des Pflegeunterrichts. Sie können auch helfen in der Kommunikation zwischen zwei Menschen, z.B. zwischen Pflegeperson und pflegebedürftigem Menschen.

10.9.5 Themenzentrierte Interaktion in der Pflege

Die Themenzentrierte Interaktion integriert alle Bereiche des Menschseins. Durch die Anwendung dieser Art von Gesprächsführung werden über die Arbeit an einem Thema gleichzeitig auch alle sozialen Kompetenzen des einzelnen Teilnehmers gefördert. So wird sowohl ein persönlicher Reifungsprozess als auch ein Reifungsprozess der Gruppe ermöglicht. Da die Themenzentrierte Interaktion besonders geeignet ist, die Kommunikation von Gruppen zu unterstützen, die an einem Thema bzw. einem Arbeitsauftrag arbeiten, ist ihr Einsatz auch in vielen Bereichen pflegerischen Handelns denkbar. Sie kann z.B. einge-

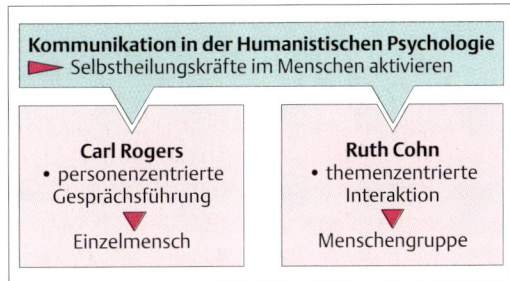

Abb. 10.14 Kommunikation in der Humanistischen Psychologie

setzt werden beim Arbeiten eines Teams einer Pflegeeinheit an Projekten wie:

- dem Erarbeiten von Pflegestandards,
- der Arbeit an einem gemeinsamen Pflegeverständnis unter Berufung auf eine Pflegetheorie,
- der Auswahl eines bestimmten Pflegesystems,
- Teambesprechungen (Dienstübergabe etc.),
- Teambesprechungen, die die Arbeit mit Patienten zum Gegenstand haben,
- interdisziplinären Konferenzen,
- Kleingruppenarbeit in Pflegeschulen etc.

Da die Effektivität und Kontinuität der Pflege zu einem großen Teil auf die Zusammenarbeit mehrerer Menschen angewiesen ist, kann auch hier das konstruktive Miteinander zu einer wesentlichen Verbesserung des „Klimas" zwischen den Mitarbeitern beitragen. Von diesem verbesserten Miteinander profitiert letztlich das zentrale Anliegen der Pflege, der hilfsbedürftige Mensch (**Abb. 10.14**).

Die Themenzentrierte Interaktion ist eine Form der Gesprächsführung, die häufig im Rahmen der ▶ Supervision angewandt wird. Auf die Supervision wird im nächsten Kapitel ausführlich eingegangen.

10.10 Supervision

Der heutige Supervisionsbegriff ist schwer zu fassen, da er innerhalb seiner Entwicklung verschiedene Inhalte erfahren hat und immer wieder neu diskutiert wurde.

Wörtlich übersetzt bedeutet das angloamerikanische Wort Supervision soviel wie „Aufsicht, Kontrolle, Leitung, Überwachung". Der Supervisor ist demnach eine Person, die über das Geschehen wacht, die darübersteht, von oben bzw. außen schaut, kontrolliert. In einigen Bereichen und Ländern entspricht die o. a. Übersetzung des Begriffes auch der Funktion, der Aufgabe von Supervision.

In den meisten Bereichen der Supervision hat sie sich im Laufe ihrer Geschichte jedoch immer mehr differenziert und von der reinen Kontrolle zu einer Form der Praxisbegleitung, Beratung und Unterstützung entwickelt. Einzelne Aspekte wie beispielsweise:

- Supervision erfolgt immer im Zusammenhang mit einer beruflichen Tätigkeit,
- Ziel der Supervision ist die persönlichen und beruflichen Kompetenzen zu fördern und zu stärken,
- Supervision ermöglicht ein problemorientiertes Lernen,

gelten auch heute noch für alle Formen der Supervision, unabhängig in welchem Kontext sie erfolgt.

Die Entwicklung der Supervision ist gekennzeichnet durch die verschiedenen Absichten, die mit der Supervision verfolgt wurden. Supervision, die bereits Ende des letzten Jahrhunderts in England und den USA als eine Art Vorreiterposition entstanden ist, hatte zunächst die Tätigkeit der Sozialarbeiter im Blick, mit dem Ziel, deren Arbeitsleistung zu erhöhen und zu verbessern.

Später, etwa in den 30er Jahren, wurde die Supervisionstätigkeit mit dem Ziel der Selbstreflexion über die eigene Berufstätigkeit in einen institutionellen Rahmen gestellt. Hiermit wurde der Grundstein für die berufliche Supervisionstätigkeit gelegt. In den 50er Jahren orientierte sich die Supervision immer mehr an der Psychologie und Psychotherapie.

Seit den 70er Jahren gewinnt auch in Deutschland die Supervision für Mitarbeiter in sozialen und medizinischen Berufen immer mehr an Bedeutung, wodurch sie gleichzeitig einen praxisbezogenen Schwerpunkt erhält. Sie wird in unterschiedlichen Gruppen, Institutionen und Projekten eingesetzt, wodurch sich die verschiedenen Formen der Gruppen- und Teamsupervision entwickeln. Neben der Einbeziehung der verschiedenen Berufsfelder ändern sich auch die Ziele und Schwerpunkte der Supervision. Sie will nun nicht mehr kontrollierende Instanz sein, sondern Unterstützung und Beratung bieten.

Supervision ist eine Form der Praxisbegleitung und Beratung bei der Auseinandersetzung bzw. Reflexion der beruflichen Tätigkeit. Sie ermöglicht ein problemorientiertes Lernen und hat zum Ziel, persönliche und berufliche Kompetenzen zu fördern.

10.10.1 Supervision in der Pflege

Seit einigen Jahren findet die Supervision in Deutschland auch zunehmend Eingang in die Pflege. Vorreiter waren zumeist die psychiatrischen Abteilungen. Die Gründe, die für eine Supervision von Pflegekräften sprechen, sind vielfältig. So wird beispielsweise von einer Pflegekraft neben einem fachlichen Wissen, manuellen Fähigkeiten und Fertigkeiten vor allem auch ein hohes Maß an empathischen Fähigkeiten gefordert.

Gerade in einer patientenorientierten Pflege ist diese soziale Kompetenz mehr gefordert als die reine Ausübung von Pflegetätigkeiten, um eine tragfähige, konstruktive Beziehung zwischen Pflegekraft und Patient aufzubauen. Themen wie „Nähe und Distanz", „Macht und Ohnmacht", „Abhängigkeit und Unabhängigkeit" und der Umgang mit Leid und Tod bestimmen häufig den Alltag von Pflegenden. Durch die knapper werdenden finanziellen Mittel und die fortschreitende Technisierung mit all ihren Konsequenzen wird die Belastung der Pflegekräfte ständig erhöht.

Häufig tritt ein Gefühl der Unzulänglichkeit und der Frustration auf, da dem eigenen Anspruch an Pflege nicht entsprochen, die Diskrepanz zwischen Anspruch und Wirklichkeit nicht überbrückt werden kann. Eine der bekanntesten Folgen ist neben einer hohen Fluktuation das Burnout-Syndrom. Durch Änderungen der Organisation innerhalb einer Institution und/oder einer Abteilung treten daneben vermehrt auch Konflikte innerhalb der verschiedenen Berufsgruppen und zwischen verschiedenen Berufsgruppen auf.

Eine Möglichkeit der Unterstützung z.B. beim Umgang mit den verschiedensten Belastungen sowie intra- und interpersonellen Konflikten bietet die Supervision. Sie hat u. a. zum Ziel:

- die Förderung der Fähigkeit zur differenzierten Wahrnehmung (Fremd- und Eigenwahrnehmung),
- die Förderung der sozialen Kompetenzen,
- die Klärung der beruflichen Identität,
- Raum zu geben, Situationen aus dem beruflichen Alltag zu reflektieren.

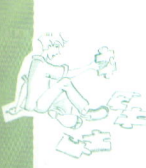

Supervision kann als eine präventive Maßnahme gegenüber berufsbedingtem Stress und dem Burnout-Syndrom angesehen werden. Zudem stellt sie auch ein Instrument der Pflegequalitätsverbesserung und -sicherung sowie der Professionalisierung dar. Wünschenswert ist eine Einbindung der Supervision in die Ausbildung von Pflegepersonen, um gerade Berufsanfängern zu helfen, sich mit ihrer Persönlichkeit in den institutionellen Strukturen zu orientieren und soziale Kompetenzen im Umgang mit Patienten, Kollegen und Vorgesetzten zu entwickeln.

Eine Supervision kann aus persönlichem Interesse, aus persönlicher Motivation („weil ich Unterstützung haben möchte") in Anspruch genommen werden, aber auch durch institutionelle Interessen (z. B. Verbesserung der Arbeitszufriedenheit, gut „funktionierende" Arbeitskraft) angeregt werden.

Um einen kleinen Einblick in die Supervision zu geben, werden im Folgenden kurz die verschiedenen Formen der Supervision dargestellt.

10.10.2 Formen der Supervision (Setting)

Als Setting wird in der Supervision die Arbeitsform, der institutionalisierte Rahmen bezeichnet, in welchem die Supervision stattfindet. Grundsätzlich können zwei Formen, die Einzel- und Gruppensupervision unterschieden werden. Die Auswahl und Entscheidung für eine bestimmte Form der Supervision richtet sich nach der Zielsetzung, wird aber auch beeinflusst von der aktuellen Situation des Einzelnen sowie von den organisatorischen und institutionellen Rahmenbedingungen.

▌ Einzelsupervision

Die Einzelsupervision ist dadurch gekennzeichnet, dass einem Supervisanden mit seiner beruflichen Situation ein Supervisor gegenüber steht. Der Supervisand hat bei der Einzelsupervision die Möglichkeit, Thema und Tempo der Sitzung weitestgehend selbst zu gestalten. Da der Supervisand immer im Zentrum der Sitzung steht, ist diese Form der Supervision sehr intensiv. Es fehlen allerdings Anregungen durch andere Personen, insbesondere bei der Bearbeitung von Situationen, an denen mehrere Personen beteiligt sind. Beispiele für mögliche Gründe, eine Einzelsupervision zu nehmen sind:

- Entwicklung der eigenen Pflegepersönlichkeit,
- Findung der eigenen Rolle, Position,
- Diskrepanz zwischen Anspruch und Wirklichkeit,
- Änderungen im Tätigkeits-/Arbeitsfeld,

- Berufliche Umorientierung,
- Erfahrung von Defiziten.

▌ Coaching

Eine besondere Form der Einzelsupervision stellt das Coaching dar, welches gerade in den letzten Jahren immer bekannter wurde. Es wendet sich vor allem an Personen in Führungspositionen und wird deshalb auch als „Führungs- oder Leitungssupervision" bezeichnet. Im Mittelpunkt der gemeinsamen Reflektion steht hierbei das konkrete Handeln der Person als Führungskraft.

▌ Gruppensupervision

Bei der Gruppensupervision stehen mehrere Teilnehmer einem Supervisor gegenüber. Hierbei können heterogene und homogene Supervisionsgruppen unterschieden werden. Bei den heterogenen Gruppen treffen sich Teilnehmer aus unterschiedlichen beruflichen Feldern nur zum Zweck der Supervision.

Im Gegensatz dazu handelt es sich bei den homogenen Gruppen um Teilnehmer aus einem Berufsfeld und zumeist aus einer Institution. Bei den homogenen Gruppen kann es sich um Arbeits- und Projektgruppen handeln, die begleitend eine Supervision für die Zeit der gemeinsamen Arbeit in Anspruch nehmen. Aber auch Personen mit ähnlichen Aufgaben- und Tätigkeitsfeldern wie z. B. Pflegekräfte, Ärzte, Mentoren, Lehrkräfte, Stationsleitungen u. a. können sich zu einer gemeinsamen Supervision zusammenschließen.

Die Vielfalt der Anregungen und Assoziationen, die durch die verschiedenen Teilnehmer erfolgen und die Möglichkeit, einzelne Aspekte von unterschiedlichen Positionen aus zu beleuchten sowie unterschiedliche Sicht- und Handlungsweisen kennenzulernen, stellen einen Vorteil der Gruppensupervision gegenüber der Einzelsupervision dar.

Im Gegensatz zur Teamsupervision (s. u.) findet die Gruppensupervision nicht in dem engen sozialen Verband des eigenen Arbeitsplatzes statt, was häufig ein Grund für die Teilnahme an einer Gruppensupervision darstellt. Die Reflexion der beruflichen Situation mit Personen, die nicht in einem unmittelbaren kollegialen Bezug zur eigenen Person stehen, werden vielfach als „einfacher" angesehen.

Gründe für eine Teilnahme an einer Gruppensupervision können, neben den Gründen für eine Einzelsupervision z. B. sein:

- Das Kennenlernen der eigenen Wirkung auf Andere,
- Anregungen und Unterstützung durch Andere zu erfahren,
- Die eigene Wahrnehmung zu schärfen,
- Verbesserung der sozialen Kompetenzen, insbesondere der kommunikativen Fähigkeiten,

▌ Teamsupervision

Eine besondere Form der Gruppensupervision stellt die Teamsupervision dar, da die Mitglieder der Gruppe nach den Sitzungen nicht auseinandergehen, sondern weiter miteinander arbeiten. Neben den Problemen der beruflichen Arbeit sind häufige Themen einer Teamsupervision die Beziehungen der Teammitglieder untereinander. Gründe, die ein Team veranlassen Supervision für sich in Anspruch zu nehmen, sind u. a.:

- Verbesserung der Kommunikation und Kooperation innerhalb des Teams, Teamentwicklung,
- Sicherung und Verbesserung der Qualität der Arbeit,
- Verbesserung der Arbeitseffizienz,
- Hilfe, Unterstützung bei der Bearbeitung von Konflikten innerhalb des Teams oder zwischen Team und Träger,
- Erkennen und Verlassen eingefahrener Arbeitsroutine,
- Fehlende Transparenz von Entscheidungsstrukturen,
- Fallbesprechungen.

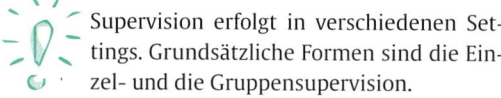 Supervision erfolgt in verschiedenen Settings. Grundsätzliche Formen sind die Einzel- und die Gruppensupervision.

10.10.3 Balint-Gruppen

Die Methoden und Konzepte, die in der Supervision Anwendung finden, sind sehr vielfältig. Sie entstammen unterschiedlichen Richtungen und Schulen (z. B. der Verhaltens-, Gesprächs-, Gestalttherapie oder der Psychoanalyse). Welche Methode Anwendung findet ist auch abhängig vom Inhalt und dem Ziel der Supervision. Eine der bekanntesten Methoden ist die Balintarbeit im Rahmen von Fallbesprechungen. Sie soll deshalb als eine Möglichkeit kurz vorgestellt werden.

Nach dem Begründer Michael Balint wurde diese spezielle Form der Fallbesprechung benannt, bei der einzelne „Fälle" aus dem beruflichen Alltag, z. B. die

Konfrontation mit tumorkranken Menschen, die den Einzelnen stark beschäftigen, in der Gruppe bearbeitet werden. Bei der Balintarbeit treffen sich die Teilnehmer regelmäßig in ca. 14-tägigen Abständen zu $1^1/_2$ bis 2-stündigen Sitzungen.

Bei den Teilnehmern handelt es sich um Personen mit gleicher Berufstätigkeit (in der Regel Ärzte). Ziel der Balint-Gruppe ist, die Beziehung zwischen Helfer (z. B. Arzt) und Hilfesuchendem (z. B. Patient) zu analysieren und dabei unbewusste Übertragungs- und Gegenübertragungsphänomene sichtbar zu machen, um die Beziehung so besser zu verstehen. Da die Fallbesprechungen in dieser oder auch ähnlicher Form nicht gruppendynamisch ausgerichtet sind, bereiten sie in der Regel wenig Unbehagen und Angst.

Leiter einer solchen Balintgruppe darf nur ein Psychoanalytiker mit entsprechender Ausbildung sein.

Das Vorgehen einer Fallbesprechung innerhalb einer Balintgruppensitzung kann folgendermaßen aussehen:

- Vorstellung der Fälle, die die einzelnen Mitglieder mitbringen und Entscheidung der Gruppe für einen Fall,
- Vorstellung des Falles durch den Einbringer in Form eines spontanen mündlichen Berichtes,
- Rückfragen der Gruppe und des Leiters zur Sache,
- Nach dieser Materialsammlung wird der Falleinbringer für die folgende Bearbeitung des Falles in der Gruppe ausgeschlossen. Er nimmt nun die Rolle eines Beobachters ein.
- Die Teilnehmer beschreiben jetzt ihre Gefühle bezüglich des Falles, sowie spontan auftauchende Bilder, Phantasien und Assoziationen.
- Als nächstes folgt die Analyse und Diagnose des Falles (z. B.: „Der Fall beinhaltet ...", „Das Problem ist, dass ...").
- Die nachfolgende Diskussion dient der Suche nach Lösungswegen.
- Im Anschluss daran wird der Falleinbringer wieder in die Gruppe zurückgeholt und erhält von jedem Teilnehmer einen Vorschlag.
- Der Falleinbringer hat zum Abschluss das Wort und kann der Gruppe mitteilen, welche Aspekte er mitnehmen kann, welche er für wichtig hielt und ob er hieraus Empfehlungen für das nächste Mal verwenden kann.

Die Balintgruppen haben für eine Reihe nachfolgender Formen von Fallbesprechungen Modell gestanden, die auch im pflegerischen Bereich von Bedeutung sind, da sie zu einem besseren Verständnis der Beziehung zum Patienten führen und eine Begleitung, insbesondere auch von unheilbar Kranken oder sterbenden Patienten unterstützen.

 Die Arbeit in Balintgruppen ist eine Methode, die im Rahmen von Supervision angewandt werden kann. Hier werden einzelne „Fälle" in der Gruppe bearbeitet, um mögliche Lösungswege für diese und ähnliche Situationen zu entwickeln.

Supervision:

- Förderung der persönlichen und beruflichen Kompetenzen,
- Einzelsupervision, z. B. Coaching,
- Gruppensupervision:
  - homogene Gruppe: Personen mit ähnlichen Aufgabe, z. B. Balintgruppe,
  - heterogene Gruppe: z. B. Teamsupervision.

 Fazit: Kommunikation ist die Verständigung zwischen Menschen mittels Zeichen und Sprache. Sie kann unterschieden werden in verbale und nonverbale Kommunikation. Neben der Verständigung ermöglicht die Kommunikation auch den Aufbau von zwischenmenschlichen Beziehungen. Kommunizieren wird als Tätigkeit von jedem Menschen täglich ausgeführt. Eine Reihe von Störfaktoren können den Erfolg einer Kommunikation beeinträchtigen.

Auch in der beruflichen Ausübung der Pflege spielt die Kommunikation eine bedeutende Rolle. Der Austausch von Informationen, die Anleitung von pflegebedürftigen Menschen und anderen Pflegepersonen, Beratungsgespräche und die gemeinsame Lösung von Konflikten sind Bestandteile pflegerischen Handelns, die vielseitige kommunikative Kompetenzen erfordern.

Die Themenzentrierte Interaktion ist eine Form der Kommunikation, die sehr häufig in Gruppen eingesetzt wird, die sich intensiv mit einem Thema beschäftigen, um die Gruppe zu einem konstruktiven Miteinander zu führen. Sie gewinnt auch in der Arbeit im Pflegeteam einen immer größeren Stellenwert.

Spezielle Situationen im menschlichen und im beruflichen Miteinander bzw. in der Beziehung zu pflegebedürftigen Menschen können bestimmte Arten kommunikativer Interventionen erforderlich machen. Die Supervision bietet hierbei einen Rahmen, sich das eigene berufliche Handeln bewusst zu machen und zu reflektieren.

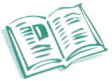

Alterhoff, G.: Grundlagen klientenzentrierter Beratung. Kohlhammer Verlag, Stuttgart 1983

Badura, B., K. Gloy: Soziologie der Kommunikation. Friedrich Frommann Verlag, Stuttgart 1972

Belardi, N.: Supervision: eine Einführung für soziale Berufe, 2. Auflage, Lambertus Verlag, Freiburg 1998

Bensch-Venner, I., B. Hofmann: Pflegethema: Supervision – Chancen und Wege. Thieme Verlag, Stuttgart 1999

Bernler, G., L. Johnsson: Supervision in der psychosozialen Arbeit: integrative Methodik und Praxis. Beltz Verlag, Weinheim 1993

Bischoff-Wanner, C.: Kommunikation mit Patienten. Thieme, Stuttgart 1997

Brearley, G., P. Birchley: Beratung und Gesprächsführung bei Krankheit und Behinderung. Ullstein Mosby, Berlin 1995

Clauss, V., I. Mecky (Hrsg.): Kursbuch Pflege. Ein kompaktes Lehrbuch für Ausbildung und Beruf. Gustav Fischer Verlag, Stuttgart 1997

Cliff, J.: Supervision, was ist das? Die Schwester/Der Pfleger 29 (1990) 406

Cohn, R. C.: Von der Psychoanalyse zur Themenzentrierten Interaktion. Von der Behandlung einzelner zu einer Pädagogik für alle, 8. Aufl., Klett-Cotta, Stuttgart 1988

Cole, K.: Kommunikation Klipp und Klar. Besser verstehen und verstanden werden. Beltz-Verlag, Weinheim 1996

Dahmer, H., J. Dahmer: Gesprächsführung. Thieme, Stuttgart 1982

Frey, K.: Die Projektmethode, 6. Aufl., Beltz-Verlag, Weinheim 1995

Golan, N.: Krisenintervention. Strategien psychosozialer Hilfen. Lambertus, Freiburg 1983

Gorczyta, H.: Vom Grunzen zu Goethe und Skakespeare. Frankfurter Rundschau, 07. 11. 1998; S. 6

Heering, Ch., K. Heering, B. Müller, K. Bode: Pflegevisite und Partizipation. Ullstein Mosby, Berlin 1997

Hepp, I.: Supervision – Eine Zauberformel, ein Problemkiller, eine Wunderwaffe? Deutsche Krankenpflegezeitschrift 8 (1993) 556

Hornung, R., J. Lächler: Psychologisches und soziologisches Grundwissen für Krankenpflegeberufe. Ein praktisches Lehrbuch, 5. Aufl., Psychologische Verlags-Union, München 1986

Hulskers, H., I. Niederer-Frei: Pflegeexpertin/Pflegeexperte als Beraterin/Berater. Pflege 10 (1997) 80

Janicek, R.: Mit Patienten richtig reden. Gesprächsführung im Krankenhaus. Bibliomed, Melsungen 1985

Jecklin, E.: Arbeitsbuch Krankenbeobachtung – als Teil der Krankenpflege, 2. Aufl., Gustav Fischer Verlag, Stuttgart 1992

Kirchner, H.: Gespräche im Pflegeteam, 2., neubearb. Aufl., Thieme, Stuttgart 1998

Klug-Redmann, B.: Patientenschulung und -beratung. Ullstein Mosby, Berlin 1996

Lehner, B.: Selbstsicher handeln. Erfolg im Beruf und Alltag. Beltz Verlag, Weinheim 1993

Pühl, H., W. Schmidbauer: Supervision und Psychoanalyse, überarb. Neuaufl., Fischer Taschenbuch Verlag GmbH, Frankfurt 1991

Rohde-Osei, Chr.: Supervision – Möglichkeit der Bewältigung berufsbezogener Probleme in der Krankenpflege, Die Schwester/Der Pfleger, 30, 8 (1991) 719

Rohlfing, U.: Materialien zur Supervision und Praxisberatung (Teil 1), Deutsche Krankenpflegezeitschrift, 44, 2 (1991) 1 (Beilage)

Rohlfing, U.: Materialien zur Supervision und Praxisberatung (Teil 2), Deutsche Krankenpflegezeitschrift, 44, 3 (1991) 1 (Beilage)

Schmelzer, D.: Verhaltenstherapeutische Supervision: Theorie und Praxis, Hogrefe, Verlag für Psychologie, Göttingen 1997

Schulz von Thun, F.: Miteinander reden 1. Störungen und Klärungen. Allgemeine Psychologie der Kommunikation. Rowohlt Taschenbuch Verlag, Reinbek 1998

Schulz von Thun, F.: Miteinander reden 2. Stile, Werte und Persönlichkeitsentwicklung. Rowohlt Taschenbuch Verlag, Reinbek 1993

Taubert, J.: Pflege auf dem Weg zu einem neuen Selbstverständnis: berufliche Entwicklung zwischen Diakonie und Patientenorientierung. Mabuse Verlag, Frankfurt 1994

Thomann, C., F. Schulz von Thun: Klärungshilfe. Rowohlt Taschenbuch Verlag, Reinbek 1988

Van Kessel, L.: Lernen in den Gesundheitsberufen durch Supervision? Pflegepädagogik 6 (1996) 4

Wagner, K.: Supervision in der Krankenpflege, Die Schwester/Der Pfleger, 28, 8 (1989) 649

Watzlawick, P., J. H. Beavin, D. D. Jackson: Menschliche Kommunikation: Formen, Störungen, Paradoxien, 6., unveränd. Aufl., Huber Verlag, Bern 1982

Weber, W.: Wege zum helfenden Gespräch, 11. Aufl., Ernst Reinhard Verlag, München 1996

Zegelin, A. (Hrsg.): Sprache und Pflege. Ullstein Mosby, Berlin 1997

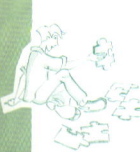

Glossar Band 1

Abhängige Variable. Wird in der (Pflege-) Forschung beobachtet, um die Auswirkung der unabhängigen Variable zu messen.

Abstraktionsgrad. Beschreibt den Grad der Übereinstimmung zwischen der beobachtbaren Wirklichkeit und der Beschreibung und Erklärung dieser Wirklichkeit. Je höher der Abstraktionsgrad, desto größer der Unterschied zwischen beiden und umgekehrt

Akkommodation. Bezeichnet nach dem schweizer Psychologen Jean Piaget einen Vorgang, bei dem die kognitive Struktur eines Menschen erweitert werden muss, um ein neues Element einordnen zu können

Angewandte Forschung. Dient der Überprüfung und Bewertung von Theorien im Hinblick auf ihre Brauchbarkeit und zur Lösung von Problemen in der Pflegepraxis

Anleitungsgespräch. Gespräch mit dem Ziel, Wissen so zu vermitteln, dass es in praktisches Tun umgesetzt werden kann, in der Pflege z.B. als Anleitung von pflegebedürftigen Menschen und/oder deren Angehörigen zur selbständigen Durchführung von Pflegemaßnahmen oder zur Einarbeitung neuer Mitarbeiter

Äquilibration. Bezeichnet nach dem schweizer Psychologen Jean Piaget das Bestreben eines Menschen über die Mechanismen Akkommodation und Assimilation ein Gleichgewicht zwischen bislang unbekannten Elementen und der eigenen kognitiven Struktur herzustellen

Arbeitsorganisationsform. Beschreibt, welche Arbeit anfällt und wie sie auf das zur Verfügung stehende (Pflege-) Personal verteilt wird; in der Pflege werden Einzel-, Zimmer-, Gruppenpflege und Primary Nursing unterschieden

Assimilation. Bezeichnet nach dem schweizer Psychologen Jean Piaget einen Vorgang, bei dem neue Elemente in die bestehende kognitive Struktur eines Menschen eingeordnet werden

Association for Common European Nursing Diagnosis, Interventions and Outcomes (ACENDIO). Vereinigung für gemeinsame europäische Pflegediagnosen, Pflegeinterventionen und Pflegeergebnisse, die eine Klassifikation für europäische Pflegediagnosen erstellt

Aufnahmegespräch. Gespräch zwischen Pflegeperson und pflegebedürftigem Menschen im Rahmen der Informationssammlung, dem ersten Schritt des Pflegeprozesses

Aufrichtigkeit. Für die pflegerische Berufsausübung wichtiges ethisches Prinzip, das sich u.a. auf Ehrlichkeit und Wahrhaftigkeit in menschlichen Beziehungen bezieht

Autonomie. Für die pflegerische Berufsausübung wichtiges ethisches Prinzip, das sich auf die Freiheit des Menschen, willentlich zu denken und zu handeln bezieht; umfasst die Willensfreiheit und Handlungs- bzw. Entscheidungsfreiheit eines Menschen

Balintgruppe. Form der Fallbesprechung, bei der einzelne „Fälle" aus dem beruflichen Alltag in der Gruppe bearbeitet werden, um mögliche Lösungswege für diese und ähnliche Situationen zu entwickeln. Findet u.a. Anwendung bei der Auseinandersetzung mit problematischen Situationen in der Pflege, z.B. bei der Begleitung schwerstkranker Menschen oder Sterbender

Bedürfnismodell. Klasse von Pflegetheorien, bei denen die Bedürfnisse der zu pflegenden Menschen im Mittelpunkt der Theorie stehen

Benedikt von Nursia (480–543). Begründer des Benediktinerordens, dessen Hauptanliegen die Ausübung der christlichen Caritas war

Benefizienz. Für die pflegerische Berufsausübung wichtiges ethisches Prinzip, das sich darauf bezieht, anderen Menschen Gutes zu tun bzw. tun zu wollen

Beratungsgespräch. Bezieht sich inhaltlich auf bestimmte Probleme in einzelnen Lebensbereichen oder -situationen, in denen der Betroffene nicht alleine zurechtkommt und Hilfe benötigt, mit dem Ziel, Verhaltensveränderungen unter Berücksichtigung der Eigenverantwortlichkeit des Ratsuchenden zu erreichen, eine Verschlechterung des Zustandes zu vermeiden, Verbesserung zu ermöglichen oder Beeinträchtigungen, wie z.B. Krankheiten grundsätzlich zu verhindern

Beruf. Eine auf den Erwerb ausgerichtete Tätigkeit, die eine spezialisierte und formalisierte Ausbildung verlangt, gegen Bezahlung ausgeübt wird und der Absicherung der wirtschaftlichen Existenz und sozialen Stellung dient

Berufliche Handlungskompetenz. Umfasst die Teilkompetenzen Fach-/ Methodenkompetenz, Sozialkompetenz und personale Kompetenz; befähigt einen Menschen zum selbst- und zielbewussten, reflektierten und verantwortlichen Handeln im beruflichen Feld

Berufsbild. Von Berufsverbänden verfasste Grundsätze über Verantwortungsbereich und Aufgaben eines Berufes

Berufsethik. Teil ethischer Theorien, der sich mit dem moralischen Handeln einer Berufsgruppe beschäftigt

Berufskodex. Beschreibt die innerhalb einer Berufsgruppe geltenden Werte und Normen

Bestimmungswörter. Im Zusammenhang mit Pflegediagnosen festgelegte Begriffe, die bei der Erstellung neuer Pflegediagnosen verwandt werden

Christliche Caritas. Christlich motivierte Nächstenliebe, die zum Dienst am Nächsten verpflichtet

Deduktion. prinzipielle Vorgehensweise bei der Theoriebildung und Pflegeforschung, bei der von allgemeinen Beziehungsaussagen Rückschlüsse auf Einzelfälle gezogen werden

Deontologie. Art der Normbegründung innerhalb der Ethik, bei der eine menschliche Handlung dann als ethisch gerechtfertigt gilt, wenn sie Grundsätzen folgt, die in sich gut sind

Deskriptive Ethik. Beschreibt die in einer Gruppe von Menschen geltenden Werte und Normen

Deskriptive Forschungsmethode. Versucht das Gegenwärtige zu beschreiben, um mit den gesammelten Daten ein bestehendes Forschungsproblem zu klären

Dienstübergabe. Informationsgespräch im Pflegeteam mit dem Ziel, sich über die aktuelle Situation pflegebedürftiger Menschen auszutauschen bzw. den Informationsfluss zwischen allen Mitarbeitern und so die Kontinuität der Pflege sicherzustellen. Kann sowohl intra- als auch interdisziplinär stattfinden

Dios, Juan de (1495–1550). Gründete 1540 den Orden der barmherzigen Brüder, die sich zum Krankendienst verpflichteten

Direkte Daten. Werden aus primären Datenquellen ermittelt; im Rahmen der Informationssammlung vom pflegebedürftigen Menschen selbst

Dualismus. Auf den französischen Philosophen und Mathematiker René Descartes zurückgehende Annahme, nach der Körper und Geist eines Menschen voneinander unabhängige „Substanzen" seien

Dunant, Henry (1828–1910). Schweizer Bankier, organisierte bei der Schlacht von Solferino eine spontane Hilfsaktion für die gefallenen und verwundeten Soldaten. Sein Engagement führte 1863 zu einer ersten internationalen Konferenz über die Versorgung Kriegsverwundeter, die als Gründungsversammlung des Roten Kreuzes gilt

Edikt von Clermont (1130). Päpstlicher Erlass, der zu einer Einschränkung der Mönchsmedizin führte

Einwilligung, mutmaßliche. Von wichtigen Bezugspersonen gegebene Einwilligung in Maßnahmen der Diagnostik, Therapie und Pflege, wenn vom betroffenen Menschen keine Einwilligung eingeholt werden kann; Synonyme: „stellvertretende Einwilligung", „proxy consent"

Einwilligung, wirksame. Vom betroffenen Menschen eingeholte Einwilligung in Maßnahmen der Diagnostik, Therapie und Pflege, gekoppelt an effektive Information des Betroffenen; Synonym „informed consent"

Einzelpflege. Älteste Form der Arbeitsorganisation in der Pflege; Zahlenverhältnis zwischen Pflegeperson und zu pflegendem Menschen beträgt 1 : 1

Elementenlehre. Von Empedokles von Agrigent (495–435 v. Chr.) begründete Lehre, wonach die vier Elemente Feuer, Wasser, Luft und Erde die Bausteine der natürlichen Welt darstellen

Entscheidungstheorie. Interdisziplinäre Lehre von Entscheidungsinhalten, -prozessen und -verhalten einzelner und Gruppen von Menschen

Ethik. Wissenschaft, die sich mit der systematischen und methodischen Reflexion von Werten und Normen beschäftigt

Evaluation. Analyse und Bewertung eines Sachverhaltes mit dem Ziel der Erfolgskontrolle; letzter Schritt des Pflegeprozesses

Experimentelle Forschungsmethode. Beschreibt ein Ursache-Wirkung-Verhältnis, welches durch Manipulation einer Versuchsgruppe und anschließenden Vergleich mit einer Kontrollgruppe belegt werden soll

Falsifikation. Widerlegung einer wissenschaftlichen Aussage durch ein Gegenbeispiel

Fliedner, Theodor (1800 – 1864). Evangelischer Pfarrer, der 1836 in Kaiserswerth einen Verein für christliche Krankenpflege gründete. Die Pflege sollte seiner Meinung nach von theoretisch und praktisch ausgebildeten Diakonissen ausgeübt werden

Freiberufliche Pflege. Hierzu zählten die nicht konfessionell gebundenen Frauen, die in der Krankenpflege arbeiteten und auch als „wilde Schwestern" beschimpft wurden

Feedback. Rückmeldung; im Rahmen der Kommunikation vom Empfänger gesendete Nachricht darüber, wie er die Nachricht des Senders verstanden hat

Fernziel. Im Rahmen des Pflegeprozesses Bezeichnung für Langzeitziele, die nach Abschluss des Pflegeprozesses erreicht sein sollen

Forschungsprozess. Systematische Untersuchung mittels logisch aufeinander aufbauenden Schritten, mit dem Ziel, neue, gültige Erkenntnisse zu gewinnen

Funktionelle Pflege. Pflegesystem, das sich an den anfallenden Tätigkeiten und den Betriebsabläufen orientiert

Ganzheitlichkeit. Grundannahme über den Menschen, nach der der Mensch eine Einheit aus Körper, Geist und Seele ist

Gerechtigkeit. Für die pflegerische Berufsausübung wichtiges ethisches Prinzip, das sich u. a. auf die gerechte Verteilung von Ressourcen bezieht

Gestik. Sammelbegriff für alle Gesten/Gebärden eines Menschen

Gesundheitsdiagnose. Bezieht sich auf die Möglichkeit zur Steigerung des Gesundheitszustandes; Synonym: „Wellness-Pflegediagnose"

Gewissen. persönliche moralische Instanz, die das Abwägen zwischen Werten und Nichtwerten unterstützt

Grundlagenforschung. Theoretische Forschung, die grundlegende Theorien und Prinzipien entwickelt, deren Ergebnisse jedoch nicht unmittelbar in der Praxis anzuwenden sind

Gruppenpflege. Form der Arbeitsorganisation in der Pflege, bei der eine Gruppe von Pflegepersonen eine Gruppe von pflegebedürftigen Menschen betreut; Synonym: Bereichspflege

Hippokrates (460 – 377 v. Chr.). Griechischer Arzt und Begründer der Humoralpathologie, die von der Elementenlehre ausgeht

Historische Forschungsmethode. Bezieht sich auf vergangene Ereignisse, um mit den dort gewonnenen Daten neue Phänomene zu erklären

Holismus. Philosophische Richtung, nach der der Mensch eine untrennbare Einheit aus Körper, Geist und Seele ist

Hospitaliterorden. Geistliche Orden, Ritterorden und weltliche Orden, die sich im Mittelalter in unterschiedlicher Art und Weise der Krankenbetreuung annahmen

Hypothese. Eine vorläufige Annahme über die erwartete Beziehung zwischen den untersuchten Variablen, die durch das Resultat der Untersuchung belegt oder widerlegt wird

Indirekte Daten. Werden aus Sekundärquellen ermittelt; im Rahmen der Informationssammlung von Drittpersonen, Dokumenten etc.

Individuelle Pflege. Bezeichnung für Pflege, die auf die individuellen Bedürfnisse und Fähigkeiten bzw. Ressourcen eines Menschen ausgerichtet ist

Induktion. Prinzipielle Vorgehensweise bei der Theoriebildung und Pflegeforschung, bei der von Einzelfällen Rückschlüsse auf allgemeine Sachverhalte gezogen werden

Informationsgespräch. Gespräch, das in erster Linie dem Austausch von Informationen dient; in der Pflege z. B. im Rahmen der Pflegevisite, Dienstübergabe, Übergabe am Bett, Aufnahmegespräch etc.

Informationssammlung. erster Schritt des Pflegeprozesses mit Erhebung aller für die Pflege relevanten Daten

Inkongruente Botschaft/Nachricht. Nachricht, bei der verbale und nonverbale Aussagen einander widersprechen

Interaktionsmodell. Klasse von Pflegetheorien, bei denen die Interaktion und Beziehung zwischen Pflegeperson und pflegebedürftigem Menschen im Mittelpunkt der Theorie steht

International Classification of Deseases (ICD). Internationale Klassifikation der Krankheiten der Weltgesundheitsorganisation (WHO)

International Classification of Nursing Practice (ICNP). Projekt des International Council of Nurses (ICN) zur Klassifikation von Pflegediagnosen, Interventionen und Pflegeergebnissen

International Council of Nurses (ICN). Weltbund für Pflegepersonen; internationale Interessenvertretung. 1904 trat der erste deutsche Berufsverband bei

Intuition. Gefühlsmäßiges Reagieren auf eine Situation

Karll, Agnes (1868 – 1927). Die deutsche, ehemalige Rotkreuzschwester setzte sich dafür ein, die Krankenpflege zu einem nicht gesundheitsgefährdenden, gesellschaftlich anerkannten und selbständigen Frauenberuf zu machen. 1903 gründete sie die erste „Berufsorganisation der Krankenpflegerinnen Deutschlands"

Klassifikationssystem. System, das die Strukturierung und Ordnung von Elementen, in der Pflege von pflegerischem Wissen ermöglicht; Klassifikationssysteme existieren u. a. für Pflegediagnosen, Pflegetheorien etc.

Klassifizierung. Zuordnung von Elementen zu bestimmten Klassen, um eine übersichtliche und strukturierte Ordnung zu erhalten

Kommunikation. Verständigung durch die Verwendung von Zeichen und Sprache; dient der Übertragung und dem Austausch von Informationen

Kommunikation, asymmetrisch. Gekennzeichnet durch ein Hierarchiegefälle zwischen den Kommunikationspartnern

Kommunikation, nonverbale. Kommunikation mittels Körperhaltung, Mimik und Gestik; Synonym „analoge Kommunikation"

Kommunikationsdistanz. Gewählter räumlicher Abstand zwischen zwei Kommunikationspartnern, gibt Aufschluss über die Beziehung zwischen ihnen. Unterschieden werden die öffentliche, soziale, persönliche Distanz und die Intimdistanz

Kommunikationskanal. Beschreibt die Art, wie Informationen während der Kommunikation aufgenommen werden, z. B. durch Hören, Sehen etc.

Kommunikationsmittel. Sammelbegriff für das zur Kommunikation eingesetzte Mittel, umfasst das gesprochene und/oder das geschriebene Wort, Bilder, Morsezeichen, Blindenschrift etc.

Kommunikationsstörung. Liegt dann vor, wenn keine Verständigung zwischen den Kommunikationspartnern zustande kommt und so das Ziel der Kommunikation nicht erreicht werden kann

Kommunikation, symmetrische. Gekennzeichnet durch gleichberechtigte Kommunikationspartner

Kommunikation, verbale. Kommunikation mittels gesprochenem, geschriebenem und vertontem Wort, vor allem mittels Sprache; Synonym „digitale Kommunikation"

Kommunikation, wechselseitige. Gekennzeichnet durch wechselseitige Interaktion der Kommunikationspartner

Kompetenz. Kognitives Regelsystem, das menschlichem Handeln zugrunde liegt und Menschen zum Handeln befähigt

Konfliktgespräch. Gespräch zur Bearbeitung von Konflikten mit dem Ziel, eine Klärung des auslösenden Sachverhaltes durch eine konstruktive Auseinandersetzung herbeizuführen, so dass alle Beteiligten mit der gemeinsam erarbeiteten Lösung einverstanden sein können

Kongruente Botschaft/Nachricht. Nachricht, bei der verbale und nonverbale Aussage übereinstimmen

Konkrete Norm. Regel, die eine allgemeine Norm (Prinzip) auf eine konkrete Situation anwendet

Konstrukt. Abstraktes Konzept, das mehrere weniger abstrakte Konzepte umfasst

Konzept. Kleinstes Element einer Theorie, sprachlicher Begriff für in der Realität wahrgenommene Dinge oder Ereignisse

Konzeptionelles Modell. Theorie großer Reichweite mit hohem Abstraktionsgrad; Synonyme: „grand theorie", „konzeptueller Rahmen"

Kybernetik. Interdisziplinäre Lehre zur Zielanalyse und -erreichung unter Anwendung eines Regelkreissystems

Laienpflege. Von Personen ohne pflegerische Berufsausbildung ausgeübte Pflege

Lohnwartesystem. Bezeichnung für die Wärter und Wärterinnen, die für einen Naturallohn den Dienst am Kranken ausführten

Loyalität. Für die pflegerische Berufsausübung wichtiges ethisches Prinzip, das sich auf die Verpflichtung bezieht, sich selbst und anderen gegenüber treu zu bleiben

Mai, Franz Anton (1782 – 1814). Heidelberger Professor der Geburtshilfe, eröffnete im Jahr 1801 die erste deutsche Krankenpflegeschule

Menschenbild. Sichtweise von bzw. Grundannahmen über den Menschen, die u. a. für wissenschaftliche Disziplinen von Bedeutung sind

Metaethik. Form der Ethiktheorie, die sich u. a. mit der Diskussion wissenschaftlicher Methoden innerhalb der Ethik als Wissenschaft beschäftigt

Metakommunikation. Kommunikation über die Kommunikation; Auseinandersetzung über die Art und Weise, wie Menschen miteinander kommunizieren, vor allem um Kommunikationsstörungen zu vermeiden oder zu beheben

Metatheorie. Theorieart, die sich mit methodischen und philosophischen Fragen über Theorien und Theoriebildung auseinandersetzt

Mimik. Mienenspiel des Gesichtsausdrucks eines Menschen

Modell. Vereinfachte Darstellung der Funktion eines Gegenstands oder des Ablaufs eines Sachverhalts zu dessen Veranschaulichung

Moral. Gelebte sittliche Überzeugung, Umsetzung von Werten und Normen in konkretes Handeln

Moralprinzip. Moralische Grundnorm, oberstes moralisches Prinzip, das verlangt, bei einer moralischen Entscheidung den Standpunkt des unparteiischen Beobachters einzunehmen

Mutterhaussystem. Vom Mutterhaus des Ordens wurden die Schwestern ausgesandt, um die Krankenpflege auszuüben. Die Mutterhausverträge regelten das Verhältnis zwischen Schwestern, Hospital und Mutterhaus

Nahziel. Kurzzeit- bzw. Teilziele auf dem Weg zum Erreichen eines Fernziels

Nightingale, Florence (1820 – 1910). Englische Krankenschwester, die während des Krimkrieges die Betreuung der verletzten Soldaten organisierte und die praktische Kriegskrankenpflege verbesserte. Mit ihren Veröffentlichungen „Notes of nursing" (1869) und „Hints on hospitals" gilt sie als erste Pflegetheoretikerin der Neuzeit

Non-malefizienz. Für die pflegerische Berufsausübung wichtiges ethisches Prinzip, das sich darauf bezieht, anderen Menschen nicht zu schaden bzw. nicht schaden zu wollen

Nordamerikanische Pflegediagnosenvereinigung (NANDA). Gruppe von Pflegepersonen aus den USA und Kanada, die Pflegediagnosen entwickelt, überprüft und klassifiziert

Norm. Fest vereinbarter Standard oder Maß für Arbeitsmaterialien oder -abläufe; in der Ethik verbindliche Regeln im zwischenmenschlichen Bereich, leiten moralisches Handeln von Menschen und schützen die ihnen zugrunde liegenden Werte

Normative Ethik. Prüft, ob geltende Werte und Normen begründbar und ethisch zu rechtfertigen sind und untersucht menschliches Handeln hinsichtlich seiner moralischen Qualität

Objektive Daten. Alle durch Messung zu erhebenden Daten

Paracelsus (1493 -1541). Bedeutender Arzt der Medizingeschichte; er widerlegte die Elementen- und Säftelehre, indem er die Krankheiten nach ihren Ursachen einteilte

Parentalismus. Haltung, aus der heraus für andere aufgrund vermeintlich besseren Wissens entschieden wird

Partnerzentriertes Gespräch. Gesprächsform mit dem Ziel, ein Klima des Vertrauens und der Offenheit zwischen den Kommunikationspartnern herzustellen, um so dem hilfesuchenden Menschen einen neuen Zugang zu seinem Erleben und seinen Gefühlen zu geben; Synonym „Helfendes Gespräch" bzw. „klienten- oder personenzentriertes Gespräch"

Pathogenese. Entstehung von Krankheiten

Patientenorientierte Pflege. Pflegesystem, das sich am zu pflegenden Menschen und seinen Bedürfnissen orientiert

Performanz. Gebrauch der Sprache; im weiteren Sinn menschliches Handeln (als Sprechen, Tun, Denken)

Pflegebericht. Schriftlicher Bericht über Wirkung und Verlauf der durchgeführten Pflege; Hilfsmittel bei der Evaluation der Pflege; Teil der Pflegedokumentation

Pflegediagnose. Formal definiertes Pflegeproblem, klinische Beurteilung der Reaktion von einzelnen oder Gruppen auf aktuelle oder potentielle Gesundheitsprobleme, Ausgangspunkt für Planung, Durchführung und Evaluation der Pflege

Pflegediagnose, aktuell. Aktuelle Reaktion eines Menschen auf Gesundheitsprobleme

Pflegedokumentation. Schriftlicher Nachweis über die geleistete Pflege; umfasst Informationssammlung, Pflegeplan und Pflegebericht

Pflegeergebnismodell. Klasse von Pflegetheorien, bei denen das Ergebnis und Ziel der Pflege im Mittelpunkt der Theorie steht

Pflegeethik. Berufsethik, die sich mit dem moralischen Handeln in der pflegerischen Berufsausübung beschäftigt

Pflegefachsprache. Innerhalb der pflegerischen Berufsgruppe zur effektiven Kommunikation verwandte pflegespezifische Begriffe

Pflegemaßnahme. Pflegerische Tätigkeit zur Bearbeitung bestehender Pflegeprobleme

Pflegeplan. Verbindliche Pflegeverordnung, umfasst Pflegeprobleme, Ressourcen, Pflegeziele und -maßnahmen des pflegebedürftigen Menschen

Pflegeproblem. Beeinträchtigung eines Menschen in einem Lebensbereich, die seine Unabhängigkeit einschränkt, belastend auf ihn wirkt und Pflege erforderlich macht

Pflegeprozess. Systematische, zielgerichtete, kontinuierliche und dynamische Methode der Pflege zur Problemlösung; umfasst in Abhängigkeit vom jeweils zugrunde gelegten Modell vier bis sechs Schritte: Einschätzen des Pflegebedarfs, Planung der Pflege, Durchführung der Pflege, Evaluation der Pflege

Pflegestandards. Allgemein anerkannte und verbindliche Richtlinien für pflegerisches Handeln; tragen zur Vereinheitlichung und Qualitätssicherung in der Pflege bei; werden unterschieden in ergebnis-, prozess- und strukturorientierte Standards

Pflegesysteme. Systematisch und methodisch gestaltete Arbeitsabläufe in der Pflege; idealtypisch werden die funktionelle und die patientenorientierte Pflege unterschieden

Pflegetheorie. Ansammlung mehrerer Konzepte und Thesen, die eine systematische Betrachtung und Untersuchung von für die Pflege wichtigen Phänomenen ermöglicht

Pflegevisite. Regelmäßige Gespräche zwischen Pflegeperson und pflegebedürftigem Menschen mit dem Ziel, gemeinsam Pflegeprobleme, Ressourcen, Pflegeziele und –maßnahmen zu vereinbaren sowie die durchgeführte Pflege zu bewerten

Pflegewissenschaft. Junge wissenschaftliche Disziplin, die sich mit der Entwicklung von Inhalten und Methoden der Pflege beschäftigt und so den selbständigen und gegen andere Wissenschaften abgrenzbaren Bereich der Pflege beschreibt

Pflegeziele. Beschreiben das zu erreichende Ergebnis der Pflege und müssen erreichbar, realistisch und überprüfbar sein

Phänomen. In der Realität wahrgenommene und beobachtete Objekte oder Ereignisse

Population. Eine klar definierte Gruppe mit spezifischen Merkmalen, die für die Untersuchung relevant sind

Praxistheorie. Normative (Pflege-)Theorie, die nicht nur das Ergebnis vorschreibt, d.h. wie gehandelt werden soll, sondern auch bewertet, ob das Ergebnis erstrebenswert ist oder nicht

Pretest. Ein Vortest, mit dem die Forschungsfrage und Hypothese präzisiert oder die Genauigkeit und Zuverlässigkeit eines Messinstrumentes überprüft werden kann

Primary Nursing. Form der Arbeitsorganisation in der Pflege, bei der eine Pflegeperson die Gesamtverantwortung für eine bestimmte Anzahl von pflegebedürftigen Menschen vom Zeitpunkt ihrer Aufnahme bis zu deren Entlassung für 24 Stunden am Tag und an 7 Tagen in der Woche übernimmt

Prinzip. In der Ethik allgemeine Norm für moralisches Handeln, die unabhängig von konkreten Situationen formuliert wird

Problemlösungsprozess. Wissenschaftliche Methode zur organisierten, systematischen und strukturierten Vorgehensweise bei der Lösung von Problemen; findet in der Pflege in Form des Pflegeprozesses Anwendung

Professionalisierungsprozess. Entwicklung, in deren Verlauf ein Beruf sich bemüht, durch zunehmende Annäherung an die Professionsmerkmale zu einer Profession zu werden

Professionsmerkmale. Berufsprestige, Handlungsmonopol, Berufsethik, Berufsorganisation, soziale Dienstorientierung, kollegiales Führungsprinzip, Fachsprache, spezialisiertes und systematisiertes Wissen und eine universitäre Ausbildung gelten als sozialwissenschaftlich anerkannte Professionsmerkmale, die die Anerkennung eines Berufes als Profession ermöglichen

Pseudokommunikation. Gekennzeichnet durch vorher festgelegte Inhalte und ritualisierten Ablauf

„Quadrat der Nachricht". Bestandteil des Kommunikationsmodells des deutschen Psychologen Friedemann Schulz von Thun, der jeder Nachricht vier Aspekte zuschreibt: Sachaspekt, Selbstoffenbarungsaspekt, Beziehungsaspekt und Appellaspekt; diese werden vom Empfänger je nach Situation in unterschiedlicher Ausprägung gehört

Qualifikation. Handlungsfähigkeit mit bestimmtem Gütemaßstab bzw. bestimmter Qualität bezogen auf eine konkrete Anforderung

Qualitative Forschung. Versucht die Meinungen und Interpretationen der einzelnen Personen zu bestimmten Themen unverfälscht zu würdigen. Es er-

folgt keine Steuerung durch vorgegebene Fragen und Antworten

Quantitative Forschung. Standardisiertes Verfahren, bei dem die Fragen und Antworten gezielt vorgegeben werden. Die Auswertung erfolgt nach statistischen Regeln

Reichweite. In Bezug auf (Pflege-)Theorien gebrauchte Bezeichnung. Je umfassender eine Pflegetheorie das Fachgebiet Pflege beschreibt, desto größer ihre Reichweite. Unterschieden werden: Globale Theorien, Theorien mittlerer Reichweite und praxisnahe Theorien

Reliabilität. Maß für die Zuverlässigkeit eines Messinstrumentes. Bei Wiederholung des Tests sollen dieselben Messergebnisse erzielt werden

Ressource. Körperliche, ökonomische, persönliche, räumliche, soziale und spirituelle Eigenschaften und Fähigkeiten eines Menschen, die seinen Gesundungsprozess positiv beeinflussen

Risiko-Pflegediagnose. Mögliche und wahrscheinliche Reaktion eines Menschen auf Gesundheitsprobleme

Salutogenese. Entstehung von Gesundheit; Gesundheitsmodell, das auf den amerikanischen Medizinsoziologen Aaron Antonovsky zurückgeht

Schlüsselqualifikationen. Übergeordnete Qualifikationen, die Menschen auch in veränderten Situationen zum Handeln befähigen

Standardpflegeplan. Standardisierter Pflegeplan für generelle und potentielle Pflegeprobleme, die bei einer Mehrzahl von Personen mit hoher Wahrscheinlichkeit auftreten

Stichprobe. Auswahl von Individuen aus der Grundgesamtheit (Population), über die anhand einer Untersuchung eine Aussage getroffen werden soll

Subjektive Daten. Nicht-messbare Daten, die von der subjektiven Sichtweise einer Person beeinflusst werden, z. B. Stimmungen, Gefühle etc.

Supervision. Form der Praxisbegleitung und Beratung bei der Auseinandersetzung bzw. Reflexion der beruflichen Tätigkeit mit dem Ziel, persönliche und berufliche Kompetenzen zu fördern. Formen sind Einzelsupervision, Coaching, Gruppen- und Teamsupervision

Syndrom-Pflegediagnose. Umfasst eine Gruppe von aktuellen und Risiko-Pflegediagnosen, die aufgrund eines Ereignisses oder einer bestimmten Situation voraussichtlich auftreten

Systemtheorie. Interdisziplinäre Lehre, die natürliche, soziale oder technische Systeme beschreibt und erklärt

Teleologie. Art der Normbegründung innerhalb der Ethik, bei der eine menschliche Handlung anhand ihrer Folgen ethisch bewertet wird

Themenzentrierte Interaktion (TZI). Form der Gesprächsführung, bei der die beteiligten Personen gemeinsam an einem Thema oder einer Aufgabe arbeiten (Interaktion), wobei das Thema im Zentrum der Begegnung steht (Themenzentrierung); vor allem angewandt bei Kommunikation in Gruppen

These. Beziehung zwischen Konzepten einer Theorie; Synonym: „Proposition"

Tradition. Übernahme und/oder Weitergabe von Brauchtum, Sitte, Lebenserfahrungen und Wissen von einer Generation auf die nächste

Umfassende Pflege. Bezeichnung für eine Pflege, die neben körperlichen auch psychische und soziale Bedürfnisse pflegebedürftiger Menschen einbezieht

Unabhängige Variable. Wird von außen manipuliert oder bewusst in eine Situation hineingebracht, um die Auswirkung auf die abhängige Variable beobachten zu können

Utilitarismus. Eine Art teleologischer Normbegründung innerhalb der Ethik, bei der eine menschliche Handlung dann als ethisch gerechtfertigt gilt, wenn ihre positiven Folgen ihre negativen für alle von der Handlung betroffenen Menschen überwiegen

Validität. Maß für die Gültigkeit, mit der die Messergebnisse die Wirklichkeit repräsentieren. Gibt den Grad der Genauigkeit der Messmethoden an

Variable. Alle messbaren Merkmale, Eigenschaften, Charakteristika, die in einer Studie untersucht werden

Verantwortungsethik. Art der Ethiktheorie, bei der sowohl die Folgen einer Handlung als auch die Handlung selbst und die motivierende Gesinnung für die ethische Bewertung eine Rolle spielen

Verdachts-Pflegediagnose. Vermutete Reaktion eines Menschen auf Gesundheitsprobleme

Verifikation. Bestätigung der Richtigkeit von etwas durch Überprüfung

Versuch und Irrtum. Nicht rationaler Problemlösungsansatz, bei dem durch Experimentieren die Problemlösung gesucht wird

Vincenz von Paul (1581–1660). Französischer Geistlicher, der 1633 den Orden der Barmherzigen Schwestern bzw. der Vinzentinerinnen gründete, dessen Schwestern für die praktische Arbeit am Krankenbett ausgebildet wurden

Wahrnehmung, soziale. Wahrnehmung von Personen durch Personen

Wert. Bewusste oder unbewusste Orientierungsstandards oder Leitvorstellungen für menschliches Handeln, häufig religiösen oder kulturellen Ursprungs

Wertekonflikt. Aufeinandertreffen unterschiedlicher Wertvorstellungen, die nicht gleichzeitig realisiert werden können

Wertesystem. Hierarchisches Ordnungssystem für persönliche moralische und nichtmoralische Werte; Synonym: Werteskala

Werthaltung. Neigung, Werte im Handeln zu praktizieren

Xenodochien. Frühchristliches Haus für sozial Hilfsbedürftige und Kranke, Vorläufer des Krankenhauses.

Zimmerpflege. Form der Arbeitsorganisation in der Pflege, bei der eine Pflegeperson die Gesamtverantwortung für pflegebedürftige Menschen in einem oder mehreren Zimmern einer Pflegeeinheit übernimmt.

Sachverzeichnis